U0196961

北京大学血液病研究所典型病例解析

Digest and Analysis of the Typical Cases in the Institute of Hematology, Peking University

第 2 版

北京大学血液病研究所典型病例解析

Digest and Analysis of the Typical Cases in the Institute of Hematology, Peking University

第 2 版

主　编　黄晓军

副主编　石红霞　陈育红　颜　霞

北京大学医学出版社

BEIJING DAXUE XUEYEBING YANJIUSUO DIANXING BINGLI
JIEXI

图书在版编目（CIP）数据

北京大学血液病研究所典型病例解析 / 黄晓军主编 . —2 版 .
—北京：北京大学医学出版社，2023.1
ISBN 978-7-5659-2783-6

Ⅰ . ①北…　Ⅱ . ①黄…　Ⅲ . ①血液病 - 病案 - 分析
Ⅳ . ① R552

中国版本图书馆 CIP 数据核字（2022）第 230223 号

北京大学血液病研究所典型病例解析（第 2 版）

主　　编：黄晓军

出版发行：北京大学医学出版社

地　　址：（100191）北京市海淀区学院路 38 号　北京大学医学部院内

电　　话：发行部 010-82802230；图书邮购 010-82802495

网　　址：http：//www.pumpress.com.cn

E - m a i l：booksale@bjmu.edu.cn

印　　刷：北京信彩瑞禾印刷厂

经　　销：新华书店

责任编辑：陈　奋　陶佳琦　　责任校对：靳新强　　责任印制：李　啸

开　　本：787 mm×1092 mm　1/16　印张：27.25　字数：560 千字

版　　次：2023 年 1 月第 2 版　2023 年 1 月第 1 次印刷

书　　号：ISBN 978-7-5659-2783-6

定　　价：150.00 元

编者名单

主　编　黄晓军

副主编　石红霞　陈育红　颜　霞

编　者（按姓名汉语拼音排序）

曹艳超　常英军　陈　欢　陈　楠　陈　瑶　陈育红　程翼飞

段文冰　付海霞　宫立众　韩红霞　韩金金　贺　辉　胡　伟

黄晓军　霍　花　贾晋松　江　浩　江　倩　孔　军　赖悦云

李　丹　李文静　李宗儒　刘博宁　刘树佳　刘霄虹　刘　扬

卢晟晔　路　瑾　马　玲　马艳茹　孟祥会　莫晓冬　钱慧军

邱李恒　石大雨　石红霞　孙于谦　孙　雨　锁　盼　王峰蓉

王景枝　王　婧　王　婷　王　颜　王　宇　王　昱　王志东

魏　蓉　武香玲　信玉霞　徐晓东　许兰平　闫晨华　颜　霞

杨申淼　杨　毅　尉　岩　张宝宏　张　京　张　鹍　张晓辉

郑凤美

编者单位　北京大学血液病研究所

北京大学人民医院国家临床重点专科

血液科（北京大学血液病研究所）

简 介

　　北京大学人民医院血液科暨北京大学血液病研究所是国内规模最大、技术力量雄厚，集医疗、教学和科研为一体的综合性血液病研究所之一。北京大学人民医院血液科的造血干细胞移植一直处于国际领先水平，在血液科医疗团队的共同努力下，本科室已经成为全球最大的造血干细胞移植中心，每年完成造血干细胞移植1000余例，累计造血干细胞移植超过1万例，无论移植数量还是移植质量均居国际领先水平。北京大学人民医院血液科是国家血液系统疾病临床医学研究中心，是国家教育部、卫健委重点学科、国家临床重点专科、211工程临床重点学科、国家临床药品研究基地；国家人才培养基地、造血干细胞移植治疗血液病研究北京市重点实验室、细胞治疗北京市工程实验室。临床医疗团队被评为教育部创新团队、科技部重点领域白血病新诊疗方法创新团队、国家自然科学基金委创新研究群体。从2012年起，北京大学血液病研究所连续9年在复旦大学发布的中国医院专科声誉血液内科排行榜中，位列第一名；2015年获北京大学发布的中国最佳临床学科评估排行榜第一名。先后承担

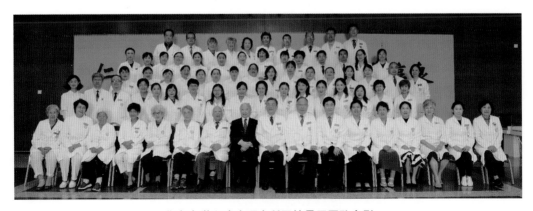

北京大学血液病研究所医护骨干团队合影

了国家"863 计划"基金项目、科技支撑计划项目、国家自然科学基金项目、卫健委基金项目、教育部博士点基金项目、"985 计划"基金项目、"新世纪人才"项目和北京大学 211 基金项目等 30 余项基金项目。本科室在临床和应用基础研究方面不断取得创新性成果,被 SCI 收录的论文近 600 篇,涉及期刊包括 *New Engl J Med*、*Lancet Oncol*、*J Clin Oncol*、*Blood*、*Leukemia*、*Biol Blood Marrow Transplant* 和 *Bone Marrow Transplant*。由于造血干细胞移植领域的突出成就,本科室荣获国家科技进步二等奖 3 项,省、部级科技进步一等奖 5 项,二等奖 4 项。

目前本科室已建立了国内高水平血液系统恶性疾病规范化诊断平台,特别是多参数流式细胞术、染色体 FISH 检测及实时定量 PCR 监测疾病相关基因等技术已达到国际先进、国内领先的水平,具备了在国内牵头组织建立多中心、规范化诊断平台的能力和基础,在此基础上,本科室的白血病诊疗更加规范化,对病人实行分层诊治,使疗效进一步提高;通过先进的分子、遗传学检测技术,使得慢性粒细胞白血病的靶向治疗更加规范化;将更多的新药及新的方案组合应用于骨髓瘤及淋巴瘤的治疗中,进一步提高疗效。此外,在出、凝血方面,本科室近几年也取得了巨大的进步,出、凝血检测项目更加完善,针对疑难病种开展的新的治疗方案取得了较好的疗效。在红细胞系疾病方面,我们已建立了 MDS 标准化诊断、预后评估模式及发病机制研究,使红细胞系疾病的相关检查更加健全。

主编简介

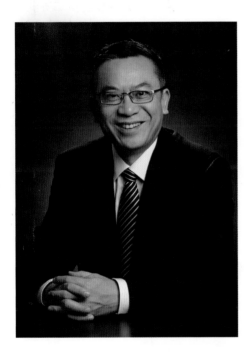

黄晓军，博士生导师，教授，北京大学人民医院血液科主任，北京大学血液病研究所所长，国家血液系统疾病临床医学研究中心主任。国家自然科学基金委创新研究群体、科技部、教育部创新团队带头人，国家重点学科、国家临床重点专科负责人；兼现任亚太血液联盟常委会主任，第四、五届中国医师协会血液科医师分会会长，中华骨髓库专家委员会主任委员，中国病理生理学会实验血液学专业委员会主任委员，中国医疗保健国际交流促进会血液学分会主任委员，国际白血病比较研究组织（IACRLR）全球委员会委员。曾任中华医学会血液学分会第九届委员会主任委员、美国血液学会国际常委会委员。

主持国家重点研发计划、"863计划"基金项目、国家自然基金委员会杰出青年科学基金项目、重点项目等国家级项目；以通讯作者或第一作者发表SCI论文400余篇，涉及杂志包括 *New Engl J Med*、*Lancet Oncol*、*J Clin Oncol*、*Blood*、*Leukemia*、*BBMT* 和 *BMT* 等，入选2014—2021年"中国高被引学者"榜单（医学）；其移植领域的相关成果被美国血液与骨髓移植协会、欧洲血液与骨髓移植协会、美国国家癌症研究所等发布的共46项国际指南或共识引用；获国家科技进步二等奖2项、省部级一等奖4项、何梁何利基金科学技术与进步奖、谈家桢临床医学奖、转化医学杰出贡献奖、光华工程科技奖等。

任 *British Journal of Haematology* 副主编，*Journal of Hematology & Oncology*

副主编，*Chin Med J*（*Engl*）副主编，*Annals of Hematology* 高级编委；*Blood*、*BMT* 及 *Blood Reviews* 编委。

黄晓军创建了白血病治疗的"北京方案"，解决了供者匮乏这一世界医学难题，并让移植领域的另一世界难题——移植物抗宿主病（GVHD）及复发防治有重大突破，让每年新增的数百万白血病患者以及其他各类恶性血液病患者重启新生的希望。"北京方案"使得我国单倍型相合造血干细胞移植以及白血病的诊疗进入世界最领先地位，受到世界骨髓移植协会的推荐，欧洲血液协会主席评价："'北京方案'已经成为全球单倍型相合移植的新标准"。目前，"北京方案"已推广至意大利、以色列等发达国家，其应用占全球单倍型相合移植的50%以上，是目前全球应用最为广泛、疗效最好的单倍型相合移植方案，在世界范围内极大推动了单倍型相合移植的广泛运用。"北京方案"也成为中国首个造血干细胞移植模式，带动了我国近百家移植中心的发展，使单倍型供者取代全合同胞成为我国最大的供者来源。

前　言

《北京大学血液病研究所典型病例解析》于 2009 年 9 月第 1 次出版发行后，深受全国广大血液科临床医生的喜爱，出版半年之后即进行了第 2 次印刷。

循证医学强调将医生个人经验与现有最好的研究依据结合来制定治疗策略，而面对血液科住院患者中多数人的病情重、变化快、进展凶险的特点，临床医生最应该具备的技能是什么？换句话说，我们拿什么来保护患者的生命健康呢？

大量的临床经验对于医生来说毋庸置疑是必要的，但是仅仅有经验远远不够，如果没有方法论作为前提，有时重复的大量的经验只会形成个人的固化思维模式，因此，经验也未必能指向正确救治的方向。临床的方法论有可能帮助现有指南发挥最优化的作用，使经验成为决策的正确依据。

第 1 版的病例解析收录了 2008 年以前的 39 个病例，这十几年来，伴随着我国综合科技实力的提升、全世界崭新医疗手段的出现、我们自身原创医疗技术的突破，截至 2021 年，北京大学血液病研究所的全年住院人次已达 13 680 次，是 2008 年住院人次（1576 次）的近 9 倍，半相合骨髓移植也在亚洲率先突破了 10 000 例的大关。

PD-1 等新药的出现，CAR-T 疗法的介入，使北京大学血液病研究所原创的骨髓移植"北京方案"逐步成熟完善并成为单倍体移植新指南，这一切使得我们的血液科在临床实践方面有了颠覆性的学科进展，因此，决定出版《北京大学血液病研究所典型病例解析》（第 2 版）。

第 2 版选取了典型的 90 个病例，新增的 80 个病例大部分发生在 2010 年以后，对第 1 版的 10 个病例进行保留，但用新的思路重新点评；增加了重症救治，新药应用、特殊病种、少见病的篇幅，极大丰富了再版新书的内容。在这些有迹可循的案例中，我们努力与各位同行分享逻辑推演和数据分析的必要性。

值得一提的是，我们用完整的"第三篇　血液病的护理"来强调、重视血液科的患者护理。以人为本不仅是追求临床卓越的重要组成，也是践行有温度的医学的真诚叙事。

至博而约于精，深思而敏于行。我们期待再版的《北京大学血液病研究所典型病例解析》能给临床医生带去思考，提供帮助。如有疏漏瑕疵，也希望得到同行同道的批评指正。

国家血液系统疾病临床医学研究中心

北京大学血液病研究所

黄晓军

2022 年 4 月 26 日

目 录

第一篇　血液病

第二篇　异基因造血干细胞移植

第三篇　血液病的护理

缩略词表

AA 花生四烯酸

ADP 二磷酸腺苷

ALG 抗淋巴细胞球蛋白

AML 急性髓系白血病

Ara-C/AZA 阿糖胞苷

ATG 抗胸腺细胞球蛋白

ATO 三氧化二砷

B-ALL B 淋巴母细胞白血病

BALF 支气管肺泡灌洗液

bid 每日 2 次

BKV 多瘤病毒

BMT 骨髓移植

BU 白消安

CBT 脐血干细胞移植

CCyR 完全细胞遗传学缓解

CHR 完全血液学缓解

CMV 巨细胞病毒

CR 完全缓解

CsA 环孢素

DAC 地西他滨

DBIL 直接胆红素

D-dimer D- 二聚体

Dex 地塞米松

DLI 供者淋巴细胞输注

DNR 柔红霉素

ED 早期死亡

EFS 无事件生存期

FISH 荧光原位杂交

FLU 氟达拉滨

G-CSF 粒细胞集落刺激因子

GEM 吉西他滨

GVHD 移植物抗宿主病

HHV 人疱疹病毒

HID 单倍型供者

HSCT 造血干细胞移植

Hu 羟基脲

IBIL 间接胆红素

IFO 异环磷酰胺

IPA 侵袭性肺曲霉病

IST 免疫抑制疗法

ITR 伊曲康唑

MCyR 主要细胞遗传学缓解

MDS 骨髓增生异常综合征

MMoR 主要分子生物学缓解

MP 甲泼尼龙

MRD 微小残留病灶

MSD　同胞供者

MTX　甲氨蝶呤

PIV　副流感病毒

PNH　阵发性睡眠性血红蛋白尿症

Pred　泼尼松

PTLD　移植后淋巴增殖性疾病

qd　每日 1 次

qid　每日 4 次

qn　睡前 1 次

qod　隔日 1 次

RIF　复方黄黛片

SAA　重型再生障碍性贫血

SSC　侧向散射光

TBIL　总胆红素

TCX/CY　环磷酰胺

TFR　无治疗缓解

tid　每日 3 次

TMA　血栓微血管病

TRM　移植物相关死亡率

URD　非血缘供者

VCR　长春新碱

VDS　长春地辛

VP16　依托泊苷

第一篇

血液病

一、重症救治

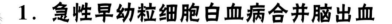

1. 急性早幼粒细胞白血病合并脑出血

急性早幼粒细胞白血病（APL）的发病率占所有急性髓系白血病的8%～15%。APL诊断时，80%的患者伴有凝血功能障碍，主要为脑出血，病情凶险，早期出血死亡率很高。近年来，随着对APL细胞生物学特性认识的不断提高和治疗方法的改进，治疗结果和预后得到很大改善，早期死亡率明显下降。防止APL早期致命性出血死亡的关键是：尽早明确诊断，尽早给予全反式维A酸（ATRA），大量补充血小板及凝血因子。

病例 1

患者男性，33岁。2008年7月间断出现牙龈出血。2008-08-25出现头晕、乏力，活动后明显。无发热，未见皮肤、黏膜出血点。血常规：白细胞（WBC）7.5×10⁹/L、血红蛋白（Hb）71 g/L，血小板（PLT）42×10⁹/L。就诊于外院，予补充维生素 B_{12} 及叶酸治疗。2008-08-30夜间患者出现恶心、呕吐，呕吐物中带有血丝，2008-08-31于我院急诊就诊。

实验室检查：WBC 13.59×10⁹/L，Hb 63 g/L，PLT 13×10⁹/L；凝血酶原时间（PT）延长，活化部分凝血酶原时间（APTT）延长，纤维蛋白原162 mg/dl，D-二聚体5509 ng/ml。患者既往体健。急诊室查体：体温38℃，脉搏96次/分，呼吸22次/分，血压140/95 mmHg。颈强直（+），胸骨压痛（+），心肺（－），肝、脾肋下未触及，双侧巴宾斯基征（+）。头颅CT（图1-1-1）示：颅内多发出血，右侧额叶及颞顶叶大面积脑出血，周围脑组织水肿伴蛛网膜下腔出血。考虑不除外急性白血病合并脑出血。收住监护病房。

给予浓缩红细胞、血小板输注、抗炎、脱水等治疗。2008-09-01患者出现进行性呼吸困难、烦躁、呕吐、嗜睡，继而昏迷。查体：颈强直（+），双侧瞳孔缩小，对光反射减弱。双侧巴宾斯基征阳性。考虑脑出血合并脑疝，立即予气管插

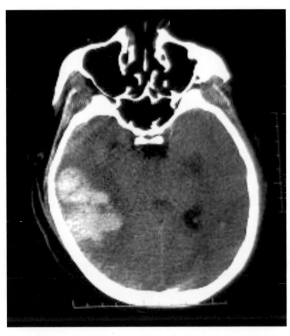

图 1-1-1　病例 1，2008-08-31 头颅 CT 检查
注：多发出血，右侧额叶及颞顶叶大面积脑出血，周围脑组织水肿伴蛛网膜下腔出血

管接呼吸机辅助呼吸，继续降颅压、抗炎、输血对症治疗。同时行骨髓穿刺检查，骨髓形态示：增生 Ⅰ 级，粒系占 84%，均为早幼粒细胞，此类细胞的细胞质色蓝，可见较多颗粒，外浆可见，无颗粒。免疫分型：异常髓系表达，占 79.76%，表达 CD33、CD117、CD9、CD28、CD64、CD13、CD123，但 CD7、CD34、CD10、CD19、CD56、CD11b、CD15、HLA-DR 为阴性。*PML/RARA* 基因定量为 35.1%（L型），FLT3 阴性，*WT1* 为 73.4%，*PRAME/ABL* 5.3%。染色体：10 个中期分裂象均可见 t（15；17）。诊断为急性早幼粒细胞白血病。当天即给予鼻饲维 A 酸 20 mg bid，三氧化二砷（亚砷酸）10 mg qd 静脉输注治疗。2008-09-06 加用米托蒽醌 4 mg qd。其间因白细胞升高（最高达 77.09×10^9/L）而暂停维 A 酸，加用阿糖胞苷（100 mg/d）及地塞米松，白细胞下降后恢复应用维 A 酸。其间胸片提示双侧肺炎，予抗感染治疗。5 天后，患者意识逐渐恢复。于辅助呼吸 12 天后顺利撤除呼吸机。2008-09-14 头颅 CT 示颅内出血灶周围水肿带缩小。

患者于 2008-09-17 转入血液科病房。查体：体温 36.8℃，脉搏 82 次/分，呼吸 18 次/分，血压 140/90 mmHg。神志清楚，反应迟钝，心肺（–），肝、脾肋下未触及，左上肢肌力 3 级，左下肢肌力 3 级，右侧肌力 5 级，右侧巴宾斯基征阳性，左侧巴宾斯基征可疑阳性。胸片示：双肺感染部分吸收。继续予维 A 酸 40 mg/d + 亚砷酸 10 mg/d 以及脱水和抗感染治疗。2008-10-6 复查骨穿示：增生 Ⅲ 级，原始细胞占 13%，早幼粒细胞占 5%。免疫残留示：共监测 750 000 个细胞，CD34（-）、CD117（+）SSC 大髓细胞占 0.67%，CD34（-）、CD117（+）、CD123（+）、HIA（-）、DR（-）细胞占 0.01%，CD117（+）、CD34（-）、CD33（+）、CD9（+）在有核细胞中占 0.18%，比例无明显增高。*PML/RARA* 为 32%。2008-10-08 停用亚砷酸及维 A 酸。

2008-10-14 给予伊达比星（伊达比星）10 mg 第 1 ~ 4 天化疗。其后多次复查头颅 CT 示：脑出血周围水肿带较之前明显吸收。患者 2008-10-06 行腰椎穿刺及鞘内注射，脑脊液压力为 215 mmH$_2$O，生化示：蛋白 1.19 g/L，脑脊液细胞检查未见异常。考虑合并中枢神经系统白血病（CNSL），多次给予腰椎穿刺，鞘内注射阿糖胞苷及甲氨蝶呤（共 6 次），脑脊液蛋白降至 0.37g/L，脑脊液压力降至正常。2008-11-07 复查骨髓：骨髓增生 II 级，早幼粒细胞占 2%，未见 APL 细胞。基因：*PML/RARA*=0。2008-11-18 予伊达比星（10 mg，第 1 ~ 4 天）巩固化疗。2008-12-16 予阿糖胞苷 2.0 g 第 1 ~ 3 天化疗。2008-12-10 及 2009-01-12 复查骨髓均为完全缓解，*PML/RARA*=0。巩固化疗结束时，体检：生命体征平稳，反应略迟钝，神志清，无阳性体征及病理征。头颅 CT 示：右侧额叶及颞顶叶可见低密度灶，无脑水肿。2009-01-18 患者进入维持治疗（亚砷酸、维 A 酸）。2009 年 2 月，患者恢复工作。

诊治策略分析

诱导缓解阶段：患者发病时 WBC > 10×10^9/L，根据 2020 年美国国立综合癌症网络（NCCN）指南，其属于高危，发病时已合并大面积脑出血，发生脑疝，且凝血功能异常，提示可能存在弥散性血管内凝血（DIC），死亡率极高。诊断明确后，在机械通气支持下，迅速通过鼻饲给予维 A 酸、静脉用亚砷酸联合小剂量化疗，以及脱水、输血等支持治疗，为患者赢得了宝贵的时间，改善了患者的凝血功能，使白血病迅速得到控制。尽管患者处于昏迷状态，但鼻饲维 A 酸对改善凝血功能仍起到重要的作用，是整体治疗的关键。联合静脉给予亚砷酸、小剂量化疗增加了诱导缓解率，地塞米松的应用预防了分化综合征的发生。

巩固治疗阶段：本例患者在诱导达到血液学缓解后，共给予 3 次巩固治疗。在巩固两个疗程伊达比星后，已达完全分子学缓解（*PML/RARA*=0），巩固第 3 疗程，即中剂量阿糖胞苷（6.0 g）后，*PML/RARA*=0。根据 2020 年 NCCN 指南推荐，只有巩固治疗后分子学缓解的患者才能开始维持治疗，该患者在巩固治疗分子学缓解后开始了维持治疗，并顺利完成维持治疗。本病例属高危患者，初诊时合并大面积脑出血，APL 细胞已直接进入脑组织；缓解后腰椎穿刺证实脑脊液压力及蛋白浓度均升高，提示存在中枢神经系统白血病。在鞘内注射甲氨蝶呤及阿糖胞苷的同时，巩固治疗选择能透过血脑屏障的伊达比星及中剂量阿糖胞苷，故中枢神经系统白血病得到了很快很好的控制。

初诊即存在大面积脑出血的 APL 患者成功转归十分罕见。本例患者无明显后遗症，原因考虑与出血部位有关。患者为颞枕叶出血，未累及肢体运动神经，主要表现为情感障碍、反应迟钝。APL 患者如能顺利诱导缓解，长期生存率达 85% 以上，在某些中心可达 90%。对本例患者的诊治提示，对于初诊合并颅内出血的 APL 患者，在给予积极的生命体征支持的前提下，应尽可能地早诊断、早期给予针对性靶向治疗，不轻易放弃，是有可能取得成功的。维 A 酸、静脉砷剂、小剂量化疗能使高危患者获得相对较高的缓解率；相对较强的巩固化疗，可能逆转高危患者的预后。因高危患者发生中枢神经系统白血病的风险增加，对这些患者应进行至少 2 ～ 6 次预防性鞘内治疗。对于已诊断 CNSL 的患者，按照 CNSL 常规鞘内治疗方案执行。

（江　浩）

2. 白血病合并重症感染

在恶性血液病发病时及化疗诱导缓解期间，患者免疫功能低下合并感染会给化疗带来困难。本例患者在积极控制感染的过程中，谨慎评估，适时采取抗白血病治疗，使白血病获得缓解，也为最终彻底控制感染赢得了时间。

☞ 病例 2

患者男性，43 岁，主因间断发热伴胸痛于 2007-06-06 入院。发病时血常规：WBC $194 \times 10^9/L$，Hb 65 g/L，PLT $25 \times 10^9/L$。骨髓形态学：增生 Ⅱ 级，原始淋巴细胞占 97%。免疫分型诊断：普通型急性 B 淋巴细胞白血病。染色体复杂异常：45，XY，9p+，t（9；22），-13，-14，-20，+mar1，+mar2，ace [12] /45，XY，9p+，t（9；22），-13，-14，+mar2 [5]。BCR/ABL（P190）融合基因定量：33.8%。既往史：10 年前患肺结核。

入院查体：体温 36.5℃，胸骨压痛，双肺呼吸音清，未闻及干、湿性啰音，余体征（-）。2007-06-06 胸片示：左上肺片状条索致密影，边界清，未见活动性病灶。入院诊断：Ph 阳性急性 B 淋巴细胞白血病（B-ALL）。

给予 CODP 方案化疗（2007-06-07 至 2007-07-04）。给予长春新碱（VCR）2 mg，第 1、8、15、22 天；环磷酰胺（CTX）1.2 g，第 8 天；柔红霉素（DNR）70 mg，第 8 天，60 mg，第 9 ~ 10 天；泼尼松（Pred）50 mg，第 1 ~ 21 天，第 22 ~ 28 天减停。甲氨蝶呤（MTX）（2007-07-10）1.5 g；门冬酰胺酶（L-Asp）（2007-07-13）10 000 U/d，共 10 天。预防用药：利福平 0.45 g qd，氟康唑 0.2 g qd。患者咳嗽，略感呼吸困难，无发热。2007-06-28 胸部 CT（图 1-2-1）示：双肺多发点状及片状高密度影，左肺下叶结节样影，周围可见晕征，内部密度不均。血气分析：pH 7.38，氧分压（PaO_2）97 mmHg，二氧化碳分压（$PaCO_2$）35 mmHg。C 反应蛋白（CRP）：72.9 mg/L，血清半乳甘露聚糖抗原试验（GM 试验）：2.05（阳性）。当即给予两性霉素 B 抗真菌治疗。2007-07-18 胸部 CT（图 1-2-2）示：双肺多发点状及片状高密度影消失，左肺下叶前基底段不规则团块增大并形成空洞。继续应用两性霉素 B。

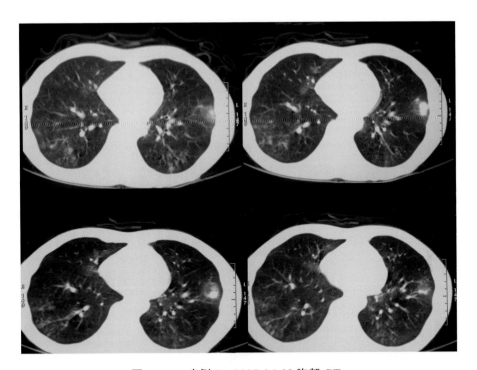

图 1-2-1　病例 2，2007-06-28 胸部 CT

注：双肺多发点状及片状高密度影，左肺下叶结节样影，周围可见晕征，内部密度不均

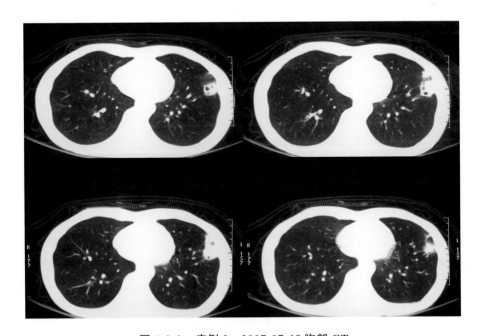

图 1-2-2　病例 2，2007-07-18 胸部 CT

注：双肺多发点状及片状高密度影消失，左肺下叶前基底段不规则团块增大并形成空洞

诱导化疗后，2007-07-04 骨髓形态：增生Ⅲ级，原始淋巴细胞占 4%。*BCR/ABL*（*P190*）融合基因定量：16.8%。2007-08-02 骨髓形态：增生Ⅲ级，原始淋巴细胞占 7%。*BCR/ABL*（*P190*）融合基因定量：61.5%。2007-08-03 胸部 CT（图 1-2-3）示：左肺下叶前基底段不规则团块较前略缩小。考虑到病灶缩小及避免药物的副作用，抗真菌治疗于 2007-08-04 起换用伊曲康唑。

第二次诱导化疗于 2007-07-25 开始：伊马替尼 400 mg/d。于 2007-08-12 予 FLAG 方案：粒细胞集落刺激因子（G-CSF）300 μg，第 0 ~ 3 天；阿糖胞苷（Ara-C）1.0 g/m²，q12h，第 1 ~ 3 天；氟达拉滨（Flu）50 mg，第 1 ~ 3 天治疗。2007-09-10 骨髓形态：增生Ⅲ级，原始淋巴细胞为 0。*BCR/ABL*（*P190*）融合基因定量：12.2%。巩固治疗于 2007-07-25 起，予伊马替尼 400 mg/d，曾有间断。2007-09-30 予 CODP 方案：长春地辛（VDS）2 mg，第 1 天；CTX 1.2 g，第 1 天，DNR 70 mg，第 1 天，60 mg，第 2 ~ 3 天；Pred 50 mg，第 1 ~ 7 天。2007-10-29 骨髓形态：增生Ⅲ级，原始淋巴细胞为 0，*BCR/ABL*（*P190*）融合基因：0。抗白血病维持治疗：伊马替尼 400 mg/d，自 2007-11-01 每个月复查骨髓形态，*BCR/ABL*（*P190*）融合基因持续为 0。

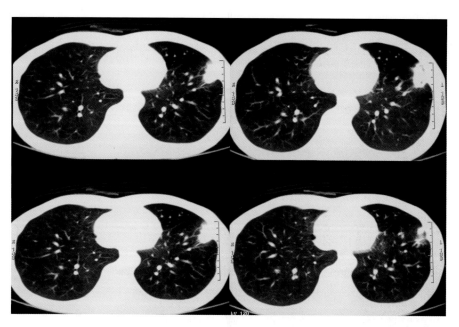

图 1-2-3　病例 2，2007-08-03 胸部 CT
注：左肺下叶前基底段不规则团块较前略缩小

2007-09-01 复查胸部 CT（图 1-2-4）示：左肺下叶前外基底段不规则团块明显缩小，左肺下叶前内基底段新出片状高密度影。抗真菌治疗于 2007-09-07 起用

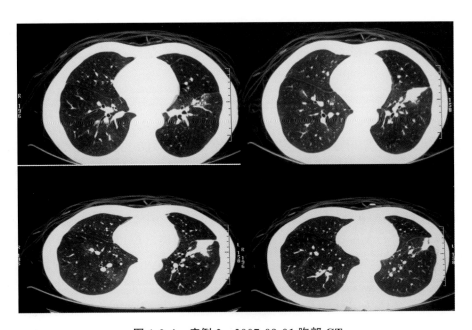

图 1-2-4　病例 2，2007-09-01 胸部 CT

注：左肺下叶前外基底段不规则团块明显缩小，左肺下叶前内基底段新出片状高密度影

两性霉素 B（国产）+ 卡泊芬净。2007-09-29 血生化示：血肌酐（CREA）272 mg/L，血钾 2.32 mmol/L，提示肾功能受损。抗真菌药物改为伊曲康唑 + 卡泊芬净，18 天后伊曲康唑序贯口服 3 个月（2007-11-01 至 2008-01-24）。2007-11-01 复查胸部 CT（图 1-2-5）示：病灶较前显著缩小。

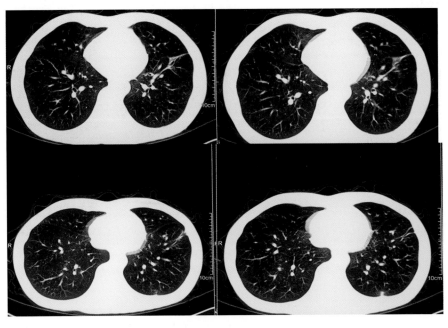

图 1-2-5　病例 2，2007-11-01 胸部 CT

注：病灶较前显著缩小

目前治疗为伊马替尼 400 mg/d，已停抗真菌药物治疗 2 个月，等待异基因造血干细胞移植（allo-HSCT）。

诊治策略分析

侵袭性真菌病（IFD）是血液肿瘤患者重要的合并症之一，对患者的预后有重要的影响。不仅增加了患者死亡率，同时增加了患者的经济负担及脏器负担。IFD 的防治在血液肿瘤患者的综合管理中具有重要的作用。近 10 余年，对于 IFD 的防治有了巨大的进步。主要进展包括：早期诊断手段（如高分辨胸部 CT、半乳甘露聚糖抗原试验、1, 3-β-D- 葡聚糖试验等）、预防策略（广谱三唑类药物的预防应用）、新型抗真菌药物（伏立康唑、泊沙康唑等）的使用。这些领域的进展使得目前 IFD 的死亡率明显下降。

由于 IFD 的确诊十分困难，因此在 IFD 的管理中强调"诊断驱动治疗"的策略，这一策略强调根据 IFD 诊断级别的不同而在启动时机、疗效评估、治疗疗程方面均有所不同。比如基于危险因素的预防启动及预防疗程、基于粒细胞缺乏伴发热的经验性治疗等。在 IFD 管理过程中，强调诊断再评估、及时修正或调整诊断级别。

（孙于谦）

3. 弥漫性肺泡出血综合征

血液肿瘤患者化疗后发生的肺部并发症中绝大部分是由细菌、真菌或病毒所致的感染，小部分为心源性或非心源性肺水肿、白细胞淤滞、肿瘤溶解综合征和间质性肺炎等。本文报道了我所诊治的 2 例急性白血病和恶性淋巴瘤患者化疗后少见的非感染性肺部并发症——弥漫性肺泡出血综合征（DAHS）的临床特点及治疗措施。

病例 3

患者女性，42 岁，因确诊急性 B 淋巴细胞白血病于 2005-11-04 入院。入院后检查，血常规：WBC 236.8×10^9/L，Hb 75.0 g/L，PLT 69.0×10^9/L，细胞分类：原始淋巴细胞占 98%。经地塞米松 10 mg/d 共 7 天治疗后，2005-11-11 起予以 CODP 方案（环磷酰胺 1.2 g，第 1 天；长春地辛每周 4 mg，共 4 次；柔红霉素 60 mg/d，第 1、2 天，40 mg，第 3 天；地塞米松 10 mg/d，第 1～21 天，第 22～28 天减停）化疗。2005-12-09 骨髓达完全缓解。此后，血细胞逐渐恢复。肝、肾功能以及凝血各项指标始终正常。血清免疫学检查均无阳性发现。

2005-12-14 患者在白细胞和中性粒细胞绝对值（ANC）处于迅速上升的过程中出现干咳、发热、呼吸困难进行性加重。查体：体温 39.5～40.2℃，呼吸 40 次/分，心率 120 次/分，双肺未闻及啰音。2005-12-19 行血气分析：$PaCO_2$ 30.1 mmHg，PaO_2 72.9 mmHg，pH 7.53。X 线胸片示：双肺纹理增粗、模糊，小片状絮状影。疑诊"肺部感染"，予广谱抗生素联合治疗无效。2005-12-22 患者病情恶化：呼吸 56 次/分，心率 138 次/分，血压正常。血气分析（吸氧状态，氧流量 5 L/min）：$PaCO_2$ 39.9 mmHg，PaO_2 57 mmHg，pH 7.54。氧合指数为 100 mmHg。锁骨下静脉插管检测中心静脉压为 8 cmH_2O。X 线胸片示：双肺弥漫性浸润影（图 1-3-1）。诊断：急性呼吸窘迫综合征。立即予气管插管及呼吸机辅助通气（呼气末气道内正压为 15 cmH_2O）。数小时后，患者体温持续降至 38℃以下，氧合指数逐渐改善（次日 > 300 mmHg），气管插管内吸出大量黄白痰。2005-12-25 患者气管插管内持续吸出大量血性痰液，无其他部位出血。血常规：WBC 6.9×10^9/L、Hb 59.0 g/L、PLT 10.0×10^9/L，PT、APTT 和纤维蛋白原（Fg）

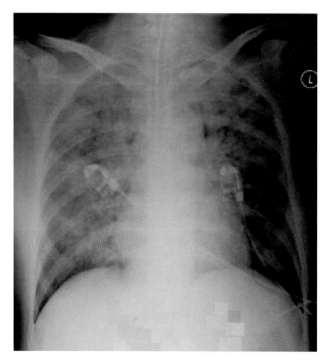

图 1-3-1　病例 3，2005-12-22 胸部 X 线片
注：双肺弥漫性浸润影

正常。诊断：弥漫性肺泡出血综合征（DAHS）。

连续输注血制品（红细胞、血小板和新鲜血浆）5 天后，患者气管引流物颜色明显变浅、转为白色，欲拔除气管插管，因气囊放气过程中再次吸出大量血性分泌物而放弃，并维持原治疗。2006-01-04 成功拔除气管插管。呼吸机支持后患者 X 线胸片较前略有好转。发病前后血常规及凝血指标见表 1-3-1。

2006-01-07，患者咳嗽和呼吸困难再次出现，咳血痰。氧合指数为 245 mmHg。X 线胸片示：双肺浸润影较前加重。2006-01-11，在抗感染和输注血制品等支持治疗的同时加用甲泼尼龙 80 mg/d（分 2 次），症状部分缓解，但很快反复。2006-01-18 胸部 CT 示：双肺纹理模糊，多发斑片状致密影及磨玻璃影，双侧胸腔积液，心包积液，见图 1-3-2。提高甲泼尼龙剂量为 1000 mg/d（分 2 次），1 天后症状及氧合指数显著改善，3 天后甲泼尼龙逐渐减量。2006-02-05 胸部 CT 证实出血和积液明显吸收。患者发病过程中血、痰培养始终无阳性发现。次日，患者因肠麻痹死于继发性腹膜炎、感染性休克。

表1-3-1　病例3 DAHS发生前后的血常规、凝血指标

| | 日期
(年-月-日) | 血常规 | | | | 凝血分析 | | | | |
		WBC (×10⁹/L)	ANC (×10⁹/L)	Hb (g/L)	PLT (×10⁹/L)	PT (s)	APTT (s)	Fg (mg/dl)	FDF (μg/ml)	D-dimer (ng/ml)
病例3　DAHS前	2005-12-10	2.45	0.38	83.1	326.0	12.0	30.1	356.55	<5	225.00
	2005-12-12	3.33	1.42	84.6	239.6					
DAHS后	2005-12-16	7.61	6.56	84.4	240.0					
	2005-12-21	7.93	7.11	68.9	180.0	11.9	26.2	451.67	>20	1903.75
	2005-12-25	6.90	5.56	59.0	10.0	14.3	27.9	222.00	>20	20 000.00
	2005-12-26*	7.14	5.72	71.5	60.3	14.1	32.4	157.26	>20	7804.73
	2005-12-31*	7.54	6.14	90.5	131.2	14.9	28.7	305.00	>20	5300.00

注：* 输注血制品后。DAHS, 弥漫性肺泡出血综合征; WBC, 白细胞; ANC, 中性粒细胞绝对值; Hb, 血红蛋白; PLT, 血小板; PT, 凝血酶原时间; APTT, 活化部分凝血酶原时间; Fg, 纤维蛋白原; FDP, 纤维蛋白原降解产物; D-dimer, D-二聚体。

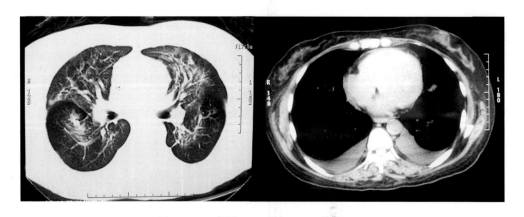

图 1-3-2　病例 3，2006-01-18 胸部 CT

注：双肺纹理模糊，多发斑片状致密影及磨玻璃影，双侧胸腔积液，心包积液

☞ **病例 4**

患者男性，68 岁，主因高热 5 天于 2006-02-10 入院。入院后检查，血常规：WBC 4.1×10^9/L，Hb 73.3 g/L，PLT 40.4×10^9/L；血生化：白蛋白 21.1 g/L，谷草转氨酶 45 U/L，总胆红素 111.2 μmol/L，直接胆红素 51.7 μmol/L，尿素氮、肌酐正常；APTT 49.6 s，其他凝血指标正常。血清免疫学检查均为阴性。超声心动图显示心脏功能正常。经骨髓病理学检查确诊为非霍奇金淋巴瘤ⅣB 期（肝、骨髓受累），弥漫大 B 细胞型。2006-02-20 患者出现轻度咳嗽并咳少量白痰，X 线胸片显示双下肺纹理重，痰培养发现金黄色葡萄球菌、粪肠球菌和琼氏不动杆菌。诊断：双肺支气管炎。经广谱抗生素治疗后症状明显减轻。

2006-02-28 起予 R-COP 方案 [利妥昔单抗（美罗华）600 mg，第 1 天；环磷酰胺 600 mg/d，第 3、4 天；长春地辛 4 mg，第 3 天；甲泼尼龙 60 mg/d，第 3 ~ 7 天] 化疗。2006-03-03 在第 2 次应用环磷酰胺后数小时，患者出现咳嗽、痰中带血丝和呼吸困难，无其他部位出血。查体：呼吸 30 次 / 分，血压 150/90 mmHg，心率 133 次 / 分，双肺未闻及啰音。血常规：WBC 2.95×10^9/L，Hb 68.2g/L，PLT 5.4×10^9/L。疑诊：急性左心衰竭、肺部感染。予强心、利尿、扩血管、加强抗感染和输注血制品等治疗，病情无改善。2006-03-06 患者咳鲜血痰，呼吸困难明显加重。血气分析：$PaCO_2$ 40.0 mmHg，PaO_2 41.4 mmHg，pH 7.48，氧合指数 197 mmHg。X 线胸片呈双肺弥漫性浸润影。诊断：DAHS。在原治疗的基础上（包括化疗用甲泼尼龙 60 mg/d）加大甲泼尼龙剂量为 200 mg/d（分 2 次），次日症状和氧合指数显著改善，4 天后症状全部消失、氧合指数 > 300 mmHg，1 周后 X 线胸片显示出血明显吸收。患者发病期间痰培养结果同发病前。发病前后血常规及凝血指标见表 1-3-2。

2006-03-21 患者接受第 2 次化疗（化疗方案中以表柔比星替代环磷酰胺，余

表1-3-2　病例4 DAHS发生前后的血常规、凝血指标

| 日期
(年-月-日) | 血常规 | | | | | 血凝分析 | | | |
	WBC (×10⁹/L)	ANC (×10⁹/L)	Hb (g/L)	PLT (×10⁹/L)	PT (s)	APTT (s)	Fg (mg/dl)	FDP (μg/ml)	D-dimer (ng/ml)
病例4　DAHS前　2006-02-13	4.10	3.10	73.3	40.4	13.9	49.6	238.1	< 5	200.00
2006-03-02	2.41	1.81	78.0	24.5					
DAHS后　2006-03-03	2.95	2.01	68.2	5.4					
2006-03-05*	1.80	1.12	75.0	6.0	19.5	48.7	72.00	> 5	350.00
2006-03-06*	1.59	0.62	64.9	48.5	17.9	48.8	87.90	> 20	528.60
2006-03-08*	0.71	0.23	71.5	71.4	15.5	40.8	159.80	> 20	1108.30

注：* 输注血制品后；DAHS，弥漫性肺泡出血综合征；WBC，白细胞；ANC，中性粒细胞绝对值；Hb，血红蛋白；PLT，血小板；PT，凝血酶原时间；APTT，活化部分凝血酶原时间；Fg，纤维蛋白原；FDP，纤维蛋白原降解产物；D-dimer，D-二聚体。

同首次），过程顺利，淋巴瘤缓解后出院。

诊治策略分析

弥漫性肺泡出血综合征（diffuse alveolar hemorrhage syndrome，DAHS）是一种可由多种病因导致的肺微循环血液进入肺泡并在肺泡内聚集的临床病理综合征。肺泡腔内广泛出血是弥漫性肺泡出血综合征的主要特征，当血液聚集于肺实质内时，可发生呼吸困难、咯血、X线胸片为双侧弥漫性肺泡浸润等临床表现，形成弥漫性肺泡出血（DAH）。DAHS临床过程极为凶险，进展迅速，死亡率为70%～100%。化疗过程中的DAHS可以由感染导致，更多是由药物导致的肺损伤。大剂量的化疗、放疗引起肺毛细血管内皮损伤，表现为内皮肿胀、血栓等。鉴于DAHS进展急剧、预后差，早期识别极其重要，需要在日常工作中重视监测心率、血氧饱和度、血红蛋白的变化。一旦怀疑DAHS，可尽早使用大剂量激素治疗。

DAHS是一种少见的、由多种原因引发肺泡微循环损伤、炎症和（或）细胞因子释放所导致的临床综合征，DAH的曾用名为"intrapulmonary hemorrhage""pulmonary alveolar hemorrhage""pulmonary capillary hemorrhage"和"microvascular lung hemorrhage"等。常见的病因具体包括：①免疫性疾病（如坏死性肉芽肿性血管炎、肺出血肾炎综合征、系统性红斑狼疮等）；②出、凝血异常（如免疫性或血栓性血小板减少性紫癜）；③原发性原因（如原发性肺含铁血黄素沉着症）；④药物：a.细胞毒药物（如环磷酰胺、白消安、洛莫司汀、博来霉素、丝裂霉素等）；b.非细胞毒药物（如胺碘酮、青霉胺、呋喃妥因、维A酸、柳氮磺嘧啶、卡比马唑、丙硫氧嘧啶、可卡因等）；c.抗凝剂、溶栓剂、抗血小板制剂；⑤毒物（如氧中毒）；⑥放射线；⑦造血干细胞移植；⑧其他（如肺静脉阻塞性疾病、肺毛细血管瘤等）。

DAHS的组织病理学变化分为急性期的渗出性病变和慢性期的增殖性病变。急性期表现为肺泡腔内出血，可见吞噬含铁血黄素的巨噬细胞和纤维蛋白，Ⅰ型肺泡上皮细胞变性、脱落、坏死，Ⅱ型肺泡上皮细胞增生。肺间质出血、水肿、存在或缺乏血管炎的特征（肺泡隔膜增宽、炎性细胞浸润、纤维蛋白性血栓形成、毛细血管壁纤维素样坏死等），直接免疫荧光染色可见免疫复合物沉积（见于某些免疫性疾病）。慢性期表现为不同程度的肺间质纤维化。

DAHS的症状为干咳、进行性呼吸困难和发热，部分患者伴咯血。化验检查包括：血常规示血红蛋白下降，血气分析示低氧血症，X线胸片/胸部CT呈单侧或双侧弥漫性浸润或实变影，少数伴有胸腔积液，纤维支气管镜采集支气管肺泡灌洗（BAL）回收物呈血性或镜检发现吞噬含铁血黄素的巨噬细胞。DAHS的诊断主要依靠症状和实验室检查，其中呼吸困难、贫血、缺氧和 X 线胸片 / 胸部 CT 浸润的程度是评估病情轻重的指标。另外，还应注意尿常规或肾功能、血清免疫学指标（如抗中性粒细胞胞质抗体、抗核抗体、抗肾小球基底膜抗体和抗心磷脂抗体等）以及出、凝血功能，必要时可进行肺或肾活检以助诊断。DAHS 的临床表现并不特异，尤其在疾病早期，因此易被误诊。本病应注意与感染、心源性肺水肿、凝血异常的疾病（如弥散性血管内凝血）和肺内局部病变（如感染、肿瘤或血管异常）等相鉴别。

本组两例患者在发病初期出现咳嗽、呼吸困难或发热，无或仅有少量咯血以及 X 线胸片异常时均被当做严重的"肺部感染"诊治，病例 4 的痰培养中曾发现病原菌，混淆了诊断，而且还疑诊为"急性左心衰竭"，提示早期识别 DAHS 有难度。有作者曾强调 BAL 在 DAHS 诊断中的重要性，特别是当无咯血表现时，不仅可以证实肺内出血的存在，而且可以协助检测有无病原菌感染。尽管局限性肺出血在血液肿瘤化疗患者尸解的检出率不低，但 DAHS 只占 1.9% ～ 6.1%，生前诊断者少，其中，半数为尸解或肺活检病理证实。因此，发病率低是 DAHS 易被忽视的另一原因。

文献所提及的血液肿瘤患者化疗后 DAH 的病因主要为非感染性疾病，少数为感染性疾病。前者包括白细胞肺内淤滞或白血病细胞溶解性肺病，以及急性早幼粒细胞白血病合并 DIC 或维 A 酸综合征等；后者的病原体为嗜麦芽窄食单胞菌或曲霉菌。本组患者发生 DAHS 的原因不明，分析可能的原因有以下几点。

（1）细胞毒性药物（环磷酰胺）的肺毒性：细胞毒药物通过对肺泡上皮细胞和血管内皮细胞的直接毒性以及激活肺小血管的炎症免疫过程，介导发生弥漫性肺泡损伤（DAD）和 DAH 等，其中，DAD 是白血病 / 淋巴瘤患者放 / 化疗或造血干细胞移植（HSCT）后最主要（约占 55%）的肺部病理改变。DAHS 常发生在 DAD 的基础上和过程中。环磷酰胺是最常见的引发肺毒性的细胞毒性药物之一，临床上表现为急性发作（用药后不久）或延迟发作（数月～数年）。其剂量与肺毒性之间无显著的相关性，但大剂量时 DAHS 的发生率明显增加。动物实验证实，环磷酰胺的肺毒性主要取决于给药时机体的肿瘤负荷。本组两例初诊血液肿瘤的患者分别在应用环磷酰胺后 1 个月余和数小时发生 DAH，高度怀疑与此药有关。

（2）中性粒细胞绝对值（ANC）的恢复：在自体基因或异基因 HCT 后，中性粒细胞植活与 DAH 发病的显著相关性已越发被人们所重视。可能的机制为：移植后中性粒细胞重归、聚集于肺内血管，通过释放蛋白酶、氧自由基、炎性介质或细胞因子（如脂多糖、IL-1β、IL-6、IL-8、IL-12 和肿瘤坏死因子 α 等）启动并维持了肺血管内皮细胞的损伤。本文病例 3 在化疗后 ANC 上升的过程中发生 DAHS，高度怀疑与 ANC 恢复过程中释放炎性因子有关。

（3）红细胞变形性差：研究发现，患有白血病和某些实体瘤的小鼠较正常者体内红细胞的变形能力显著降低。此特点可能形成本组患者肺小血管内皮细胞的缺氧性损伤,参与 DAH 的发生。

(4)出、凝血异常:本组患者在 DAHS 发作过程中出现了程度不等的血小板和凝血因子减少,分析原因为:①出血对血小板和凝血因子的消耗;②原发病所致的血小板减少和凝血因子生成障碍(病例 4);③化疗的影响(病例 4)。2 例均未能通过血制品替代治疗阻止病情进展,提示出、凝血异常不是导致 DAHS 的原因,但很可能加重了出血的程度。

对 DAHS 的治疗包括以下几点。

(1)去除病因:包括停药或抗感染等。

(2)糖皮质激素:适合于各种原因所致的 DAHS。常规用法为甲泼尼龙 150 ～ 500 mg,每 6 小时 1 次,每天至少 250 mg,3 ～ 5 天后逐渐减量,2 ～ 3 个月内减停。一般给药 24 ～ 48 小时后起效,2 周后 X 线胸片 / 胸部 CT 示出血消失,但重症者影像学完全正常会略晚些。大剂量糖皮质激素与较好的预后显著相关,低剂量甲泼尼龙无异于不治疗。

(3)环磷酰胺:与糖皮质激素联合适用于免疫性疾病引发的 DAHS。

(4)其他:硫唑嘌呤、CD20 单抗、丙种球蛋白和血浆置换等可作为难治的、免疫性疾病引发的 DAH 的选择。

(5)支持治疗:呼吸机辅助通气、纠正缺氧对呼吸衰竭者最为重要。此外,输注血小板、补充凝血因子以及防治感染等并发症也不容忽视。

本病预后较差,各种病因的总死亡率为 30% ～ 100%,其中,药物毒性者死亡率达 50% ～ 100%。主要死因为呼吸衰竭,少数为相关并发症或原发病进展。DAHS 的预后取决于能否及早认识本病、发现病因并予以正确的治疗。应提高临床医生对本病的认识,并强调早期诊断、发现病因和及时、正规治疗的重要性。

(孙于谦)

4. 甲氨蝶呤的重度药物毒性

大剂量甲氨蝶呤（HD-MTX，$> 1 \text{ g/m}^2$）静脉输注是防治急性淋巴细胞白血病髓外病变和全身巩固治疗的有效措施，但会引起诸多不良反应，以肾功能损害最为严重。本例介绍了相关处理策略以及包括针对白血病治疗在内的辅助治疗策略。

☞ **病例 5**

患者男性，51 岁，主因间断视物模糊 20 天，乏力伴面色苍白 10 天于 2008-06-02 收入院。2008-05-30 行实验室检查，血常规：WBC 79.8×10^9/L，Hb 69 g/L，PLT 78×10^9/L，分类可见原始细胞。2008-06-02 经骨髓形态学、免疫分型、染色体及 *BCR/ABL*（*P190*）：74.9%，诊断为 Ph 阳性急性 B 淋巴细胞白血病。既往糖尿病和高血压病史 2 年余，血糖和血压控制平稳。2008-06-03 开始给予 CODP 方案诱导（长春地辛 4 mg，第 1、8、15、22 天；环磷酰胺 1.35 g，第 8 天；柔红霉素 70 mg 第 8 天，60 mg 第 9 ~ 10 天；地塞米松 10 mg，第 1 ~ 21 天，第 22 天减停）。2008-07-03 骨髓形态学：增生 Ⅱ 级，原始淋巴细胞占 57%。提示未缓解。2008-07-03 开始口服伊马替尼 400 mg qd，2008-07-29 骨穿示：增生 Ⅳ ~ Ⅴ 级，原始淋巴细胞占 1%，达到完全缓解。

2008-08-13 给予甲氨蝶呤（MTX）（1 g/m^2，总量为 1.8 g）化疗，其中 0.5 g 在 30 分钟内快速静脉滴入，余量于 24 小时内均匀滴入，同时给予水化和碱化。MTX 结束滴注 12 小时后常规给予亚叶酸钙解救，剂量为 9 mg 每小时一次，连续 3 次；6 mg 每 3 小时一次，连续 9 次。患者在用药前肝、肾功能正常。2008-08-15，MTX 静点结束 0 时患者血药浓度为 88.77 μmol/L，显著高于正常水平，立即给予加大剂量亚叶酸钙解救。2008-08-16 患者血肌酐（Cr）528 μmol/L，尿素氮（BUN）21.53 mmol/L，考虑急性肾衰竭，并出现消化道黏膜脱落及溃疡。患者 MTX 静点后 24 小时、48 小时 MTX 血药浓度分别为 51.44 μmol/L 和 37.15 μmol/L，明显高于安全浓度，故在严密监测 MTX 血药浓度下，增加亚叶酸钙应用剂量和次数的同时，根据患者出入量及血肌酐变化连续 8 日（2008-08-16 至 2008-08-23）行血液透析治疗，并给予禁食，静脉高营养，纠正电解质紊乱，改善出、凝血功能，保护消化道黏膜，预防感染等对症支持治疗。

2008-08-20 进入多尿期，2 周内患者 MTX 血药浓度及血肌酐逐渐下降至正常范围，急性肾衰竭和应激性溃疡均得到纠正。2008-09-04 复查骨髓为缓解状态。出院后继续口服伊马替尼 400 mg qd，定期监测肾功能，血肌酐为 150 μmol/L，BUN 为 9 mmol/L 左右。2008-12-14 给予小剂量 AE 方案（阿糖胞苷 170 mg 第 1 ~ 5 天，依泊托苷 100 mg 第 1 ~ 3 天）化疗，化疗后血肌酐维持在 120 μmol/L 左右，BUN < 8 mmol/L。目前患者继续口服伊马替尼治疗，处于持续缓解状态（*BCR/ABL*：0.15%），准备接受造血干细胞移植。

诊治策略分析

大剂量甲氨蝶呤（HD-MTX，> 1 g/m²）静脉输注是防治急性淋巴细胞白血病髓外病变和全身巩固治疗的有效措施。对于肾功能正常的患者而言，在充分水化、碱化尿液以及在 MTX 血药浓度监测下进行亚叶酸钙解救，HD-MTX 通常是安全、有效的。

但是 HD-MTX 仍可引起诸多不良反应，以肾功能损害最为严重，急性肾功能损伤（AKI）的发生率为 2% ~ 12%。大约 70% ~ 90% 的 MTX 通过肾排泄，MTX 肾损害主要由 MTX 及其代谢产物在肾小管的沉积所介导。MTX 肾损害可使药物排泄障碍，导致 MTX 血药浓度持续升高，延长了毒性浓度的暴露，进一步加重了肾功能的损伤，并增加其他系统毒性，故早期发现肾损害极为关键。许多临床中心都要求在 HD-MTX 开始治疗 24 小时及其后每 24 小时监测血肌酐水平及 MTX 血药浓度。Widemann 等报道，HD-MTX 开始输注后 24 小时，MTX 血药浓度 > 50 μmol/L、48 小时 > 10 μmol/L 以及 72 小时 > 1 μmol/L 是预测发生 MTX 肾损害的高危因素。Yang 等报道 24 小时 MTX 血药浓度与 MTX 输注前的血肌酐水平或肌酐清除率无明显关系，而 36 小时 MTX 血药浓度与 MTX 输注前的血肌酐水平明显呈正相关关系、与肌酐清除率明显呈负相关关系。48 小时血肌酐水平与 48 小时、72 小时 MTX 血药浓度正相关，提示肾功能与 MTX 血药浓度有关，血 MTX 浓度高水平能预测肾毒性。

本例患者 MTX 应用剂量仅为 1 g/m²，且用药前肾功能正常，仍出现严重肾损害，考虑与药物代谢的个体差异有关。严密监测血药浓度，根据 MTX 血药浓度积极采取必要的补充解救措施尤为重要。HD-MTX 应用期间应注意以下几点：①注重个体化治疗，对于老年人及肾小球滤过率下降的患者，要减量使用；②避免同时使用有其他肾毒性的药物；③充分水化、碱化尿液对减少 MTX 的肾毒性极为重要；④定期监测 MTX 血药浓度，常规给予亚叶酸钙解救是防治 MTX 肾损害的核心环节之一。近年来文献报道，羧肽酶 G2（CPDG2）可使 MTX 水解为无活性的代谢产物，迅速降低 MTX 血液浓度，因而可用于治疗 HD-MTX 所致的肾功能损害；⑤用药前后常规监测肾功能。对于已经发生急性肾衰竭的患者，应及时进行血液透析治疗。

（江　浩）

5．白血病合并肺孢子菌肺炎

肺孢子菌是一种广泛存在于动物和人体的机会性病原生物，肺孢子菌感染为机会性感染。移植后肺孢子菌感染多表现为急性进展，本文于病例报告之后简介了其诊治原则。

病例 6

患者女性，20 岁。2006-06-14 诊断为急性 B 淋巴细胞白血病（B-ALL）。发病时 WBC 110×10^9/L，肝、脾、淋巴结肿大。骨髓形态学：增生 I 级，原始淋巴细胞 92%。染色体：46，XX [7]/46，XX，−9，−22，8p−，+mar1，+mar2[6]。*BCR/ABL* 融合基因阴性。2006-06-14 至 2006-07-22 予 VDLP+MTX 方案诱导缓解，过程顺利。2006-07-17 骨髓形态学示：增生 IV 级，原始淋巴细胞 10%，诊断 ALL 部分缓解。2006-07-19 至 2006-07-25 予 CODP 方案：CTX 1.6 g 第 1 天，VCR 2 mg 第 1 天，DNR 60 mg 第 2～4 天，Pred 60 mg 第 1～7 天。

2006-07-30 患者出现发热，体温最高 38.3℃，自觉活动后心悸。血常规：WBC 0.79×10^9/L，Hb 92 g/L，PLT 29.2×10^9/L。查体未发现阳性体征。予头孢吡肟 2.0 g bid。2006-07-31：床旁胸片未见活动病变。予卡泊芬净 70 mg qd。2008-08-01 患者仍发热，体温 39.3℃，查体（−），血常规：WBC 2.15×10^9/L，Hb 93.5 g/L，PLT 42.9×10^9/L。停头孢吡肟，予亚胺培南 0.5 g 每 6 小时 1 次，卡泊芬净 50 mg qd。2006-08-02 患者体温最高 39.8℃，活动后心悸，稍感憋气。查体：心率 103 次/分，咽（−）、双肺（−），血培养（−），因考虑不除外 PICC 插管感染，加用万古霉素 1.0 g 每 12 小时 1 次。2006-08-03 患者仍发热，体温 38.9℃，恶心，进食后呕吐，无咳嗽、咳痰；查体：双肺呼吸音稍粗，余（−）。血常规：WBC 6.74×10^9/L，Hb 95.5 g/L，PLT 163.9×10^9/L；胸部 CT（图 1-5-1）示：双肺多发片状及磨玻璃状阴影，以左下肺为著。诊断：双肺感染，双侧少量胸腔积液。2006-08-03 患者发热第 5 天，临床诊断肺孢子菌肺炎。加用复方磺胺甲噁唑口服，2006-08-10 患者症状消失，胸部 CT 见病灶吸收（图 1-5-2）。

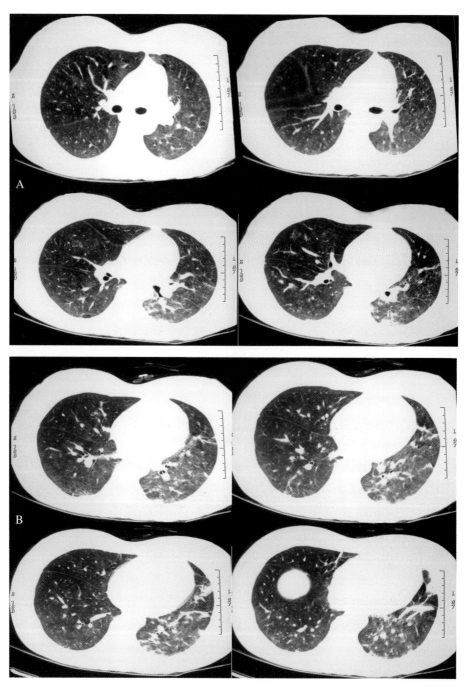

图 1-5-1 病例 6，2006-08-03 胸部 CT

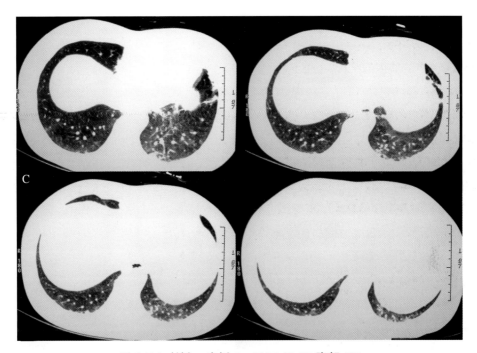

图 1-5-1（续）　病例 6，2006-08-03 胸部 CT

注：双肺多发片状及磨玻璃状阴影，以左下肺为著。诊断：双肺感染，双侧少量胸腔积液

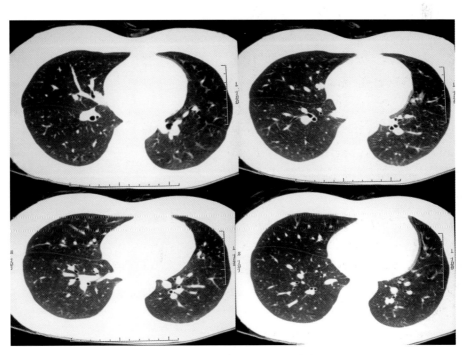

图 1-5-2　病例 6，2006-08-10 胸部 CT

注：与前比较，病灶吸收

诊治策略分析

肺孢子菌肺炎（PCP）目前认为属于侵袭性真菌感染（IFD）的一种。但其在危险人群、发病机制、临床表现、治疗方式等特点上均与常见的念珠菌、曲霉菌有显著差别。CD4$^+$ T 细胞功能缺陷是 PCP 患者的主要免疫缺陷。随着血液肿瘤治疗方式的改变，PCP 的高风险人群有所增加，包括新型抗肿瘤药物、异基因造血干细胞移植等。近年来随着 PCR 方法的应用、NGS 的应用、支气管镜的安全性提高，PCP 的早期诊断有了长足进步。需要注意的是，PCP 通常同时合并其他病原菌的感染，比如合并细菌、曲霉菌、巨细胞病毒（CMV）等。因此，在临床诊治过程中，需要综合临床情况进行治疗。

（孙于谦）

6.新型冠状病毒肺炎疫情期间对高危急性早幼粒细胞白血病的门急诊处理

急性早幼粒细胞白血病（APL）发病率占急性髓系白血病的8%～15%。全反式维A酸（ATRA）和砷剂的出现革命性地改变了APL的预后，目前，APL的缓解率达90%以上，长期存活率超过80%。然而，诱导治疗期间的早期死亡率（ED）仍然影响APL预后，尤其是影响高危APL疗效的主要原因。在高危APL诱导治疗的前2周，安全有效地降低肿瘤负荷，有助于降低致死性出血合并症、DIC、分化综合征等严重合并症的风险。新型冠状病毒肺炎（COVID-19）疫情暴发期间，2例高危APL患者因疑似合并新冠病毒感染，在隔离病房进行救治，没有条件应用静脉化疗药物。我中心探索性地应用口服依托泊苷及羟基脲作为降低肿瘤负荷的方案，联合口服维A酸及复方黄黛片成功治愈了这2例患者。

📖 病例 7

患者男性，21岁，因"间断发热2月余"于2020-01-30就诊于我院门诊。患者自述于2019-12-01开始出现发热，体温最高达38.2℃，无咳嗽、咳痰、胸闷等不适，就诊于当地医院，予中成药对症支持治疗。2020-01-30患者于当地医院查血常规示：WBC 28.63×10^9/L，Hb 94 g/L，PLT 7×10^9/L。当日夜间就诊于我院急诊，测体温37.4℃，查血常规示：WBC 28.63×10^9/L，Hb 94 g/L，PLT 7×10^9/L；查凝血功能示：PT 15.5 s，纤维蛋白原（Fg）120 mg/dl，D-dimer 2614 ng/ml。胸部CT示：右肺上叶、右肺中叶感染；左肺上叶舌段局限性肺膨胀不全，并有感染可能；左肺下叶局限性肺膨胀不全（图1-6-1）。

患者因发热，肺部多发斑片影，有武汉亲友接触史，虽筛查咽拭子2019-nCoV核酸3次均为阴性，但仍隔离于急诊诊治，按照疑似病例单间隔离管控。2020-02-01行骨髓穿刺骨髓干抽吸，完善外周血涂片，可见较多幼稚细胞，不除外APL。予亚胺培南抗感染、输红细胞、血小板、纤维蛋白原、凝血酶原复合物等支持治疗，患者诉视物模糊，行头颅CT检查未见明显异常。2020-02-01予维A酸、羟基脲、别嘌醇、碳酸氢钠治疗。2020-02-02复查血常规：WBC 25.95×10^9/L，Hb

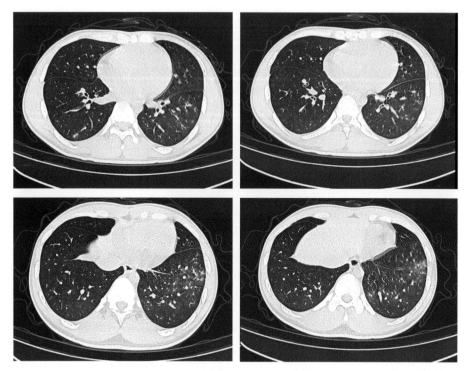

图 1-6-1　病例 7，2020-01-30 胸部 CT

注：右肺上叶、右肺中叶感染；左肺上叶后段局限性肺膨胀不全，并有感染可能；左肺下叶局限性肺膨胀不全

62 g/L，PLT 8×10⁹/L，加用口服依托泊苷 100 mg qd 治疗，继续维 A 酸 20 mg qd 或 bid、羟基脲 2～4 g/d 治疗，予地塞米松 5 mg qd 预防分化综合征。后患者体温降至正常，监测血常规示白细胞逐渐下降，血红蛋白 50～60 g/L，血小板（7～27）×10⁹/L，凝血异常改善，白细胞下降后逐渐停用羟基脲及依托泊苷，并予间断输血小板、红细胞支持治疗。

2020-02-12 患者外周血 *PML/RARA* 基因定量结果回报为 80.0%（L 型），诊断急性早幼粒细胞白血病（高危），予加用复方黄黛片 5 片 tid 双诱导治疗。诱导治疗期间间断性发热，合并肺部感染、急性睾丸炎，先后应用亚胺培南、奥司他韦、头孢哌酮舒巴坦钠、万古霉素、伏立康唑等药物抗感染治疗。监测血常规示白细胞逐渐下降，WBC、Hb、PLT 变化趋势见图 1-6-2；血生化：谷丙转氨酶（ALT）为 21～72 U/L，谷草转氨酶（AST）为 23～49 U/L，总胆红素（TBIL）为 12.1～14.7 μmol/L。2020-02-15 复查胸部 CT 示：双肺下叶新发多发感染，以左侧为著。

2020-02-25 复查胸部 CT 示：双肺病变恢复正常（图 1-6-3）。此后患者造血功能逐渐恢复，2020-03-03 血常规示：WBC 2.28×10⁹/L，Hb 75 g/L，PLT 88×10⁹/L，外周血涂片未见异常幼稚细胞。2020-03-04 行腰椎穿刺＋鞘内注射预防中枢神经

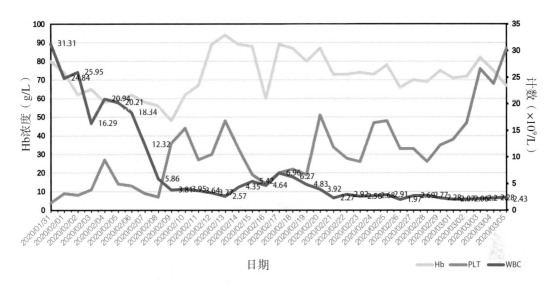

图 1-6-2 病例 7，2020-02-12 WBC、Hb、PLT 变化趋势图

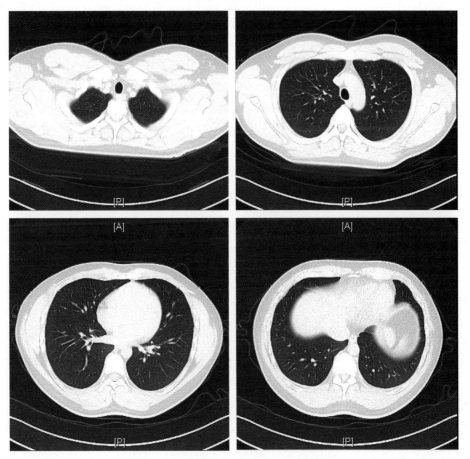

图 1-6-3 病例 7，2020-02-25 胸部 CT

注：双肺病变恢复正常

系统白血病，脑脊液常规、生化、流式细胞学检查均未见明显异常。2020-03-05
复查骨髓穿刺示：骨髓增生 V 级，未见早幼粒细胞；免疫分型：未见异常早幼粒
细胞，*PML/RARA* 基因定量为 8%。考虑完全缓解。2020-03-12 停用维 A 酸及复
方黄黛片，进入巩固治疗期。诱导治疗期间累积应用依泊托苷共 750 mg 及羟基脲
11 g，维 A 酸（ATRA）35 天及复方黄黛片 28 天，仅出现 I 度肝功能损害，无肾
功能损害，于治疗第 8 天凝血完全改善，全程共输注纤维蛋白原 34 g，红细胞 10
U，血小板 17 U，治疗开始后 45 天血常规完全恢复正常。

👉 病例 8

患者女性，50 岁，因"皮肤瘀斑 2 周，发热伴头痛 1 天"于 2020-03-28 就诊
于我院门诊。

患者自 2020 年 3 月中旬开始出现皮肤多发瘀斑，未就诊。此后逐渐出现活动
耐力下降，2020-03-27 突发高热 39.1℃，伴有头痛，无肢体活动障碍，无感觉异
常，无意识障碍，就诊于我院发热门诊，查血常规示：WBC 14.09×10⁹/L，Hb
92 g/L，PLT 15×10⁹/L，凝血全项：PT 19.7 s，凝血酶原活动度（PTA）44%，
Fg 90 mg/dl，D-dimer 38 102 ng/ml。完善头颅 CT 示：左侧侧脑室前角旁脑出血
并破入邻近侧脑室前角（急性期）。双侧基底节区、半卵圆中心少许腔隙灶（图
1-6-4）。予美罗培南抗感染治疗，甘露醇脱水降颅压，输血小板、纤维蛋白原、
凝血酶原复合物、抗纤溶等支持对症治疗。患者因高热且新发脑出血，不宜移动，
遂隔离于发热门诊救治。

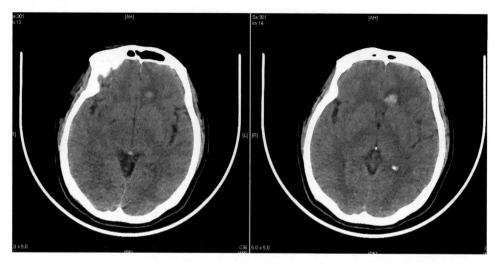

图 1-6-4 病例 8，2020-03-27 脑部 CT

2020-03-29 血常规示：WBC 12.91×10⁹/L，Hb 86g/L，PLT 23×10⁹/L，凝血全项：PT 16.1 s，PTA 56%，Fg 160 mg/dl，D-dimer 59 891 ng/ml；骨髓穿刺提示：增生Ⅰ级，粒系占 96%，均为 APL 细胞，此类细胞的细胞质色蓝，可见较多颗粒，可见外浆，无颗粒。免疫分型示：异常髓系表达，占 84.14%，表达 CD33、CD117、CD9、CD64、CD13、CD123，但 CD7、CD34、CD10、CD19、CD56、CD2、CD15 均为阴性。考虑 APL 可能性大，加用维 A 酸 20 mg qd 或 bid、羟基脲 3～4 g/d，2020-03-31 患者白细胞迅速上升，WBC 24.1×10⁹/L，Hb 71 g/L，PLT 40×10⁹/L，加用口服依托泊苷（商品名：拉司太特）100 mg qd 治疗，继续维 A 酸 20 mg qd 或 bid、羟基脲 2～4 g/d 治疗，予地塞米松 5 mg qd 预防分化综合征。其后患者体温降至正常，头疼逐渐减轻。2020-04-08 复查头颅 CT 及胸部 CT 的情况见图 1-6-5、图 1-6-6。监测血常规（变化趋势见图 1-6-7）。凝血全项示：PT 12.1 s，PTA 86%，Fg 214 mg/dl，D-dimer 5415 ng/ml，凝血完全改善，停止输注纤维蛋白原、血浆及凝血酶原复合物，2020-04-10 骨髓 *PML/RARA* 基因结果回报 67.4%（L 型），染色体 t（15；17）（q24；q21），APL 诊断明确，加用复方黄黛片 5 片，每日 3 次。

双诱导治疗期间，患者间断性发热，合并肺部感染，牙龈脓肿，革兰氏阳性球菌败血症（肠明膜葡萄球菌亚种），先后应用美罗培南、哌拉西林他唑巴坦、万古霉素等药物进行抗感染治疗。2020-04-10 停羟基脲及依泊托苷。此后血常规波动范围为：WBC（2.39～5.98）×10⁹/L，Hb 57～69 g/L，PLT（23～63）×10⁹/L。2020-04-14、2020-04-24 外周血涂片未见 APL 相关细胞。2020-04-30 复查骨髓穿刺示：骨髓增生Ⅲ级，未见早幼粒细胞，免疫分型：未见异常早幼粒细胞，*PML/RARA* 基因定量为 1.9%。考虑完全缓解。先后于 2020-04-25、2020-04-27 予腰椎穿刺＋鞘内注射预防中枢神经系统白血病，脑脊液常规、生化、流式

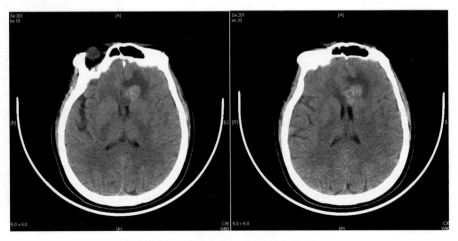

图 1-6-5　病例 8，2020-04-08 头颅 CT

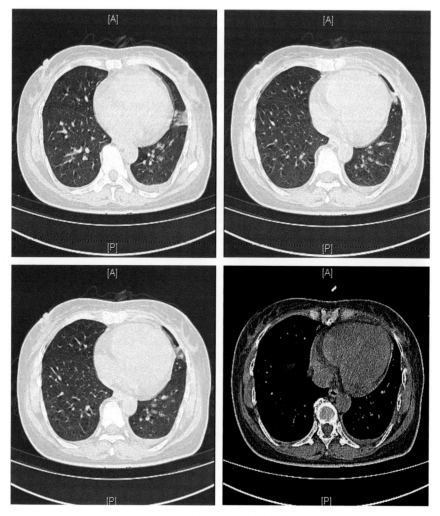

图 1-6-6   病例 8，2020-04-08 胸部 CT

细胞学检查均未见明显异常。患者于 2020-05-08 停用复方黄黛片，入院进行高危巩固治疗。诱导治疗期间累积应用依泊托苷 650 mg 及羟基脲 14 g，维 A 酸 33 天及复方黄黛片 28 天，无肝肾功能损害，患者于治疗第 13 天凝血完全改善，停止血制品输注，全程共输注纤维蛋白原 45 g，凝血酶原复合物 12 300 U，红细胞 10 U，血小板 14 U。白细胞及血小板于治疗后第 33 天完全恢复正常。截至今日，未见明显中枢神经系统后遗症。

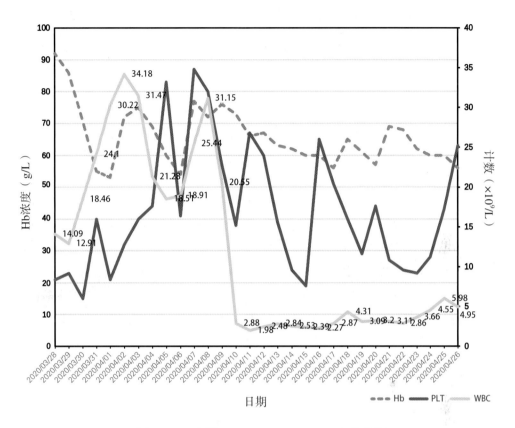

图 1-6-7　病例 8，WBC、Hb、PLT 变化趋势

诊治策略分析

　　APL 不同于其他类型急性髓系白血病（AML），80% 起病时伴有凝血功能障碍，病情凶险。ATRA 和砷剂的应用革命性地改变了 APL 的预后。近年来的临床研究证实 ATRA 联合砷剂（三氧化二砷，ATO）可以获得极高的完全缓解（CR）率（90% ~ 94%）、较高的 5 年无病生存率（disease-free survival，DFS）（80% ~ 90%）[1,2]。我中心前期临床研究证实，ATRA 联合复方黄黛片与 ATRA 联合 ATO 具有相同的临床疗效 [3]。因此，我们选择 ATRA 联合复方黄黛片作为高危 APL 治疗的基础药物。

　　同其他类型急性白血病不同，影响 APL 治愈率的主要原因是早期死亡率而并非肿瘤复发率。早期死亡通常发生在诱导治疗开始的 2 ~ 3 周内。导致早期死亡的主要原因是出血事件，占 40% ~ 65%，其中最常见的是脑出血 [4,5]。致死性出血事件发生的高危因素是：高龄、较低的体能评分、高白细胞计数、LDH 水平、凝血功能障碍（初始纤维蛋白原及血小板水平）、CD2 及 CD15 表达 [6-10]。而高危 APL 患者不仅早期致死性出血的风险增高，高白细胞淤滞和分化综合征的发病率也显著增高。2019 年欧洲白血病网络（ELN）指南将高危 APL 定义为诱导治疗前外周血白细胞高于 $10 \times 10^9/L$ 的患者，而将外周血 WBC $\leq 10 \times 10^9/L$ 的患者定义为低危 APL，取消了由血小板计数划分的中危的概念，将此前 Sanz 评分中低危患者均归入了低危组，更加强调初诊白细胞数值对于疾病预后的影响[11]。因此，尽早开始行减肿瘤负荷治疗有助于降低高危 APL 的致死性并发症的发病率[11]。

依托泊苷（VP16）是细胞周期特异性抗肿瘤药物，作用于 DNA 拓扑异构酶 Ⅱ，形成药物 - 酶 -DNA 稳定的可逆性复合物，阻碍 DNA 修复。该药具有血液毒性，可引起骨髓抑制，包括中性粒细胞减少和血小板减少，骨髓抑制最低点通常发生在 10 ～ 14 天，到第 21 天恢复[12]。羟基脲（Hu）是一种抗代谢物，可选择性抑制核糖核苷二磷酸还原酶，阻止核糖核苷酸向脱氧核糖核苷酸的转化，从而使细胞周期停止在 G1 / S 期并干扰 DNA 修复，故可作为降低肿瘤负荷治疗的药物[13]。Hu 是中国急性早幼粒细胞白血病临床指南中推荐的中低危 APL 在诱导分化治疗中 WBC $> 4 \times 10^9/L$ 的首选降肿瘤细胞药物[14]，但对于高危患者而言，Hu 单药难以控制快速倍增的 APL 细胞，NCCN 及 ELN 指南均推荐作用机制更强的蒽环类化疗药或吉妥珠单抗（GO）。而中国无口服蒽环类化疗药，隔离病房无法应用静脉化疗药物，因此尝试应用口服依托泊苷为降低肿瘤负荷具有可行性。

这两例患者起病时肿瘤负荷均较高，病例 7 在治疗前的 WBC 为 $28.63 \times 10^9/L$，病例 8 在治疗前的 WBC 为 $14.09 \times 10^9/L$，且已合并脑出血，均是早期死亡高风险患者。我们在充分血制品保障的前提下，尽早应用维 A 酸以及降肿瘤细胞负荷药物依托泊苷，在诱导分化过程中将 WBC 控制在 $40 \times 10^9/L$ 以下，两例患者均未发生诱导分化综合征。这 2 例患者的成功救治给予我们如下启示：①细胞毒性药物依托泊苷可替代蒽环类药物在高危 APL 诱导治疗初期降低肿瘤负荷；②口服依托泊苷用药方便，避免了静脉化疗药物限制于化疗专科用药的缺陷；③高危 APL 患者尽早在门急诊接受以口服依托泊苷为基础的降肿瘤细胞负荷方案，提高了双诱导治疗期间的安全性。综上所述，以口服依托泊苷为基础的降低肿瘤细胞负荷方案联合 ATRA、复方黄黛片的双诱导治疗（纯口服药物方案）有望开启高危 APL 门急诊治疗的新模式。

（卢晟晔　江　浩）

参考文献

[1] 中华医学会血液学分会 . 中国急性早幼粒细胞白血病诊疗指南（2018 年版）. 中华血液学杂志，2018，39（3）：179-183.

[2] Estey E，Garcia-Manero G，Ferrajoli A，et al. Use of all-trans retinoic acid

plus arsenic trioxide as an alternative to chemotherapy in untreated acute promyelocytic leukemia. Blood，2006，107（9）：3469-3473.

［3］ Burnett AK，Russell NH，Hills RK，et al. Arsenic trioxide and all-trans retinoic acid treatment for acute promyelocytic leukaemia in all risk groups （AML17）：results of a randomised，controlled，phase 3 trial. Lancet Oncol，2015，16（13）：1295-1305.

［4］ Zhu HH，Wu DP，Du X，et al. Oral arsenic plus retinoic acid versus intravenous arsenic plus retinoic acid for non-high-risk acute promyelocytic leukaemia：a non-inferiority，randomised phase 3 trial. Lancet Oncol，2018，19（7）：871-879.

［5］ Breccia M，Lo Coco F. Thrombo-hemorrhagic deaths in acute promyelocytic leukemia. Thrombosis Research，2014，133 Suppl 2：S112-116.

［6］ Testa U，Lo-Coco F. Prognostic factors in acute promyelocytic leukemia：strategies to define high-risk patients. Annals of hematology，2016，95（5）：673-680.

［7］ Park JH，Qiao B，Panageas KS，et al. Tallman MS：Early death rate in acute promyelocytic leukemia remains high despite all-trans retinoic acid. Blood，2011，118（5）：1248-1254.

［8］ de la Serna J，Montesinos P，Vellenga E，et al. Causes and prognostic factors of remission induction failure in patients with acute promyelocytic leukemia treated with all-trans retinoic acid and idarubicin. Blood，2008，111（7）：3395-3402.

［9］ Lehmann S，Ravn A，Carlsson L，et al. Continuing high early death rate in acute promyelocytic leukemia：a population-based report from the Swedish Adult Acute Leukemia Registry. Leukemia，2011，25（7）：1128-1134.

［10］ Lee HJ，Kim DH，Lee S，et al. Analysis of factors affecting hemorrhagic diathesis and overall survival in patients with acute promyelocytic leukemia. The Korean Journal of Internal Medicine，2015，30（6）：884-890.

［11］ Kim DY，Lee JH，Lee JH，et al. Significance of fibrinogen，D-dimer，and LDH levels in predicting the risk of bleeding in patients with acute promyelocytic leukemia. Leukemia Research，2011，35（2）：152-158.

［12］ Sanz MA，Fenaux P，Tallman MS，et al. Management of acute promyelocytic leukemia：updated recommendations from an expert panel of the European LeukemiaNet. Blood，2019，133（15）：1630-1643.

［13］ Toffoli G，Corona G，Sorio R，et al. Population pharmacokinetics and pharmacodynamics of oral etoposide. British Journal of Clinical Pharmacology, 2001, 52 (5): 511-519.

[14] Grund FM, Armitage JO, Burns P. Hydroxyurea in the prevention of the effects of leukostasis in acute leukemia. Archives of Internal Medicine, 1977, 137 (9): 1246-1247.

7．凝血因子ⅩⅢ缺乏症

凝血因子ⅩⅢ是纤维蛋白稳定因子，凝血因子ⅩⅢ缺乏症可导致血凝块不稳定，更容易发生纤溶，导致出血。瘀斑、血肿、创伤后迟发性出血是其特征性表现。凝血因子ⅩⅢ缺乏症患者的PT、APTT在正常范围，是其另一特征。根据发生原因，分为遗传性和获得性凝血因子ⅩⅢ缺乏症。遗传性凝血因子ⅩⅢ缺乏症为常染色体隐性遗传病。获得性凝血因子ⅩⅢ缺乏症的发生机制为合成障碍、消耗过多或血浆中有抑制物存在，可见于肝病、淋巴瘤、骨髓瘤、白血病、系统性红斑狼疮等疾病。国内缺乏凝血因子ⅩⅢ浓缩物，因此，可输血浆或冷沉淀凝血因子进行治疗。凝血因子ⅩⅢ低于5%或有出血表现的患者应接受止血治疗。如有条件，凝血因子ⅩⅢ浓缩物应为优选方案（但国内无法获得），新鲜冰冻血浆或冷沉淀凝血因子替代治疗可达到较好的治疗效果。凝血因子ⅩⅢ半衰期为19天，每4周输注血浆的预防性治疗可达到正常止血，且可预防习惯性流产。对于有抑制物存在的患者，除治疗原发病外，抗体滴度高者可行血浆置换术联合免疫抑制剂进一步治疗。

☞ 病例 9

患者男性，25岁，2018-06-04因"反复外伤后止血困难10年"就诊。患者10年前因外伤左大腿外侧受到轻度撞击，表面淤青，轻度疼痛，活动自如，X线片显示无骨折，未行特殊处理。1周后自觉左侧大腿肿胀加重、胀痛明显，在当地医院查彩超示：左大腿肌间可见低回声，考虑血肿可能性大。完善血常规：WBC 9×10^9/L，Hb 115 g/L，PLT 235×10^9/L。凝血全项：PT 10 s，PTA 85%，INR 1.08，APTT 28 s，Fg 250 mg/dl，D-dimer 1000 ng/ml，均未见明确异常。当地医院予输血浆、冷沉淀凝血因子治疗，数日后患者左大腿肿胀逐渐减轻，疼痛缓解。后数次因不同原因受过轻度外伤，外伤时出血不明显，均在外伤后数日出现出血加重，查血常规及凝血功能均未见异常，但均需输血浆、冷沉淀凝血因子进行止血。其间在日常工作、生活中无自发出血倾向。

1周前2018-05-28，患者因腰痛行针灸治疗，后出现针灸处局部小血肿，为寻求进一步诊治来院。实验室检查：WBC 7.5×10^9/L，Hb 145 g/L，PLT 285×10^9/L。凝血功能：PT 11 s，PTA 85%，INR 1.05，APTT 29 s，Fg 289 mg/dl，D-dimer 435 ng/ml。予完善外周血涂片、血小板功能及凝血因子ⅩⅢ活性检测。结果提示：外周血涂片未见异常细胞，花生四烯酸（AA）、腺苷二磷酸（ADP）和瑞斯托霉素诱导的血小板聚集均未见异常。凝血因子ⅩⅢ活性为3%。患者确诊凝血因子ⅩⅢ缺乏症。予新鲜冰冻血浆治疗止血。同时完善肝肾功能检查。自身抗体谱、免疫球蛋白、肿瘤标志物筛查未见异常，排除基础疾病，同时检测凝血因子ⅩⅢ抑制物（为阴性），排除获得性凝血因子ⅩⅢ缺乏症可能，考虑遗传性凝血因子ⅩⅢ缺乏症可能性大。进行家系分析，患者父母、弟弟、儿子检测凝血因子ⅩⅢ，结果均在正常范围内。

诊治策略分析

患者为青年男性，10年间反复在外伤后出现止血困难，患者需进行出血性疾病的鉴别诊断。患者血小板数量正常，排除血小板减少症导致的出血；患者血小板功能正常，排除血小板功能异常相关的出血。患者PT、APTT、Fg均正常，有外伤后延迟出血表现，需考虑到凝血因子ⅩⅢ缺乏症导致的出血可能。确诊了凝血因子ⅩⅢ缺乏症后，需确认其为遗传性还是获得性凝血因子ⅩⅢ缺乏症。患者家系中无其他凝血因子ⅩⅢ缺乏成员。患者成年后才有出血表现，需排除基础肝疾病、尿毒症、自身免疫性病或者恶性肿瘤导致的凝血因子ⅩⅢ缺乏症，也可进行基因筛查，确认凝血因子ⅩⅢ缺乏症相关异常基因并进行诊断。但患者家系分析未得出异常结果，目前暂无导致凝血因子ⅩⅢ缺乏症的原发因素，仍考虑遗传性凝血因子ⅩⅢ缺乏症可能性大。输注血浆、冷沉淀凝血因子均可达到很好的止血效果。

（付海霞 张晓辉）

参考文献

[1] Shahraki H，Dorgalaleh A，Fathi M，et al. How to assess founder effect in patients with congenital factor ⅩⅢ deficiency. J Hematol Oncol Stem Cell Res，2020，14（4）：265-273.

[2] Karimi M，Peyvandi F，Naderi M，et al. Factor ⅩⅢ deficiency diagnosis：Challenges and tools.Int J Lab Hematol，2018，40（1）：3-11.

[3] Dorgalaleh A，Rashidpanah J. Blood coagulation factor ⅩⅢ and factor ⅩⅢ deficiency. Blood Rev，2016，30（6）：461-475.

8. 妊娠合并免疫性血小板减少性紫癜

妊娠合并血小板减少有多种情况，鉴别诊断包括妊娠相关血小板减少症、免疫性血小板减少性紫癜（ITP）、血栓性血小板减少性紫癜（TTP）以及子痫前期、HELLP 综合征、妊娠期急性脂肪肝等。ITP 占妊娠合并血小板减少症的 3% 左右。合并 ITP 者妊娠前多有血小板减少病史，孕早期即可出现，血小板多显著下降（$< 50 \times 10^9$/L），是引起妊娠期出血性事件发生的重要合并症之一。妊娠合并 ITP 的治疗选择需考虑其对母亲和胎儿的有效性及安全性，选择对母婴损害最小的治疗手段。治疗包括糖皮质激素、静脉注射人免疫球蛋白、重组人血小板生成素等，但总体疗效较成人非妊娠情况下的 ITP 差。

病例 10

患者女性，29 岁。2018 年 9 月因"计划分娩"入院。患者 6 岁时曾因"发热"就诊，查血常规示：血小板（PLT）$< 20 \times 10^9$/L，予静脉注射免疫球蛋白治疗，血小板恢复至 100×10^9/L 以上。后偶查血常规，均提示血小板在正常范围内。2015 年患者妊娠 12 周开始出现血小板减少，最低为 11×10^9/L，无出血表现，予静脉注射免疫球蛋白（Ig IV）+ 泼尼松（量及疗程不详）治疗，之后血小板升至 50×10^9/L 左右，足月顺产女婴，产后未再复查血常规。2018 年 1 月患者再次妊娠，妊娠 4 周查血常规示：PLT 98×10^9/L，妊娠 6 周复查 PLT 28×10^9/L。完善自身抗体相关检查：抗核抗体、抗 U1RNP 抗体、抗 Sm 抗体、抗 SSA 抗体、抗 SSB 抗体、抗 Scl-70 抗体、抗 Jo-1 抗体、抗 PM-Scl 抗体、抗着丝点抗体、抗增殖细胞核抗原抗体（PCNA）、抗核小体抗体、抗组蛋白抗体、抗核糖体 P 蛋白抗体、抗线粒体 M2 抗体、抗双链 DNA 抗体、抗心磷脂抗体、β2-GPI 抗体均为阴性，狼疮抗凝物在正常范围内。白细胞分类未见异常。肝炎病毒相关检查未见异常。B 超示肝脾不大。临床诊断为：妊娠合并免疫性血小板减少性紫癜（ITP）。

治疗过程：妊娠 14 周复查血小板为 26×10^9/L，无出血表现，予 IV Ig 20 g qd 输液 5 天，血小板无明显上升。妊娠 24 周复查血小板为 8×10^9/L，无出血表现，无高血压、蛋白尿，予泼尼松 20 mg qd 口服，1 周后复查血小板为 10×10^9/L，

2 周后血小板为 $8×10^9$/L，予联合 IV Ig 20 g qd×5 天，血小板仍无上升，但无出血表现，同时因血糖升高减停泼尼松。妊娠 30 周开始予重组人血小板生成素（rhTPO）1500 U 皮下注射 qd，持续 2 周，血小板升至 $(20～30)×10^9$/L，rhTPO 减量至隔日注射一次，之后血小板维持在 $20×10^9$/L 左右。妊娠 38 周，患者因合并糖尿病及 ITP 有计划分娩指征入院，血小板 $22×10^9$/L，评估患者有阴道试产条件，予催产素，临产后输血小板 1 U、血浆 200 ml，产程进展顺利，顺产 1 名男婴。患者生产时出血 300 ml，产后 2 小时出血 540 ml，产后宫缩可。产后第 2 天复查血小板为 $22×10^9$/L，产后第 3 天血小板为 $23×10^9$/L，予出院随访。产后 14 天患者血小板为 $30×10^9$/L，停用 rhTPO，产后 3 个月内随访，患者血小板波动在 $(20～30)×10^9$/L。

诊治策略分析

此例患者妊娠前即有 ITP 病史，第一次妊娠时发生血小板减少，此次妊娠早期再次出现血小板减少，且血小板显著下降，自身抗体相关检查未见异常，因妊娠期骨髓穿刺存在风险，未行骨髓穿刺，但患者外周血涂片未见异常，且白细胞、血红蛋白无异常，白血病等其他血液系统疾病可能性小，且患者无高血压、蛋白尿等表现，此例患者妊娠合并 ITP 诊断基本明确。

妊娠合并 ITP 治疗的目的是防止出血事件发生，但妊娠和分娩需要维持的血小板安全值尚不明确，大部分妊娠合并 ITP 患者并不需要接受临床治疗，仅需密切监测血小板计数和出血倾向。除分娩期外，妊娠合并 ITP 的治疗指征与非妊娠患者一致。当患者血小板计数 $< 30×10^9$/L 和（或）伴活动性出血或准备分娩、须提升血小板计数至相对安全水平时，应开始治疗。血小板安全水平：自然分娩 $\geqslant 50×10^9$/L；剖宫产 $\geqslant 80×10^9$/L；脊髓和硬膜外麻醉 $\geqslant 80×10^9$/L；对于合并出血性疾病或需进行抗凝治疗的孕妇，血小板需 $\geqslant 50×10^9$/L。

参照《成人原发免疫性血小板减少症诊断与治疗中国指南（2020 年版）》[1] 和 *Updated international consensus report on the investigation and management of primary immune thrombocytopenia (2019)* [2]，妊娠合并 ITP 的治疗选择需考虑其对母亲和胎儿的有效性及安全性，选择对母婴损害最小的治疗手段，包括一线治疗、二线治疗和其他治疗选择。

（1）一线治疗：包括口服糖皮质激素和 IV Ig。糖皮质激素中的泼尼松较少透过胎盘屏障影响胎儿，因此妊娠合并 ITP 患者首选泼尼松，目前国内外指南推荐泼尼松 20 mg/d，起效 3 周后逐渐减量，以 5～10 mg 的剂量维持。孕早期使用糖皮质激素可能会增加唇腭裂风险，一般原则上孕 24～28 周后开始糖皮质激素治疗。糖皮质激素应用过程中还要注意监测患者血压、血糖、血脂、精神状态等。

分娩后严密监测产妇血小板水平，并缓慢减少激素用量，防止激素减停过快对产妇精神状态造成不利影响。

IV Ig 适用于糖皮质激素效果不佳、有严重副反应、需紧急提高血小板水平的患者。IV Ig 400 mg/（kg·d）×5 d 或 1 g/kg（妊娠前体重）单次给药（必要时可重复），其起效时间优于糖皮质激素，不能维持长期疗效，通常需要每 2 ~ 4 周给药一次。

目前并无前瞻性研究对比妊娠合并 ITP 的两种一线治疗药物的疗效与安全性，在回顾性研究中，糖皮质激素和 IV Ig 的疗效相当，均 < 40%，IV Ig 起效较快（中位起效时间为 2 天 vs.16 天）[3]。因此，具体选择哪种一线治疗药物，需结合孕妇的实际情况，如副作用、花费、距离分娩的时间以及医生、患者的偏好等。

（2）二线治疗

1）糖皮质激素联合 IV Ig：对泼尼松或 IV Ig 单药治疗无效的患者、在泼尼松维持治疗中失去反应的患者，二者联合可能有效。或者可以给予大剂量甲泼尼龙（1000 mg/d 单次或分 2 次使用）+IV Ig 治疗。注意药物相关副作用。

2）rhTPO：晚期妊娠合并 ITP 患者，对初始治疗无效，可考虑给予 rhTPO。

（3）其他治疗选择：脾切除、硫唑嘌呤、环孢素等应用于妊娠期患者的证据不足，当一线、二线治疗均无效、评估仍诊断为妊娠合并 ITP 且因出血等原因迫切需要提升血小板时，可以进行应用。达那唑、吗替麦考酚酯、长春新碱、环磷酰胺等药物具有致畸作用，禁用于妊娠人群。

此例患者处于孕中期，应用 IV Ig 疗效不佳，孕 24 周接受泼尼松治疗，仍无效，遂开始泼尼松联合 IV Ig 治疗，血小板仍未提升。患者同时存在血小板输注无效，为预防产中及产后出血，开始 rhTPO 治疗，虽未能达到血小板 > 50×10^9/L 的安全范围，但血小板也有一定提升，为最终能顺利分娩做出了贡献。

TPO 与其受体结合，激活 Janus 蛋白酪氨酸激酶 2（JAK2）/信号转导和转录激活子 3（STAT3）信号通路（JAK2/STAT），引起基因表达的改变，促进干细胞向巨核细胞转变，使成熟的巨核细胞不断增加，并最终导致血小板的形成并释放。重组人血小板生成素可模拟内源性 TPO，外源性给予 rhTPO 增加了体内 TPO 水平，起到促进血小板生成及释放的作用。齐鲁医院牵头全国多中心前瞻性临床研究发现，妊娠期合并 ITP 的患者，二线治疗选择 rhTPO，有效率高达 74.2%，且无明显毒副作用[4]。

总之，妊娠合并 ITP 的治疗思路是防止出血事件发生，初始治疗时机与非妊娠成人 ITP 一致，但围生期需维持血小板在较高水平；泼尼松和 IV Ig 为妊娠合并 ITP 的一线治疗，如疗效不佳，二线治疗选择为糖皮质激素与 IV Ig 联合以及 rhTPO 治疗，其他治疗选择疗效有限。

（付海霞　张晓辉）

参考文献

[1] 中华医学会血液学分会血栓与止血学组. 成人原发免疫性血小板减少症诊断与治疗中国指南（2020 年版）. 中华血液学杂志，2020，41（8）：617-623.

[2] Provan D，Arnold DM，Bussel JB，et al. Updated international consensus report on the investigation and management of primary immune thrombocytopenia. Blood Adv，2019，3（22）：3780-3817.

[3] Sun D，Shehata N，Ye XY，et al. Corticosteroids compared with intravenous immunoglobulin for the treatment of immune thrombocytopenia in pregnancy. Blood，2016，128（10）：1329-1335.

[4] Kong ZY，Qin P，Xiao S，et al. A novel recombinant human thrombopoietin therapy for the management of immune thrombocytopenia in pregnancy. Blood，2017，130（9）：1097-1103.

9. 肿瘤溶解综合征

肿瘤溶解综合征（TLS）是一种血液科急症，是由大量肿瘤细胞溶解后释放大量的钾、磷酸盐和尿酸进入体循环所致。尿酸和（或）磷酸钙结晶沉积在肾小管会导致急性肾损伤。TLS 最常发生在高级别淋巴瘤 [特别是伯基特淋巴瘤（BL）] 和急性淋巴细胞白血病开始使用细胞毒药物治疗后，但也可自行发生和（或）在增殖率高的其他类型肿瘤、负荷大或对细胞毒药物治疗非常敏感时发生。

病例 11

患者男性，48 岁，主因"腹胀、双下肢水肿 1 月余"于 2020-06-03 入院。1 月余前患者摔倒后出现腹胀，以下腹部为重，伴有明显盗汗，无恶心、呕吐、腹痛、腹泻、发热、皮疹等不适。患者于 2020-04-14 就诊外院行腹盆腔 CT 平扫示：胃底部水肿增厚，肠系膜多发渗出，腹盆腔少量积液，胸腹散在多发淋巴结肿大，考虑炎性可能性大，不排除结核性腹膜炎可能。2020-04-17 于外院复查腹部 CT：右膈脚下纵隔食管旁及右侧胸廓静脉旁多发淋巴结肿大，转移不排除，右肺下叶及左肺上叶舌段轻度膨胀不全，双肺陈旧性病变。2020-04-20 胃镜检查示：浅表性胃炎。病理示：胃窦中度慢性炎症，活动度 Ⅱ 级。2020-04-21 于我院完善腹盆部 CT：肠道多发肠壁增厚，腹膜、大网膜结节状增厚，大网膜呈污垢样改变，癌性腹膜炎可能性大；伴盆腔积液，双心膈角区、腹股沟区多发淋巴结肿大，转移可能。

2020-04-23 肠镜未见异常。其后患者腹胀逐渐加重，伴有呼吸急促，食欲下降，仍盗汗明显，2020-05-14 于外院行多普勒引导下腹腔积液引流管术及超声引导下腹腔大网膜穿刺活检术，术后患者腹腔引流管每天引流出淡黄色液体约 300 ml 左右，患者术后病理检查结果示：（腹腔大网膜）穿刺纤维脂肪组织内见中等至大型淋巴细胞弥漫增生浸润，核圆形或规则，核质深染，部分可见核仁，核分裂象易见。免疫组织化学检测示：CK（AE1/AE3）（−），CD3（−），CD20（+++），PAX5（−++），CD30（−），CD56（−），CD10（+）、Bcl-6（+），MUM1（+），Bcl-2（−），C-myc（+85%），CD5（−），Ki-67（+80%）。EBER 阴性。综上，考

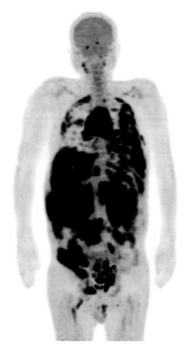

图 1-9-1　病例 11，全身 PET/CT 示全身多发 FDG 代谢增高灶

虑为弥漫大 B 细胞淋巴瘤，生发中心型。FISH 结果示：检测到 *myc* 基因断裂 / 异位。

患者淋巴瘤诊断明确，于我院门诊行 PET/CT（图 1-9-1）示：全身多发氟代脱氧葡萄糖（FDG）代谢增高灶，累及胸腹膜、心包、肠管、前纵隔，符合淋巴瘤表现，右侧胸腔积液，双肺局限性膨胀不全，右侧股骨 FDG 代谢轻度增高灶，脊柱退行性变。

为求进一步治疗，于 2020-06-03 收入我科。患者患病以来精神、食欲、睡眠欠佳，大、小便正常，明显消瘦，体重下降 5 kg。既往史：高血压，未规律服药；痛风，口服非布司他。入院查体：腹部膨隆，呈蛙状腹，腹肌无紧张，无反跳痛。墨菲（Murphy）征阴性，肝、脾肋下未触及，腹部无包块，移动性浊音阳性，双下肢中度凹陷性水肿。右下腹可见一腹腔引流管，外露约 10 cm，引流管通畅，引流管处敷料清洁干燥，引流处伤口未见红肿及异常分泌物。其余查体无明显异常。

入院后完善骨髓穿刺评估：未见骨髓侵犯。血常规示：WBC 8.89×10^9/L，Hb 147 g/L，PLT 350×10^9/L。粪便常规：潜血阳性。D-dimer 260 ng/ml，C 反应蛋白（CRP）201 mg/L。铁蛋白（Ferr）1190 ng/ml。血生化示：尿酸高、血钾高、血钙低、血磷高、乳酸脱氢酶（LDH）1329 U/L、肌酐正常，考虑合并 TLS 倾向，于 2020-06-03 至 2020-06-06 予碱化、水化、利尿对症治疗，同时予地塞米松 15 mg qd，持续 2 天降低肿瘤负荷。2020-06-07 复查便潜血为阴性，予 COP 方案治疗，进一步减低肿瘤负荷，具体为：环磷酰胺 400 mg，第 1 天，长春地辛 4 mg，第 1 天，地塞米松 15 mg，第 1 ~ 5 天。于 2020-06-11 予 R-CHOP 方案治疗，过程顺利。患者予 COP 方案前生化结果见图 1-9-2 至图 1-9-5。

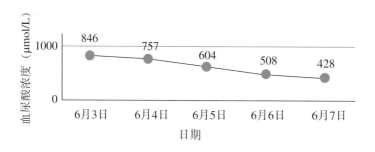

图 1-9-2　病例 11，尿酸变化趋势

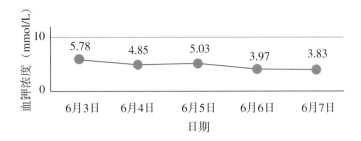

图 1-9-3 病例 11，血钾变化趋势

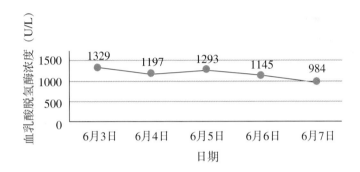

图 1-9-4 病例 11，乳酸脱氢酶变化趋势

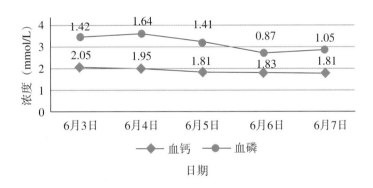

图 1-9-5 病例 11，血钙、血磷变化趋势

诊治策略分析

患者入院诊断为弥漫大 B 细胞淋巴瘤，PET/CT 提示全身多发 FDG 代谢增高灶，肿瘤负荷重，入院后血生化提示尿酸高、血钾高，低钙、高磷，LDH 明显增高，虽然患者心电图无心律失常等改变，无惊厥、癫痫等表现，但是根据血生化判断，患者患 TLS，随后通过碱化、水化等治疗方法，使患者电解质、尿酸指标逐渐趋于正常。

血液系统恶性肿瘤患者在初始接受治疗时最容易发生 TLS，不同的疾病类型发生的概率不同。最常引起 TLS 的肿瘤为非霍奇金淋巴瘤和急性淋巴细胞白血病，尤其是伯基特淋巴瘤。某些肿瘤本身相关因素可能使其发生风险提高[1]：肿瘤细胞增殖率高；恶性肿瘤对化疗敏感；肿瘤负荷大，如直径 > 10 cm 的局灶型肿瘤和（或）白细胞计数 > 50×10^9/L、治疗前血清乳酸脱氢酶水平为正常上限的 2 倍等。另外，肾功能受损或肿瘤侵犯肾、年龄、高活性、细胞周期特异性药物治疗或同时使用增加尿酸的食物及药物如酒精、阿司匹林、咖啡因、维生素 C、顺铂、二氮嗪、噻嗪类利尿药、肾上腺素、乙胺丁醇、吡嗪酰胺、左旋多巴、甲基多巴、烟酸、吩噻嗪类药物或茶碱类药物等也能增加其发生风险。

TLS 的诊断依据是 2004 年的 Cairo-Bishop 定义[2]，包括实验室标准和临床标准，详见表 1-9-1。

表1-9-1　Cairo-Bishop定义

实验室标准 （化疗前 3 天～化疗开始后 7 天 ≥ 2 个表现）	临床标准 （实验室标准 + 1 个表现）
尿酸 ≥ 476μmol/L 或较基线增加 25%	血肌酐 ≥ 1.5 倍的正常上限（年龄 > 12 岁或年龄调整）
血钾 ≥ 6.0 mmol/L 或较基线增加 25%	心律失常和（或）猝死
血磷 ≥ 2.1 mmol/L（儿童）/1.45 mmol/L（成人）或较基线增加 25%	惊厥或癫痫
血钙 ≤ 1.75 mmol/L 或较基线减少 25%	

TLS 的症状主要是由相关代谢异常而引起的临床表现，即高钾血症、高磷血症、低钙血症。急性尿酸或磷酸钙沉积通常不会引起尿路相关症状，但如果存在泌尿系结石，可能出现腰痛。

对于高危或中危患者采取预防性治疗，TLS 的危险度分层见表 1-9-2，主要的预防策略是静脉补液和使用降尿酸药物，如别嘌醇和拉布立酶。

（1）静脉补液是预防 TLS 的基础，可改善肾灌注和肾小球滤过率，减少尿酸或磷酸钙在肾小管沉积可能。对于存在基础急性肾损伤或心功能不全的患者，必须密切监测生命体征和尿量，并予利尿剂维持尿量。2008 年的 TLS 国际专家小组推荐的静脉补液量为 2 ~ 3 L/（kg·d），尿量维持在 80 ~ 100 ml/（kg·h）。

（2）降尿酸治疗：①别嘌醇：别嘌醇是次黄嘌呤类似物，竞争性抑制黄嘌呤氧化酶，阻断雌黄嘌呤和黄嘌呤代谢使其无法生成尿酸，可有效减少新尿酸的生成并降低尿路梗阻发生率，性价比较高，为 TLS 低危患者的首选药物。常规剂量为 100 mg/m²，每 8 小时一次（最大剂量为 800 mg/d），需要根据肌酐清

表1-9-2　肿瘤溶解综合征发生的危险分层[2]

低危	中危	高危
大多数实体瘤	少见，对化疗高度敏感（神经母细胞瘤/生殖细胞肿瘤/小细胞肺癌），有大包块或处于进展期	N/A
多发性骨髓瘤	浆细胞白血病	N/A
慢性髓系白血病	N/A	N/A
惰性非霍奇金淋巴瘤（NHL）	N/A	N/A
霍奇金淋巴瘤	N/A	N/A
慢性淋巴细胞白血病（CLL），接受烷化剂治疗，白细胞 $< 50 \times 10^9$/L	CLL 接受氟达拉滨+利妥昔单抗治疗，或维奈托克（Ventoclax）、来那度胺，并且淋巴结> 5 cm，淋巴细胞绝对值 $\geq 25 \times 10^9$/L，和（或）白细胞 $\geq 50 \times 10^9$/L	CLL 接受维奈托克（Ventoclax）治疗且淋巴结 ≥ 10 cm；淋巴结 ≥ 5 cm 和淋巴细胞绝对值 $\geq 25 \times 10^9$/L、尿酸升高。
急性髓系白血病（AML），WBC $< 25 \times 10^9$/L，LDH < 2 倍的正常上限	AML，WBC $(25 \sim 100) \times 10^9$/L；WBC $< 25 \times 10^9$/L，LDH > 2 倍的正常上限	AML，白细胞 $> 100 \times 10^9$/L，
成人中级别 NHL，LDH 在正常范围内	成人 T 细胞白血病/淋巴瘤，弥漫大 B 细胞淋巴瘤，转化型，套细胞淋巴瘤，LDH $>$ 正常上限，无大包块	成人 T 细胞白血病/淋巴瘤，弥漫大 B 细胞淋巴瘤，转化型，套细胞淋巴瘤，有大包块且 LDH ≥ 2 倍的正常上限
成人间变性大细胞淋巴瘤（ALCL）	儿童 ALCL Ⅲ/Ⅳ期	N/A
N/A	儿童中级别 NHL Ⅲ/Ⅳ期和 LDH < 2 倍的正常上限	儿童弥漫大 B 细胞淋巴瘤Ⅲ/Ⅳ期和 LDH ≥ 2 倍的正常上限
N/A	急性淋巴细胞白血病（ALL），WBC $< 100 \times 10^9$/L 和 LDH < 2 倍的正常上限	伯基特淋巴瘤（BL）；其他类型 ALL，WBC $\geq 100 \times 10^9$/L 和/或 LDH ≥ 2 倍的正常上限
N/A	BL，LDH < 2 倍的正常上限	BL Ⅲ/Ⅳ期和（或）LDH ≥ 2 倍的正常上限
N/A	淋巴母细胞性淋巴瘤Ⅰ/Ⅱ期和 LDH < 2 倍的正常上限	淋巴母细胞性淋巴瘤Ⅲ/Ⅳ期和（或）LDH ≥ 2 倍的正常上限
N/A	N/A	中危伴肾功损伤/肾受累；中危伴尿酸、血钾、和（或）血磷$>$正常上限

注：LDH，乳酸脱氢酶，NA，不适用。

除率调整剂量；②拉布立酶：为充足尿酸氧化酶，可以快速分解血清尿酸，对于高危 TLS 患者，尤其是肾或心脏功能受损患者，推荐使用。与别嘌醇不同的是，别嘌醇仅能减少新尿酸的生成，不能减少已经生成的尿酸，因此对于尿酸水平升高的患者，拉布立酶是首选。对于葡萄糖 -6- 磷酸脱氢酶（G-6-PD）缺乏的患者，尿酸降解产物过氧化氢可引起严重溶血，故此类患者不适用。推荐剂量为 0.2 mg/（kg·d），持续 5～7 天；③非布司他：是强效黄嘌呤氧化酶选择性抑制剂，在没有或禁用拉布立酶的情况下，不能耐受别嘌醇的高尿酸血症患者可以使用该药。

（3）碱化尿液：因存在显著的高磷血症，碱化尿液后可促进磷酸钙在心脏、肾及其他器官中沉积，故对于碱化尿液，目前存在争议，有专家组认为，只有代谢性酸中毒患者才需要使用碳酸氢钠。

尽管采取措施进行预防，仍有 3%～5% 的患者出现 TLS 的实验室和（或）临床证据。总的原则是持续行心电监护，监测电解质、肌酐、尿酸，纠正电解质紊乱，必要时行肾替代治疗。

高钾血症是 TLS 最危险的表现，可引起心律失常，造成猝死。可予袢利尿剂、聚磺苯乙烯（降钾树脂）降钾，出现心脏毒性时可予葡萄糖酸钙降低心律失常风险，必要时需血液透析治疗，降低血钾的其他方法包括给予 β 受体激动剂，激活 Na^+-K^+-ATP 酶系统，促进钾离子转运至细胞内，也可给予葡萄糖和胰岛素治疗。

对于高尿酸血症，别嘌醇主要用于预防，对于已出现 TLS 的高尿酸血症的患者，应给予拉布立酶 0.2 mg/（kg·d），静脉输注，持续 3～7 天。

对于高磷血症和低钙血症，如果水化和拉布立酶都不能预防高磷血症的发生，最好的办法就是行肾替代治疗，氢氧化铝虽可使用，但起效慢、耐受差，不常规推荐，血磷≤ 1.62 mmol/L 时可不处理。无症状的低钙无需处理，对于存在严重低钙血症症状（如心律失常、惊厥、强直等）的患者，无论磷酸盐水平如何，都应考虑补钙治疗。

如果经上述治疗后不能改善，需进行肾替代治疗。指征为：严重少尿或无尿；顽固性液体过剩；持续的高钾血症；高磷血症诱导的症状性低钙血症；钙磷乘积≥ 70 mg^2/dl。

本例患者由于肿瘤负荷过重，治疗之前即有自发性肿瘤溶解的征象，并且通过碱化、水化后，生化指标得到纠正，如果我们不能早期识别，一旦进入化疗阶段，TLS 将危及生命。

（段文冰　路瑾）

参考文献

[1] Cairo MS，Coiffier B，Reiter A，et al. Recommendations for the evaluation of risk and prophylaxis of tumour lysis syndrome（TLS）in adults and children with malignant diseases：an expert TLS panel consensus. Br J Haematol，2010，149（4）：578-586.

[2] Cairo MS，Bishop M. Tumour lysis syndrome：new therapeutic strategies and classification. British Journal of Haematology，2015，127（1）：3-11.

10．中枢神经系统淋巴瘤伴癫痫持续状态

原发中枢神经系统淋巴瘤属于免疫豁免部位的淋巴系统增殖性肿瘤，其中弥漫大B细胞淋巴瘤占到90%以上，它具有快速进展的特点。该疾病的主要诊断方法是立体定向脑组织穿刺活检病理诊断。应该尽量避免在活检之前应用糖皮质激素。用包含大剂量甲氨蝶呤的化学免疫疗法进行诱导、用自体干细胞移植或放疗作为强化巩固的治疗策略的证据充分。来那度胺、布鲁顿酪氨酸激酶抑制剂、PD-1单抗以及CAR-T细胞治疗是目前的研究热点。

☞ **病例 12**

女性患者，25岁，因"反复抽搐发作，情绪异常、行为举止异常9个月，诊断中枢神经系统淋巴瘤2天"入院。

患者9个月前（2017-09-27）无明显诱因发生意识丧失，发生跌倒，醒后出现全头部剧痛。次日晨起，同事发现患者呼之不应，伴有小便失禁及鼻部皮肤青紫。当日发作肢体抽搐5次，发作时四肢伸直有阵挛样动作，伴有双眼上翻、口吐白沫、口唇青紫及小便失禁。每次发作持续数秒钟至数分钟后自行缓解，发作间期不能唤醒。其后出现发热，体温39℃，外院行头颅CT示：右侧额叶、右基底节区低密度影。就诊于北京市某医院，考虑"病毒性脑炎"，给予阿昔洛韦、苯巴比妥及醒脑静治疗。治疗2天后，患者意识转清，能认识周围家人，伴睡眠增多，言语减少，反应迟钝。行腰椎穿刺检查示：脑脊液压力为80 mmH$_2$O，WBC 2×10^9/L。2017-10-12行头颅MRI示：颅内多发病变。继续予阿昔洛韦0.5 g q8h静滴14天，其后予左乙拉西坦0.2 g每日5次口服，持续4周。2017-10-18患者意识清楚，出院。

2017年11月患者出现情绪低落，易哭，易怒，间断头痛，伴有入睡困难及早醒。2017年12月患者出现主动言语增多，欣快，性格懒散，不愿外出，日间睡眠增多，记忆力下降，日常生活尚可自理。2018-03-02再次在北京市某医院入院进行治疗，2018-03-05再次行腰椎穿刺，脑脊液WBC 11×10^9/L。2018-03-08复查头颅MRI示：颅内多发病变，部分病灶较前缩小，部分病灶较前增大。给予糖

皮质激素（甲泼尼龙 500 mg qd×3 天→ 240 mg×3 天→ 120 mg×3 天→泼尼松 50 mg qd 每 2 周减 5 mg），2018-03-20 患者复查头颅 MRI 示：颅内多发病变较前有所好转。2018 年 4 月，患者开始出现记忆力及日常生活能力下降，常遗失个人物品，走失 2 次。情绪波动大。行走姿势异常，常向右侧偏斜，走平路时曾出现跌倒。在外院行中医艾灸及高压氧治疗，入睡困难及早醒有所改善。2018-05-25 行头颅 MRI（平扫＋增强）：脑内多发异常信号（右侧颞叶及右侧脑室额角旁病灶）。予抗癫痫治疗（拉莫三嗪＋左乙拉西坦，同时激素减量，泼尼松降至 20 mg qd），相关检查提示患者携带乙肝病毒，加用恩替卡韦 0.5 mg，每日 1 次。2018-06-04 转诊到北京市另一家医院，2018-06-09 行颅脑穿刺活检（ROSA 机器人引导下颅内病灶活检术），2018-06-16 病理结果回报示：（右颞）非霍奇金 B 细胞淋巴瘤，免疫组化结果提示为侵袭性 B 细胞淋巴瘤。免疫组化结果如下：CK（－），CD10（＋），CD5（T 淋巴细胞＋），Bcl-2（弥漫＋），Ki-67（＋90%），CD30（－），CD3（T 淋巴细胞＋），CD23（－），PAX-5（弥漫＋），CD20（弥漫＋），MUM1（＋60%），Bcl-6（＋60%），Cyclin D1（－），C-myc（＋50%）。原位杂交检查示：EBER（－）。入院 1 周以来，患者不能配合进食，反复意识丧失、抽搐发作，逐渐频繁。

2018-06-27 以"中枢神经系统淋巴瘤"平车推送收入我科。入院后查体：患者体温：36.9℃，呼吸：18 次／分，脉搏：90 次／分，血压：98/53 mmHg，问而不答，查体不合作。颈无强直，病理征未引出。血常规：WBC $10.66×10^9$/L，中性粒细胞（NE）$8.89×10^9$/L，Hb 130 g/L，PLT $172×10^9$/L，血生化：LDH 282 U/L，肝、肾功能、电解质正常。乙型肝炎病毒核糖核酸定量：$2.66×10^7$ IU/ml，乙肝表面抗原 102 617.0 IU/ml，乙型肝炎病毒 e 抗原 1673.74 S/CO，乙型肝炎病毒核心抗体：5.71 S/CO。骨髓检查未见异常。PET/CT：脑水肿，双侧大脑半球放射性分布不均匀，右顶叶、颞叶及侧脑室前角旁可见多发 FDG 摄取增高灶（SUV_{max} 分布于 11.8～17.9），相应部位 CT 可见形态不规则的高密度影，范围最大者位于右颞叶，范围约为 3.5 cm×1.7 cm×3.0 cm，边界基本清晰，余脑实质放射性分布不均匀减低。其余部位未见明确代谢活性病灶。

入院主要诊断：①原发中枢神经系统淋巴瘤（弥漫大 B 细胞淋巴瘤）；②癫痫；③慢性乙型病毒性肝炎。

诊治策略分析

本例患者以神经系统症状起病，激素应用后，短时间内症状可改善。最终经立体定向导航脑组织穿刺活检，完成病理诊断为中枢神经系统淋巴瘤。原发中枢神经系统淋巴瘤（primary central nervous system lymphoma，PCNSL）是少见的结外淋巴瘤亚型之一。在中枢神经系统淋巴瘤中，弥漫大 B 细胞淋巴瘤亚型占

90% 以上。

治疗开始前需要完善 PET/CT 检查、骨髓检查等，除外系统性淋巴瘤。PCNSL 常见的累及区域包括：大脑半球（38%），基底节 / 丘脑（16%），胼胝体（14%），少数情况下疾病可以累及脑脊液、眼部以及脊髓[1]。因此，还需要进行眼科检查及腰椎穿刺脑脊液检查以评估疾病累及中枢的范围。本例患者查体及腰椎穿刺配合度差，不能完善眼部及脑脊液检查。

PCNSL 的预后评估常使用国际结外淋巴瘤研究组（International Extranodal Lymphoma Study Group，IELSG）的评分系统，见表 1-10-1[2]。

表1-10-1 IELSG的预后评分系统

预后因素	积分（分）
年龄 > 60 岁	1
ECOG 评分 ≥ 2 分	1
LDH 升高	1
脑脊液中蛋白水平升高	1
脑深部结构累及 *	1
积分（分）	2 年总体生存率（%）
0 ~ 1	80
2 ~ 3	45
4 ~ 5	15

* 深部结构包括侧脑室旁、基底节、脑干、小脑。

而另一个常用的预后模型来源于纪念斯隆凯特琳癌症中心（MSKCC）的研究，见表 1-10-2[3]。

表1-10-2 MSKCC的预后模型

分类	中位生存时间（年）	中位无治疗失败生存时间（年）
年龄 ≤ 50 岁	8.5	2.0
年龄 > 50 岁，KPS 评分 ≥ 70 分	3.2	1.8
年龄 > 50 岁，KPS 评分 < 70 分	1.1	0.6

本例患者的病理诊断是原发中枢弥漫大 B 细胞淋巴瘤，累及部位为双侧大脑半球、右侧顶叶、颞叶以及侧脑室旁。IELSG 评分为 4 分，属高危。MSKCC 评分结果属于低危。需要注意的是，IELSG 模型包含了患者因素以及肿瘤负荷，而 MSKCC 模型仅考虑患者因素。在当前以大剂量甲氨蝶呤（3.5 ~ 8 g/m²）为主的单药或者联合治疗方案中，以及自体干细胞支持的大剂量化疗治疗下，患者因素、

耐受程度是治疗成功与否的重要影响因素。

本例患者入院后即开始行甘露醇脱水、地塞米松 10 mg 治疗。同时予以口服恩替卡韦（博路定）及富马酸替诺福韦二吡呋酯（韦瑞德）治疗乙型病毒性肝炎。但是，入院 24 小时内患者反复癫痫发作，予积极对症治疗持续泵入丙戊酸钠、口服拉莫三嗪、左乙拉西坦（开浦兰）。发作时添加地西泮及苯巴比妥快速终止抽搐。2018-06-28 予大剂量甲氨蝶呤（5 g/m^2）8 g，持续 4 小时静点，亚叶酸钙解救治疗。2018-06-29 患者出现癫痫持续状态。发作时血氧饱和度下降（80%），给予气管插管后转入重症医学科，给予咪达唑仑（力月西）+ 丙泊酚深度镇静并持续呼吸机辅助呼吸：容量控制模式，氧浓度 100%，潮气量 450 ml，呼吸频率 12 次 / 分，呼气末正压（PEEP）5 cmH$_2$O。持续丙戊酸钠泵入抗癫痫；鼻饲拉莫三嗪、左乙拉西坦。2018-07-03 患者发生高热，2018-07-05 血培养 5 小时后示：革兰氏阳性菌感染。积极经验性抗感染治疗：美罗培南联合万古霉素治疗后体温正常。患者意识无改善。

本例患者病情进展凶险，化疗后仍有疾病进展，并且出现机会性血流感染。进一步治疗仍需牢牢把握本病基础。既往研究报告显示：MTX（3.5 ~ 5 g/m^2）单药治疗 PCNSL 的反应率在 35% ~ 74%，中位无疾病进展生存时间（PFS）在 10 ~ 12.8 个月，中位生存时间为 25 ~ 55 个月。而联合其他药物包括利妥昔单抗、阿糖胞苷、替莫唑胺、塞替哌等药物可以提高疗效。一线诱导方案推荐包括：甲氨蝶呤 +/– 利妥昔单抗（M+/–R）、甲氨蝶呤 + 阿糖胞苷 +/– 利妥昔单抗（MA+/–R）、甲氨蝶呤 + 阿糖胞苷 + 塞替派 + 利妥昔单抗（MATRix）、甲氨蝶呤 + 丙卡巴嗪 + 长春新碱 + 利妥昔单抗（R-MPV）、甲氨蝶呤 + 替莫唑胺 + 利妥昔单抗（R-MT）等。随化疗疗程数量的增加，反应深度可以进一步提高。因此，我们继续选择大剂量甲氨蝶呤化学治疗。2018-07-05 患者在 ICU 镇静、通气支持及监测下，再予 HD-MTX（5 g/m^2）8 g 化疗。2018-07-08 患者呼唤可睁眼，逐渐停用咪达唑仑等药物。2018-07-09 脱机拔管，转回血液科普通病房。

2007 年，一项 II 期临床研究首先在老年（> 60 岁）的 PCNSL 患者中验证了 MTX 联合替莫唑胺方案的疗效。5 周期治疗后完全缓解率为 55%。随后，癌症和白血病研究组 B（CALGB）的研究报告显示，研究对象的完全缓解率为 66%，2015 年的一个多中心 II 期临床研究也获得了 77% 的客观反应率（ORR）。同时安全性良好。在单纯 R-MT 治疗下，中位无事件生存期仅为 8 个月[4]。2013 年 CALGB 的研究报告显示：R-MT（MTX+ 替莫唑胺 + 利妥昔单抗）序贯 EA 方案（依托泊苷 + 阿糖胞苷）强化治疗 PCNSL 患者，中位随访时间 4.9 年，2 年无进展生存时间（PFS）占 57%。60 岁以上老年患者与 ≤ 60 岁患者无疗效差异[5]。两个研究的 PFS 差别提示：R-MT 诱导后 EA 方案强化巩固治疗对于长期的疾病控制乃至生存具有重要意义。PCNSL 治疗中常用的强化巩固治疗主要包括高剂量放疗（45 Gy）、低剂量放疗（23.4 Gy）和有自体造血干细胞支持的大剂量化疗（ASCT）。ASCT 的意义在一项 Ⅱ 期临床研究中得到体现。≤ 65 岁的 PCNSL 患者多药联合强烈治疗后完全缓解率为 26%，BCNU 联合塞替哌预处理 ASCT 后完全缓解率提高到 77%，60 个月 PFS 率可以达到 64%[6]。IELSG32 研究前瞻性随机对照了两种强化巩固方式，发现放疗与 ASCT 具有相似疗效：两种强化巩固的治疗方式显著提高完全缓解率至 95% 和 93%，2 年 PFS 为 80% 和 69%（P = 0.17）。但是放疗后颅脑损伤导致患者注意力和执行力下降，而 ASCT 后患者注意力和执行能力、记忆力、生活质量有明显提升[7]。因此，在强化巩固方案中选择 ASCT 较放疗存在优势。

本例患者接受了 R-MT 方案化疗共 6 个疗程。诱导治疗后评估患者达完全缓解。2018-09-29 予以 R-CHOP 方案化疗后成功动员干细胞，并采集冻存。2018-12-12 BEAM 预处理后回输外周血干细胞 MNC 5.4×10^8/L、$CD34^+$ 细胞 9.8×10^6/L。2018-12-21 起白细胞植活，2018-12-23 血小板植活。ASCT 后评效达完全缓解。随访观察患者，持续完全缓解。

专家点评

PCNSL 具有侵袭性进程：哈佛医学院的研究指出，未经治疗的 PCNSL 患者的总体生存时间仅为 1.5 个月[1]。因此，尽早诊断并且有效治疗 PCNSL 是最大可能挽救患者的关键。本例患者的病史清晰地表明：活检诊断前使用糖皮质激素的弊端是，虽然激素可以短期缓解症状，但是同时带来了延迟诊断的危害，导致患者病情持续进展，癫痫持续发作状态，给后续治疗带来了巨大困难。不难理解2016 年美国血液学年会 PCNSL 诊疗的教育文集中的赫然标题"Early diagnosis is the best treatment"的意义[8]。

疑诊中枢神经系统淋巴瘤（central nervous system lymphoma，CNSL）者的 MRI 特点有：T1 加权像显示边界清晰、均匀密度增高灶；FLAIR 成像显示肿瘤周围异常信号，反映血管性脑水肿；弥散加权成像显示肿瘤内增强信号，提示细胞增多。诊断前，糖皮质激素应用可以快速缓解症状，减轻水肿，甚至可以改变影像学变化，造成诊断延迟。因此，一旦考虑 PCNSL，需要避免糖皮质激素使用，尽早完善立体定向活组织检查（stereotactic biopsy），完成病理学诊断[1]。

R-HD-MTX 仍是国内外指南中 CNSL 治疗的基石。同时必须强调强化治疗，尤其年轻患者在诱导期获得治疗反应后应继续进行 ASCT 巩固。

由于绝大部分原发中枢大 B 细胞淋巴瘤都具备 MYD88 和 CD79b 突变，提示 NF-κB 通路活化，新药如 BTK 抑制剂伊布替尼、免疫调节剂来那度胺在治疗 PCNSL 时显示出了一定的疗效。免疫检查点抑制剂如 PD-1 单抗和 CAR-T 细胞治疗对中枢神经系统淋巴瘤的控制也有报告 [9]。未来在适用人群选择、最佳应用方式、不良反应预防及治疗，以及特殊治疗下危险度评估等方面还有广阔的研究空间。

（杨申淼）

参考文献

[1] Han CH，Batchelor TT. Diagnosis and management of primary central nervous system lymphoma. Cancer，2017，123（22）：4314-4324.

[2] Ferreri AJ，Blay JY，Reni M，et al. Prognostic scoring system for primary CNS lymphomas：the International Extranodal Lymphoma Study Group experience. J Clin Oncol，2003，21（2）：266-272.

[3] Abrey LE，Ben-Porat L，Panageas KS，et al. Primary central nervous system lymphoma：the Memorial Sloan-Kettering Cancer Center prognostic model. J Clin Oncol. 2006，24（36）：5711-5715.

[4] Omuro AM，Taillandier L，Chinot O，et al. Temozolomide and methotrexate for primary central nervous system lymphoma in the elderly. J Neurooncol，2007，85（2）：207-211.

[5] Rubenstein JL，Hsi ED，Johnson JL，et al. Intensive chemotherapy and immunotherapy in patients with newly diagnosed primary CNS lymphoma：CALGB 50202（Alliance 50202）. J Clin Oncol，2013，31（25）：3061-3068.

[6] Illerhaus G，Kasenda B，Ihorst G，et al. High-dose chemotherapy with autologous haemopoietic stem cell transplantation for newly diagnosed primary CNS lymphoma：a prospective，single-arm，phase 2 trial. Lancet Haematol，2016，3（8）：e388-397.

[7] Ferreri AJM，Cwynarski K，Pulczynski E，et al. International Extranodal Lymphoma Study Group（IELSG）. Whole-brain radiotherapy or autologous stem-cell transplantation as consolidation strategies after high-dose methotrexate-based chemoimmunotherapy in patients with primary CNS lymphoma：results of the second randomisation of the International Extranodal Lymphoma Study Group-32 phase 2 trial. Lancet Haematol，2017，4（11）：e510-e523.

[8] Ferreri AJM. Therapy of primary CNS lymphoma：role of intensity，radiation，and novel agents. Hematology Am Soc Hematol Educ Program，2017，1（1）：565-577.

[9] Choi YS. Recent advances in the management of primary central nervous system lymphoma. Blood Res，2020，55（S1）：S58-S62.

11. 轻链型淀粉样变性引发的心源性猝死

系统性轻链型淀粉样变性是一组可以累及心脏、肾、肝等重要脏器的蛋白沉积性疾病,沉积的物质为空间结构变异的免疫球蛋白轻链。心脏受累是此类疾病最重要的死亡原因,因为沉积的轻链可以导致心脏传导系统及心脏泵功能衰竭。近年来,随着对此类疾病的早期识别和有效清除轻链治疗手段的提高,轻链淀粉样变性的总体生存率得到了很大的提高。但是对于晚期心脏淀粉样变性,心源性死亡仍然是需要临床高度警惕的严重致死性事件。

病例 13

患者男性,52 岁,主因"活动后喘憋、双下肢水肿 5 个月"于 2017-10-26 收入我科。患者 2017 年 4 月无明显诱因出现活动后喘憋,夜间不能平卧,严重时出现夜间憋醒伴端坐呼吸,未诊治,喘憋症状逐渐加重,逐渐出现双下肢水肿。2017-06-23 活动后出现一过性意识丧失,牙关紧闭,呼之不应。2017 年 7 月某日再次出现一过性意识丧失,就诊于当地医院,头颅 MRI 示:左侧枕颞叶、左侧基底节放射冠区多发脑梗死。后患者就诊于北京市某三甲医院,查血常规:白细胞(WBC)9.98×10^9/L,血红蛋白(Hb)146 g/L,血小板(PLT)279×10^9/L,肌钙蛋白 I 0.54 ng/ml(正常值 < 0.04 ng/ml),24 小时尿蛋白定量 393.42 mg,脑钠肽(BNP)1120 pg/ml。超声心动图示:左室心肌肥厚,部分心肌呈沙砾样强回声,双房增大,各室壁运动减低,全心功能减低,少量心包积液,射血分数为 36%。24 小时动态心电图示:窦性心律 + 交界性逸搏心律;房性期前收缩 211 次,房性心动过速 7 阵,室性期前收缩 108 次,短阵室性心动过速 4 阵。心脏增强 MRI 示:左、右心室室壁增厚,双心房饱满,左室壁弥漫性不均匀高信号,符合淀粉样变改变。于外院行心肌活检并经多家病理科会诊:(右室间隔下、中部心肌活检)有少许心肌组织,部分肌纤维间可见少许淡粉染色的物质,刚果红染色 +,λ(++),κ(−)。外院给予托拉塞米、螺内酯利尿治疗,患者喘憋症状较前缓解。后患者于 2017 年 9 月转入我院住院,完善相关检查,血

常规：WBC 11.03×10^9/L，中性粒细胞（NE）7.84×10^9/L，Hb 134 g/L，PLT 242×10^9/L。尿常规：蛋白±。血生化：丙氨酸氨基转移酶 101 U/L，γ-谷氨酰转肽酶 101 U/L，碱性磷酸酶 137 U/L，白蛋白 38.6 g/L，血肌酐 56 μmol/L。血清蛋白电泳：未见 M 蛋白，血及尿免疫固定电泳：（–），血清游离轻链：κ 轻链 17.22 mg/dl，λ 轻链 1090 mg/dl，κ/λ 0.0158。心脏相关指标：N 端 B 型钠尿肽前体（NT-proBNP）10 145 pg/ml，肌钙蛋白 I：1.101 ng/ml。骨髓形态：骨髓增生Ⅲ级，浆细胞 7%；骨髓流式细胞学检查：CD38（+）、CD138（+）细胞占 1.18%，为异常克隆性浆细胞。基因：MAGE-C1/CT7 0.01%。G 显带、荧光原位杂交未见异常。复查超声心动图示：射血分数 33.1%，左室壁弥漫性肥厚，室间隔厚 1.7 cm，左室后壁 1.5 cm，侧壁 1.3 cm；左室收缩及舒张功能减退；双房扩大；肺动脉收缩压轻度增高；右室收缩功能减低。入院期间请心内科协助行永久人工心脏除颤器植入术，术程顺利，期间给予硫酸氢氯吡格雷（波立维）抗血小板、盐酸曲美他嗪（万爽力）改善心肌代谢，呋塞米、螺内酯利尿等治疗。患者游离轻链明显升高，心脏病变及病理符合淀粉样变性表现，考虑轻链型淀粉样变性诊断明确，充分交代病情后，给予 BD 方案治疗，具体为硼替佐米 1.7 mg，第 1、8、15、22 天，地塞米松 20 mg，第 1、8、15、22 天。首次化疗后有憋气，不吸氧时指尖血氧饱和度为 89%，吸氧 3 L/min 后指尖血氧饱和度可达 95%。复查肌钙蛋白 I：1.066 ng/ml；BNP：1525 pg/ml；床旁胸部正位片示：心影增大，双肺渗出病变不除外。经过对症利尿等治疗后好转。2017-10-26 开始给予第二疗程 BD 方案治疗，硼替佐米 1.7 mg，第 1 天，地塞米松 20 mg，第 1～2 天。患者 2017-11-01 晨出现室性心律失常，后自行转复为交界性心律，予以心电监护、吸氧，复查肌钙蛋白 I：1.007 ng/ml；BNP：1821 pg/ml。2017-11-04 上午 10：20 再次出现室性心律失常，心率 158～164 次/分，查心电图示：室性心动过速，查肌钙蛋白 I：0.6 ng/ml、电解质正常，急请心内科电生理室会诊，给予去乙酰毛花苷（西地兰）0.4 mg 静滴后，患者症状未缓解，心率仍为 150～160 次/分，心电图仍示室性心动过速，心内科电生理室会诊后给予超速抑制，逐级递增频率，识别室性心动过速，然后予 41 J 转复起搏 30 秒，患者心脏恢复自身节律，约 70 次/分，然后给予静注胺碘酮治疗。复查心电图提示为交界性心律。2017-11-04 16：20 左右，患者再次出现"慢性室性心动过速"，心率 120～140 次/分，患者烦躁明显，转入重症监护病房，予适当扩容，去甲肾上腺素、多巴胺维持血压，胺碘酮控制心律失常以及降钾、补钙等治疗。后给予无创呼吸机辅助呼吸，吸气相压力（IPAP）15 cmH$_2$O，呼气相压力（EPAP）8 cmH$_2$O，吸入氧浓度（FiO$_2$）50%，呼吸频率 18 次/分。患者于 2017-11-05 因病情恶化自动离院，后当日于院外死亡。

诊治策略分析

系统性轻链型淀粉样变性是一种蛋白沉积性疾病，空间结构变异的轻链不断沉积会导致进行性器官功能衰竭，因此早期识别、早期诊断是十分重要的。对于不明原因的低血压、心电图提示肢体导联低电压、心脏舒张功能不全（限制性心肌病）、不明原因的肌钙蛋白升高、心脏超声提示室间隔肥厚或者心房增大，都应该进行血尿免疫固定电泳及血清游离轻链的检测以早期识别。对于心脏受累较为严重的轻链淀粉样变性，如 Mayo 2004 分期 Ⅲ b 期（NT-proBNP ≥ 8500 ng/L，TnI ≥ 0.1 μg/L）或者 Mayo 2012 分期 Ⅳ 期的患者（NT-proBNP ≥ 1800 ng/L，TnI ≥ 0.08 μg/L，游离轻链差值 ≥ 180 mg/L），预后总体很差，心源性因素是主要致死因素。一项针对 86 例超晚期（Mayo 2004 分期 Ⅲ b 期或者 Mayo 2012 分期 Ⅳ 期）心脏受累患者的回顾性分析显示，24 例患者接受姑息治疗，62 例患者接受硼替佐米为基础的治疗，两组对比，6 个月内早期死亡率为 67% vs. 32%，中位生存时间为 2 个月 vs. 30 个月。因此，对这部分患者进行治疗仍然能为其带来生存受益。治疗获益的理论基础在于清除血液中的致病轻链，但是已经沉积的受累轻链造成的心脏传导系统和心肌的结构损害难以短时间纠正。本例患者死于淀粉样变相关的心律失常及心力衰竭。化疗前应用心脏起搏/除颤装置/左心辅助装置等能否减少心源性猝死的发生率？对这一问题的研究较少，目前尚未有确切的结论。

（刘　扬）

参考文献

[1] 中国系统性淀粉样变性协作组，国家肾疾病临床医学研究中心. 系统性轻链型淀粉样变性诊断和治疗指南. 中华医学杂志，2016，96（44）：3540-3548.

[2] Shen KN，Zhang CL，Tian Z，et al. Bortezomib-based chemotherapy reduces early mortality and improves outcomes in patients with ultra-high-risk light-chain amyloidosis：a retrospective case control study. Amyloid，2019，26（2）：66-73.

12. 急性混合细胞白血病化疗粒细胞缺乏期合并胃蜂窝织炎

> 恶性血液病患者化疗期间免疫功能低下，易合并感染。胃蜂窝织炎是一种罕见的胃部化脓性炎症，进展迅速，死亡率高。急性白血病合并胃蜂窝织炎十分罕见，国内及国外仅有个案报道。本文报道了1例急性混合细胞白血病患者化疗粒细胞缺乏期合并胃蜂窝织炎，并分析了其临床特点和诊治措施。

病例 14

患者男性，33岁，因"发现白细胞减少1月余"收住入院。2018年5月患者外院查体发现白细胞减少，血常规：WBC 2.2×10^9/L，Hb 144 g/L，PLT 113×10^9/L，行骨穿考虑急性白血病。既往史："慢性胃炎"2年，未规律治疗。2018年7月收入我科。经骨髓形态学、免疫分型、白细胞相关基因、染色体等检查，诊断为"急性混合细胞白血病"。化疗前，胸、腹部CT均未见异常（图1-12-1A）。

2018-07-16开始予VDP方案（长春地辛4 mg，第1、8、15、22天；柔红霉素45 mg/m²，第1～3天；地塞米松10 mg，第1～21天，之后减停）化疗。第2天（2018-07-17），患者剧烈呕吐，呕吐少量鲜血，予止吐、泮托拉唑等治疗，症状好转，继续化疗。第8天（2018-07-23），予以第二次长春地辛治疗。第9

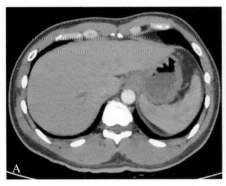
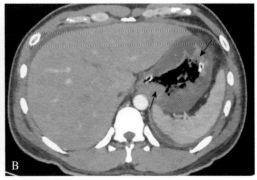

图1-12-1　病例14，化疗前后腹部CT结果

注：A. 化疗前，患者腹部增强CT未见明显异常；B. 化疗第11天，腹部增强CT示：胃壁弥漫性增厚水肿，可见低密度区，周围环形强化（箭头）

天（2018-07-24）夜间，患者出现上腹绞痛，伴剧烈呕吐，起初为棕色液体，后伴血块，排气少。直立位腹部平片示：中下腹部分肠管积气。予解痉、止痛对症治疗，泮托拉唑及奥曲肽（善宁）泵入，症状缓解不显著。第10天（2018-07-25）早晨，患者发热，口干。查体示：体温37.9℃，脉搏150～160次/分，血压80/50 mmHg，呼吸26次/分，肢端湿冷，心率150～160次/分，各瓣膜区未闻及杂音。双肺未闻及啰音；腹韧，全腹轻度压痛，剑突下为著，无反跳痛，肠鸣音弱。血常规：WBC 0.1×10^9/L，Hb 60 g/L，PLT 16×10^9/L。CRP 113 mg/L，降钙素原（PCT）29.77 ng/ml。考虑患者有以下几种可能的诊断：急性混合细胞白血病，合并①中性粒细胞缺乏发热；②感染性休克；③低血容量性休克；④应激性溃疡；⑤麻痹性肠梗阻（VDS所致？）。

停止化疗，予美罗培南、利奈唑胺抗感染，输红细胞和血小板，补液等治疗。当日中午急行床旁超声示：胃壁明显增厚，肠管扩张、积液，腹腔少量腹水。消化内科会诊，疑诊"胃蜂窝织炎"或"麻痹性肠梗阻"。予以胃肠减压，引流出血性胃内容物。数小时后，患者腹部胀痛显著减轻，血压、心率等生命体征逐渐改善。

第11天（2018-07-26），因患者体温逐渐升高，体温最高可达39℃，加用替加环素，此后体温逐渐降至正常。当日，行腹盆部增强CT：胃壁明显增厚水肿，最厚处约2.1 cm（图1-12-1B）。第14天（2018-07-29），复查CT示：胃壁增厚明显减轻。患者胃肠减压引流液颜色逐渐变淡，予拔除胃管。第23天（2018-08-07），患者血常规结果好转后行胃镜：可见多发溃疡（图1-12-2，彩图1-12-2）；病理提示炎性改变，伴中性粒细胞浸润；组织涂片示少量革兰氏阴性杆菌；组织细菌培养示嗜麦芽窄食单胞菌。诊断："胃蜂窝织炎"。

2个月后复查腹部胃镜（图1-12-3，彩图1-12-3）和CT（图1-12-4），均提示明显好转。

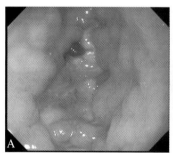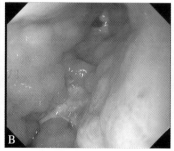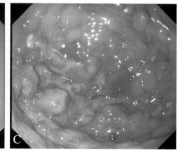

图1-12-2　病例14，2018-08-07胃镜
注：多发巨大溃疡，上覆脓性分泌物。A.胃窦；B.胃体；C.胃底

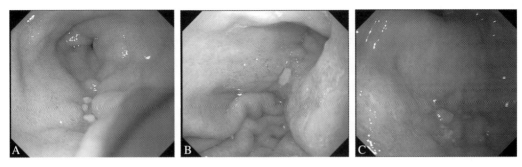

图 1-12-3　病例 14，化疗 2 个月后复查胃镜

注：溃疡较前明显缩小。A. 胃窦；B. 胃体；C. 胃底

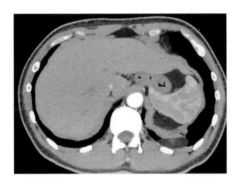

图 1-12-4　病例 14，化疗 2 个月后复查腹部增强 CT

注：胃壁厚度明显改善

诊治策略分析

　　胃蜂窝织炎是一种罕见的胃部化脓性炎症，累及胃壁黏膜层及黏膜下层，进展迅速，死亡率高达 20% ~ 60%[1]。高危人群包括：酗酒、慢性胃炎、胃溃疡、胃部手术等胃黏膜屏障受损的患者；老年患者；恶性肿瘤患者，包括实体肿瘤和血液系统肿瘤；免疫功能低下患者[2-3]。胃蜂窝织炎目前尚无明确的诊断标准，诊断依赖于临床表现与影像学、病理学、病原学等方面的综合分析。典型临床表现为高热、上腹痛、剧烈呕吐的"三联征"，严重时可合并感染性休克[4]。影像学方面，腹部超声操作方便，可行床旁检查，能协助早期识别胃蜂窝织炎[5]；腹部增强 CT 对于明确诊断具有较高价值，典型 CT 表现为胃壁增厚，胃壁内低密度区，周围可见环形强化[6]。胃壁组织活检病理可见中性粒细胞及浆细胞等炎性细胞浸润、出血及坏死。造成胃蜂窝织炎的常见病原菌为链球菌、肠球菌、肺炎克雷伯菌及葡萄球菌，此外也有其他少见病原菌的报道[2,7-9]。胃蜂窝织炎的治疗主要包括抗生素及外科手术治疗[2,7,10-12]。

　　急性白血病合并胃蜂窝织炎更为罕见，国内及国外仅有个例报道。本例患者的急性混合细胞白血病诊断明确，既往慢性胃炎未规律诊治，化疗粒细胞缺乏期间出现高热、上腹痛及剧烈呕吐的典型三联征，具有多种胃蜂窝织炎的高危因素、特征性的影像学改变和病理特征，胃黏膜组织培养为少有报道的嗜麦芽窄食单胞菌。综上，该患者诊断胃蜂窝织炎明确。

因胃蜂窝织炎的典型三联征并非该病所特有，且由于较为罕见，极易被误诊。该患者的诊断需与下列情况相鉴别：化疗后中性粒细胞缺乏引起的感染性休克；麻痹性肠梗阻：患者予第二剂长春地辛后次日出现腹痛、呕吐，肠鸣音减弱等症状。此例患者的胃蜂窝织炎致病菌考虑为嗜麦芽窄食单胞菌，国内及国外此前均未有报道。患者对碳青霉烯类抗生素耐药，加用替加环素后体温逐渐恢复正常，亦支持致病菌为嗜麦芽窄食单胞菌的可能。此例患者获益于早期识别这一罕见并发症，并及时获得了有效的治疗。

专家点评

胃蜂窝织炎是一种罕见的胃部化脓性炎症，死亡率高，急性白血病患者合并胃蜂窝织炎更为罕见。该患者有多项高危因素和典型的临床表现，并得益于床旁超声这一方便快捷的检查方法，因而被快速识别，得到了准确有效的治疗。后续腹部 CT 和胃镜检查进一步证实了胃蜂窝织炎的诊断。总之，急性白血病患者化疗粒细胞缺乏期间免疫功能极度低下，当出现高热、上腹痛及剧烈呕吐时，需考虑到胃蜂窝织炎等罕见感染性疾病的可能。

（石大雨）

参考文献

[1] Stephenson SE，Yasrebi H，Rhatigan R，et al. Acute phlegmasia of the stomach. The American surgeon，1970，36（4）：225-231.

[2] Kim GY，Ward WJ，Henessey B，et al. Phlegmonous gastritis：case report and review. Gastrointest Endosc，2005，61（1）：168-174.

[3] Rada-Palomino A，Muñoz-Duyos A，Pérez-Romero N，et al. Phlegmonous gastritis：A rare entity as a differential diagnostic of an acute abdomen. Description of a case and a bibliographic review. Revista Española de enfermedades digestivas，2014，106（6）：418-424.

[4] Fan JQ，Liu DR，Li C，et al. Phlegmonous gastritis after esophagectomy：a case report. World J Gastroenterol，2013，19（8）：1330-1332.

[5] Staroverov VV, Kisel AT, Sumarokov UA, et al. A case of phlegmonous gastritis diagnosed by echography. European Journal of Ultrasound, 2001, 13 (3): 197-200.

[6] Suri S. CT features of acute phlegmonous gastritis. Clin Imaging, 2000, 24 (5): 2.

[7] Iqbal M, Saleem R, Ahmed S, et al. Successful antimicrobial treatment of phlegmonous gastritis: a case report and literature review. Case Rep Hematol, 2018: 1-5.

[8] Matsumoto H, Ogura H, Seki M, et al. Fulminant phlegmonitis of the esophagus, stomach, and duodenum due to bacillus thuringiensis. World J Gastroenterol, 2015, 21 (12): 3741-3745.

[9] Ishioka M, Watanabe N, Sawaguchi M, et al. Phlegmonous Gastritis: A report of three cases with clinical and imaging features. Intern Med, 2018, 57 (15): 2185-2188.

[10] Hu DCH, McGrath KM, Jowell PS, et al. Phlegmonous gastritis: Successful treatment with antibiotics and resolution documented by EUS. Gastrointestinal Endoscopy, 2000, 52 (6): 793-795.

[11] Kato K, Tominaga K, Sugimori S, et al. Successful treatment of early-diagnosed primary phlegmonous gastritis. Internal Medicine, 2015, 54 (22): 2863-2866.

[12] Ocepek A, Skok P, Virag M, et al. Emphysematous gastritis-case report and review of the literature. Z Gastroenterol, 2004, 42 (8): 735-738.

二、新药应用

慢性髓细胞性白血病（CML）发病的分子基础是 t（9；22）易位产生具高度酪氨酸激酶活性的 BCR/ABL 融合蛋白，伊马替尼作为第一代酪氨酸激酶抑制剂（TKI），能选择性抑制 ABL 酪氨酸激酶活性。尽管绝大多数患者对标准治疗反应良好，但研究数据显示，14% 的患者出现疾病进展，5% 的患者因为药物不良反应而中断伊马替尼治疗。达沙替尼（dasatinib）和尼洛替尼（nilotinib）目前为临床上这部分患者提供了新的治疗选择。以下 2 例及背景资料就相关问题进行了介绍。

1. 达沙替尼

病例 15

患者男性，75 岁，1994-12-22 确诊为慢性髓细胞性白血病第一次慢性期（CML-CP1），发病时血常规：WBC 220×10^9/L，PLT 170×10^9/L，脾平脐。染色体：t（7；9；22）[20]。诊治过程如下。

1994 年 12 月至 2006 年 1 月，予羟基脲 + 干扰素治疗，未获细胞遗传学反应。

2006-01-25 外周血原粒细胞占 40%，染色体：t（7；9；22），3p－ [17]/ t（7；9；22）[2]。考虑 CML 第一次急变期（CML-BC1），给予伊马替尼 600 mg/d。2 个月后达 CML 第二次慢性期（CML-CP2）。

2006-11-22 骨髓形态达 CML 慢性期（CML-CP），染色体：46，XY，t（7；9；22）[13] / 46，XY [7]，BCR/ABL：30.2%，*ABL* 突变：Y253H，M315T。

2007-04-03 骨髓：增生Ⅳ级，原粒细胞：33%；*BCR/ABL*：44.1%；染色体：t（7；9；22），3p－ [6] / t（7；9；22）[12]，诊断为 CML 第二次急变期（CML-BC2）。

2007-04-05 给予尼洛替尼 400 mg bid，3 周达完全血液学缓解（CHR）。

2007-06-29 尼洛替尼治疗 3 个月后，染色体：46，XY，t（7；9；22）[2] / 46，XY [16]；*BCR/ABL*：12.3%，获得主要细胞遗传学缓解（MCyR）。

2007-09-24 尼洛替尼治疗 6 个月时，失去 CHR。骨髓形态：增生 Ⅳ 级，原粒细胞占 15%；染色体：46，XY，t（7；9；22）[16] / 46，XY [4]，*BCR/ABL*：52.5%，ABL 激酶突变检测：Y253H。

2007-10-16 外周血原粒细胞占 36%，胸片示：胸腔积液，双肺炎，提示 CML-BC3，停尼洛替尼，给予达沙替尼 70 mg bid。

2007 年 12 月，达沙替尼治疗 2 个月时，患者达 CHR。6 个月时，予达沙替尼 70 mg qod，随访截至 2009 年 3 月底。

2008 年 10 月骨髓示：CML-CP，达 MCyR。*BCR/ABL*：3.9%。ABL 突变片段：Y253H。

诊治策略分析

本例患者患 CML15 年，治疗分 2 个阶段。第一阶段为发病后前 12 年，CML-CP1，予羟基脲 + 干扰素治疗，未获遗传学反应；第二阶段即随后 3 年，患者 3 次急变。

经 12 年羟基脲 + 干扰素治疗后，患者第一次急变，并出现附加染色体异常，给予伊马替尼 600 mg/d，2 个月后获 CHR，进入 CP2。

伊马替尼治疗 15 个月后，患者第二次急变（BC2）。检出 *ABL* 突变：Y253H，M315T。给予尼洛替尼治疗。根据伊马替尼、尼洛替尼和达沙替尼对体外不同突变 CML 细胞的敏感谱，尼洛替尼和达沙替尼对 M315T 突变均敏感，但对伊马替尼高度耐药的突变 Y253H，尼洛替尼显示出中度敏感，达沙替尼则对其高度敏感。因此，足以解释尼洛替尼一度有效后，再次失去疗效并发生疾病进展（BC3）的现象，M315T 突变消失，但 Y253H 突变仍被检出。尼洛替尼仅维持 6 个月。

达沙替尼对 Y253H 突变显示高度敏感，达沙替尼治疗后 2 个月获 CHR，10 个月获 MCyR，*BCR/ABL* 定量下降 1 个对数值。用药 13 个月，持续获得 MCyR。

BCR/ABL 点突变是伊马替尼耐药的重要原因之一。本例病例提示我们，当出现伊马替尼耐药时，突变的检测有助于我们在二代 TKI 中进行选择，从而在部分患者中做到个体化治疗，减少了治疗的盲目性。

2．尼洛替尼

☞ **病例 16**

患者女性，50 岁，2007-03-09 确诊为慢性髓细胞性白血病慢性期（CML-CP）。发病时，WBC 53.86×10^9/L，Hb 116 g/L，PLT 562×10^9/L，无脾大，骨髓形态学提示：CML-CP，染色体：46，XX，t（9；22）[20]，*BCR/ABL* 基因定量为：76.9%。既往史无特殊。诊治过程如下。

2007-05-16 予伊马替尼 400 mg qd，3 周后患者获完全血液学缓解（CHR）。

2007-07-24 患者出现全身皮疹，累及头皮、面、颈、躯干及四肢皮肤，以头面部为著。停用伊马替尼，口服泼尼松 30 mg qd 及抗组胺治疗后皮疹消退。

2007-08-12 再次口服伊马替尼 400 mg qd。

2007-09-24 再次出现全身皮疹，累及头皮、面、颈、躯干皮肤，成片分布，伴脱屑，以头面部为著。加用泼尼松及抗组胺药后疗效不佳。皮疹迁延近 2 个月，头皮毛囊受损，大面积脱发。CTCAE 毒性分级 3 ～ 4 级，考虑伊马替尼不耐受，于 2007-11-10 再次停药。患者应用伊马替尼共 5 个月，治疗 3 个月后获得完全细胞遗传学缓解（CCyR）。

2007-12-05 患者皮疹消退；染色体：46，XX，t（9；22）[1] / 46，XX [19]，定量 *BCR/ABL*：5.9%。

2007-12-11 予尼洛替尼 400 mg bid。

2008-03-03 尼洛替尼治疗后，患者未再出现皮疹，原位杂交法（FISH）查 Ph 染色体 = 0/300，*BCR/ABL* 基因定量为：0.069%。

2009 年 3 月尼洛替尼已应用 1 年 3 个月，一直耐受良好，无不良反应。目前为主要分子生物学缓解（MMoR）。

诊治策略分析

在目前最大宗的国际研究协会（IRIS）研究中，72 个月的观察结果显示，仅 4% 的患者因伊马替尼不良反应而中断治疗，可见伊马替尼在 CML-CP 患者治疗中耐受良好。但仍存在因一些严重不良反应而不耐受的患者，对于这部分患者能否继续选择酪氨酸激酶抑制剂（TKI）是医生及患者面临的实际问题。

本例患者女性，50 岁，伊马替尼治疗 3 个月获 CCyR，明显受益于 TKI。但因 3 级皮疹不得不中断治疗。应用二代 TKI——尼洛替尼后，耐受良好，正如文献报道，与伊马替尼间的不良反应无交叉性。

文献报道，尼洛替尼总体不良反应轻微，包括皮疹、恶心、头痛、瘙痒、腹泻、疲劳、便秘、呕吐和关节痛，血清脂肪酶升高、胆红素、转氨酶轻度升高、作用强度较低的 QT 间期延长，其中 3/4 级毒性 ≤ 3%，3/4 级骨髓抑制发生率为 10% ~ 30%。

由于尼洛替尼与一代 TKI 不良反应的不交叉性，为一代 TKI 耐药的患者提供了新的治疗选择。

相关背景资料

慢性髓细胞性白血病（CML）发病的分子基础是 t（9；22）易位产生具高度酪氨酸激酶活性的 BCR/ABL 融合蛋白，伊马替尼作为第一代酪氨酸激酶抑制剂（TKI）能选择性抑制 ABL 酪氨酸激酶的活性。IRIS 研究是迄今为止最大宗的报道伊马替尼一线治疗 CML 慢性期患者的研究，7 年的最新数据显示，患者在接受伊马替尼 400 mg/d（伊马替尼的标准剂量）治疗后的无事件生存期（EFS）率为 81%，无加速急变进展生存率为 93%，总体生存率为 86%，82% 的患者获得了完全细胞遗传学缓解（CCyR）。伊马替尼为 CML 患者带来了革命性的疗效。基于上述疗效，伊马替尼 400 mg/d 目前被公认为 CML 慢性期患者的一线标准治疗。

尽管绝大多数患者对标准治疗反应良好，但研究数据显示，14% 的患者出现疾病进展，5% 的患者因为药物不良反应而中断伊马替尼治疗。de Lavallade 报道了另一组患者的类似研究，5 年间患者的中断治疗率为 25%，主要是因为缺乏疗效。另有 9% 的患者未获得主要细胞遗传学缓解（MCyR），但能维持完全血液学缓解（CHR）。可见在标准剂量伊马替尼一线治疗下，仍有 20% ~ 30% 的 CML 慢性期患者疗效欠佳。需要针对这些患者来提高疗效。

尼洛替尼（AMN107，Tasigna）可抑制 Arg、Kit 和血小板生长因子受体（PDGFR）的活性，但对于 Src 家族激酶（SFK）则无作用。尼洛替尼与伊马替尼相比，在抑制野生型 BCR/ABL 细胞系中，其抑制除 T315I 突变外的多数 BCR/ABL 突变细胞系的增殖及自磷酸化作用等方面是伊马替尼的 10 ~ 50 倍。在降低白血病负荷、延长移植野生型 BCR/ABL、M351T 和 E255V 突变的移植鼠的生存期优于伊马替尼。但是，尼洛替尼和伊马替尼在原始 CD34（+）CML 细胞中降低 CrkL 磷酸化程度相同，提示它们对抑制 BCR/ABL 活性的能力是相似的。而且，尼洛替尼在原代无活性细胞中不产生凋亡。Ⅱ 期临床试验结果见表 2-2-1，尼洛替尼耐受性良好，常见的不良事件是 Ⅲ ~ Ⅳ 级骨髓抑制、胆红素和脂肪酶水平的升高。

表2-2-1　尼洛替尼Ⅱ期临床试验的血液学和细胞遗传学缓解

疾病分期	例数（例）	CHR（%）	MCyR（%）	CCyR（%）
慢性期	321	77	57	41
加速期	136	26	31	19
急变期	136	11	40	29

CHR 完全血液学缓解；CCyR，完全细胞遗传学缓解；MCyR，主要细胞遗传学缓解。

达沙替尼（BMS-354825，Sprycel）是一种多靶点的激酶抑制剂，其靶点包括 BCR/ABL、SFK、ephrin 受体激酶、PDGFR 和 Kit。此外，达沙替尼也可结合其他酪氨酸和丝 / 苏氨酸激酶，例如 TEC 家族激酶。达沙替尼与伊马替尼相比更为高效，可以有效对抗 ABL 激酶区伊马替尼耐药的活性结构。能够抑制增殖，抑制野生型激酶活性和除 T315I 外的多数 BCR/ABL 突变细胞系。鼠模型的体内试验表明，达沙替尼可以抑制白血病细胞的生长，延长野生型 BCR/ABL 和 M351T 鼠的生存时间。Ⅱ期临床试验已经证实了达沙替尼在伊马替尼耐药和不耐药的 CML 患者中的有效性，其血液学和遗传学疗效见表 2-2-2。在慢性期患者中效果持久，15.2 个月的主要和完全细胞遗传学缓解率分别为 59% 和 49%。在进展期患者中效果则不持久。达沙替尼耐受性良好，在进展期患者中，3 ～ 4 级的中性粒细胞抑制较为常见。非血液学不良反应包括腹泻、恶心、头痛、外周水肿和胸腔积液。达沙替尼的耐药也是一个问题。最常见的耐药机制是 T315I 突变。F317L 突变也是在达沙替尼耐药患者中较为常见的原因。另外，达沙替尼显著抑制 CrkL 磷酸化，使 CD34（+）、CD38（-）的 CML 细胞总量降低。它没有消除原始静止 CML 细胞的能力。

表2-2-2　达沙替尼Ⅱ期临床试验的血液学和细胞遗传学缓解

疾病分期	例数	CHR（%）	MCyR（%）	CCyR（%）
慢性期	186	90	52	39
加速期	107	39	33	24
急髓变	74	26	31	27
急淋变	42	26	50	43

CHR，完全血液学缓解；CCyR，完全细胞遗传学缓解；MCyR，主要细胞遗传学缓解。

随着伊马替尼、尼洛替尼和达沙替尼等 TKI 的广泛应用，CML 患者的长期生存得到了显著改善。IRIS、DASISION 和 ENESTnd 临床试验的长期随访结果显示，接受伊马替尼、尼洛替尼和达沙替尼治疗的 CML 患者长期生存率均超过 80%。初治 CML 患者选择 TKI 时应充分考虑患者的疾病分期和危险度。伊马替尼是低危慢性期（CP）、老年人或有基础疾病患者的首选药物，尼洛替尼和达沙替尼更适用于中高危 CP 和加速期（AP）以及伊马替尼不耐受或治疗失败的患者。此外，选择 TKI 时还需考虑患者的共存疾病和药物的副反应，因为尼洛替尼可导致血糖升高、QT 间期延长和血管闭塞性疾病，达沙替尼可导致肺动脉高压、胸腔积液等，应避免在合并相关疾病或危险因素的患者中应用具有相应不良反应的 TKI。此外，随着 CML 患者长期生存的改善，无治疗缓解（TFR）正逐渐成为 TKI 治疗的长期目标之一。相比一代 TKI，服用二代 TKI 的患者能获得更快、更深的治疗反应，对于有强烈 TKI 停药意愿的特定人群，如低中危年轻患者，可考虑初始选择二代 TKI 治疗。

　　TKI 耐药是当前 CML 治疗中面临的主要问题，*BCR/ABL* 点突变类型是选择 TKI 的重要依据（表 2-2-3）。T315I 突变对一代和二代 TKI 均耐药，仅对三代 TKI 普纳替尼（ponatinib）有效。普纳替尼在国外已获批应用于既往 TKI 耐药或不耐受的患者，尤其是合并 T315I 突变的患者，国内也正在进行普纳替尼相关的临床试验。此外，国产三代 TKI 也已开展相应的临床试验，为广大 CML 患者带来了新的希望。

表2-2-3　*BCR/ABL*点突变类型和治疗选择

突变状态	治疗推荐
T315I	临床试验、普纳替尼、异基因造血干细胞移植
F317L/V/I/C、V299L、T315A	尼洛替尼
Y253H、E255K/V、F359C/V/I	达沙替尼
无突变或上述突变以外的其他突变	尼洛替尼、达沙替尼

（江　倩）

3. 嵌合体抗原受体 T 细胞治疗

嵌合体抗原受体（chimeric antigen receptor，CAR）修饰 T 细胞技术是将识别肿瘤相关抗原的单链抗体和 T 细胞的激活结构域结合为一体，即将抗体对肿瘤抗原的高亲和性与 T 淋巴细胞的杀伤功能相结合，使其具有特异性识别并杀伤肿瘤细胞的能力。嵌合体抗原受体 T 细胞（CAR-T）技术目前已有 4 代，结构及特点如图 2-3-1 所示，CAR-T 治疗是一种革命性地治疗白血病的方法，国内外多项临床研究显示其对很大一部分 B 淋巴细胞复发的难治的白血病患者可以起到"起死回生"的效果，被认为是肿瘤治疗领域的革命[1]。

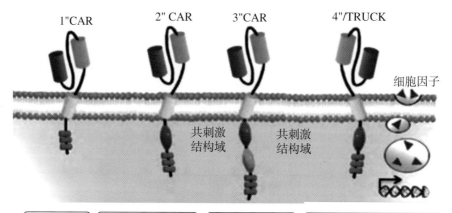

| 胞内信号区为CD3ζ | 添加一个胞内信号区，提供共刺激信号（如 CD28 或 CD137） | 在胞内添加了2个串联的共刺激信号区，但减少了靶向作用 | 增加了编码 CAR 和（或）其反应性启动子的载体，增加转基因产生的细胞因子作用，可招募免疫系统其他成员，放大免疫效应 |

图 2-3-1　4 代 CAR 结构示意图

图片引自：赵玲娣，高全立. CAR-T 细胞在肿瘤治疗中的研究进展. 中国肿瘤临床，2015，42（3）：190-194.

病例 17

患者女性，48 岁，2018 年 5 月因血常规异常：WBC 22.51×10^9/L，Hb 91 g/L，

PLT 202×10^9/L。外周血涂片：可见大量原始细胞。行骨髓穿刺，骨髓形态回报：增生Ⅲ级，原始淋巴细胞占84.5%。免疫分型：83.7%细胞（占有核细胞）表达CD19、cCD79a、CD34、CD10str、CD58str、CD123、TdT和HLA-DR；部分表达CD9；为异常幼稚B淋巴细胞。染色体：46 XX [20]。基因：$EVI1/ABL =$ 126.9%；$IKZF1\Delta2\text{-}8/ABL - 16.2\%$；IgH基因重排阳性。确诊为B淋巴母细胞白血病（B-ALL）（Ph−，高危）。2018-06-20开始CODPL诱导化疗。具体为：环磷酰胺（750 mg/m²）1300 mg，第1天；长春地辛4 mg，第1、8、15、22天；柔红霉素（45 mg/m²）80 mg，第1～3天；地塞米松10 mg，第1～21天，之后逐渐减量；培门冬酶2000 U/m²，第15天。化疗第30天评估骨髓形态：原始淋巴细胞占90%，示未缓解。2018-08-01开始CAR-T前行FC方案化疗（具体为：氟达拉滨20 mg/m² qd，第1～3天，环磷酰胺900 mg/m²，第3天）。2018-08-08予CAR-T治疗，总体积80 ml，总细胞量1.8×10^9，其中CAR-T细胞量3.2×10^8。回输后6小时即出现发热，体温最高达39.0℃，在持续补液情况下监测血压为80～90/50～60 mmHg，较前降低，并出现胸闷，吸氧浓度＜40%，评估存在Ⅱ级细胞因子释放综合征（CRS），予托珠单抗（IL-6受体拮抗剂）1剂，甲泼尼龙60 mg，后症状缓解，体温正常。2018-08-15（7天后）、2018-08-22（14天后）、2018-08-29（21天后）行骨髓穿刺，形态达完全缓解（CR），未见原始淋巴细胞；FCM阴性，评估CR。行腰椎穿刺+鞘内注射预防中枢神经系统白血病，随后行女供母单倍体异基因造血干细胞移植。

诊治策略分析

急性B淋巴细胞白血病原发耐药接近20%，复发率为30%～40%，移植后复发率为14%～43%，挽救化疗CR率仅为23%～42%[2]。2011年美国Dr. June研究小组在《新英格兰医学杂志》上首次发表了应用CAR-T成功治疗复发难治慢性淋巴细胞白血病的临床研究报告[3]，随后纪念斯隆凯特琳癌症中心（MSKCC）、美国国家癌症研究所（NCI）、福端德哈金森癌症研究中心（FHCRC）、宾夕法尼亚大学费城儿童医院（CHOP/UPENN）多家医疗机构进行了CAR-T治疗B-ALL的临床试验，证实CAR-T治疗复发难治B-ALL患者的完全缓解率达90%。微小残留疾灶（MRD）转阴率可达83%～88%，1年无事件生存期（EFS）率达45%左右；1年总生存期（OS）占78%～80%[4-5]，显示了极高的缓解率，极高的缓解深度，为桥接异基因造血干细胞移植创造了条件。

CAR-T治疗过程如图2-3-2所示[6]，CAR-T治疗的主要风险及并发症是细胞因子释放综合征（cytokine release syndrome，CRS），是由高强度的免疫激活所导致的，致病过程如图2-3-3所示。CRS发生率和强度与患者肿瘤负荷呈正相关。

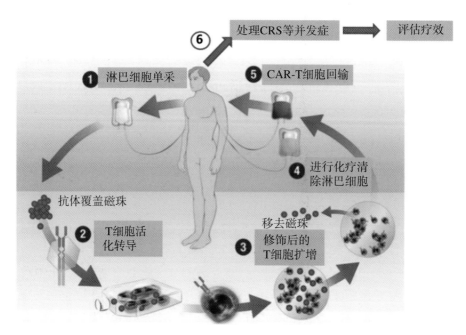

图 2-3-2 CAR-T 治疗过程

图片引自：Maus MV，Jane CH. Making better chimeric antigen receptors for adoptive T-cell therapy. Clin Cancer Res，2016，22（8）：1875-1884.

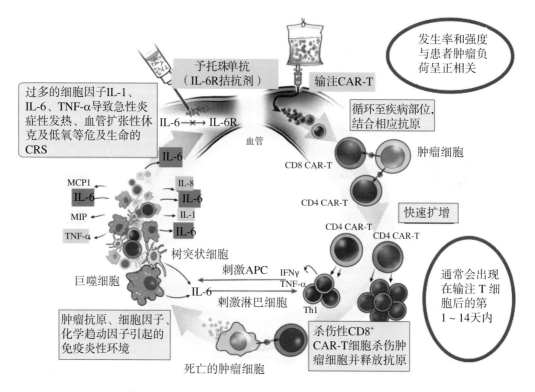

图 2-3-3 CAR-T 导致细胞因子释放综合征的致病过程

图片引自：Orcowski RJ，Porter DI，Freg NV. The promise of chimeric antigen receptor T cell（CAR-T）in leukaemia．British Journal of Hoematology，2017，177（1）：13-26.

CRS 症状通常会出现在输注 T 细胞后的 1～14 天内，其出现的时间点与 T 细胞在体内扩增高峰的时间点相吻合。CRS 能够引起的症状类型广泛，严重程度也不尽相同。

　　本患者是高危 B-ALL，常规 VDCLP 方案化疗后未缓解，患者表达 CD19，予以 CAR-T 细胞治疗，患者输注 CAR-T 出现发热、血压下降及憋气，出现 2 级 CRS，予以托珠单抗及皮质醇激素治疗，症状得到控制，评估病情示完全缓解，且 MRD 转阴，给患者创造了桥接造血干细胞移植的机会。

（王　婧）

参考文献

[1] Levine BL. Performance-enhancing drugs：Design and production of redirected chimeric antigen receptor（CAR）T cells. Cancer Gene Therapy，2015，22（1）：79-84.

[2] Narayanan S，Shami PJ. Treatment of acute lymphoblastic leukemia in adults. Critical Reviews in Oncology/Hematology，2012，81（1）：94-102.

[3] Porter DL，Levine BL，Kalos M，et al. Chimeric antigen receptor modified T cells in chronic lymphoid leukemia. N Engl J Med，2011，365（8）：725-733.

[4] Kalos M，Levine BL，Porter DL，et al. T cells with chimeric antigen receptors have potent antitumor effects and can establish menory in patients with advanced leukemia. SciTransl Med，2011，3（95）：73-95.

[5] Grupp SA，Kalos M，Barrett D，et al. Chimeric antigen receptor-modified T cells for acute lymphoid leukemia. N Engl J Med，2013，368（16）：1509-1518.

[6] Levine BL. Performance-enhancing drugs：design and production of redirected chimeric antigen receptor（CAR）T cells. Cancer Gene Therapy，2015，22，79-84.

4. 维奈托克联合阿扎胞苷

病例 18

患者男性，66 岁。因"乏力"就诊。查体：贫血貌，余无明显阳性体征。发病时血常规：白细胞 1.12×10^9/L，血红蛋白 59g/L，血小板 117×10^9/L。2016-02-11 骨髓细胞形态：增生Ⅳ级，原始细胞 30%。流式细胞学免疫分型：异常髓系表型，CD117（+）幼稚细胞占 20.47，表达 CD38、CD13、HLA-DR。基因：*WT1*=37.5%，*NPM1* = 2.59%，检测到 *CEBPA* 单突变，*FLT3-ITD* 阴性，*TP53* 阴性。染色体：46，XY [20]。下一代测序（NGS）：*IDH1* 突变频率 26.2%，*NPM1* 突变频率 24.6%，*SF3B1* 突变频率 42.7%。诊断：AML 伴 *NPM1* 突变、*CEBPA* 单突变、*IDH1* 突变、*SF3B1* 突变。

2016-02-12 予患者 CAG 方案诱导化疗。2016-03-11 血常规结果恢复，评估骨髓达完全缓解（CR），*NPM1*=0.0052%。巩固治疗：1 疗程中剂量阿糖胞苷后 *NPM1*=0.05%、1 疗程 CAG 后 *NPM1* 转阴。随后给予 2 个疗程 MA 方案巩固治疗，期间 *NPM1* 水平持续阴性，但患者血常规结果未能完全恢复正常，白细胞波动在（2.42 ～ 2.95）$\times 10^9$/L，血红蛋白波动在（76 ～ 100）g/L，血小板波动在（39 ～ 53）$\times 10^9$/L。

因每疗程化疗后均出现肺部感染，且巩固治疗期间造血未完全恢复，2016-11-09 停化疗，干扰素维持治疗 1 个月，因Ⅳ级血液学毒性停干扰素治疗，定期监测骨髓，2017-09-15 骨髓 *NPM1* 转阳（*NPM1*=0.0004%），2018-01-19 骨髓 *NPM1* 水平上升明显（*NPM1*=0.11%）。2018-01-30 给予地西他滨联合西达本胺治疗 1 疗程后骨髓 *NPM1*=0.016%。2018-11-05 *NPM1* 水平再次上升（*NPM1*=0.26%）。2018-12-04 给予地西他滨序贯 NK 细胞治疗，骨髓 *NPM1*=0.061%。2019-04-17 骨髓形态：增生Ⅲ级，原始细胞 1.5%。免疫残留：3.27%。*NPM1*=0.82%。2019-05-02 血常规：白细胞 4.24×10^9/L，血红蛋白 153 g/L，血小板 87×10^9/L。

2019-05-03 给予维奈托克（Venetoclax）+ 阿扎胞苷治疗 [维奈托克 100 mg（第 1 天），200 mg（第 2 天），400 mg（第 3 ～ 25 天）；阿扎胞苷 135 mg（第 1 ～ 7 天）] 1 疗程。2019-06-14 骨髓细胞形态：增生Ⅲ级，原始粒细胞占 1.5%。免疫残留：阴性。*NPM1* 阴性。2019-06-20 给予患者维奈托克 200 mg 口服 28 天，间隔 28 天进行维持治疗，监测骨髓持续 CR，并且 *NPM1* 持续阴性。2020-11-17 骨髓细胞形态：增生Ⅲ级，原始粒细胞占 1%。免疫残留：阴性，*NPM1* 阴性。

诊治策略分析

随着年龄的增长，急性髓系白血病（AML）发病率增加，中位发病年龄为67岁。全球AML预后目前不理想，5年生存率约为28%。老年AML因合并症多、多药耐药、不耐受强化疗等原因预后差，尤其不耐受强化疗患者，预期中位生存不到1年。2017—2019年FDA获批了8个治疗AML的药物。新药的出现给不耐受强化疗及复发难治性AML提供了新的治疗策略。

Bcl-2蛋白是B细胞淋巴瘤2家族蛋白中的一种，是一个抗凋亡蛋白，位于线粒体外膜、内质网膜和核膜上。Bcl-2不刺激细胞生长或增殖，但通过使会发生程序性细胞死亡的细胞存活而促进肿瘤发生。Bcl-2在AML白血病干细胞上高表达。维奈托克是选择性Bcl-2抑制剂，通过选择性抑制Bcl-2，导致细胞色素c释放和细胞凋亡。

本例患者患AML伴 *NPM1* 突变病史近5年，巩固治疗2后 *NPM1* 转阴，停化疗10个月 *NPM1* 由阴转阳、14个月 *NPM1* 水平上升至0.11%，给予地西他滨联合西达苯胺、地西他滨序贯NK细胞治疗后骨髓仍为CR，但 *NPM1* 水平持续阳并且水平上升至0.82%。*NPM1* 突变水平持续上升，会出现血液学复发。本例为老年AML患者，既往化疗期间每疗程均有肺部感染，造血恢复差，标准化疗耐受差，结合文献报道维奈托克联合阿扎胞苷疗在初治老年AML患者中CR/CRi率为67%，亚型分析中 *NPM1* 突变患者CR/CRi率为91%、*IDH1/2* 突变患者CR/CRi率为71%，在复发难治AML中客观反应率（ORR）为60%～64%，本例患者选择维奈托克联合阿扎胞苷治疗，一疗程后复查骨髓CR，并且造血完全恢复、*NPM1* 突变水平转阴。维奈托克在AML维持治疗中的应用，目前尚无数据，本病例给予脉冲式单药维奈托克探索性维持治疗，成功维持2年 *NPM1* 阴性的生存。

靶向治疗药物的研发改变AML治疗现状，给AML患者延长生存带来了希望，在老年不适合强化疗AML患者中获得了显著疗效，有望推广到其他AML人群。

（刘霄虹　江　浩）

参考文献

[1] Richard-Carpentier G，DiNardo CD. Single-agent and combination biologics in acute myeloid leukemia. Hematology Am Soc Hematol Educ Program，2019，2019（1）：548-556.

[2] DiNardo CD，Pratz K，Pullarkat V，et al. Venetoclax combined with decitabine or azacitidine in treatment-naive, elderly patients with acute

myeloid leukemia. Blood，2019，133（1）：7-17.

［3］ Aldoss I，Yang D，Aribi A，et al. Efficacy of the combination of venetoclax and hypomethylating agents in relapsed/refractory acute myeloid leukemia. Haematologica，2018，103（9）：e404-e407.

［4］ Zappasodi P，Brociner M，Merati G，et al. Venetoclax and azacytidine combination is an effective bridge to transplant strategy in relapsed/refractory acute myeloid leukemia patients. Ann Hematol，2021，100（4）：1111-1113.

5. 伊布替尼

伊布替尼是首个研发上市的布鲁顿酪氨酸激酶（BTK）抑制剂。BTK 抑制剂显著改善了慢性淋巴细胞白血病患者（尤其是伴有 *TP53* 异常或者 IGHV 突变型等高危遗传学特征患者）的长期预后。在应用过程中，需注意伊布替尼由于脱靶效应可能引发的出血、腹泻、心房纤颤、肌肉痉挛等不良事件。由于其经肝 CYP3A4 通路代谢，需要避免药物的相互作用。该药可以抑制 B 细胞功能，需要积极排查和控制感染。

📖 病例 19

男性患者，54 岁，2016 年 2 月因乏力、双侧颈部淋巴结肿大于当地医院查血常规示白细胞升高，以淋巴细胞为主，轻度贫血，进一步于该院完善骨髓检查，骨髓形态学示：骨髓增生极度活跃，淋巴细胞占 89%，幼稚淋巴细胞占 0.5%。淋巴结活检示：小细胞淋巴瘤，CD20（+），PAX-5（+），CD5（+），Cyclin D1（-），Ki-67（约 10%）。颈胸腹盆 CT 示：颈部、双侧颌下及颏下多发淋巴结影，部分肿大；巨脾；腹膜后、肠系膜、盆腔及双侧腹股沟多发淋巴结影，部分肿大。诊断：小淋巴细胞淋巴瘤 / 慢性淋巴细胞白血病。2016 年 4 月开始口服苯丁酸氮芥治疗，根据血常规结果调整剂量。2016-07-28 开始予 RCP 方案（利妥昔单抗 600 mg，环磷酰胺 1200 mg，泼尼松 100 mg×5 d）化疗，每 28 天一疗程，共 4 个疗程。2016-11-14 开始予 R-CHOP 方案 [利妥昔单抗 600 mg（第 0 天），环磷酰胺 1200 mg（第 1 天），表柔比星 110 mg（第 1 天），长春地辛 4 mg（第 1 天），泼尼松 100 mg（第 1 ~ 5 天）] 化疗，共 2 个疗程，末次治疗为 2016-12-14。治疗后患者发生重度贫血，考虑为自身免疫性溶血性贫血，予醋酸泼尼松 1 mg/kg qd 口服治疗共 3 个月。

2017-01-16 转诊至我院，血常规：白细胞 6.17×10^9/L，淋巴细胞 3.71×10^9/L，血红蛋白 71 g/L，血小板 65×10^9/L。进一步完善骨髓检查，骨髓形态学示：骨髓增生明显活跃，成熟淋巴细胞占 85%，幼稚淋巴细胞占 2%。免疫分型：异常淋系表型，占 69.05%，表达 CD19、CD200、CD20dim、CD22dim，部分细胞表达 CD5、CD23，不表达 CD7、CD10、CD33、CD38、kappa、Lambda、CD11c、

FMC7、CD103、CD123、CD34、CD25。染色体：46, XY [20]。荧光原位杂交（FISH）：11、12、13、17 号染色体未见异常。IGHV4-34 突变率 3%。TP53 基因未见突变。MYD88[L265P] 突变：阴性。淋巴结 B 超：双侧颈部扁平状淋巴结显示；双侧腋窝扁平状淋巴结显示；双侧腹股沟区多发增大淋巴结，少数类圆形，最大淋巴结为 2.2 cm×2.8 cm。胸腹部 CT 示：纵隔多发小淋巴结，脾体积增大，长径为 28 cm。诊断：慢性淋巴细胞白血病，IGHV 突变型，不伴 TP53 异常（Rai Ⅳ 期，Binet C 期）。

2017-03-06 完善入院筛查后开始行 FCR 方案 [利妥昔单抗 375 mg/m² （第 0 天），氟达拉滨 25 mg/m²（第 1 ~ 3 天），环磷酰胺 250 mg/m²（第 1 ~ 3 天）] 化疗，化疗后患者全血细胞减少伴发热，肺部 CT 示：右肺下叶基底段斑片状模糊影，痰培养为多重耐药的脑膜脓毒性黄杆菌，先后应用亚胺培南、万古霉素、左氧氟沙星、阿奇霉素、米诺环素等抗感染治疗，体温逐渐升高，咳嗽，咳痰加重，同时伴低白蛋白血症、电解质紊乱。2017-03-16 胸部 CT 示：右肺上叶新发结节合并空洞影，GM 实验阳性。2017-03-19 开始应用两性霉素 B 抗真菌治疗。体温改善。2017-04-13 出现心房颤动伴快速心室率，予胺碘酮转复。2017-04-30 肺部 CT 再评估，肺部仍存在结节空洞，周围渗出减少。WBC 2.2×10⁹/L，淋巴细胞（LY）1.1×10⁹/L，Hb 57 g/L，PLT 54×10⁹/L。

既往史：慢性乙型病毒性肝炎：HBsAg、HBeAb、抗 HBc 阳性，HBV-DNA 阴性。持续口服恩替卡韦治疗。

诊治策略分析

本例患者诊断为慢性淋巴细胞白血病（chronic lymphocytic leukemia，CLL），IGHV 突变型，不伴 TP53 异常，Rai Ⅳ 期，Binet C 期。免疫化学治疗失败，合并严重肺部真菌感染，并伴有慢性乙型病毒性肝炎。

作为难治复发性 CLL，各治疗指南均把布鲁顿酪氨酸激酶抑制剂（BTKi）——伊布替尼作为一类治疗药物进行推荐。伊布替尼作为首个研发上市的 BTKi 抑制剂，可以不可逆地共价结合 B 细胞下游通路上的 BTK 分子的 C481 位点，进而影响 NF-κB 活性，影响细胞的增殖与生存，同时还可以影响细胞的黏附与归巢，一并参与药物的抗肿瘤活性。

PCYC-1102 研究报告显示，伊布替尼治疗难治复发性 CLL 患者的中位无疾病进展生存时间（PFS）为 51 个月。RESONATE 随机对照研究对比了伊布替尼和奥法木单抗治疗难治复发性 CLL 患者的结果。中位随访时间为 65.3 个月，伊布替尼显著改善了 ORR、PFS 和 OS，伊布替尼组的 ORR（91% vs. 25%；P < 0.0001），中位 PFS（47.1 个月 vs. 8.1 个月，P < 0.0001）和 OS（对比奥法木单抗治疗后

进展交叉进入伊布替尼治疗的患者，HR：0.639；95% CI：0.418 ~ 0.975）[1]。亚太地区以中国为主的 C3002 研究结果显示：中位随访时间为 31 个月，伊布替尼治疗难治复发性 CLL 患者的 PFS 未达到，而利妥昔单抗组的 PFS 仅为 8 个月[2]。伊布替尼可以明显改善伴有高危遗传学特征 [del（17p）/TP53 突变、del（11q）或 IGHV 未突变] 的患者的预后。同时，在免疫抑制、骨髓抑制方面，伊布替尼与传统免疫化疗相比，存在明显优势。在 C3002 研究中，伊布替尼治疗组难治复发性 CLL 患者中位药物暴露时长为 28 个月，任意级别 ≥ 3 级的中性粒细胞减少发生率为 28% 和 19%[3]。

作为有长期免疫化学治疗史、合并严重肺部真菌感染未愈患者，尽管由于 CLL 进展引发的免疫抑制可能在 CLL 获得治疗反应后得到改善，但是，伊布替尼相关的免疫抑制风险需要充分考量。BTK 敲除的动物模型表现为 B 细胞功能缺陷，动物早期死亡。在伊布替尼联合强免疫抑制剂的多药联合治疗中枢神经系统淋巴瘤的研究中，报告了继发中枢神经系统真菌感染的发生率（高达 39%），但是伊布替尼单药治疗慢性淋巴细胞白血病的真菌感染发生率低下，不推荐预防性应用抗真菌药物进行治疗[4]。在 BTK 抑制剂使用前需要充分评估感染状态。尤其对已经发生的真菌感染需要有良好的管理。

伊布替尼与影响肝细胞色素 P450 酶的 CYP3A4 亚基的药物合用，可使伊布替尼的血药峰浓度（Cmax）和曲线下面积（AUC）发生明显改变。尤其在联合 CYP3A4 抑制剂应用时，可显著增加药物毒性风险。三唑类抗真菌药物，如伊曲康唑，是强效的 CYP3A4 抑制剂，同时也需要通过 CYP3A4 代谢，不宜与伊布替尼联合应用。本例患者目前选用两性霉素 B 抗真菌治疗。另外，棘白菌素类抗真菌药物也是很好的选择。在必须合用 CYP3A 强抑制剂如伊曲康唑、伏立康唑或者泊沙康唑的情况下，7 日内可以考虑停用伊布替尼，长期应用时伊布替尼需减量[4]。

在伊布替尼使用过程中，伴慢性乙型肝炎病毒（HBV）感染（HBsAg 阳性或者 HBV-DNA 阳性）的患者存在 HBV 活化风险。因此，需要同时予以恩替卡韦进行抗病毒治疗。

伊布替尼治疗后，随药物暴露时间延长，感染事件发生率下降[1,5]。说明早期感染事件部分与活动性 CLL 相关。随着疾病得到控制，感染风险减低。这是肿瘤细胞受抑制后正常体液免疫及细胞免疫功能恢复的表现。

伊布替尼可以影响 BTK 通路以外的多种 TKI 活性，包括 EGFR、TEC、ITK 等，称为脱靶效应。可能引发相应症状，是心脏毒性、出血风险、腹泻、肌肉痉挛等伊布替尼相关不良事件的主要原因。

伊布替尼存在心脏毒性，可以增加心房颤动的发生率，研究报告单药治疗后的心房颤动发生率为 4% ~ 16%。Ganatra 等回顾了 16 项临床试验以及其他一些前瞻性和回顾性研究，中位随访 18 个月，2166 例患者中有 190 例发展为心房颤动（根据样本量调整后的发病率加权为 8.15%）。伊布替尼相关性心房颤动的发生率为 5.77/100 人年，这显著高于普通成年人的心房颤动发生率。且伊布替尼与钙通道阻滞剂、地高辛、胺碘酮和华法林等抗凝剂的相互作用可能导致伊布替尼或其他药物相关的毒性[6]。伊布替尼治疗存在心房颤动高危风险的因素包括：①既往心房颤动病史；②既往心脏病史；③高血压。本例患者存在心房颤动病史，需要引起对心律失常并发症的重视并予以监测。一旦伊布替尼治疗后发生心房颤动，多数情况下，并不需要停用伊布替尼，仅需要单纯控制心室率的治疗。

伊布替尼可以影响血小板聚集功能，发生出血倾向。单药治疗的出血发生率为 50% ~ 60%，但是绝大多数出血的不良事件为 1 ~ 2 级，以皮下瘀斑、瘀点为主。3 级以上的出血事件发生率约为 5%[7]。如果同时应用抗血小板药物及抗凝药物，可以明显增加出血风险。因此，对于心房颤动患者是否存在常规抗凝治疗需求，需要严判。CHA_2DS_2VASc 评分（表 2-5-1）可用于心房颤动患者抗凝治疗的判断依据。男性患者 ≥ 2 分，女性患者 ≥ 3 分可以获益于抗凝治疗，减少血栓风险[8]。本例患者评分为 1 分，暂时不需常规抗凝。

表2-5-1　CHA_2DS_2VASc评分

积分标准	分值
C 充血性心力衰竭：心力衰竭体征 / 症状或左心室射血分数客观减低	1
H 高血压：静息时至少 2 次血压 > 140/90 mmHg 或者应用降压药物治疗	1
A_2 年龄 ≥ 75 岁	2
D 糖尿病：空腹血糖 > 125 mg/dl（7 mmol/L）或者口服降糖药物治疗和（或）胰岛素治疗	1
S_2 既往有脑卒中、TIA 或血栓病史	2
V 血管疾病：既往心脏梗死外周动脉疾病或主动脉斑块	1
A 年龄 65 ~ 74 岁	1
Sc 女性	1

因此，在积极抗感染治疗、严密心律监测的同时，自 2017-05-02 开始予以伊布替尼 420 mg qd 口服。并持续输血支持。用药 1 周查体脾较前变软，逐渐回退。复查血 WBC 15.6×10^9/L，LY 11.9×10^9/L，Hb 63 g/L，PLT 59×10^9/L。

伊布替尼起效快速，淋巴结反应时间为 2 ~ 4 周，脾反应时间为 4 ~ 8 周，血细胞计数恢复时间为 3 ~ 6 个月。在免疫化疗年代，治疗反应标准提示：治疗后淋巴细胞增多是疾病进展的表现。但是 BCR 通路抑制剂（如 BTK 抑制剂）使用后，可以引起细胞膜表面 CXCR4（smCXCR4），以及黏附分子 CD49d、CD29 和 CD44 下调，导致淋巴结肝脾快速回退伴淋巴细胞增多[9,10]。2012 年 Cheson 撰文明确提出 BCR 通路抑制剂治疗后的这一现象是治疗反应，不是疾病进展，并且命名为：伴有淋巴细胞增多的部分缓解（PRL）[11]。单药研究显示，伊布替尼持续应用，治疗反应随之加深，PRL 可以转化为部分缓解（PR）。但是 PRL 在伊布替尼用药 12 个月后仍然存在 5% 左右。RESONATE 研究结果发现，伴有淋巴细胞增多的患者的 PFS 似乎优于未伴淋巴细胞增多的患者[17]。

患者在伊布替尼治疗期间未再发生心律失常。抗感染治疗后肺部 CT 持续好转。2017-06-30，调整抗真菌药物为伏立康唑 200 mg bid，同时伊布替尼减量至 280 mg/d。2017-11-05 患者复诊，WBC 25.8×10^9/L，LY 19.4×10^9/L，Hb 98 g/L，PLT 102×10^9/L。查体：全身浅表淋巴结未触及、肝脾肋下未触及。肺部 CT 示：右肺中叶条索影。患者持续门诊随访，当前疗效评估持续 PR。

专家点评

伊布替尼是首个 BTK 抑制剂，经临床研究，可用于有效治疗 CLL/ 小淋巴细胞淋巴瘤（SLL）、套细胞淋巴瘤、边缘区淋巴瘤、巨球蛋白血症以及慢性移植物抗宿主病。在中枢神经系统淋巴瘤、非生发中心 B 细胞来源的弥漫大 B 细胞淋巴瘤等疾病中也有前期探索。

伊布替尼用于治疗慢性淋巴细胞白血病时，尽管绝大多数患者不能达到深度缓解，但是可以获得持续的疾病控制。而停药后，疗效丢失。本中心对 C3002 中国受试者的数据进行分析显示：连续停药 ≥ 14 天，是 PFS 的不良预后因素。而连续停药 > 14 天或者间断停药总时长 ≥ 35 天，是 OS 的不良预后因素[13]。伊布替尼与传统免疫化疗相比，具有较温和的骨髓抑制与免疫抑制毒性。

仅在年轻低危慢性淋巴细胞白血病患者中，因 FCR 方案作为有限短程一线治疗可以获得持久 PFS，仍有 1 类推荐适应证。而伊布替尼是所有初治及难治复发性 CLL 患者的 1 类治疗推荐。在 *TP53* 异常、IGHV 未突变型中一线应用 BTK 抑制剂进行长期治疗是有益的治疗选择。既往免疫化疗失败的难治复发患者可以选择小分子药物（如伊布替尼）治疗，或者 Bcl-2 抑制剂维奈托克联合利妥昔单抗的方案，其中维奈托克维持 2 年的治疗。

伊布替尼治疗反应中存在 PRL 这一特殊类别，治疗后患者症状改善，器官肿大消退。在血细胞减少未加重的情况下出现淋巴细胞增多不是疾病进展，无需特殊处理。

伊布替尼相关的不良事件如心房颤动、出血倾向、腹泻、肌肉痉挛等多数与药物的脱靶效应有关。在应用中，需要注意避免使用强效 CYP3A4 抑制剂。由于伊布替尼以肝代谢为主，需要在肝功能损伤的患者中根据 Child 评分进行剂量调整。活动性 CLL 患者，尤其既往免疫化学治疗后存在免疫缺陷者，易合并各种感染，伊布替尼抑制 B 淋巴细胞功能，需要在活动性感染控制的情况下应用。

（李文静 魏 蓉 杨申森）

参考文献

[1] Munir T，Brown JR，O'Brien S，et al. Final analysis from RESONATE：Up to six years of follow-up onibrutinib in patients with previously treated chronic lymphocytic leukemia or small lymphocytic lymphoma. Am J Hematol，2019，94（12）：1353-1363.

[2] Huang X，Qiu L，Jin J，et al. Ibrutinib versus rituximab in relapsed or refractory chronic lymphocytic leukemia or small lymphocytic lymphoma：a randomized，open-label phase 3 study. Cancer Med，2018，7（4）：1043-1055.

[3] Yang S，Zhu R，Feng Y，et al. Efficacy and safety of ibrutinib in Chinese patients with relapsed/refractory chronic lymphocytic leukemia or small lymphocytic lymphoma and Hepatitis B Virus reactivation：a post-hoc analysis. Leuk lymphoma，2020，61（sup1）：102-104.

[4] Wirda WQ，Byrd JC，Abramson JS，et al. Chronic lymphocytic leukemia/small lymphocytic lymphoma，version 4. 2020，NCCN clinical practice guidelines in oncology. J Natl Compr Canc Netw，2020，18（2）：185-217.

[5] Burger JA，Barr PM，Robak T，et al. Long-term efficacy and safety of first-line ibrutinib treatment for patients with CLL/SLL：5 years of follow-up from the phase 3 RESONATE-2 study. Leukemia，2020，34（3）：787-798.

[6] Ganatra S，Sharma A，Shah S，et al. Ibrutinib-associated atrial fibrillation. JACC Clin Electrophysiol，2018，4（12）：1491-1500.

[7] Coutre SE，Byrd JC，Hillmen P，et al. Long-term safety of single-agent ibrutinib in patients with chronic lymphocytic leukemia in 3 pivotal studies. Blood Adv，2019，3（12）：1799-1807.

[8] Lip GY，Nieuwlaat R，Pisters R，et al. Refining clinical risk stratification for predicting stroke and thromboembolism in atrial fibrillation using a novel risk factorbased approach：the euro heart survey on atrial fibrillation. Chest，2010，137（2）：263-272.

[9] Chen SS，Chang BY，Chang S，et al. BTK inhibition results in impaired CXCR4 chemokine receptor surface expression，signaling and function in

chronic lymphocytic leukemia. Leukemia，2016，30（4）：833-843.

[10] Herman SE，Mustafa RZ，Jones J，et al. Treatment with ibrutinib inhibits BTK-and VLA-4-dependent adhesion of chronic lymphocytic leukemia cells in vivo. Clin Cancer Res，2015，21（20）：4642-4651.

[11] Cheson BD，Byrd JC，Rai KR，et al. Novel targeted agents and the need to refine clinical end points in chronic lymphocytic leukemia. J Clin Oncol，2012，30（23）：2820-2822.

[12] Woyach JA，Smucker K，Smith LL，et al. Prolonged lymphocytosis during ibrutinib therapy is associated with distinct molecular characteristics and does not indicate a suboptimal response to therapy. Blood，2014，123（12）：1810-1817.

[13] Yang S，Zhu R，Li N，et al. Impact of treatment pattern on survival in Chinese patients with relapsed/refractory chronic lymphocytic leukemia or small lymphocytic lymphoma receiving ibrutinib or rituximab treatment. Abstract Book：25th Congress of the European Hematology Association Virtual Edition，2020，4（sup1）：317-318.

6．蛋白酶体抑制剂

多发性骨髓瘤（MM）是一种克隆性浆细胞异常增殖的恶性疾病，在许多国家是位列血液系统第二位的常见肿瘤，多发生于老年人，目前仍无法治愈。随着新药的不断发展问世，MM 患者的生存得以改善。那么，在如此多的新型药物中，如何选用？在当今新药不断涌现的时代，如何做到个体化选择？我们需要对不同药物的作用机理、副作用、疗效理解得更为透彻，才能让新药在不同个体间发挥最大作用。蛋白酶体抑制剂是治疗 MM 的重要药物之一，在国内可及的两种药物中如何作出选择，我们将通过以下病例进行深入解析。

病例 20

患者男性，57 岁，中学教师。2019 年 8 月出现腰痛，2019-08-24 于当地中医院就诊，X 线片示：腰椎骨质增生；MRI 示：部分腰椎椎体（骨质增生）及椎间盘退行病变。予间断布洛芬止痛。2019-09-05 出现咳嗽、咳黄白痰，2019-09-18 于当地县医院就诊；血常规示：Hb 59 g/L，WBC、PLT 正常；血生化示：球蛋白（GLB）83.86 g/L，白蛋白（ALB）34.5 g/L，肌酐 499.07 μmol/L，乳酸脱氢酶（LDH）310 U/L，钾 8.54 mmol/L；免疫组化 10 项示：IgA 44.4 g/L，Kappa 轻链 2.19 mg/dl。于当地医院急诊行补液、利尿处理。2019-09-26 于我院就诊。

既往胸部 CT 示"陈旧性肺结核"，无明确肺结核病史及密切接触史。余病史无特殊。查体：肝肋下约 3 cm，余无特殊。入院后完善实验室检查，血常规示：WBC 7.36×10^9/L，Hb 60 g/L，PLT：110×10^9/L；血生化 21 项示：LDH 93 U/L，总蛋白（TP）126.5 g/L，ALB 24.3 g/L，肌酐 190 μmol/L，eGFR 33.06 ml/min × 1.73 m^2，校正钙 3.07 mmol/L，钾 4.63 mmol/L；凝血全项：PT 16.8 s，APTT 37.1 s；尿常规 / 便常规：大致正常；感染筛查示：未见乙型肝炎病毒、丙型肝炎病毒、人类免疫缺陷病毒、梅毒螺旋体感染；免疫组化检查示：IgA 105.75 g/L，Kappa 轻链（血）8130 mg/dl，Kappa 轻链 /Lambda 轻链比值 > 271.00，$β_2$-MG > 8.00 mg/L；SPE：M 蛋白 72.1 g/L；SIFE：IgA-κ 型 M 蛋白阳性；UIFE：IgA-κ

型 M 蛋白阳性；Kappa 轻链（尿）49.10 mg/dl；24 小时尿轻链 1.129 g。骨髓穿刺查骨髓形态示：增生 Ⅲ 级，浆细胞系异常增生，幼浆细胞占 58%，此类细胞胞体中等大小，核染色、质较细，细胞质丰富，呈蓝色，有泡沫感。免疫分型：CD38（+）、CD138（+）浆细胞占有核细胞的 17.6%，其中异常克隆性浆细胞占 99.9%，表达 CD38、CD138、cKappa、CD276、BCMA、CD200 和 CD56，部分表达 CD27 和 CXCR4，不表达 CD22、cLambda、CD117、CD19、CD28、CD86、CD20、cKappa、mLambda、CD9、CD7 和 CD13；正常浆细胞占 0.1%，表型为 CD38（+）、CD138（+）、CD56（－）、CD19（+）、CD117（－），cKappa+/cLambda+=1.16。CD19（+）、CD20（+）B 淋巴细胞占有核细胞的 1.2%，mKappa+/mLambda+=1.39，比值正常。基因：*MAGE-C1/CT7*=0.018%；*MAGE-A3*=0.012%；*PRAME*=0.64%，IgH 基因重排阳性。染色体 G 显带：45，X，−Y[3] / 46，XY [15]。染色体荧光原位杂交（磁珠分选）示：分析 100 个间期细胞，检测到 *RB1*（13q14）缺失阳性细胞占 57%；*D13S319*（13q14.3）缺失阳性细胞占 52%；IgH（14q32）重组阳性细胞占 21%，其中 IgH（FGFR3）重组阳性细胞占 21%；未见 IgH/MAF、IgH/CCND1 的融合信号，未见 1q21 扩增的异常信号、未见 *p53*（17p13）缺失的异常信号。

患者既往有"陈旧性肺结核"，病程中出现低热、盗汗，入院查红细胞沉降率（ESR）为 155 mm/h；PPD 试验强阳性（硬结直径约为 25 cm×20 mm）T-SPOT.TB 阳性（70+120）；痰涂片找抗酸杆菌（连续 3 次）阴性；结核分枝杆菌基因检测（双次）阳性（+）。胸部 CT 示：双肺上叶空洞并多发结节影、斑片影，活动性肺结核不能除外；双肺上叶间隔旁气肿；双侧少量胸腔积液（图 2-6-1）。

病例特点：中年男性，急性病程，骨痛起病，实验室检查提示高钙、肾损伤、贫血（CRAB），影像学提示多发溶骨性骨质破坏，骨髓检查提示浆细胞增多，以异常克隆性浆细胞为主，合并活动性肺结核。

病例分析：活动性肺结核可出现骨痛、浆细胞增多，但感染所致的浆细胞增多为多克隆性，而本例患者骨髓免疫分型提示浆细胞增多为单克隆性，因此，参考《中国多发性骨髓瘤诊治指南（2020 年修订）》[1]，考虑患者的诊断为多发性骨髓瘤（IgA-κ 型，DS Ⅲ 期 B 组，ISS Ⅲ 期，R-ISS Ⅲ 期），活动性肺结核。给予 VT 方案化疗，具体为硼替佐米 2.2 mg（1.3 mg/m²），第 1、4、8、11 天，沙利度胺 100 mg qn 治疗。同时予左氧氟沙星 + 利福平 + 吡嗪酰胺 + 乙胺丁醇抗结核治疗。2019-10-14 完成第一疗程，查血常规示：WBC $2.97×10^9$/L，Hb 105 g/L，PLT $264×10^9$/L；血生化示：TP 85.9 g/L，ALB 27 g/L，肌酐 69 μmol/L，钙 2.22 mmol/L，钾 4.2 mmol/L，病情稳定出院，回当地胸科医院规律抗结核治疗。2019-10-25 开始第二疗程 ITD 方案化疗，具体为伊沙佐米（Ixazomib）4 mg，第 1、8、15 天；沙利度胺 100 mg，第 1～21 天；地塞米松 20 mg，第 1、8、15、22 天。2 个疗程后评估，M 蛋白 25 g/L，24 h 尿轻链 0.1 g，骨髓形态未见异常

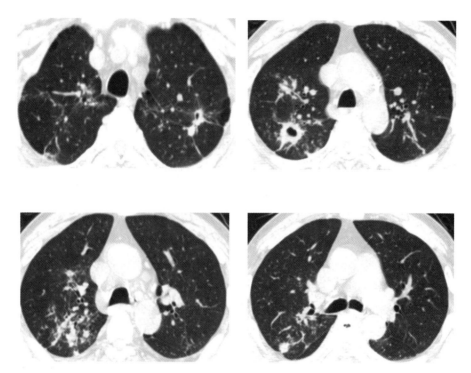

图 2-6-1　病例 20，入院时胸部 CT

浆细胞，疾病达 PR。继续于当地行抗结核治疗，2019-11-22、2019-12-20 分别行 ITD 方案 2 个疗程，评估疾病，M 蛋白 31.7 g/L，24 h 尿轻链 0.078 g，骨髓形态：幼浆细胞占 23%，评估疾病进展（PD）。2020-02-07 予 VTD 方案再诱导，硼替佐米 2.3 mg，第 1、4 天，地塞米松 40 mg，第 1 ~ 4 天，沙利度胺 100 mg，第 1 ~ 28 天，因新型冠状病毒肺炎疫情原因，当地医院缺少硼替佐米，后未再使用硼替佐米。2020 年 3 月、2020 年 4 月予 ITD 方案化疗 2 个疗程。2020-04-28 评估，M 蛋白 0.4 g/L，24 h 尿轻链 0 g，骨髓形态未见异常浆细胞，疾病达非常好的部分缓解（VGPR）。2020-06-18 行自体造血干细胞移植。

诊治策略分析

目前国内外指南对初诊多发性骨髓瘤（MM）的患者的一线治疗推荐是以蛋白酶体抑制剂（PIs）为主的三药方案联合治疗。那么对于本例患者在如此高肿瘤负荷的情况下，应该如何选择呢？目前国内可及的两种蛋白酶体抑制剂分别是硼替佐米和伊沙佐米，两者均是二肽硼酸盐化合物，通过与蛋白酶体 β5 亚基结合发挥抗肿瘤作用，但伊沙佐米的选择性更强，作用位点主要是 β5 亚基，而硼替佐米的作用位点除了 β5 亚基，还作用于 β1、β5i 亚基，因此伊沙佐米的选择性更强，副作用更少。从治疗强度来说，伊沙佐米与蛋白酶体 β5 亚基的结合是可逆的，而硼替佐米是慢可逆的，理论上来说，伊沙佐米的作用较硼替佐米来说可能会弱一些。实际情况怎么样呢？

在初治 MM 中进行的 2 个大型临床试验中，数据显示硼替佐米联合 RD 的方案[2]较伊沙佐米三药联合[3]疗效更佳，3 个疗程后在含硼替佐米的 RVD 中，达到 VGPR 及以上者占 58%，而 3 个疗程的 IRD 达 VGPR 及以上的概率仅为 37%。从方便性来说，硼替佐米的使用方式是皮下或静脉注射，而伊沙佐米为口服用药，伊沙佐米更便利。从副作用方面来说，硼替佐米在肾损伤的患者中无需调整剂量，伊沙佐米在重度肾损害（肌酐清除率 < 30 ml/ min）或需透析的终末期肾病患者中，建议减量至 3 mg。两者均通过肝 P450 酶系代谢，与利福平联用会降低药物疗效，硼替佐米的 AUC 平均降低 45%，伊沙佐米的 AUC 平均下降 74%。

本例患者初诊肿瘤负荷高，病情重，需尽快控制病情，因此在选择用药时给予了硼替佐米治疗，而疾病稳定、肾功能能改善后，需要回到结核专科医院进行规范抗结核治疗，因此，考虑方便性及较少副作用后，选择给予伊沙佐米行后续治疗。本例患者在运用伊沙佐米治疗中出现疾病进展后，再次给予硼替佐米治疗，疾病再次缓解，充分体现了两种药物各自的优势。

专家点评

PIs 各有特色，互为补充。硼替佐米较伊沙佐米起效快，作用强，且不受肾功能的影响，在高肿瘤负荷的 MM 患者中更具优势。伊沙佐米口服方便，副作用较少，但在重度肾功能不全的患者中尚需注意减量。临床中应充分利用 PIs 的特征来实现个体化治疗。

（马　玲　路　瑾）

参考文献

[1] 黄晓军. 中国多发性骨髓瘤诊治指南（2020 年修订）. 中华内科杂志，2020，59（5）：341-346.

[2] Roussel M，Lauwers-Cances V，Robillard N，et al. Front-line transplantation program with lenalidomide，bortezomib，and dexamethasone combination as induction and consolidation followed by lenalidomide maintenance in patients with multiple myeloma：A phase II study by the Intergroupe Francophone du Myélome. J Clin Oncol，2014，32（25）：2712-2717.

[3] Kumar SK，Berdeja JG，Niesvizky R，et al. Safety and tolerability of

ixazomib，an oral proteasome inhibitor，in combination with lenalidomide and dexamethasone in patients with previously untreated multiple myeloma：An open-label phase 1/2 study. Lancet Oncol，2014，15（13）：1503-1512.

7. 来那度胺

多发性骨髓瘤的总体生存时间随着新型药物的不断出现得到了很大的飞跃。其中免疫调节剂是诱导及复发后再治疗的重要选择之一，包括沙利度胺、来那度胺等。来那度胺具有很好的血脑屏障透过率，是治疗累及中枢的浆细胞疾病的选择之一。

☞ 病例 21

患者女性，54 岁，患者于 2011 年 11 月无明显诱因出现骨痛，就诊外院行头颅、骨盆、胸腰椎正侧位片示：额骨、双侧顶骨多发类圆形、穿凿样溶骨性破坏区。完善骨髓细胞学示：浆细胞占 49%，2011 年 11 月就诊于我院，完善实验室检查。血常规：WBC 3.86×10^9/L，Hb 74 g/L，PLT 88×10^9/L。血肌酐及乳酸脱氢酶、血钙正常，血白蛋白 34.8 g/L。血免疫固定电泳示：IgD λ（+），血清蛋白电泳示 M 蛋白占 34.1%。血 β2 微球蛋白 7.2 mg/l。头颅平片示：额骨、双侧顶骨多发类圆形穿凿样破坏。胸部 CT、腹部 B 超未发现髓外浆细胞瘤表现。骨髓涂片示：幼浆细胞占 92%。骨髓免疫分型可见：异常浆细胞占 68.97%，表达 CD38、CD138、CD9、cLamda、CXCR4，部分表达 CD45、CD33、CD28、CD19、CD117、CD9、CD56、CD200、cKappa、CD20 均阴性，为异常克隆性浆细胞。G 显带：46，XX [14]。荧光原位杂交示：1q21 扩增 22%；13q14 缺失 46%；14q32 重组 16.5%；未见 p53 缺失。诊断多发性骨髓瘤 IgD λ（ISS 分期：III 期）。

诱导治疗：给予患者 PAD 方案（硼替佐米、阿霉素、地塞米松）×4 次，2 个疗程后评估为完全缓解，但骨髓免疫残留（+），4 个疗程后评估为完全缓解，骨髓免疫残留（阴性，检测 75 万个细胞）。2012 年 4 月给予患者自体造血干细胞移植，预处理予美法仑 200 mg/m²。移植后给予患者 BTD 方案（硼替佐米、沙利度胺、地塞米松）巩固 3 次（2012 年 9 月、2012 年 12 月、2013 年 5 月），后口服沙利度胺 100 mg/d。移植后 3、6、12、24 个月评估血尿免疫固定电泳均正常，移植后 1 年、2 年评估骨髓形态及免疫残留（−）。患者 2016 年 3 月出现头痛、视物模糊、恶心，就诊外院，查头颅 MRI（图 2-7-1）可见小脑异常信号。

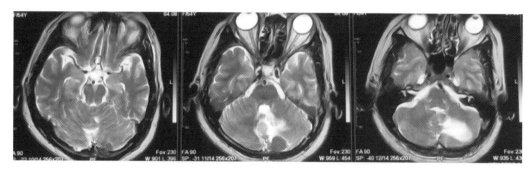

图 2-7-1　病例 21，2016 年 3 月头颅 MRI

2016 年 4 月于外院复查血、尿免疫固定电泳及蛋白电泳，呈阴性。免疫球蛋白定量示：IgA 0.4 g/l，IgM 0.239 g/l，IgG、IgD、IgE 正常。骨髓涂片示：增生 I 级、幼浆细胞占 77%。脑脊液常规示：细胞数 200/ml；蛋白 0.79 g/l；病原学（－），脑脊液涂片及免疫分型未见异常。考虑患者侵袭性复发明确，且颅内病变考虑骨髓瘤髓外转移可能性大，给予患者 RD 治疗（来那度胺 25 mg/d 第 1～21 天；地塞米松 40 mg/w×4 周），治疗 2 个疗程后患者头痛、视物模糊、恶心等症状均消失，2016 年 6 月复查头颅 MRI 示：原有小脑占位病变明显缩小（图 2-7-2）。

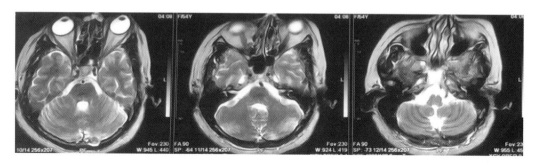

图 2-7-2　病例 21，2016 年 6 月复查头颅 MRI

诊治策略分析

来那度胺是第二代免疫调节剂，具有免疫调节及抗新血管生成作用。来那度胺与 cereblon 蛋白结合，后者是 E3 泛素连接酶复合物的组分之一，而泛素连接酶是泛素化降解途径的重要物质。从来那度胺的作用机制可以了解其与蛋白酶体抑制剂具有协同作用，是多发性骨髓瘤诱导治疗和维持治疗的一线药物。

来那度胺经口服给药后，迅速吸收入体内。体外实验显示，来那度胺血浆蛋白结合率约为 30%。约有 2/3 的来那度胺以原形随尿液排泄，其消除半衰期约为 3 小时。来那度胺可以通过血脑屏障，是多发性骨髓瘤合并中枢髓外浆细胞瘤的重要药物。本例患者应用来那度胺后病情明显好转，印证了其能良好地透过血脑屏障的这一特点。来那度胺的应用需要注意以下几点：

（1）来那度胺应用后需要监测血常规，发生骨髓抑制、血细胞减少为常见的不良反应。

（2）对于适合接受自体干细胞移植的患者，移植前建议接受不超过 4 个疗程含有来那度胺的治疗。

（3）硼替佐米与来那度胺具有协同作用。

（4）肾功能不全的骨髓瘤患者应用需要减量。

（5）长期应用会增加第二肿瘤的风险。

（6）对于接受来那度胺与地塞米松治疗的多发性骨髓瘤患者而言，深静脉血栓和肺栓塞的风险显著升高。需要密切注意血栓导致的症状和体征，合并高危血栓风险时建议给予预防性抗凝。

（7）来那度胺可能会有胚胎 - 生殖毒性，使用期间注意避孕。

（8）滤泡性淋巴瘤（全球其他国家已批准的适应证）。

（9）POEMS 综合征（仅有Ⅰ～Ⅱ期临床研究数据）。

（10）轻链淀粉样变性（仅有Ⅰ～Ⅱ期临床研究数据）。

（11）有肾意义的单克隆免疫球蛋白血症（MGRS）（仅有Ⅰ～Ⅱ期临床研究数据）。

（12）del（5q）的低危 / 中危 1 骨髓增生异常综合征（仅有Ⅰ～Ⅱ期临床研究数据）。

（刘　扬　路　瑾）

参考文献

[1] Muscal JA，Sun Y，Nuchtern JG，et al. Plasma and cerebrospinal fluid pharmacokinetics of thalidomide and lenalidomide in nonhuman primates. Cancer Chemother Pharmacol，2012，69（4）：943-947.

8．轻链型淀粉样变性的二线治疗

> 系统性轻链淀粉样变性的治疗方法主要是抗浆细胞/B细胞治疗，快速、深刻的血液学缓解可以转化为延迟的器官缓解。疾病的治疗是在与脏器的恶化赛跑。随着药物治疗的不断更新，系统性淀粉样变性的疗效得到了很大的提升，可以选择的治疗方案也较前增多。了解不同治疗模式下系统性淀粉样变性治疗后 M 蛋白动力学的变化，可以帮助临床医生在不同节点选择是否更换治疗，具有非常重要的临床意义。

☞ 病例 22

患者男性，61 岁，主诉：反复口腔血疱 5 年余。患者于 2014 年 7 月开始无诱因反复出现口腔血疱，2015 年 8 月症状加重，就诊当地医院查血常规：WBC 14.33×10^9/L，Hb 152 g/L，PLT 181×10^9/L，予局部治疗，无明显好转。2016 年起开始反复出现眼周出血性皮疹，累及范围逐渐延伸至面部、耳周及前胸后背，逐渐感舌体肥厚，咬字不清。2017 年 12 月末就诊于我院，查血生化示：肌钙蛋白（TnI）0.038 ng/ml，氨基末端脑钠肽前体（NT-proBNP）405.2 pg/ml，肌酐 86.2 μmol/l，24 小时尿蛋白总量 0.38 g，碱性磷酸酶（ALP）及 r- 谷氨酰转肽酶（GGT）在正常范围内，LDH：138 U/L，免疫球蛋白 IgA 0.62 g/L（正常值为 0.7 ~ 4 g/L），IgM 0.34 g/L（正常值为 0.4 ~ 2.3 g/L），IgG 7.7 g/L（正常值为 8 ~ 15 g/L），血清蛋白电泳未见异常，尿轻链定量处于正常范围，血免疫固定电泳可见轻链 λ 型 M 蛋白阳性，尿免疫固定电泳可见轻链 λ 型 M 蛋白弱阳性，血清游离轻链：fκ 6.5 mg/L；fλ 1432.5 mg/L。超声心动图检查示：室间隔厚度 1.2 cm；心脏 MRI 示：室间隔厚度 1.3 cm，伴延迟强化（斑马征）。骨髓涂片：形态浆细胞占 10%，流式细胞学检查：fλ 限制性浆细胞占 1.73%，CD138 磁珠分选后的荧光原位杂交（FISH）检测提示 t（11；14）（q32；q13），腹壁脂肪活检刚果红染色阳性，λ（++），κ（−），电镜可见 10 nm 杂乱纤维丝散在分布，结果符合淀粉样变性。

诊断：淀粉样变性（轻链 λ 型，Mayo 2004 分期 Ⅱ 期，Mayo2012 分期 Ⅱ 期，累及心脏、皮肤）。

诊治策略分析

于 2018 年 1 ～ 2 月给予第一、二疗程 BCD 周方案化疗，具体为硼替佐米 1.3 mg/m² qw×4 次，CTX 300 mg/m² qw×3 次，地塞米松 40 mg qw×4 次。2018 年 3 ～ 4 月给予第三、四疗程 BCD 周方案化疗。患者血清游离轻链差值（dFLC）、NT-proBNP 变化情况见图 2-8-1。

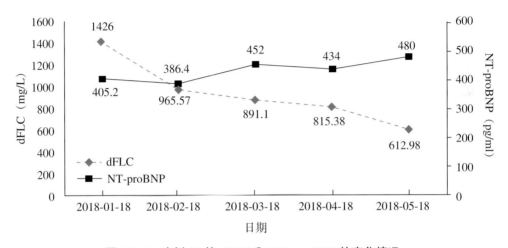

图 2-8-1　病例 22 的 dFLC 和 NT-proBNP 的变化情况

那么，有两方面的问题需要考虑，第一，是否需要调整治疗方案？

淀粉样变性的治疗初始目标为达到 VGPR 疗效及以上。该目标可以转化为更长的无进展生存；仅仅获得 PR 的患者仅有 8% 后续获得了器官缓解，VGPR 组达 33%，CR 组达 59%。因此，只有血液学获得 VGPR 以上的疗效才可能后续获得器官功能的缓解[1-2]。

影响获得 VGPR 及以上疗效的因素：①治疗方案的选择；②早期疗效监测（以硼替佐米为基础的治疗）；③细胞遗传学异常。

硼替佐米为基础的方案及自体造血干细胞移植是淀粉样变性的一线治疗推荐，相较于以美法仑或免疫调节剂为基础的方案，获得更深程度缓解的比例更高。

以硼替佐米为基础的治疗模式下，VGPR 大部分在早期获得。北京协和医院李剑教授等回顾性分析了 2009—2016 年 122 例接受硼替佐米为基础的治疗，发现一疗程 PR 是预测最大疗效达到 VGPR 的重要指标（ORR = 39.750；95% CI：10.904 ～ 144.907；$P < 0.001$）。BJH2015 年指南提出，每疗程评估血清游离轻链 /M 蛋白（1c 级证据），若 3 个疗程后仍治疗无效应该尽快选择替代方案，Mayo mSMART 指南指出，CyBorD 诱导 2 个疗程小于 PR 疗效需要考虑更换方案[3-5]。

细胞遗传学也是影响获得疗效的重要指标，Mayo 诊所及德国海德堡国家癌症中心的数据均显示，在接受硼替佐米为基础的治疗模式下，具有 t（11；14）（q32；q13）是疗效不佳的重要因素，但这种不良预后可以被自体移植所抵消[6-7]。

游离轻链的基础水平及心脏受累的情况也是方案更换的参照因素。对于具备高游离轻链水平的患者以及心脏受累情况严重的患者，应早期积极调整方案以"更快、更彻底"清除致病轻链[8]。

因此，本例患者此时需要调整治疗方案。

第二，选择怎样的治疗方案？

目前可以选择的治疗包括：以硼替佐米为基础的治疗、以美法仑及免疫调节剂为基础的治疗以及自体造血干细胞移植。而自体移植需要满足以下条件：年龄 ≤ 70 岁，体能状态评分 ECOG ≤ 2 分，肌钙蛋白 T（TnT） < 0.06 ug/L，收缩压 ≥ 90 mmHg，eGFR > 30 ml/min，纽约心脏病协会（NYHA）心功能分级为 1 ～ 2 级，严重受累重要器官（肝、心脏、肾或自主神经） ≤ 2 个[9]。自体移植的禁忌证包括：TnT > 0.06 ug/L、严重的自主神经病变、淀粉样物质导致的严重的胃肠道出血、严重的肾功能不全、年龄 > 70 岁、反复发作的有症状的淀粉样物质相关的胸膜渗出、ECOG > 2 分。该患者拒绝接受自体造血干细胞移植，故未在早期进行干细胞采集及移植。

CD38 单抗在二线治疗中显示出极好的疗效，在复发/难治性轻链型淀粉样变性中，CD38 单抗单药治疗的 ORR 为 76%， ≥ VGPR 达 60%。ANDROMEDA 研究联合 CD38 单抗及 CyBorD 诱导治疗的初步数据在 2019 年 IMWG 会议上报告的 ORR 为 96%， ≥ VGPR 达 82%[10]。

具有 t（11；14）（q32；q13）异常的患者对于 Bcl-2 抑制剂维奈托克可以获得良好效果[11]。

2018 年 7 月调整为 MD 方案（美法仑 8 mg/d×7 d，地塞米松 40 mg 1 次/周 × 4 周）×3 疗程。但监测血清游离轻链无明显下降。2019-03-01 开始，维奈托克口服逐渐增加至 400 mg qd，治疗后血清游离轻链差值（dFLC）及 NT-proBNP 变化见图 2-8-2。

对于轻链型淀粉样变性，在以硼替佐米为基础的治疗模式下，最大疗效发生在早期。因此，早期密切监测血清游离轻链差值的变化非常重要，对于 2 个疗程未能达到部分缓解的患者且游离轻链水平较高、心脏受累较重的患者，应该尽快更换二线方案。预测硼替佐米疗效的重要指标包括：初诊骨髓荧光原位杂交是否存在 t（11；14）（q32；q13）及早期疗效。

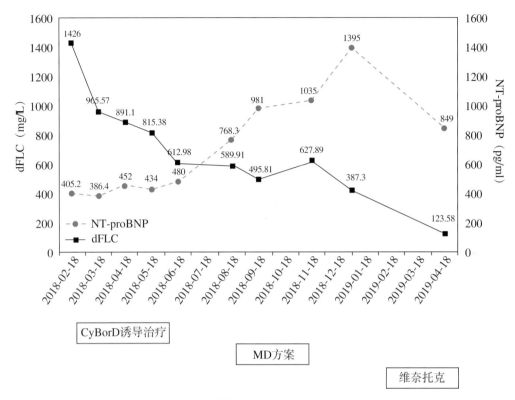

CyBorD诱导治疗

MD方案

维奈托克

图 2-8-2　治疗后病例 22 的 dFLC 和 NT-proBNP 变化

（刘　扬　路　瑾）

参考文献

［1］中国系统性淀粉样变性协作组，国家肾脏疾病临床医学研究中心．系统性轻链型淀粉样变性诊断和治疗指南．中华医学杂志，2016，96（44）：3540-3548.

［2］Minnema MC，Nasserinejad K，Hazenberg B，et al. Bortezomib-based induction followed by stem cell transplantation in light chain amyloidosis：Results of the multicenter HOVON 104 trial. Haematologica，2019，104（11）：2274-2282.

［3］Muchtar E，Dispenzieri A，Leung N，et al. Depth of organ response in AL amyloidosis is associated with improved survival：Grading the organ response criteria. Leukemia，2018，32（10）：2240-2249.

［4］Dispenzieri A，Buadi F，Kumar SK，et al Treatment of immunoglobulin light chain amyloidosis：Mayo stratification of myeloma and risk-adapted therapy（mSMART）consensus statement. Mayo Clin Proc，2015，90（8）：1054-1081.

[5] Wechalekar AD，Gillmore JD，Bird J，et al. Guidelines on the management of AL amyloidosis. Br J Haematol，2015，168（2）：186-206.

[6] Shen KN，Feng J，Huang XF，et al. At least partial hematological response after first cycle of treatment predicts organ response and long-term survival for patients with AL amyloidosis receiving bortezomib-based treatment. Ann Hematol，2017，96（12）：2089-2094.

[7] Muchtar E，Dispenzieri A，Kumar SK，et al. Interphase fluorescence in situ hybridization in untreated AL amyloidosis has an independent prognostic impact by abnormality type and treatment category. Leukemia，2017，31（7）：1562-1569.

[8] Ochtler T，Hegenbart U，Kunz C，et al. Translocation t（11;14）is associated with adverse outcome in patients with newly diagnosed AL amyloidosis when treated with bortezomib-based regimens. J Clin Oncol，2015，33（12）：1371-1378.

[9] Manwani R，Foard D，Mahmood S，et al. Rapid hematologic responses improve outcomes in patients with very advanced（stage Ⅲb）cardiac immunoglobulin light chain amyloidosis. Haematologica，2018，103（4）：e165-e168.

[10] Kaufman GP，Schrier SL，Lafayette RA，et al. Daratumumab yields rapid and deep hematologic responses in patients with heavily pretreated AL amyloidosis. Blood，2017，130（7）：900-902.

[11] Leung N，Thomé SD，Dispenzieri A. Venetoclax induced a complete response in a patient with immunoglobulin light chain amyloidosis plateaued on cyclophosphamide，bortezomib and dexamethasone. Haematologica，2018，103（3）：e135-e137.

9．PD-1 单克隆抗体

　　2014 年 PD-1/PD-L1 单克隆抗体面世，历经 8 年时间，以其为代表的免疫检查点抑制剂已在肿瘤治疗领域占据了一席之地。在血液肿瘤的治疗中，PD-1/PD-L1 单克隆抗体在复发难治的霍奇金淋巴瘤和原发纵隔大 B 细胞淋巴瘤的治疗中，取得了较好的疗效，获批临床适应证。本文通过一例使用 PD1 单克隆抗体治疗复发难治霍奇金淋巴瘤的病例，展现了免疫检查点抑制剂在血液肿瘤治疗中的应用，以及药物应用过程中免疫相关副作用的处理。

☞ 病例 23

　　男性患者，59 岁，2017 年 10 月患者无明显诱因出现双侧腹股沟肿物，椭圆形，直径 2 ~ 4 cm，活动性可，质中无压痛。患者就诊于我院，查血常规：WBC 5.84×10^9/L，NE 3.30×10^9/L，LY 1.63×10^9/L，Hb 123 g/L，PLT 53×10^9/L。血生化：LDH 232 U/L，ALB 36.2 g/L，血清 β2 微球蛋白（β2-MG）3.42 mg/L。外周血分类可见异常淋巴细胞占 8%。骨髓检查未见肿瘤成分。患者左腹股沟淋巴结活检：淋巴结部分区域正常结构不清楚，淋巴组织增生活跃，淋巴细胞、组织细胞背景中可见散在霍奇金淋巴瘤（HRS）样大细胞，单核或多核，免疫组化染色结果：大细胞 CD20$^-$，PAX-5（弱+），CD3$^-$，CD5$^-$，CD23（FDC$^+$），CD10$^-$，Bcl-6$^-$，MUM1$^+$，GATA-3$^-$，OCT-2$^-$，BOB-1$^-$，CD30$^+$，CD15$^+$，Ki-67（60%+），荧光原位杂交：EBER（+），病理诊断：经典型霍奇金淋巴瘤，混合细胞型。PET/CT：膈上下多发淋巴结，部分 FDG 代谢增高，SUV$_{max}$ 3.3，符合淋巴瘤表现。病程中患者无发热、盗汗，近半年体重下降 9 kg。最终患者确诊为：经典型霍奇金淋巴瘤（混合细胞型，Ⅲ 期 B，IPS=3）。于 2017-11-23 开始予 ABVD 方案治疗。2 程 ABVD 后中期 PET/CT 评估：DS 5 分，对比治疗前，全身多发 FDG 代谢增高淋巴结，部分 FDG 代谢较前增高，脾代谢较前增高。考虑患者疾病进展，于 2018-02-02、2018-03-03、2018-04-05 予以 ICE 方案化疗。患者每周期化疗后均发生Ⅳ级血液学毒性：血小板减少需输血小板支持；粒细胞缺乏并感染，抗生素治疗后好转。3 个疗程挽救性治疗后 CT 评估：全身多发淋巴结肿大，部分有缩小。评估疗效为疾病稳定状态（SD）。

诊治策略分析

难治复发性经典型霍奇金淋巴瘤（HL）患者，原发耐药。在当前的治疗模式下，原发耐药的患者约占 10%，获得 CR 后复发的比例约为 30%。自体造血干细胞移植仍是难治复发 HL 患者的重要治疗手段。二线治疗失败的患者可以进行新药 CD30 单抗（Brentuximab vedotin）和 PD-1 抑制剂的治疗，可以进行异基因造血干细胞移植或者推荐参加临床研究。近年来新药的早期应用研究已成为热点[1-4]。

免疫检查点抑制剂 PD-1 单抗治疗霍奇金淋巴瘤的研究取得了重大成果。霍奇金淋巴瘤是起源于胸腺 B 细胞的肿瘤，高表达 PD-L1 分子，与 9p24 异常相关的 JAK/STAT 通路活化，提示 PD-1 信号通路存在异常活化。T 细胞表面的 PD-1 分子活化后，向 $CD8^+$ T 细胞内传递抑制性信号，抑制细胞功能，造成肿瘤免疫逃逸。EB 病毒来源的 LMP-1 也可以活化 JAK/STAT 和 AP-1 旁路，增加 PD-L1 表达。PD-1 单抗或者 PD-L1 抗体可以阻断这一抑制性信号通路，提高 T 细胞杀伤肿瘤活性，达到抗肿瘤目标。因此，免疫检点抑制剂作为免疫治疗的手段之一可以用于多瘤种的治疗。已经证实 PD-1 单抗在黑色素瘤及小细胞肺癌中有明显疗效。研究证明，在恶性淋巴瘤中，同样来源于胸腺 B 细胞的纵隔大 B 细胞淋巴瘤也有很好的疗效。在所有肿瘤中，PD-1 单抗治疗难治复发性多线治疗（包括自体干细胞移植）失败的霍奇金淋巴瘤的反应率为 65% ~ 87%，远高于其他肿瘤反应率（约 30%），同时疗效持久[5-9]。当前 PD-1 单抗在中国已获批准可以用于 2 线系统性化疗失败或难治耐药的霍奇金淋巴瘤。

2018-05-21 至 2018-06-21 给予患者 PD-1 单抗 200 mg，每 2 周 1 次静滴，治疗 3 次。在第 2 次治疗后，患者出现双下肢酸痛，逐渐加重，出现行走困难。进一步门诊检查，肌电图示神经源性损害。

免疫检查点抑制剂 PD-1 单抗激动 T 细胞，使其功能活化，在抗肿瘤免疫增强的同时，也有导致免疫相关不良事件（irAE）的可能，需引起广泛重视。荟萃分析结果显示，在应用 PD-1 或者 PD-L1 抗体治疗的肿瘤患者中，任意级别免疫相关不良事件（irAE）的发生率为 66.0%，≥ 3 级的 irAE 为 14.0%。最常见的任意级别 irAE 为乏力（18.26%；95% CI：16.49% ~ 20.11%）、皮疹（10.61%；95% CI：9.46% ~ 11.83%）和腹泻（9.47%；95% CI：8.43% ~ 10.58%）。最常见的 ≥ 3 级的 irAE 为乏力（0.89%；95% CI：0.69% ~ 1.14%）、贫血（0.78%；95% CI：0.59% ~ 1.02%）和 AST 升高（0.75%；95% CI：0.56% ~ 0.99%）[10]。另一项基于 WHO 的 VIgiBase 数据库的 24 079 份涉及 irAE 的病例分析发现[11]，较为常见的 irAE 包括：肺炎（2484 例）、结肠炎（2293 例）和甲状腺炎（1227

例）。较少发生的 irAE 包括：肾炎（68 例），血管炎（13 例）。irAE 多在使用药物后的 100 天内发生，其中心肌炎、肌炎最早发生，中位发生时间为 28 天，而肾上腺疾病、糖尿病的发生则相对较慢，中位发生时间为 110 天。本例患者发生的神经系统损伤，在数据库中共报道了 434 例，中位发生时间为 40 天（18 ～ 85 天）。

本例患者的免疫相关外周神经病变的毒性分级为 2 级，NCCN 分级为中级。根据指南推荐：此时中断 PD-1 单抗治疗后，应用糖皮质激素 0.5 mg/（kg·d）治疗，症状缓解至 ≤ 1 级。

荟萃分析结果发现，在因 irAE 中断治疗、症状缓解后再次应用免疫检查点抑制剂的 452 例患者中，130 例患者（28.8%）出现了与首次相同的 irAE，20 名患者（4.4%）出现了不同于首次的 irAE。因此，发生 irAE 的患者的免疫检查点抑制剂的再次暴露，需要严格评估其风险获益，严密观察病情变化。根据 NCCN 指南 1 ～ 2 级外周神经毒性，可以在停药后下调至 0 ～ 1 级后再次应用。

本例患者自 2018-9-14 继续给予 PD-1 单抗治疗，患者无新发 irAE。2018 年 12 月，PET/CT 评估患者达完全代谢缓解（CMR）。

专家点评

对于复发难治性的经典型霍奇金淋巴瘤的治疗，免疫检查点抑制剂 PD-1 单抗治疗反应率高，治疗反应持久，与 CD30 单抗（Brentuximab Vodotin）一起成为重要的治疗选择。更前线应用或者联合化疗应用的研究正在进行中。而单药 PD-1 单抗应用属于免疫治疗，治疗疗程数并无定论。根据前期临床研究设计，一般为 2 年。

免疫检查点抑制剂可以因为以下原因诱发 irAE：①活化 T 细胞针对同时分布于健康组织的肿瘤抗原；②自身抗体组织低毒升高；③炎症相关细胞因子释放；④某些药物如 CTLA-4 抗体可以促进补体介导的炎性反应。治疗期间需给予患者监测，以及时识别和控制 irAE。如对于早期发生的心肌炎，严重威胁生命，需通过监测 Tn1 水平早期发现。各器官特异性 irAE 需按照毒性级别给予相应处理。由于再次应用免疫检查点抑制剂可能再次诱发 irAE，因此再次用药需要谨慎评估风险获益。

免疫检查点抑制剂治疗肿瘤时可以见到爆发性进展或假性进展的现象。为鉴别假性进展，可以进行高代谢部位的活检，通过是否存在反应性 T 细胞的聚集来诊断或者排除。

（魏　蓉　杨申淼）

参考文献

[1] Canellos GP，Anderson JR，Propert KJ，et al. Chemotherapy of advanced Hodgkin's disease with MOPP，ABVD，or MOPP alternating with ABVD. N Engl J Med，1992，327：1478-1484.

[2] Merli F，Luminari S，Gobbi PG，et al. Long-term results of the HD2000 trial comparing ABVD versus COPP-EBV-CAD in untreated patients with advanced Hodgkin lymphoma：a study by Fondazione Italiana Linfomi. J Clin Oncol，2016，34（11）：1175-1181.

[3] Viviani S，Zinzani PL，Rambaldi A，et al. ABVD versus BEACOPP for Hodgkin's lymphoma when high-dose salvage is planned. N Engl J Med，2011，365：203-212.

[4] Ansell SM，Lesokhin AM，Borrello I，et al. PD-1 blockade with nivolumab in relapsed or refractory Hodgkin's lymphoma. N Engl J Med，2015，372：311-319.

[5] Doroshow DB，Sanmamed MF，Hastings K，et al. Immunotherapy in non-small cell lung cancer：facts and hopes. Clin Cancer Res，2018，24（21）：5368-5380.

[6] Merryman RW，Armand P，Wright KT，et al. Checkpoint blockade in Hodgkin and non-Hodgkin lymphoma. Blood Adv，2017，1（26）：2643-2654.

[7] Sahni S，Valecha G，Sahni A. Role of anti-PD-1 antibodies in advanced melanoma：the era of immunotherapy. Cureus，2018，10（12）：e3700.

[8] Chen R，Zinzani PL，Lee HJ，et al. Pembrolizumab in relapsed or refractory Hodgkin lymphoma：2-year follow-up of KEYNOTE-087. Blood，2019，134（14）：1144-1153.

[9] Armand P，Engert A，Younes A，et al. Nivolumab for relapsed/refractory classic Hodgkin lymphoma after failure of autologous hematopoietic cell transplantation：extended follow-up of the multicohort single-arm phase Ⅱ CheckMate 205 Trial. J ClinOncol，2018，36（14）：1428-1439.

[10] Wang Y，Zhou S，Yang F，et al. Treatment-related adverse events of PD-1 and PD-L1 inhibitors in clinical trials：a systematic review and meta-analysis. JAMA Oncol，2019，5（7）：1008-1019.

[11] Dolladille C，Ederhy S，Sassier M，et al. Immune checkpoint inhibitor rechallenge after immune-related adverse events in patients with cancer. JAMA Oncol，2020，6（6）：865-871.

三、特殊病种

1. 获得性血友病

> 　　获得性血友病是指非血友病患者的血液循环中出现了抗凝血因子Ⅷ的抑制物，使凝血因子Ⅷ的水平严重降低而引起的一种罕见的出血性疾病。本例介绍了其临床特点及诊断要点。

☞ **病例 24**

　　患者男性，66 岁。主因"血尿半月余，皮肤瘀斑 4 天"于 2005-10-28 经泌尿外科转入血液科。

　　患者转科前半月余，无明显诱因出现无痛性全程肉眼血尿，我院 B 超示：前列腺增大、结节，左肾囊肿，双侧输尿管、膀胱未见明显占位性病变。泌尿科以"血尿原因待查"收入院。当时血常规：WBC 10.99×10^9/L，RBC 3.26×10^{12}/L，Hb 104.6 g/L，PLT 212.7×10^9/L。2005-10-19 行膀胱镜检查并取病理，术后血尿加重，出现膀胱梗阻现象，同时胸部、双侧上肢多发皮肤瘀斑。急查凝血功能：PT 13.4 s，APTT 100.0 s，Fg 347 mg/L，纤维蛋白原降解产生物（FDP）> 20 mg/L，D-dimer 1346.84 ng/ml。FⅧa 2%，FⅨa 35%，FⅪa 28%，血管性血友病因子（VWF）76%。拟诊"血友病"转入血液科。

　　既往史：患者双下肢湿疹病史 1 年余，中药治疗半年，具体成分不详。高血压病史两年，经药物控制良好。否认糖尿病、结核、冠心病、肝炎等病史。个人史：对青霉素过敏。家族史无特殊。

　　体格检查：体温 37.8℃，血压 130/80 mmHg，心率 100 次/分。神志清楚清，贫血貌，巩膜无黄染。臀部、双上肢及背部大片瘀斑，表皮无溃烂。双下肢丘疹，有渗出及结痂。双肺呼吸音清，未及明显干、湿性啰音。心律齐，二尖瓣听诊区可闻及 1/6 级杂音，各瓣膜听诊区未闻及病理性杂音。腹软，无压痛，肝脾肋下未触及，移动性浊音（−），肠鸣音正常。双下肢轻度凹陷性水肿。血常规：WBC 26.39×10^9/L，RBC 2.23×10^{12}/L，Hb 72.0 g/L，PLT 207.7×10^9/L。凝血功能：PT 13.4 s，APTT 100.0 s，Fg 347 mg/L，FDP > 20 mg/L，D-dimer 1346.84 ng/ml。FⅧa 2%，FⅨa 35%，FⅪa 28%，VWF 76%。FⅧ抗体 25 BU。血生化示：Cr 174 ng/ml，TP 44.7 g/L，ALB 25.1 g/L，LDH 372 U/L，TBIL 26.0 μmol/L，直接胆红素（DBIL）12.2 μmol/L，葡萄糖 6.42 mmol/L，尿素氮 12.77 mmol/L。免疫球蛋白检查示：IgA 2.40 g/L（0.68 ～ 3.78 g/L），IgG 4.85 g/L（6.94 ～ 16.18 g/L），IgM 0.459（0.60 ～ 2.63 g/L），补体 C3 0.673 g/L（0.88 ～ 2.01 g/L），补体 C4 0.193 g/L（0.16 ～ 0.47 g/L）。风湿免疫检查示：类风湿因子（RF）20 U/L（0 ～ 30 U/L），抗链球菌溶血素 O（ASO）25.1 U/L（9 ～ 200 U/L），狼疮抗体（−），抗核抗体（−），抗平滑肌抗体（−），抗胃壁细胞抗体（−），抗线粒体抗体（−），Scl-70（−），抗 SSA 抗体（−），血清抗 U1RNP 抗体（U1RNP）（−），抗 JO-1 抗体（−），抗 SM 抗体（−），抗 SSB 抗体（−），抗 rRNP 抗体（−），抗心磷脂抗体（−），狼疮抗凝物（−）。肿瘤标志物均阴性。

诊断：获得性血友病，可能与皮肤湿疹有一定相关性。

治疗：给予凝血因子Ⅷ（最大剂量 30 U/kg，每 12 小时 1 次）、q12h 凝血酶原复合物（最大剂量 900 U）及新鲜冰冻血浆（最大量 1200 ml qd）等替代治疗；并应用氢化可的松 300 mg/d，环磷酰胺 400 mg 2 次 / 周，丙种球蛋白 10 g/d×2 周；同时加强支持治疗。因患者膀胱出血量大，并出现尿路梗阻及肾后性肾功能损害，分别于转科后的第 1、5 天急诊行膀胱镜清除梗阻血块，术后持续膀胱冲洗，最多每日出血量达 2000 ml。后给予活化的重组凝血因子Ⅶ 60 ～ 120 μg/kg，每 3 小时 1 次，共 14 次进行治疗，同时于第 8 天给予甲泼尼龙 500 mg/d 冲击 3 天。患者血尿逐渐改善，凝血功能恢复，凝血因子Ⅷ抗体滴度逐渐下降，分别于转科后第 40 天、50 天和第 9 周恢复正常。于 2006-01-17 口服泼尼松 30 mg/d 出院。

诊治策略分析

获得性血友病是以循环血中出现抗凝血因子Ⅷ（FⅧ）的自身抗体为特征的一种自身免疫性疾病。诊断获得性血友病需要与血友病合并抑制物和狼疮抗凝物存在进行鉴别。获得性血友病合并抑制物时，患者多自幼反复发作出血，多有家族出血史，当获得性血友病患者产生同种抗体时，可表现为输注 FⅧ止血效果不佳，FⅧ水平无提升。

该患者无既往出血病史，老年发病，不符合获得性血友病合并抑制物的诊断。另外，狼疮抗凝物存在时由于对磷脂的抑制作用，可能导致体外试验中凝血因子减少的假象。但狼疮抗凝物存在时，APTT 纠正试验无论即刻还是孵育 2 h，延长的

APTT 均不能被正常血浆纠正，可供鉴别诊断。临床上，有狼疮抗凝物的患者多以血栓事件为主要表现，很少发生出血。此例患者的狼疮抗凝物检测为阴性，可排除诊断。如果进行 APTT 纠正试验，该患者应表现为延长的 APTT 即刻可被纠正，孵育 2 h 不能被纠正[1,2]。

获得性血友病的治疗策略分为快速控制出血的急性期治疗和清除抗体的长期治疗两方面。

（1）控制出血的急性期治疗：无论抗体滴度及 FⅧ 水平如何，对于 AHA 伴严重出血的患者均应开始止血治疗。一线治疗为人重组活化凝血因子 Ⅶ（rFⅦa）和活化人凝血酶原复合物（aPCC），因国内无 aPCC，我们应首选 rFⅦa（90 μg/kg，每 2 ~ 3 h 应用一次，直至止血）。此外，基因重组猪 FⅧ 与人 FⅧ 抑制物交叉反应低，已在美国上市，FDA 批准用于获得性血友病治疗。只有当抑制物滴度 ≤ 5 BU、出血表现或者潜在出血较轻微并且无旁路治疗制剂时，才使用重组或血浆来源的人 FⅧ 浓缩物治疗。在发生难治性出血或需要外科干预等特殊情况下，可以使用血浆置换或者免疫吸附法快速去除血浆中的抑制物以达到有效止血[1,2]。我中心牵头的全国多中心大样本临床研究显示，减低剂量 rFⅦ [平均 40 μg/kg（25 ~ 55 μg/kg）8 ~ 12 小时一次] 联合 FⅧ 治疗获得性血友病的止血率达 95.0%，疗效显著优于减低剂量 rFⅦ 单药或凝血酶原复合物[3]。

目前，依美珠单抗（Emicizumab）已上市，它是一种人源化双特性抗体，可同时结合 FⅨa 和 FX，从而模拟 FⅧ 的辅因子功能。近期已有依美珠单抗（3 mg/kg 皮下注射，第 1 周 2 ~ 3 次，之后 1.5 mg/kg 每 3 周一次）用于治疗获得性血友病的报道，报道中的中位起效时间为 1.5 天（1 ~ 4 天），中位用药次数为 5 次（3 ~ 9 次），总疗程 31 天（15 ~ 79 天），12 例患者均成功止血，没有发生药物相关严重不良反应。提示我们依美珠单抗是获得性血友病的有效止血药物选择，具有皮下注射、止血效果好、早期出院、减少免疫抑制剂应用及不良反应等优点，显示出良好的应用前景[4]。

（2）清除抗体的长期治疗：获得性血友病是一种自身免疫性疾病，在积极治疗原发病的基础上，所有患者在确诊后都应尽快开始免疫抑制治疗。可单独应用糖皮质激素或与环磷酰胺联合作为初始治疗，抑制物消失时间平均为 5 周，环磷酰胺总疗程不超过 6 周。若上述治疗 4 ~ 6 周后无反应或不可耐受，应该考虑换用单用利妥昔单抗 [375 mg/m^2/w × 4 周（w）]、减少剂量或者联合糖皮质激素的替代治疗方案。如仍无效，可使用硫唑嘌呤、长春新碱、吗替麦考酚酯和环孢素等。不推荐大剂量静脉注射人免疫球蛋白清除抑制物[1,2]。

总之，获得性血友病是严重获得性自身免疫性出血性疾病，有效治疗需达到原发病纠正、出血控制及抑制物消失。

（张晓辉）

参考文献

[1] 中华医学会血液学分会血栓与止血学组，中国血友病协作组. 获得性血友病 A 诊断与治疗中国专家共识. 中华血液学杂志，2014，35（6）：575-576.

[2] Tiede A，Collins P，Knoebl P，et al. International recommendations on the diagnosis and treatment of acquired hemophilia A. Haematologica，2020，105（7）：1791-1801.

[3] Zhang XH，Zhu XL，Niu T，et al. Combination of FVIII and low-dose rFVIIa improves haemostasis in acquired haemophilia A patients：a collaborative controlled study. Thrombosis Research，2015，135（5）：835-840.

[4] Knoebl P，Thaler J，Jilma P，et al. Emicizumab for the treatment of acquired hemophilia A. Blood，2021，137（3）：410-419.

2. 老年急性白血病

急性白血病（AL）是老年人中较为高发的白血病类型之一，急性髓系白血病（AML）患者发病中位年龄为 65～70 岁，老年 AML 因其合并症多、化疗耐受性差等原因致使治疗相关死亡率高达 25%，完全缓解（CR）率仅为 30%～50%，无病生存（DFS）率仅为 40% 左右，3 年总生存（OS）率为 30%～40%，不耐受强化疗的 AML 患者，中位 OS 仅7.0 个月[1-3]。

病例 25

患者女性，诊断时 76 岁，2016 年 9 月因"面部肿胀，发热 2 周"就诊，血常规：WBC $1.47×10^9$/L、Hb 101 g/L、PLT $133×10^9$/L，骨髓形态：骨髓增生Ⅲ～Ⅳ级，原始细胞占 22%。免疫分型示：异常髓系原始细胞占 34.10%。染色体：46，XX [20]。基因检测：*MLL-PTD/ABL*=30.4%。入院体格检查示：体温 38℃，右侧面部发红肿胀，双下肺少量湿啰音，心率 90 次/分，肝脾不大，双下肢不肿。入院后先予莫西沙星 400 mg qd 抗感染，2 天后体温正常，面部肿胀好转，体温正常 1 周后，评估 ECOG 为 2 分，肝肾功能正常，左室射血分数为 62%，予伴随疾病、脏器功能、体能和认知功能评估，属于老年 AMLO 治疗分层选择治疗耐受脆弱组组，予地西他滨（DAC）20 mg/m^2×5 天单药治疗，1 周后出现 4 级骨髓抑制，WBC $0.9×10^9$/L、Hb 70 g/L、PLT $24×10^9$/L，出现肺部感染，肠道感染，败血症（人葡萄球菌、肺炎克雷伯菌），感染性休克，予美罗培南＋替加环素抗感染治疗后好转，血常规恢复，骨髓评估为未缓解（NR），予 DAC 再诱导，治疗过程中未再出现严重感染，2 次予 DAC 治疗后仍然为 NR，予以 DAC 联合小剂量化疗（半量 CAG）后达部分缓解（PR），重复 DAC＋半量 CAG 方案（DCAG）达到了 CR，患者巩固治疗过程中，AML 复发了 4 次，每次根据患者当时情况及国内外 AML 治疗进展进行具体分析，选择针对患者的个体化持续治疗，治疗的完整过程见图 3-2-1。起病后第 5 年，一般情况好，WBC $3.9×10^9$/L、Hb 121 g/L、PLT $101×10^9$/L，CR5 状态持续 12 个月，仍在持续治疗及密切随访过程中。

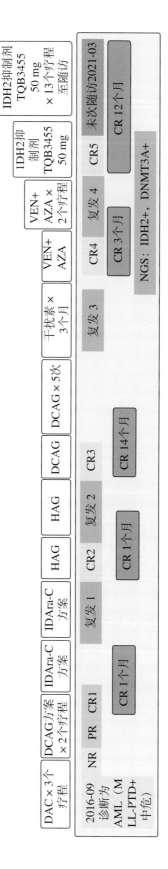

图 3-2-1 病例 25 的治疗过程

诊治策略分析

1．诱导治疗

患者诊断时为76岁老年女性，按照WHO2016标准[4]诊断为急性白血病-非特殊分型（AML-NOS）；按照NCCN 2020年标准危险度分层[5]为中危；患者年龄>75岁，诊断时伴随发热、肺部感染等严重非血液学合并症，在抗感染治疗使患者体温正常、肺部感染明显好转后，予以去甲基化药物（HMA）DAC治疗，治疗后出现了4级骨髓抑制和严重感染，在这个阶段，积极抗感染及经验性抗感染非常重要，鉴于患者高龄，出现高热、肺部感染、肠道感染后血压下降，及早应用碳青霉烯类抗生素、高热时血培养的及时抽取、待血培养结果回报为肺炎克雷伯菌后积极予以替加环素治疗在整个抗感染治疗中均非常重要，经过积极抗感染和休克控制，血常规恢复，血常规恢复是治疗有效的一个表现，因此，继续DAC单药治疗2个疗程，在第2次及第3次治疗后，疗效评估仍然为骨髓NR，但治疗过程中未再出现严重感染，患者一般情况较前明显好转，肺内感染灶基本吸收，第4次诱导治疗给予了DAC联合小剂量化疗（半量CAG），患者第4次诱导化疗后即达到PR，第5次治疗重复DAC+半量CAG，评估疗效达到了CR。从本患者的诱导治疗过程可以看出，对于老年高龄患者，即使是DAC单药治疗，仍然出现了4级骨髓抑制。严重感染风险仍然较大，在这个过程中，感染控制、血象改善、一般情况明显好转是关键，给后续加小剂量化疗提供了可能，最终达到了CR。

2．缓解后治疗

患者在CR后一般状况改善，重新予伴随疾病、脏器功能、体能和认知功能的评估，属于老年AML治疗分层选择的适合强化疗组，予中剂量阿糖胞苷巩固，CR状态仅维持了1个月就出现复发，予以高三尖杉酯碱为基础的方案（HAG）再诱导达CR2，CR2状态仅维持1个月再次复发，分析患者曾对DAC+CAG方案敏感，基于2017年ELN指南[6]及中国专家指南[7]，予DAC+CAG方案再诱导后达CR3，CR3状态维持了14个月后第3次复发，基于Bcl-2抑制剂（VEN）治疗复发难治性AML的进步[8-10]，予以VEN联合阿扎胞苷（AZA）达CR4，CR4状态维持3个月第4次复发，基于二代测序在AML中开始进入临床应用[11]，对患者进行基因突变的二代测序，发现患者存在*IDH2*突变及*DNMT3A*突变，一方面解释了本患者HMA治疗获益良多的原因，一方面找到了IDH2的靶点，进入了IDH2抑制剂治疗的临床试验组，目前为第5次完全缓解（CR5），并持续缓解12个月，一般状况好。

本患者于81岁高龄仍可无病生存，首先得益于在诊断时虽然已高龄，但患者、家属及医生都没有放弃对其进行积极治疗，根据患者的耐受情况，医生做出了能治疗尽量治疗的选择。2020年8月美国血液病学会发布了初治老年AML治疗指南[12]，对于新诊断的老年 AML 患者给出了具体建议，根据患者的耐受情况，给出了能治疗尽量治疗、能强化疗尽量强化疗、低强度治疗缓解后尽量无限期继续治疗等建议。本老年患者在复发了 4 次后，获得了第 5 次缓解，且存活 5 年以上，主要得益于去甲基化药物、二代测序、靶向治疗，近年众多创新靶向治疗在老年初治 AML 及复发难治性 AML 中取得了长足进展。NCCN 2020 对不耐受强化疗的老年 AML 及复发难治性 AML 患者的建议是：首先进行基因突变二代测序检测，确定有无 *IDH1/IDH2/FLT3-ITD* 等基因突变，靶向治疗及临床试验是不耐受强化疗的老年 AML 及复发难治性 AML 的首选。

（王　婧）

参考文献

［1］黄晓军. 老年急性髓性白血病特征及治疗. 中国中西医结合杂志，2008，28（10）：873-874.

［2］王婧，江滨，江浩，等. 老年急性髓系白血病小剂量 MA 与 CAG 方案诱导治疗疗效比较及预后影响因素分析. 中华血液学杂志，2016，37（3）：193-199.

［3］中华医学会血液学分会白血病淋巴瘤学组. 成人急性髓系白血病（非急性早幼粒细胞白血病）中国诊疗指南（2017 年版）. 中华血液学杂志，2017，38（3）：177-182.

［4］中国抗癌协会血液肿瘤专业委员会，中华医学会血液学分会，中华医学会病理学分会. 二代测序技术在血液肿瘤中的应用中国专家共识（2018 年版）. 中华血液学杂志，2018，39（11）：881-886.

［5］Webster JA，Pratz KW. Acute myeloid leukemia in the elderly：therapeutic options and choice. Leuk lymphoma，2018，59（2）：274-287.

［6］Arber DA，Orazi A，Hasserjian R，et al. The 2016 revision to the World Health Organization classification of myeloid neoplasms and acute leukemia. Blood，2016，127（20）：2391-2405.

［7］NCCN Clinical Practice Guidelines in Oncology（NCCN Guidelines ®）. Acute Myeloid Leukemia，Version 2，2020

［8］Döhner H，Estey E，Grimwade D，et al. Diagnosis and management of AML in adults：2017 ELN recommendations from an international expert panel，2017，129（4）：424-447.

［9］Aldoss I，Yang D，Aribi A，et al. Efficacy of the combination of venetoclax and hypomethylating agents in relapsed/refractory acute myeloid leukemia.

Haematologica，2018，103：e404.

[10] DiNardo C，et al.EHA 2020.Abstract：LB2601.（缺信息）

[11] A. Maiti，et al. ASH 2020. Abstract 637.（缺信息）

[12] Sekeres MA，Guyatt G，Abel G，et al. American Society of Hematology 2020 guidelines for treating newly diagnosed acute myeloid leukemia in older adults. Blood Adv，2020，4（15）：3528-3549.

3. 再生障碍性贫血治疗后发生白血病

再生障碍性贫血（AA）等血液系统疾病患者在接受免疫抑制治疗之后长期的副作用越来越受到关注。本文将对在再生障碍性贫血免疫抑制治疗后发生白血病的情况作以系统阐述。

病例 26

患者男性，43 岁，主因"乏力伴间断牙龈出血 8 年余，加重 3 周"于 2008 年 4 月就诊于我院门诊。

1999 年 7 月，患者无明显诱因出现乏力，间断牙龈出血，偶有胸部及上肢皮肤散在出血点，发热，最高体温 39.1℃，伴咽痛。查血常规示：WBC 1.8×10^9/L，Hb 44 g/L，PLT 7×10^9/L，免疫分型示：成熟淋巴细胞占 73%。骨髓穿刺示：骨髓增生极度低下，粒红比为 1.8：1，粒、红两系均少见，淋巴细胞比例增高，占 79%，形态正常，巨核细胞未见，血小板少见，提示"再生障碍性贫血（AA）"。骨髓活检：骨髓中造血组织明显减少，红系、粒系均明显减少，未见巨核细胞，病变符合再生障碍性贫血诊断。CD59（阴性细胞百分数）：RBC 1%，WBC 1.4%。诊断为"再生障碍性贫血，重型"。1999 年 8 月给予抗胸腺细胞球蛋白（ATG）5 mg/kg 共 5 天，环孢素（CsA）、司坦唑醇、粒细胞集落刺激因子（G-CSF）治疗 10 个月余，血象正常、自觉症状缓解后自行停药。2004 年 9 月、2006 年 7 月、2007 年 10 月分别出现乏力、皮肤出血，当时查血常规：WBC（2 ~ 2.9）$\times 10^9$/L，Hb 60 ~ 78 g/L，PLT（1 ~ 10）$\times 10^9$/L。数次骨穿均示：增生极度低下，粒红比为（8.3 ~ 18.5）：1，粒系以中性分叶为主，红系少见，形态比例基本正常，有核细胞以成熟淋巴细胞为主，占 50% ~ 60%，未见巨核细胞，血小板少见。给予 CsA、司坦唑醇治疗 5 ~ 7 个月后，血常规改善、症状好转后自行停药。2008-04-10（入我院 3 周前）上述症状再次出现并较前加重，体格检查示：体温 36.6℃，呼吸 18 次 / 分，脉搏 62 次 / 分，血压 120/60 mmHg。贫血貌，全身皮肤无出血点和瘀斑。浅表淋巴结未触及。口唇苍白，牙龈无肿胀，咽部无充血，扁桃体不肿大。胸骨无压痛，双肺呼吸音清，未闻及干、湿性啰音。心率 62 次 / 分，律齐，各瓣膜听诊区未闻及杂音。腹平软，肝肋下未及，脾肋下 2 cm

（既往查体未曾发现脾大）。血常规：WBC 5.79×10^9/L，Hb 56 g/L，PLT 7×10^9/L，外周血涂片细胞分类示：中幼粒细胞2%，中性晚幼粒细胞3%。骨髓穿刺示：增生明显活跃，原粒细胞9.5%，红系占68%，以早、中幼红细胞为主，胞体大小不等，可见双核、多核及核畸形红细胞，分裂象易见，并可见脱核障碍，成熟红细胞大小不等，可见巨大红细胞。骨髓免疫分型：异常细胞占17.64%，表达CD34、CD11b、CD13、HLA-DR、CD33、CD64、CD4dim；部分表达CD117、CD14，不表达CD7、CD19、CD56、GlyA、cCD3、cMPO；SSC较大，较均匀一致，可能为异常原始单核细胞；另一群细胞占54.46%，位于有核红细胞位置，比例偏高。骨髓活检：部分区造血组织增生活跃，偶见巨核细胞，原始红细胞比例明显增多，部分区造血组织消失呈水肿状，CD30（-）、CD45RO（+）、CD20（+）、CD56（-）、MPO（+）、GrB（-）、CD3（+）、CD79a（+），铁染色（-）、PAS（+）、网织纤维（+）。CD55（+）红细胞占88.85%，CD59（+）红细胞占97.19%；CD55（+）白细胞占98.43%，CD59（+）白细胞占88.48%。染色体：正常核型。诊断：急性红白血病，继发于再生障碍性贫血。

诊治策略分析

再生障碍性贫血的治疗主要有骨髓移植（BMT），应用免疫抑制疗法（IST）、造血刺激因子、雄激素、支持治疗以及中药等。对于无移植条件的患者，IST为主的方案已成为标准治疗，如抗淋巴细胞球蛋白（ALG）、ATG+CsA或联合糖皮质激素，60%～80%患者达到血液学恢复，长期生存率接近80%。但长期应用IST，阵发性睡眠性血红蛋白尿症（PNH）、骨髓增生异常综合征（MDS）、白血病以及少数实体瘤等克隆性疾病的发生引起了越来越多的关注。克隆性疾病在AA经免疫抑制疗法（IST）后的发病率，有不同的报告，如57%（8年）、（21.9±5.8）%（8年）、15%（10年）、25%（11年）、（42±13）%（15年）等。一致的意见是，克隆性疾病的发病率随着时间的推移而增加，且没有平台期。

有研究显示，在AA患者中，MDS的10年累积发病率为9.6%，急性白血病（AL）为6.6%，以急性髓系白血病为主，是健康人群的115倍。Tichelli等进行了AA患者应用ALG后骨髓增生异常综合征/急性淋巴细胞白血病（MDS/AML）的发病率研究。在1976—1992年间接受ALG治疗的129例重型AA患者中，9例发展为MDS，治疗15年中MDS的累积发病率为（26±8）%。Frickhofen等随访了84例AA患者，在接受IST后11年，4例发展为MDS或白血病，预计发病率为8%。欧洲血液和骨髓移植学会（EBMT）总结了IST（$n = 860$）及BMT（$n = 748$）治疗的AA患者克隆性疾病发生的情况，发现在IST组中有19例发生MDS、15例发生急性白血病，而在BMT组中只有2例发生急性白血病。MDS的

10 年累积发病率为 9.6%，急性白血病的 10 年累积发病率在 IST 组为 6.6%，在 BMT 组为 0.4%。作者同时分析了 IST 后诱发克隆性疾病的危险因素，包括在 IST 中添加雄激素（RR =0.28）、患者年龄偏大（RR = 1.03）、1982 年后接受治疗（RR = 3.01）、脾切除（RR = 3.65）和多疗程 IST 联合应用（RR = 2.26）。

近年来，AA 治疗中普遍加入了 G-CSF，主要基于以下原因：①在 IST 治疗的前 3 个月刺激中性粒细胞反应，减少早期因感染造成的死亡；②减少残存 CD34（+）骨髓细胞的凋亡；③使暴露于免疫抑制剂的外周骨髓前体细胞再植回骨髓。

日本学者进行了若干有关 AA 患儿应用 G-CSF 后远期并发症的研究。1997 年，在调查的全部 167 例经 IST 治疗的患儿中，MDS/AML 9 年累积发病率为（15.9 ± 6.2）%，其中 IST 联合 G-CSF 组高达（47.0 ± 17.1）%，发病时间为诊断 AA 后的 17 ~ 36 个月。在 2002 年的研究中采集了 113 例 AA 患儿，AA 发病时均为正常核型，在 IST ± G-CSF 治疗 9 ~ 81 个月中，12 例发生了 MDS，并均出现了异常核型，以单体 7 为主。MDS 累积发病率为（13.7 ± 3.9）%。分析发生 MDS/AML 的危险因素为应用 G-CSF 的天数较长和治疗前 6 个月无反应。

欧洲血液和骨髓移植学会于 2007 年对 840 名重型再生障碍性贫血（SAA）患者进行研究，发现 24 例发生 MDS，26 例发生 AML，中位发生时间分别为 2.5 年和 2.2 年，10 年累积发病率分别为 4.3% 和 4.6%。应用 G-CSF 的患者 MDS/AML 发生率为 10.9%，未应用者仅为 5.8%（$P = 0.07$）。老年（HR = 2.9，$P = 0.001$）及 G-CSF 的应用（HR = 1.9，$P = 0.04$）是 MDS/AML 发生的危险因素。

关于 AA 继发 MDS/AML 的机制尚不明确，有如下两种假说。

（1）AA 患者体内的免疫性 T 细胞激活并释放细胞因子，这种免疫攻击损伤造血干细胞 DNA，致使基因突变，出现染色体异常。在应用 G-CSF 的患者中，G-CSF 在刺激粒系增生的同时，也刺激了 MDS 细胞的克隆。

（2）在 AA 患者中，造血干细胞的端粒进行性缩短、端粒酶活性增高，导致基因不稳定。Ball 等研究了 79 名 AA、范科尼贫血、阵发性睡眠性血红蛋白尿症患者，发现其端粒长度短于同年龄正常人群（$P < 0.0001$），粒系及单核系细胞中的端粒均缩短，提示这一变化发生在造血干细胞水平，且与 AA 继发 MDS 有关。在一些 AA 病例中也发现了端粒修复基因的突变。

继发于 AA 的 MDS/AML 预后极差，常规化疗缓解率低、缓解期和生存期短，造血干细胞移植是唯一的根治手段。

本例患者有 AA 病史 8 年余，间断接受 ATG+CsA 联合 G-CSF、雄激素等治疗，血常规和症状曾得以改善。近期再次出现三系减少，骨髓形态学示：增生明显活跃，髓系原始细胞增多，红系＞50%。结合免疫分型，诊断为急性红白血病，继发于 AA。由于患者年轻，骨髓中原始细胞并非显著升高，推荐直接选择造血干细胞移植。

　　重型再生障碍性贫血（SAA）是再生障碍性贫血（AA）的一个临床亚型，具有起病急，病程进展快，病死率高等特点，临床以贫血、出血、感染为主要表现。自 20 世纪 70 年代 Mathe 发现抗人淋巴细胞球蛋白治疗 AA 有效后，SAA 的临床疗效有了明显的提高，其 1 年生存率由 30% 提高 70% 左右。目前，以抗胸腺细胞球蛋白（ATG）/抗淋巴细胞球蛋白（ALG）联合环胞霉素 A（CSA）为基础的强化免疫抑制治疗（IST）和异基因造血干细胞移植（allo-HSCT）的应用已显著改善了 SAA 的预后。对于无移植条件的患者，IST 仍为一线标准治疗。但长期应用 IST，阵发性睡眠性血红蛋白尿症、骨髓增生异常综合征、白血病以及少数实体瘤等克隆性疾病的发生引起了越来越多的关注。随着对 SAA 治疗预后的改善，部分再生障碍性贫血患者会出现克隆性疾病转化，如 PNH、MDS，甚至 AML。

　　随着高通量基因组测序技术的发展，对 SAA 克隆造血的分子基础亦进行了研究。Yoshizato 等对 439 例再生障碍性贫血患者进行了全外显子测序及单核苷酸多态性分析，156 例患者（36%）中检测到 249 例个体细胞突变，其中 56 例（36%）有多个突变（1～7 个突变）。最常见的突变基因是 BCOR/BCORL1（占 9.3%）、PIGA（占 7.5%）、DNMT3A（占 8.4%）和 ASXL1（占 6.2%），这些基因共同占所有突变阳性患者的 77%。另外对突变基因分层研究发现，BCOR/BCORL1 和 PIGA 突变是 IST 反应良好的因素；ASXL1、DNMT3A、TP53、RUNX1、JAK2、JAK3 和 CSMD1 突变是 IST 反应差的因素；无突变组居中。相应地，在总生存率和疾病进展率上，BCOR/BCORL1 和 PIGA 突变组以及不良突变组（包括 ASXL1、DNMT3A、TP53、RUNX1、JAK2、JAK3 和 CSMD1）分别较无突变组更佳或更差。连续、系统测序进行克隆结构分析显示，BCOR/BCORL1 和 PIGA 突变克隆趋于稳定或者消失，对免疫抑制治疗有良好反应；而伴 DNMT3A、ASXL1 和其他一些基因突变的克隆随着时间更易扩增，并衍生出新的亚克隆，对免疫抑制治疗反应差，生存率低，易于转化为 MDS 或 AML。Huang 等通过直接测序分析了 138 名中国 AA 患者的 ASXL1、TET2、RUNX1、TP53、KRAS 和 NRAS 突变。在 24 例（17.4%）患者中检测到突变，其中 ASXL1 突变 14 例，TET2 突变 10 例，未检测到 RUNX1、TP53、KRAS 和 NRAS 突变。与其他研究相似，伴有 ASXL1 突变的患者与不伴有的患者相比（33% vs.8%），进展为 MDS 的风险更高。Kulasekararaj 等从数据库中挑选了 150 名无 MDS 形态学证据的 AA 患者，进行 ASXL1、DNMT3A、BCOR、TET2 和 MPL 基因突变筛查。体细胞突变检出率为 19%，包括 ASXL1（$n=12$）、DNMT3A（$n=8$）和 BCOR（$n=6$）。与无突变的患者相比，有体细胞突变的患者病程更长、端粒长度更短。病程＞6 个月的 AA 患者的体细胞突变与 40% 的 MDS 转化风险有关。近 1/5 AA 患者的基因突变通常见于髓系恶性肿瘤，这些突变预示着以后疾病会进展为 MDS。二代测序对于胚系和体细胞突变检测在临床有广泛的应用，使我们可能早期判断 AA 患者向髓系肿瘤转化的高风险，采取更严密的监控，甚至提前干预。然而，存在克隆转化风险和克隆性疾病是两个不同概念，对于 AA 的克隆指标如何评判，具体到对疾病病理生理学的理解、诊断标准的准确掌握，乃至采用的治疗干预，仍是对临床医生的极大挑战。

继发于 AA 的 MDS/AML 预后极差，常规化疗缓解率低、缓解期和生存期短暂，造血干细胞移植是唯一的根治手段。本例患者有 AA 病史 8 年余，间断接受 ATG+CsA 联合 G-CSF、雄激素等治疗，血常规和症状曾得以改善。后再次出现三系减少，骨髓形态学：增生明显活跃，髓系原始细胞增多，红系可见病态造血，结合免疫分型及活检，诊断为骨髓增生异常综合征 EB1 型（MDS-EB1），继发于 AA。由于患者年轻，属于中高危 MDS，输血依赖，推荐直接选择异基因造血干细胞移植。

（贾晋松）

参考文献

[1] 中华医学会血液学分会红细胞疾病（贫血）学组. 再生障碍性贫血诊断与治疗中国专家共识（2017 年版）. 中华血液学杂志，2017，38（1）：1-5.

[2] 中华医学会血液学分会干细胞应用学组. 中国异基因造血干细胞移植治疗血液系统疾病专家共识（Ⅰ）——适应证、预处理方案及供者选择（2014 年版）. 中华血液学杂志，2014，35（8）：775-780.

[3] Killick SB，Bown N，Cavenagh J，et al. Guidelines for the diagnosis and management of adult aplastic anaemia. Br J Haematol，2016，172（2）：187-207.

[4] Peslak SA，Olson T，Babushok DV. Diagnosis and treatment of aplastic anemia. Curr Treat Options Oncol，2017，18（12）：70.

[5] Shallis RM，Ahmad R，Zeidan AM. Aplastic anemia：Etiology，molecular pathogenesis and emerging concepts. Eur J Haematol，2018，101（6）：711-720.

[6] Yoshizato T，Dumitriu B，Hosokawa K，et al. Somatic mutations and clonal hematopoiesis in aplastic anemia. N Engl J Med，2015，373（1）：35-47.

[7] Huang J，Ge M，Lu S，et al. Mutations of ASXL1 and TET2 in aplastic anemia. Haematologica，2015，100（5）：e172-175.

[8] Kulasekararaj AG，Jiang J，Smith AE，et al. Somatic mutations identify a subgroup of aplastic anemia patients who progress to myelodysplastic syndrome. Blood，2014，124（17）：2698-2704.

［9］ Marsh JC，Bacigalupo A，Schrezenmeier H，et al. Prospective study of rabbit antithymocyte globulin and cyclosporine for aplastic anemia from the EBMT Severe Aplastic Anaemia Working Party. Blood，2012，119（23）：5391-5396.

［10］ Xu LP，Jin S，Wang SQ，et al. Upfront haploidentical transplant for acquired severe aplastic anemia：registry-based comparison with matched related transplant. J Hematol Oncol，2017，10（1）：25.

4. 淀粉样变性

　　原发性轻链型淀粉样变性是一种多系统受累的单克隆浆细胞病，发病率较低，但临床表现多样化，且多不具有特异性，可能以蛋白尿、心力衰竭症状、神经炎等表现起病，初诊科室常不在血液科，导致诊断困难，发病至确诊的时间长，一旦诊断多已进入疾病终末期，治疗难度大。提高临床医生对该病的认识以及多学科合作交流显得尤为重要。下面介绍一个辗转多家医院、来到我院通过多科室的协助最终明确诊断的案例。

☞ 病例 27

　　患者男性，47岁，主诉：间断血尿9个月，咯血5个月。

　　患者于2016年6月起反复出现肉眼血尿，未重视，2016年10月患者新发咯血，于当地医院进行化验，血常规结果正常；凝血检查示：D-dimer 0.76 mg/L；血清免疫学检查示：IgA、IgG、IgM减低，余阴性（ANCA、抗GBM抗体）；肿瘤标志物示：阴性；3次痰培养示：阴沟肠杆菌（+）；胸部CT示：右肺上叶磨玻璃影，双肺散在肺大泡。泌尿系统彩超示：前列腺钙化灶，膀胱未见明显异常。支气管镜及膀胱镜检查可见少许炎症，余无特殊。外院诊断：肺部感染。予抗感染治疗后出院。

　　2016年12月患者再发血尿，膀胱CT示：膀胱顶壁增厚，强化；腹主动脉旁多发小淋巴结；膀胱镜示：膀胱三角后区至膀胱后壁可见4 cm×4 cm的菜花样肿物；病理回报：尿路上皮乳头状瘤样增生，局灶伴间质内大量嗜酸性粒细胞浸润。未特殊处理，症状缓解。

　　2017年2月，患者新发球结膜及口腔黏膜出血，且过程中出现声音嘶哑。

　　既往多发脂肪瘤27年；糖尿病14年；完全性右束支传导阻滞、窦性心动过缓病史20年，平时心率50～60次/分；阑尾切除术后30年。家族性窦缓史。体格检查示：球结膜可见小出血斑，口腔左侧颊部黏膜可见散在出血斑。余无特殊。

诊治策略分析

问题 1：患者反复多部位出血，原因何在？

患者中年男性，病程中反复多部位出血，从机制上入手，需鉴别血小板质和量的异常、凝血功能异常以及是否存在血管因素，如遗传性毛细血管扩张症、过敏性紫癜、结缔组织病、小血管炎等。据此，完善化检查，血常规结果示：PLT计数正常，白细胞分类示：PLT形态正常。PT、APTT、D-dimer正常，FⅦ因子66.4%，FX因子55.2%，FⅫ因子54.7%。甲周毛细血管数量/分布正常，无扩张；抗磷脂综合征、系统性红斑狼疮相关抗体、ANA等均阴性；2次查ANCA/抗GBM抗体均阴性；患者无双下肢典型皮疹，无腹痛等临床表现，且起病前后无特殊用药史，因此多种可能性均一一排除。

期间两次实验室检查提示IgA、IgM异常减低，IgG减低/正常；提示存在副蛋白相关性血管损伤可能，继续检查示：血尿IFE（−）；SPE（−）；血清游离轻链示：Free-κ 178mg/l，Free-λ 7.19mg/l，κ/λ比值24.8；骨髓穿刺示：骨髓增生活跃，浆细胞占27.5%；免疫分型：CD38$^+$细胞占32.7%，表达CD138、CD56、CD117，不表达CD19、CD20，CD38$^+$细胞限制性表达cKappa；骨髓穿刺病理示：间质内散在浆细胞浸润；免疫组化CD38$^+$，Kappa+，Lambda−，约占40%。据此考虑浆细胞病。

问题 2：是多发性骨髓瘤吗？

患者骨髓检查结果提示克隆性浆细胞明显增多（＞10%），因此完善相关化验检查示：Hb正常；血生化示：肌酐、血钙、碱性磷酸酶正常；尿蛋白阴性；PET/CT示：未见骨质破坏；患者无"CRAB"症状，无"SLIM"，诊断多发性骨髓瘤证据不足。且患者以多部位出血为主要表现，浆细胞异常克隆性增生，住院期间检查提示，窦性心动过缓进一步加重，心率降至37次/分；超声心动图示：射血分数70.1%，室间隔基底部至中部最厚处为1.9cm，左室肥厚，左房扩大，左室舒张功能异常；心脏MR示：间隔壁的增厚，延迟期有强化。TnI：正常；NT-pro-BNP：980.9 pg/ml。需考虑原发性系统性淀粉样变性。原发性系统性轻链型淀粉样变性[1]是一种多系统受累的单克隆浆细胞病，其临床表现多样化，发病率较低，诊断困难，需满足以下条件：①临床表现、体格检查、实验室或影像学检查证实有组织器官受累；②组织活检病理证实有淀粉样蛋白沉积，且淀粉样蛋白的前体蛋白为免疫球蛋白轻链或重轻链，且具体病理表现为：a.刚果红染色阳性，在偏振光下呈苹果绿色双折光；b.免疫组化、免疫荧光或免疫电镜检查结果为轻链限制性表达，或质谱分析明确前体蛋白为免疫球蛋白轻链；c.电镜下可见细纤维状结构，无分支，僵硬，排列紊乱，直径8～14 mm；③血液或尿液中存在单克隆免疫球蛋白或游离轻链的证据，或骨髓检查发现有单克隆浆细胞/B细胞。

　　因此，临床上发现存在异常克隆性浆细胞，多系统受累，合并存在典型临床表现如出血（包括出血性皮疹），病因不明的蛋白尿，活动性气短、晕厥等限制性心功能不全，巨舌等，需考虑淀粉样变性可能，需积极完善病理检查方可明确。

　　本例患者血尿起病，整个病程中出现咯血症状等，通过膀胱镜、支气管镜完善了相关黏膜病理刚果红染色、免疫组化等，均为阴性，接着我们进行了损伤较小的腹壁脂肪活检及骨髓活检病理，也为阴性。仔细分析本病例，患者典型心脏表现，心电图显示为窦性心动过缓，心脏超声显示为室间隔肥厚，心脏 MR 示延迟强化，均提示心脏受累。与家属充分沟通，在心血管内科的积极支持下，我们进行了心肌活检（图 3-4-1 ～图 3-4-4，彩图 3-4-1 ～彩图 3-4-3），虽过程凶险，患者出现了心包填塞，但积极抢救后病情稳定。最终病理结果证实轻链型淀粉样变性的诊断，为进一步治疗提供了有力证据。

　　问题 3：骨髓浆细胞 > 10% 能诊断原发性淀粉样变性吗？与骨髓瘤的鉴别？

　　那么问题来了，骨髓浆细胞 > 10% 能诊断原发性淀粉样变性吗？答案是肯定的。

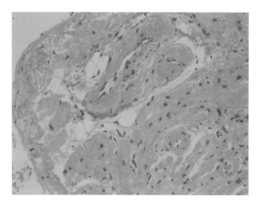

图 3-4-1　病例 27，心肌活检。光镜：肌纤维排列紊乱伴萎缩，小动脉壁增厚

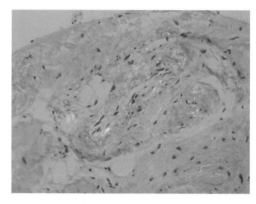

图 3-4-2　病例 27，心肌活检。刚果红阳性，分布于心肌纤维间隙及小动脉壁，偏振光下可见苹果绿双折光

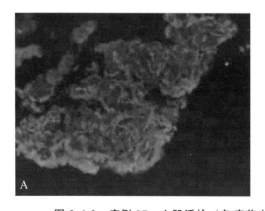

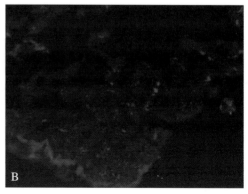

图 3-4-3　病例 27，心肌活检（免疫荧光）。A.Kappa（++）；B.Lambda（-）

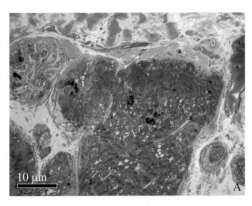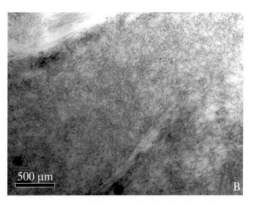

图 3-4-4　心肌活检（电镜）。心肌纤维萎缩，肌微丝排列紊乱，肌纤维之间及小动脉壁可见杂乱分布的 8 ～ 12 nm 细纤维结构。A：×3000；B：×6000

2013 年 [2]、2015 年 [3] 发表在 *JCO* 的 2 篇文章以及 2019 年发表在 *Haematologica* 的 1 篇文章 [4] 中均提到原发性淀粉样变性中骨髓浆细胞＞10% 的比例为 16%、28%、38% 不等。且 Mayo 在 2004 年 [5]、2003 年 [6] 发表到 *Blood* 杂志中的文章显示，有 10% 左右的原发性淀粉样变性浆细胞比例甚至＞30%，同时 Mayo 证实与浆细胞比例＜10% 的单纯原发性淀粉样变性相比，骨髓浆细胞比例＞10% 的淀粉样变性的 OS 更差，且不论在何种轻链型淀粉样变性的患者中，自体干细胞移植（ASCT）均能改善 5 年 OS 率。我院 2006—2017 年 137 例确诊的原发性淀粉样变性的患者中有 29.1% 的骨髓浆细胞＞10%。

　　骨髓浆细胞＞10% 的患者 MM 与轻链型淀粉样变性的鉴别要点：有无 CRAB 症状（多发性骨髓瘤多存在 CRAB 症状，而轻链型淀粉样变性则不存在）；肾损伤情况 [MM 中 M 蛋白在肾小管重吸收障碍，导致阻塞性肾功能不全，肌酐升高，蛋白尿以 M 蛋白为主，而轻链型淀粉样变性以轻链蛋白沉积肾基底膜和（或）血管内皮等造成肾病，以漏蛋白为主，因此尿蛋白为大量白蛋白]；流式细胞学检查（MM 患者浆细胞大部分表型异常，恶性克隆性浆细胞为主；而轻链型淀粉样变性中浆细胞部分表型正常，恶性程度没那么高）。

　　治疗与转归：患者因窦性心动过缓行永久性起搏器植入术，后给予 BCD 周方案化疗，3 个疗程后评估血液学达 VGPR，出血症状逐渐减轻；建议其行 ASCT，但患者拒绝，8 个疗程后评估血液学达 CR，之后继续给予 BCD 周方案化疗，共给予 9 个疗程化疗。患者化疗结束，随访 1 年半，无出血症状。

　　本例病例的启示：原发性轻链型淀粉样变性的特点为多系统受累，临床表现多样化，就诊至诊断的时间间隔长，因此多学科合作交流以及提高临床一线医生的认识显得尤为重要。且原发性淀粉样变性的诊断高度依赖于病理学检查，在实际操作过程中提高刚果红染色阳性率以及重视电镜检查，将有助于提高本病的检出率。另外，部分患者骨髓中浆细胞计数可＞10%，这部分患者预后差，临床应加强鉴别，治疗强度应适当加强，推荐行自体造血干细胞移植。

（马　玲　路　瑾）

参考文献

[1] 中国系统性淀粉样变性协作组，国家肾疾病临床医学研究中心．系统性轻链型淀粉样变性诊断和治疗指南（2021 年修订）．中华医学杂志，2021，101（22）：11.

[2] Kourelis TV，Kumar SK，Gertz MA，et al. Coexistent multiple myeloma or increased bone marrow plasma cells define equally high-risk populations in patients with immunoglobulin light chain amyloidosis. J Clin Oncol，2013，31（34）：4319-4324.

[3] D'Souza A，Dispenzieri A，Wirk B，et al. Improved outcomes after autologous hematopoietic cell transplantation for light chain amyloidosis：A center for international blood and marrow transplant research study. J Clin Oncol，2015，33：3741-3749.

[4] Minnema MC，Nasserinejad K，Hazenberg B，et al. Bortezomib based induction followed by stem cell transplantation in light chain amyloidosis：results of the multicenter HOVON 104 trial. Haematologica，2019，104（11）：2274-2282.

[5] Dispenzieri A，Kyle RA，Lacy MQ，et al. Superior survival in primary systemic amyloidosis patients undergoing peripheral blood stem cell transplantation：A case-control study. Blood，2004，103（10）：3960-3963.

[6] Pardanani A，Witzig TE，Schroeder G，et al. Circulating peripheral blood plasma cells as a prognostic indicator in patients with primary systemic amyloidosis. Blood，2003，101（3）：827-830.

四、少见病

1. 8p11 骨髓增生异常综合征

8p11 骨髓增生异常综合征是一组以 8p11 重排为重要特征的骨髓增殖性肿瘤。临床上以外周血白细胞计数明显增高、骨髓中髓系细胞增生、嗜酸性粒细胞增殖和淋巴母细胞性淋巴瘤为特征。

☞ 病例 28

患者女性，40 岁。主因"咽痛、颈部淋巴结肿大 3 月"入院。患者 2020 年 3 月无明显诱因出现咽痛，颈部淋巴结肿大，有低热，盗汗明显，就诊于当地某医院，血常规提示白细胞升高，为 47×10^9/L，完善淋巴结活检，考虑淋巴组织增生，未明确诊断。2020-04-16 就诊于我院，血常规示：WBC 22.12×10^9/L，Hb 81 g/L，PLT 105×10^9/L。体格检查示：颈部、腹股沟多发淋巴结肿大（直径 3 ~ 5 cm），脾肋下未及。外院淋巴结活检送我院会诊，病理提示 T 淋巴母细胞淋巴瘤。2020 年 6 月 2 日于我院行鼻咽部肿物活检，鼻咽镜下图像如图 4-1-1 所示，病理提示 T 淋巴母细胞淋巴瘤。（鼻咽部肿物）活检标本示：小块黏膜组织，淋巴组织增生活跃，淋巴样细胞小至中等大小，染色质细腻，免疫组化结果：CK（-），CD3（+），CD20（-），Bcl-2（+），CD2（+），CD5（+），CD7（+），CD8（散在+），CD4（+），CD10（-），CD34（-），CD56（散在+），CD30（-），MPO（-），GrB（-），TIA-1（-），TdT（+），Ki-67（70%+），原位杂交结果示：EBER-（阳性对照+），结合临床病史，诊断：T 淋巴母细胞淋巴瘤/白血病。同时于我院行骨髓穿刺：骨髓增生 I 级，粒系增生活跃，原粒以下可见，中晚幼粒细胞比例偏高，偶见双核粒及脱颗粒现象，未见异常淋巴细胞。外周血嗜酸细胞占 13%，单核细胞占 16%。流式细胞术检查示：淋巴细胞占 1.48%，比例减低；0.85% 细

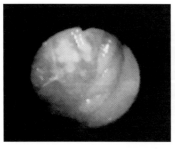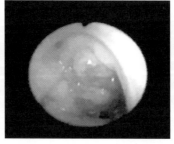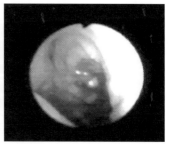

图 4-1-1　病例 28，2020-06-02 鼻咽镜下所见图像

胞表型为 CD19st$^+$ CD10stCD38dim$^+$ CD34$^+$ CD45dim$^+$，为异常幼稚 B 淋巴细胞。未见异常表型粒细胞。*WT1*=3.6%。*JAK2*、*MPL*、*CALR*、*PDGFRA*、*PDGFRB*、*BCR-FGFR1*、*CEP110-FGFR1* 等骨髓增殖性肿瘤（MPN）相关基因筛查异常。染色体检示：46，XY，t（8；13）（p11；q12）[19] / 46，XX [1]。FGFR1 分离探针，200 个间期细胞，其中 195 个可见 1 红 1 绿 1 黄的 *FGFR1* 的异常信号，提示可能具有涉及 8p11.23 位点的易位异常。颈胸腹盆腔 CT 示：鼻咽顶后壁、口咽部软组织不均匀增厚，双侧扁桃体肿大，双侧颈部、锁骨上区、纵隔及腋窝多发淋巴结肿大，考虑与血液系统疾病有关。腹腔、腹膜后及双侧腹股沟多发淋巴结肿大，考虑与血液系统疾病相关。盆腔少量积液。诊断伴有 FGFR1 重排的髓系 / 淋系肿瘤。

　　既往史：阑尾术后。阿奇霉素、罗红霉素过敏。

　　入院诊断：1. 伴有 *FGFR1* 重排的髓系 / 淋系肿瘤 T 淋巴母细胞性淋巴瘤（Ⅳ期 B）；2. 骨髓增殖性肿瘤。

　　入院查体：体温 36.9℃，脉搏 76 次 / 分，呼吸 18 次 / 分，血压 98/56 mmHg。双侧颈部、腹股沟可扪及多枚肿大淋巴结，直径 2 ～ 5 cm，质硬，活动差，无压痛。双侧扁桃体明显肿大，右侧为著（图 4-1-2，彩图 4-1-2）。

　　诊疗过程：入院后考虑"伴有 *FGFR1* 重排的髓系 / 淋系肿瘤"诊断明确，又通常称为"8p11 综合征"。

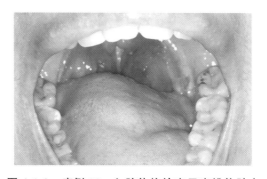

图 4-1-2　病例 28，入院体格检查示扁桃体肿大

2020-06-16 予 Hyper-CVAD A 方案化疗，化疗后淋巴结及鼻咽部肿物明显缩小，为更好评估疾病疗效，特采购试剂，进行融合基因检测。2020-07-09 外周血 *ZMYM2-FGFR1*=202.2%。2020-07-09 开始口服普纳替尼 45mg qod。

2020-08-01 予 Hyper-CVAD B 方案化疗，继续口服普纳替尼（ponatinib）。2020-08-27 外周血 *ZMYM2-FGFR1*=3.5%。

2020-09-12 予 Hyper-CVAD A 方案化疗，继续口服普纳替尼。目前血常规正常，有同胞全相合供者，作同胞全相合异基因的造血干细胞移植准备。

诊治策略分析

1995 年 Macdonald 等命名了一组具有如下特征的疾病，作为 8p11 骨髓增生异常综合征：①伴有嗜酸细胞增多的髓性肿瘤；②淋巴结肿大，T 细胞型淋巴瘤；③通常进展为髓性白血病；④累及染色体位点 8p11。

2008 年 WHO 将本病定义为"髓系、淋系肿瘤伴有成纤维细胞生长因子受体 1（fibroblast growth factor receptor 1，FGER1）异常"。本疾病属罕见血液恶性肿瘤，目前世界范围内的发病报道近 100 例。2016 年，WHO 将其分类于"伴有嗜酸性细胞增多、基因重排的髓系、淋系肿瘤"（图 4-1-3）。

Myeloid/lymphoid neoplasms with eosinophilia and gene rearrangement

Myeloid/lymphoid neoplasms with *PDGFRA* rearrangement

Myeloid/lymphoid neoplasms with *PDGFRB* rearrangement

Myeloid/lymphoid neoplasms with *FGFR1* rearrangement

Myeloid/lymphoid neoplasms with *PCM1-JAK2*

图 4-1-3　2016 年 WHO 淋巴造血组织肿瘤分类

8p11 骨髓增生异常综合征诊断标准：

（1）骨髓增殖性肿瘤（MPN）或骨髓增生异常综合征/骨髓增殖性肿瘤（MDS/MPN），伴有明显嗜酸细胞增多，也可伴粒细胞增多或单核细胞增多；急性髓系白血病（AML）或 B 淋巴母细胞淋巴瘤/白血病，T 淋巴母细胞淋巴瘤/白血病，伴有外周血/骨髓嗜酸细胞增多；

（2）髓系、淋系或两系细胞中，检测到累及 8p11 染色体的易位。

8p11 髓系增生异常综合征临床过程呈侵袭性，半数左右的患者在发病 12 个月发生白血病转化。8p11 髓系增生异常综合征尚无标准治疗方案。目前的治疗策略主要包括羟基脲、类似于急性髓系白血病或急性淋巴细胞白血病方案的化疗、异基因造血干细胞移植及酪氨酸激酶抑制剂。目前健康存活大于 5 年的患者均为异基因造血干细胞移植病例。

专家点评

8p11 髓系增生异常综合征（伴 *FGRF1* 重排的髓系 / 淋系肿瘤）细胞起源于多能髓系 / 淋系造血干细胞，是一种罕见疾病，临床表现多样，嗜酸细胞、淋巴结 / 脾大常见。诊断依赖染色体、分子学和病理等检查，t（8；？）(p11；？)，*FGFR1* 重排（图 4-1-4）。呈侵袭性病程，常进展为 AML，预后极差，普纳替尼 ± 化疗桥接异基因造血干细胞移植有望改善根治疾病。

北京大学血液病研究所在 8p11 髓系增生异常综合征治疗上积累了丰富的经验，数例患者经化疗、靶向治疗、桥接异基因造血干细胞移植，获得了长期生存。

细胞遗传学	分子遗传学
t(8;13)(p11.2;q12.1)	*ZMYM2-FGFR1*
t(8;9)(p11.2;q33.2)	*CNTRL-FGFR1*
t(6;8)(q27;p11.2)	*FGFR10P-FGFR1*
t(8;22)(p11.2;q11.2)	*BCR-FGFR1*
t(7;8)(q33;p11.2)	*TRIM24-FGFR1*
t(8;17)(p11.2;q11.2)	*MY018A-FGFR1*
t(8;19)(p11.2;q13.3)	*HERVK-FGFR1*
ins(12;8)(p11.2;p11.2;p22)	*FGFR10P2-FGFR1*
t(1;8)(q31.1;p11.2)	*TPR-FGFR1*
t(2;8)(q13;p11.2)	*RANBP2-FGFR1*
t(2;8)(q37.3;p11.2)	*LRRFIP1-FGFR1*
t(7;8)(q22.1;p11.2)	*CUX1-FGFR1*
t(8;12)(p11.2;q15)	*CPSF6-FGFR1*

图 4-1-4　FGFR1 重排及其伙伴基因

（江　倩）

参考文献

[1] 许兰平，陈瑶，石红霞，等 . 异基因造血干细胞移植治愈 2 例 8p11 骨髓增殖

综合征患者并文献复习 . 北京大学学报（医学版），2013，45（6）：993-996.

［2］Strati P，Tang G，Duose DY，et al. Myeloid/lymphoid neoplasms with FGFR1 rearrangement. Leuk Lymphoma，2018，59（7）：1672-1676.

［3］Antic DA，Vukovic VM，Feenstra JDM，et al. 8p11 myeloproliferative syndrome：diagnostic challenges and pitfalls. Official Journal of the Balkan Union of Oncology，2016，21（3）：745.

［4］Umino K，Fujiwara SI，Ikeda T，et al. Clinical outcomes of myeloid/lymphoid neoplasms with fibroblast growth factor receptor-1（FGFR1）rearrangement. Hematology，2018，23（8）：470-477.

2. 血管内大 B 细胞淋巴瘤

血管内大 B 细胞淋巴瘤是罕见类型的淋巴瘤。肿瘤细胞分布于小血管内，可以累及任何器官，多见的部位有：皮肤、骨髓、中枢神经系统等。部分患者可疑合并噬血细胞综合征，需要快速诊断、及时干预。可疑诊断病例的皮肤盲检以及 PET/CT 模糊边界中度高代谢活性部位活检可能会增加疾病检出率。Ⅱ期临床研究中 R-CHOP 样方案及高剂量甲氨蝶呤治疗有很好的疗效。布鲁顿酪氨酸激酶（BTK）抑制剂也是治疗本病的药物研究热点。

☞ **病例 29**

男性患者，48 岁，主因：左耳听力下降、眩晕 9 个月，发热 8 个月，四肢麻木 3 个月入院。患者 2018 年 1 月无明显诱因下出现左耳听力下降、耳鸣及眩晕，次日出现左侧面瘫，伴恶心、呕吐等不适。2018-01-17 于当地医院行内耳道增强 CT：左面听神经行走区异常信号，考虑炎症可能性大。肌电图示：左侧听觉诱发电位异常，左侧面神经损害，未见双下肢周围神经损害。给予抗病毒、扩血管药物及泼尼松 60 mg/d，治疗后面瘫好转。激素减量后出现右耳耳闷，眩晕，当地医院考虑诊断周围性眩晕，左侧周围性面神经麻痹，双侧分泌性中耳炎，过敏性鼻炎，给予鼓膜穿刺、鼻喷激素及口服药物治疗中耳炎、鼓室注射地塞米松改善眩晕、营养神经等治疗，症状好转后出院。

2018-02-14 患者间断发热，最高体温 39℃，伴双眼睑水肿，阴囊水肿，左腿后外侧疼痛。2018-02-26 入院查头颅 MRI 示：多组副鼻窦炎，双侧中耳炎。胸部 CT 示双肺炎性病变，双侧胸腔积液，心包积液。给予抗感染、甲泼尼龙琥珀酸钠 500 mg×4 天，肺部感染明显好转，但激素逐渐减量后发热反复。完善血常规示：WBC $3.04×10^9$/L，淋巴细胞百分比：0.879%，Hb 88 g/L↓，PLT $86×10^9$/L↓。血生化 ALT 43.1 U/L，LDH 1058 U/L，肾功能正常。

PET/CT 示：全身多组淋巴结代谢增高、脾略大伴稍高代谢、视野内骨弥漫多发高代谢灶，考虑血液系统疾病可能（淋巴瘤）。行右颈部淋巴结穿刺活检，病理结果回报：（右颈部 I 区淋巴结）穿刺淋巴组织，部分淋巴样细胞异型性较大，免疫组化结果示：CD3（T 细胞 +）、CD20（大细胞 +），CD35（部分大细胞 +），Cyclin D1（−），CD21（部分大细胞 +），CD10（−），Bcl-6（−），Ki-67（大细胞 +80%），Bcl-2（大部分细胞 +），CD30（−），TDT（−）。不除外 B 细胞淋巴瘤可能。

病理会诊 1：（右颈部 1 区淋巴结）穿刺较破碎淋巴组织，可见数个滤泡样结构及滤泡间区，其中滤泡样结构区域细胞中等至较大，主要为中心母细胞样细胞，伴多灶性坏死，免疫组化示：Bcl-2 弱表达，CD10 及 Bcl-6 失表达；滤泡间区淋巴窦内可见大细胞，滤泡间区小淋巴细胞间散在个别大细胞，结合免疫组化，考虑不除外高级别非霍奇金 B 细胞淋巴瘤（滤泡性淋巴瘤）可能，本例穿刺组织破碎，组织结构显示不完整，建议再次穿刺或取完整淋巴结送检。原单位免疫组化结果显示：CD20（滤泡区大细胞弥漫 +，滤泡间区淋巴窦内大细胞 +，滤泡间区散在大细胞 +），CD35、CD21（FDC 网 +）、CD10（−）、Bcl-6（个别弱 +）、Ki-67（滤泡区高表达：滤泡间区约 5%+，主要为大细胞 +）、Bcl-2（大细胞 +）、CD30（个别细胞 +）、CD3（滤泡间区 +）、Cyclin D1（−）、TDT（−）。

病理会诊 2：送检穿刺组织多块，可见横纹肌、皮肤组织，可见淋巴组织，淋巴窦可见开放，大部分区域可见小淋巴细胞，局灶可见体积较大的细胞，形态单，细胞质丰富，核大，类圆，部分细胞可见核仁。原单位免疫组化：Bcl-2（−）、Bcl-6（NS）、CD3ε（−）、CD10（NS）、CD20（+）、CD21（FDC 网 +）、CD30（−）、CD35（FDC+）、Cyclin D1（−）、Ki-67（85%+）、TdT（+）。诊断：（右颈部淋巴结穿刺）高度可疑滤泡性淋巴瘤，3a 级。

完善骨髓穿刺，骨髓象示：骨髓增生活跃，原始幼稚淋巴细胞占 28%，粒系增生、红系增生减低，全片见巨核细胞 1 个，血小板散在少见，符合 NHL/ALL 不除外。白血病免疫分型示 CD45 弱阳性异常淋巴细胞占全部有核细胞的 14.5%，抗原表达以 B 系为主，表达 cCD79α、CD19、CD20、CD22、FMC7、CD5，其他表达 CD38、HLA-DR，膜免疫球蛋白轻链 Kappa 限制性表达，阳性率 40.6%，TdT 阴性，诊断淋巴瘤白血病。染色体 46，XY 核型。WT1、BCR-ABL 基因及淋系相关融合基因筛查均阴性。

外院考虑急性 B 淋巴细胞白血病。2018-03-29 开始给予 VCD 方案诱导化疗，具体为环磷酰胺 800 mg（第 1 天），长春地辛 4 mg（第 1 天），甲泼尼龙 80 mg（第 1 ~ 5 天），化疗后复查骨髓穿刺提示达完全缓解，腰椎穿刺未提示异常。2018-05-03 给予 VICD 方案化疗，具体为环磷酰胺 800 mg（第 1 天），伊达比星 10 mg（第 1 天），长春地辛 4 mg（第 1 天），甲泼尼龙 80 mg（第 1 ~ 5 天）。2018 年 6 月患者出现四肢麻木，脐部以下麻木明显，左下肢活动欠佳，2018-06-04 复查骨髓穿刺示：完全缓解状态，腰穿未提示异常。2018-06-22 给予 VICLD 方案化疗，具体为环磷酰胺 800 mg（第 1 天），伊达比星 10 mg（第 1 天），长春地辛 4 mg

（第 1 天），培门冬酶 3750 U（第 1 天），地塞米松 15 mg（第 1～5 天）。查颈、胸、腰椎增强 MRI 示：诸椎体及双侧髂骨信号不均匀，并异常强化，考虑淋巴瘤浸润可能性大。肌电图示双下肢周围神经损害（运动神经纤维受累为主，考虑轴索、髓鞘损害）。给予鞘内注射甲氨蝶呤和阿糖胞苷，对症治疗后好转出院。

2018 年 7 月末再次出现发热，体温最高 38.5℃，予抗感染治疗及间断激素使用。2018-08-09 给予大剂量甲氨蝶呤（6 g）化疗，2018-08-20 给予中剂量阿糖胞苷（Ara-C）化疗。2018-09-18 复查骨髓形态示：骨髓增生明显活跃，未见原幼淋巴细胞。化疗后仍反复发热，继续抗感染治疗。2018-09-13 复查 PET/CT 示：①右侧第 4 前肋、第 4 腰椎、骶骨右部、双侧髂骨、双侧髋臼、双侧坐骨、双侧股骨多发高代谢灶，考虑淋巴瘤白血病浸润；②前列腺中央区、阴茎、双侧睾丸代谢活性轻度增高，不除外淋巴瘤白血病浸润。

既往史：有血制品输注史，两性霉素 B 药物过敏史、酒精过敏史。个人史、家族史无特殊。

入院查体：生命体征平稳，头颈浅表淋巴结未触及肿大，双肺呼吸音粗，未闻及病理性杂音，心脏听诊（−），腹未见异常。双下肢无水肿。左上肢肌力 5 级，右上肢肌力 5− 级，左下肢肌力 4− 级，右下肢肌力 4 级。双侧巴突斯基征未引出。

全血细胞分析示：WBC 4.98×10^9/L，中性粒细胞绝对值 4.25×10^9/L，Hb 88 g/L ↓，PLT 80×10^9/L ↓。乳酸脱氢酶 759 U/L。甘油三酯 0.38 mmol/L。纤维蛋白原 164 mg/dl。铁蛋白 2113.0 ng/ml ↑；C 反应蛋白 98.53 mg/L ↑。甲状腺功能检查示：游离甲状腺素 8.72 pmol/L ↓，游离三碘甲状腺原氨酸 2.30 pmol/L ↓，三碘甲状腺原氨酸 42.01 ng/dl ↓，甲状腺素 1.90 ug/dl ↓，促甲状腺素 0.340 uIU/ml ↓；ACTH、皮质醇水平偏低。内耳道增强 MRI 示：左侧内耳道内占位，听神经瘤可能。双侧中耳乳突炎。双侧上颌窦、筛窦及蝶窦炎症。腰骶椎增强 MRI 示：L_4 椎体改变符合淋巴瘤改变。胸椎增强 MRI 示：胸椎退行性变，T_{10} 椎体内异常信号。T2W 像椎管后方可见条状高信号。腰椎穿刺 + 鞘内注射阿糖胞苷 50mg，脑脊液常规未见异常；脑脊液生化：氯 116.5 mmol/L ↓；脑脊液找瘤细胞未见有核细胞；脑脊液残留未见异常。骨髓形态示：增生 Ⅲ 级，淋巴瘤细胞占 4.5%；免疫分型示：1.5% 细胞的 SSC 较大，表达 CD19、CD20、Kappa、CXCR4，部分表达 CD33、CD5、FMC7 和 Ki-67，不表达 CD38、CD23、CD10、CD123、CD34、CD138、Lambda、CD25、CD11c、CD7、CD200、Bcl-2 和 CD103，为异常单克隆 B 淋巴细胞。染色体检查示：复杂核型，48，Y，add（X）（p22），+Y，i（6）（p10），ins（13；15）（q32；q13q15），add（17）（q25），add（19）（p13），+mar1 [12] / 49，idm，+del（6）（q15）[1] / 49，idem，+mar2{1}/93，idm x2，−1，−2，−3[3] / 93，idm x2，−1，−2，−3，−19，+add（19）（p13）[1]/95，idm x2，−1，−2，−3，+mar3，+mar4 [1] / 46，XY [1]。IGHV4-31，超突变程度为 10.2%。骨髓活检病

理示：（右髂后上棘）骨髓穿刺活检：骨梁间脂肪组织中可见灶片状骨髓组织，可见三系成分，少量灶状淋巴样细胞，细胞中等大小，免疫组化染色结果示：CD3（–），CD20（+），PAX-5（+），CD79α（+），CD5（–），CD23（–），Cyclin D1（–），CD38（–），CD34、CD31、ERG（血管 +），MPO（–），Bcl-2（+），Bcl-6（–），MUM1（+），C-myc（20%+），Ki-67（60%+），结合临床病史，诊断：弥漫性大 B 细胞淋巴瘤侵犯骨髓（肿瘤细胞位于血管内）。

最终临床诊断：非霍奇金淋巴瘤（血管内大 B 细胞淋巴瘤（Intravascular large B cell lymphoma，IVLBCL），IV 期 B，aaIPI=4）

2018-10-18 起给予患者 R-CHOP 方案 ×6 个疗程，大剂量甲氨蝶呤（HD-MTX）3.5 g/m^2 ×2 个疗程。

患者接受首次 R-CHOP 方案治疗后体温迅速正常。2018-12-24 复查 PET/CT 及骨髓穿刺提示达 CR。

2019-6-14 行自体干细胞移植（ASCT）治疗。

规律随访，患者持续达 CR。

诊治策略分析

本例患者至我院就诊时表现为不明原因的发热，伴有骨、中枢神经系统、内分泌腺多系统累及表现，而器官肿大不显著，骨髓细胞学检查未见显著异常。此时重要的鉴别诊断之一就是血管内淋巴瘤（intravascular lymphoma，IVL）。

血管内淋巴瘤可以因肿瘤细胞血管内阻塞造成多器官功能损伤，包括：骨病、内分泌腺病变、神经病变以及皮肤病变等。在病理学上，90% 以上的血管内分布的淋巴瘤是 IVLBCL，被 WHO 淋巴瘤分类列为独立的疾病。其他少见的血管内 NK/T 细胞淋巴瘤也可见到个案报告[1]。IVLBCL 的诊断中位年龄为 70 岁（39 ~ 90 岁）。常见表现为：全身症状，尤其是发热（45%）；皮肤病变（40%）；中枢神经系统疾病（35%）；涉及骨髓（~ 18%）、肺（~ 6%），少数患者内分泌腺（例如垂体、甲状腺、肾上腺）的临床和实验室检查结果异常，肝、前列腺、子宫、眼、肠等报告几乎可累及任何器官或组织。实验室检查存在非特异性异常：在 25% ~ 50% 的病例中，乳酸脱氢酶（LDH）及可溶性 IL2RA 水平升高，可以发生白细胞减少、贫血、血小板减少[2-5]。

临床症状、体征广泛而且非特异。因肿瘤细胞位于血管内，在诊断上，细胞学检查存在严重的局限性，受累组织活检成为关键。甚至推荐疑诊患者进行随机皮肤活检，或者多部位活检，以期提高诊断率[2, 6]。北京大学人民医院多学科研究示，PET/CT 在诊断 IVL 上具有重要的提示作用。首先，在病灶分布方面，可观察到多个结外脏器的受累，与弥漫大 B 细胞淋巴瘤 - 非特殊分型（DLBCL-NOS）

相比，淋巴结累及少见，病灶处葡萄糖代谢中等程度升高，部分脏器如肺和乳腺具有一定沿小血管分布的斑片状葡萄糖代谢增高区，不同于DLBCL-NOS患者的灶性、结节状或肿块状的影像表现；其次，在PET/CT指导下进行骨及皮肤阳性病灶处活检，阳性率为100%，一定程度上缩短了盲检造成的诊治时间延长。

IVLBCL根据临床表现分为：①经典型；②皮肤型；③噬血细胞综合征相关型。本例患者符合经典型诊断。

在治疗上，CHOP方案治疗效果欠佳。总体反应率为55%，3年总体生存率为33%[7]。利妥昔单抗联合CHOP样方案可以获得更优疗效，一项日本的研究报告显示该方案的2年PFS率为56%，2年OS率为66%[8]。近期回顾性研究显示，高危患者的ASCT治疗可提高疗效[9]。治疗中需要增加中枢神经系统淋巴瘤累及的预防及治疗。日本的多中心研究报告IVLBCL患者应用6周期R-CHOP联合2周期R-HD-MTX，同时行4次大剂量鞘内注射化疗药物（MTX+Ara-C+泼尼松），治疗2年PFS率为76%，2年中枢累及率为3%[10]。

本例患者前期淋巴细胞白血病相关传统化疗治疗失败，在含有利妥昔单抗挽救性治疗并增加静脉大剂量MTX治疗中枢神经系统累及获得CR后行ASCT强化巩固治疗，获得持久CR。

专家点评

IVLBCL属于罕见的高侵袭性淋巴瘤，进展快。甚至可以引发噬血细胞综合征，威胁生命。需重视早期识别。由于肿瘤细胞及微环境存在趋化因子、黏附分子表达异常及缺陷[11-17]，导致肿瘤细胞在血管内侵犯骨髓。尽管可以多器官累及，但是无器官肿大。系统性症状重、实验室异常明显但是非特异。给诊断带来巨大困难。需要获取到足够组织标本进行检查。盲穿多部位活检可以有助于诊断。而PET/CT在影像学上可以提供不均质代谢增高的证据，甚至明确沿血管走行的信息，可以为活检提供方向。治疗上需予以免疫化学治疗，重视中枢神经系统淋巴瘤的预防治疗。

（李宗儒　邱李恒　杨申淼）

参考文献

[1] Yan J，Zhang F，Luo D，et al. Intravascular NK/T-cell lymphoma：a series of four cases. Int J Clin Exp Pathol，2017，10（9）：9541-9550.

[2] Korkolopoulou P，Vassilakopoulos T，Milionis V，et al. Recent advances

in aggressive large B-cell lymphomas：A comprehensive review. Adv Anat Pathol，2016，23（4）：202-243.

[3] Ponzoni M，Campo E，Nakamura S. Intravascular large B-cell lymphoma：a chameleon with multiple faces and many masks. Blood，2018，132（15）：1561-1567.

[4] Shimada K，Kinoshita T，Naoe T，et al. Presentation and management of intravascular large B-cell lymphoma. Lancet Oncol，2009，10（9）：895-902.

[5] Sukswai N，Lyapichev K，Khoury JD，et al. Diffuse large B-cell lymphoma variants：an update. Pathology，2020，52（1）：53-67.

[6] di Fonzo H，Contardo D，Carrozza D，et al. Intravascular large B Cell lymphoma presenting as fever of unknown origin and diagnosed by random skin biopsies：A case report and literature review. Am J Case Rep，2017，18（1）：482-486.

[7] Ferreri AJ，Campo E，Ambrosetti A，et al. Anthracycline-based chemotherapy as primary treatment for intravascular lymphoma. Ann Oncol，2004，15（8）：1215-1221.

[8] Shimada K，Matsue K，Yamamoto K，et al. Retrospective analysis of intravascular large B-cell lymphoma treated with rituximab-containing chemotherapy as reported by the IVL study group in Japan. J Clin Oncol，2008，26（19）：3189-3195.

[9] Meissner J，Finel H，Dietrich S，et al. Autologous hematopoietic stem cell transplantation for intravascular large B-cell lymphoma：the European Society for Blood and Marrow Transplantation experience. Bone Marrow Transplant，2017，52（4）：650-652.

[10] Shimada K，Yamaguchi M，Atsuta Y，et al. Rituximab，cyclophosphamide，doxorubicin，vincristine，and prednisolone combined with high-dose methotrexate plus intrathecal chemotherapy for newly diagnosed intravascular large B-cell lymphoma（PRIMEUR-IVL）：a multicentre，single-arm，phase 2 trial. Lancet Oncol，2020，21（4）：593-602.

[11] Ponzoni M，Arrigoni G，Gould VE，et al. Lack of CD 29（beta1 integrin）and CD 54（ICAM-1）adhesion molecules in intravascular lymphomatosis. Hum Pathol，2000，31（2）：220-226.

[12] Ferry JA，Harris NL，Picker LJ，et al. Intravascular lymphomatosis（malignant angioendotheliomatosis）. A B-cell neoplasm expressing surface homing

receptors. Mod Pathol, 1988, 1 (6): 444-452.

[13] Kato M, Ohshima K, Mizuno M, et al. Analysis of CXCL9 and CXCR3 expression in a case of intravascular large B-cell lymphoma. J Am Acad Dermatol, 2009, 61 (5): 888-891.

[14] Nakajima S, Ohshima K, Kyogoku M, et al. A case of intravascular large B-cell lymphoma with atypical clinical manifestations and analysis of CXCL12 and CXCR4 expression. Arch Dermatol, 2010, 146 (6): 686-687.

[15] Alon R, Shulman Z. Chemokine triggered integrin activation and actin remodeling events guiding lymphocyte migration across vascular barriers. Exp Cell Res, 2011, 317 (5): 632-641.

[16] Kasuya A, Fujiyama T, Shirahama S, et al. Decreased expression of homeostatic chemokine receptors in intravascular large B-cell lymphoma. Eur J Dermatol, 2012, 22 (2): 272-273.

[17] Kinoshita M, Izumoto S, Hashimoto N, et al. Immunohistochemical analysis of adhesion molecules and matrix metalloproteinases in malignant CNS lymphomas: a study comparing primary CNS malignant and CNS intravascular lymphomas. Brain Tumor Pathol, 2008, 25 (2): 73-78.

3. 纯红白血病

2016 年 WHO 将急性髓系血病 M6 拆分为骨髓增生异常综合征（MDS）、急性髓系白血病伴骨髓增生异常相关改变（AML-MRC）和纯红白血病（PEL）。纯红白血病，临床少见，其特点为骨髓中超过 80% 为红系前体细胞，原始红细胞比例超过 30%，POX（–），PAS 强阳性，细胞特征性表达 GlyA（GlyC），细胞遗传学多为复杂核型，未发现特异性分子特征，化疗效果差。

☞ **病例 30**

患者男性，50 岁，因头晕、乏力 2 周于 2016-06-06 住我院血液科。患者于 2016-05-20 无明显诱因出现头晕、乏力，活动后加重，无畏寒、寒战、发热、视物旋转、意识丧失、大小便失禁等，休息后缓解，就诊当地医院。查血常规示：WBC 2×10^9/L，Hb 59 g/L，PLT 16×10^9/L，腹部 CT 示：脾大。输血后，为进一步诊治于 2016-06-02 来我院门诊就诊。既往体健，家族史无特殊。查体：生命体征稳定，贫血貌，皮肤无出血点，浅表淋巴结不大，胸骨无压痛，肝脾肋下未触及。血常规示：WBC 2.48×10^9/L，Hb 80 g/L，PLT 34×10^9L，抗人球蛋白试验阴性。2016-06-03 骨穿检查示：骨髓增生活跃，原始粒细胞占 5%，分类不明细胞占 70%，此类细胞胞体大小不均，核染色质较细，胞核圆，细胞质量丰富且深染，伴明显空泡，部分细胞可见双核或多核（图 4-3-1A，彩图 4-3-1A），POX（–），PAS ++ 14%，PAS +++48%，PAS ++++38%（图 4-3-1B，彩图 4-3-1B）。

外周血白细胞镜检分类可见 8% 的原始粒细胞。流式细胞免疫分型示：10.93% 细胞表达 GlyA、CD71。白血病基因筛查 *FLT3-ITD* 阴性，*NPM1-A*、*NPM1-B*、*NPM1-D* 基因突变阴性，*AML1-ET0*、*PML/RARA*、*CBFβ-MYH11*、*BCR/ABL*、*MLL* 基因均阴性，*WT1/ABL* 8.0%，*PRAME/ABL* 135.3%，*P53* 基因 cDNA 外显子 4-10 序列，可见 R248W 型突变。考虑全血细胞减少伴骨髓大量分类不明细胞待查，需与以下疾病进行鉴别：①非霍奇金淋巴瘤；②骨髓增生异常综合征；③急性红白血病（AML-M6）；④转移癌。于 2016-06-07 行骨髓活检取病理，同时复查骨髓穿刺送检形态、免疫分型。骨髓形态示：增生明显活跃，分类不明细胞占 84%，形态

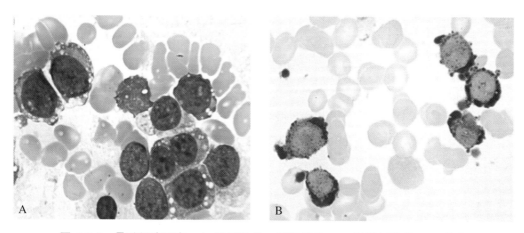

图 4-3-1　骨髓细胞形态。A. 骨髓涂片，瑞氏染色；B. 骨髓细胞的 PAS 染色

同前述。外周血白细胞镜检分类可见原始细胞占 8%。流式细胞免疫分型：19.1%细胞表达 CD117、HLA-DRdim、CD33、CD13、CD71、CD36、GlyA，部分表达 CD34，不表达 CD19、CD7、CD56、CD64、CD16、CD11b、CD15、CD14、CD300e、CD38、cCD79a、cCD3，为异常髓系幼稚细胞；34.1%细胞表达 CD33、CD13、CD71、CD36、GlyA，不表达 CD117、HLA-DR、CD19、CD7、CD56、CD64、CD34、CD16、CD11b、CD15、CD14、CD300e、CD38、cCD79a、cCD3，为异常髓系幼稚细胞。染色体核型分析结果：46，XY，der（1）t（1；22）p（32，q24），−5，+8，der（12）del（12）（p12）t（1；12），−16，−17，+mar1，+mar2[3] / 46，idem，add（19）（p13）[1] / 47，idem，+22[5]。MDS探针组合 FISH 检测 200 个间期细胞：−Y 阳性细胞占 15.5%（阈值 3%）；EGR1（5q31）缺失阳性细胞占 68%（阈值 3%）；CSF1R（5q33）缺失阳性细胞占 66%（阈值 3%）；−7 阳性细胞占 56.5%（用 D7S486/CSP7 探针检测）（阈值 3%）；−7阳性细胞占 53%（用 D7S522/CSP7 探针检测）（阈值 3%）；D7S486（7q31）缺失阳性细胞占 5.5%（阈值 3%）；D7S522（7q31）缺失阳性细胞占 5.0%（阈值 3%）；+8 阳性细胞占 54%（阈值 3%）；P53（17q13）缺失阳性细胞占 72.5%（阈值 8%）；未见 −5 异常信号；未见 D20DS108（20q12）缺失异常信号。（髂后上棘）骨髓穿刺活检病理示：骨梁间可见灶片状增生的骨髓成分，骨髓组织增生活跃，可见较多淋巴样细胞，细胞体积较小，染色质颗粒状，未见核仁；部分细胞核大，染色较浅，核仁不明显，细胞质粉染，胞界不清。免疫组化染色结果：CD3（部分 +）、CD20（少数 +）、PAX-5（−）、CD5（部分 +）、CD23（−）、Cyclin D1（−）、Bcl-2（少数 +）、CD10（−）、CD38（部分 +）、CD235-A（+）、MPO（+）、Ki-67（−）、CD34（−）、CD117（个别 +）。骨髓增生活跃，混合性增生，未见到肿瘤性增生，不能解释的分类不明细胞占 84%。胸部 CT 未见明显异常，腹部彩超

示：脾厚 4.1 cm，长径 10.4 cm，肝、胆、胰、双肾未见异常，心电图正常。PET/CT 示：全身骨骼 FDG 代谢弥漫性增高，肝、脾大，脾 FDG 代谢轻度增高，结合临床考虑血液系统疾病可能性大；双侧颌下多发稍大淋巴结，葡萄糖代谢轻度增高，考虑反应性增生；血维生素 B_{12} > 2000 pg/ml，铁蛋白 1429 ng/ml，叶酸 5.03 ng/ml，抗人球蛋白综合试验（-）。血清蛋白电泳正常，M 蛋白（-），血清免疫球蛋白水平正常。诊断：纯红白血病（pure erythroid leukemia，PEL）。予以 CAG 方案诱导化疗，化疗结束后 22 天复查骨髓，原始红细胞占 63%，血象没有恢复，提示未缓解，诊断明确后 50 天去世。

诊治策略分析

PEL 临床少见，约占急性髓系白血病的不到 1%。1917 年最早由 Di Guglielmo 进行描述。2001 年 WHO 将其作为一个独立疾病归为 AML-M6 的一个亚型，命名为纯红系白血病。

PEL 的临床表现主要为血细胞减少和肿瘤浸润引起的发热、出血和贫血，肝、脾、淋巴结肿大和胸骨压痛等，均缺乏特异性。临床主要特点：多有 MDS 病史或与其治疗相关，骨髓中异常增生的红系细胞有相对独特的 MICM 分型表现，对化疗反应差，平均生存时间约为 3 个月[1-6]。骨髓细胞形态上，主要表现为红系细胞为主的增生，超过 80% 以上为红系前体细胞，原始红细胞比例超过 30%。细胞形态特点为细胞大，细胞核染色质疏松，可见核仁，细胞质深染，见较多的空泡，核/浆比大，POX（-），PAS 强阳性，铁染色中铁粒幼细胞并未增加，由于此特点，极易误诊为淋巴瘤或者浆细胞肿瘤[1-5]。

由于红系形态变异和判断的主观性，免疫分型在确定异常细胞是否来源红系细胞起到关键作用。红系细胞特征性表达 GlyA（GlyC）、E-cadherin（细胞黏附分子，在血液系统中选择性表达于不成熟的红系前体细胞），还可以表达 CD71、CD36、CD117、CD13 等，不表达 CD34、MPO、CD3、CD79a、CD61、CD41 等[1,2,4,5]。细胞遗传学检查可为正常核型，但多为累及 7、5、17、19 号染色体的复杂核型[1-6]，几乎可以累及到每条染色体，受累染色体中位数为 12（3～37）条，没有发现特异性核型改变。

目前，对 PEL 的分子生物学改变研究很少，还没有发现 PEL 特异的分子特征，一般 FLT3-ITD、NPM1、MLL 基因突变为阴性[6]。DA3+7 方案诱导治疗 PEL 的完全缓解率小于 50%，提示治疗 PEL 尚无满意的诱导方案。诊断明确后的 PEL，中位生存期约为 3 个月，提示生存期很短，预后恶劣。

本例患者的特点为中年男性，头晕乏力起病，无肿瘤病史；血象提示全血细胞减少，骨髓细胞分类可见 84% 分类不明细胞，此类细胞胞体大小不均，核染色质细致，胞核圆，浆量较丰富且深染，有空泡变性，可见双核或多核细胞。POX（−），PAS 强阳性；免疫分型可见两群异常髓系细胞，两群细胞都表达 CD33、CD13、CD71、CD36、GlyA，提示分类不明细胞为异常红系前体细胞；染色体复杂核型异常。本病例的最大特点是骨髓细胞形态学可见大量的分类不明细胞，此类细胞胞体较大，细胞质丰富、深染，PAS 阳性形态极似伯基特样细胞，经 PET/CT 及免疫分型检测，基本除外淋巴瘤。符合原始 / 早幼红细胞特点，比例超过 80%，符合 WHO 的 PEL 的诊断标准[10]。形态学对大量具有空泡变性、PAS 阳性细胞的识别，结合流式细胞免疫分型，在诊断上起到了至关重要的作用。由于 PEL 发病率低，典型的 PEL 的形态表现临床并不多见，此病例为我们今后识别此类疾病积累了经验。由于 PEL 的独特预后，有条件的患者建议尽早接受造血干细胞移植，以提高 PEL 的生存。

正是基于 PEL 的独特生物学及临床特性。Wong 报道了自 1997—2013 年的 17 年间澳大利亚 3 个中心的 7 例 PEL[1]。文中描述了 PEL 的免疫表型、细胞遗传学及临床特性，并与其他伴有 ≥ 50% 红系前体细胞的 AML（2008 版 WHO 中除 PEL 外的 AML-M6）进行了比较。他们发现，7 例 PEL 患者在治疗相关病史、发病时血小板计数及伴有复杂核型异常等方面与对照组有显著性差异。即在生物学特性上二者显著不同。在回顾了 25 例 PEL 患者的文献中，21/25 例（84%）患者具有复杂核型异常。临床病情进展迅速，中位生存期仅为 2.9 个月。PEL 患者的生存期显著低于其他伴有 ≥ 50% 红系前体细胞的 AML，显然，PEL 是在生物学特性及临床病程上显著有别于其他 AML-M6 亚型的独特 AML 类型。来自安德森癌症中心的研究发现，≥ 50% 红系前体细胞的非 t-AML 生物学特性及生存不同于其他类型 AML，与 MDS-RAEB 更为类似[7]。

基于以上述循证医学的证据，2016 年 WHO 关于 AML-M6 的分型做出如下改变：保留了 AML-M6 亚型中的 PEL（独特亚型，预后差）；明确了 PEL 的形态学诊断为骨髓红系前体细胞 ≥ 80%，其中原始红细胞 ≥ 30%；删除了除 PEL 外的 M6 亚型，分别归入 MDS 或 AML-MRC（表 4-3-1）；在形态学中，去除了非红系有核细胞的概念，原始细胞比例的分母为骨髓全部有核细胞。对于红系 AML 的这一更新，能更好地体现各亚型疾病的特征与预后，是认识 AML 疾病亚型的一个进步。

对本例患者 PEL 的诊断，正值新版 WHO 分型更新，通过对上述文献的回顾，有助临床医生理解 AML-M6 分型更新的含义，从而对临床诊断、治疗与预后有明确的指导意义。

表4-3-1　骨髓中红系细胞超过50%的更新后WHO诊断

骨髓红系细胞比例	骨髓（外周血）原始细胞比例	治疗史	WHO重现性染色体异常	符合AML-MRC标准	2008年第4版诊断	2016第4版更新后诊断
≥50%	—	有	—	—	治疗相关髓系肿瘤	治疗相关髓系肿瘤
≥50%	≥20%	无	有	—	AML伴重现性染色体异常	AML伴重现性染色体异常
≥50%	≥20%	无	无	是	AML-MRC	AML-MRC
≥50%	≥20%	无	无	否	AML、NOS、急性红白血病（红/髓型）	AML、NOS（非红亚型）
≥50%	<20%且≥20%NEC	无	无	—	AML、NOS、急性红白血病（红/髓亚型）	MDS
≥50%	<20%且<20%NEC	无	无	—	MDS	MDS
>80%且原始红细胞≥30%	<20%	无	无	—	AML、NOS、急性红白血病（纯红系型）	AML、NOS、急性红白血病（纯红系型）

注：NEC：非红系细胞；AML-MRC：急性髓系白血病伴骨髓增生异常相关改变。

（宫立众　尉　岩　常英军　赖悦云　黄晓军　江　浩）

参考文献

[1] Wong E, Ling V, Westerman D, et al. How unique is pure erythroid leukaemia？ A retrospective analysis of seven cases and review of the literature. J Clin Pathol，2015，68（4）：301-305.

[2] Aljabry M. Complex karyotype with novel translocation in pure erythroid leukemia patient. Hematol Rep，2015，7（1）：5674.

[3] Mazzella FM，Kowal-Vern A，Shrit MA，et al. Acute erythroleukemia：Evaluation of 48 cases with reference to classification, cell proliferation, cytogenetics and prognosis. Am J Clin Pathol. 1998，110（5）：590-598.

[4] Hasserjian RP，Howard J，Wood A，et al. Acute erythremic myelosis（true erythroleukaemia）：a variant of AML FAB-M6. J Clin Pathol，2001，54（3）：205-209.

[5] Santos FP，Faderl S，Garcia-Manero G，et al. Adult acute erythroleukemia：

An analysis of 91 patients treated at a single institution. Leukemia，2009，23（12）：2275-2280.

[6] Bacher U，Haferlach C，Alpermann T，et al. Comparison of genetic and clinical aspects in patients with acute myeloid leukemia and myelodysplastic syndromes all with more than 50% of bone marrow erythropoietic cells. Haematologica，2011，96（9）：1284-1292.

[7] Zuo Z，Medeiros LJ，Chen Z，et al. Acute myeloid leukemia（AML）with erythroid predominance exhibits clinical and molecular characteristics that differ from other types of AML. Plos One，2012，7（7）：e41485.

[8] Grossmann V，Bacher U，Haferlach C，et al. Acute erythroid leukemia（AEL）can be separated into distinct prognostic subsets based on cytogenetic and molecular genetic characteristics. Leukemia，2013，27（9）：1940-1943.

[9] Hasserjian RP，Zuo Z，Garcia C，et al. Acute erythroid leukemia：A reassessment using criteria refined in the 2008 WHO classification. Blood，2010，115（10）：1985-1992.

[10] Arber DA，Orazi A，Hasserjian R，et al. The 2016 revision to the World Health Organization classification of myeloid neoplasms and acute leukemia. Blood，2016，127（20）：2391-2405.

4．大颗粒淋巴细胞白血病

来源于大颗粒淋巴细胞的克隆性增生性疾病称为大颗粒淋巴细胞白血病（LGLL），这是一种涉及血液、骨髓、脾的克隆性疾病，因大颗粒淋巴细胞白血病发病率低，单凭细胞形态学和临床表现不易确诊，常致漏诊甚至误诊。本文将结合患者临床表现、细胞形态学、免疫表型、分子遗传学等对该病的诊断进行阐述。

病例 31

患者男性，50岁，因发现淋巴细胞升高4年，间断咳嗽、气短1年于2013-10-23收住我科。患者4年前无明显诱因出现发热，就诊于当地医院，查血常规提示三系减低，腹部超声提示脾大，行脾切除术，后体温降至正常。脾切除术后，患者多次复查血常规提示白细胞及淋巴细胞分类增高。3年前就诊于北京市某医院，完善骨穿检查，诊断为"T细胞大颗粒细胞增多症"，未予特殊治疗，嘱其定期复查血常规。之后患者多次复查血常规提示白细胞总数及淋巴细胞分类逐渐升高（具体不详），均未治疗。

1年前（2012-10月初）患者无明显诱因出现咳嗽，活动后气短，无发热、咳痰、咯血，夜间可平卧，就诊于当地医院，行肺部CT检查提示双肺弥漫性病变，给予抗感染治疗后咳嗽症状及活动耐力好转。

1个月前（2013-09-23）就诊于我院血液科门诊，查血常规：WBC 49.41×10^9/L，淋巴细胞百分数（LYPH）86.8%，中性粒细胞百分数（Neut）：8.0%，Hb 126 g/L，PLT 205×10^9/L；红细胞沉降率（ESR）50 mm/h；G试验：> 1000 pg/ml；GM试验（−）；抗人球蛋白试验（Coombs试验）2+；骨穿形态学：骨髓增生Ⅲ级，淋巴细胞明显增多占96%，以成熟淋巴细胞为主；基因检测 *PRAME/ABL*=0.34%；考虑为淋巴细胞增殖性疾病，未治疗。

20天前（2013-10-03）患者无明显诱因再次出现咳嗽、气短症状，性质同前，就诊于当地医院，查血常规示：WBC 30.53×10^9/L，LYPH 70.6%，Neut 24.2%，Hb 128 g/L，PLT 152×10^9/L；胸部CT提示：双肺弥漫病变较前加重。痰培养结果示：肺炎克雷伯菌及大肠埃希菌感染。给予美罗培南、氟康唑抗感染治疗2周后症状好转。为进一步诊治转入我院。

近 3 年体重下降约 10 kg。既往史、个人史及家族史：1 年前因左侧耳后结节行手术切除，术后病理回报：唾液腺组织异位。查体：体温 36.5℃，脉搏 76 次 / 分，呼吸 18 次 / 分，血压 120/70 mmHg，全身浅表淋巴结未触及肿大，颈静脉无怒张，双肺听诊呼吸音粗，未闻及干湿啰音，心界不大，律齐，心率 76 次 / 分，各瓣膜区未闻及杂音及额外心音，腹软，无压痛、反跳痛及肌紧张，肝脾肋下未触及，墨菲征阴性，肠鸣音 4 次 / 分，双下肢不肿，生理反射正常，病理反射未引出。入院后复查血常规示：WBC 51.89×10⁹/L，LYPH 90.3%，Neut 6.2%，Hb 109 g/L，PLT 128×10⁹/L；急诊生化八项及凝血结果正常；IgA < 0.07 g/L，IgG 31.3 g/L；类风湿因子 164.0 IU/ml；C 反应蛋白 11.90 mg/L；降钙素原 0.33 μg/ml，结核菌抗体试验示：阴性（定性）；ESR 28 mm/h；血生化示：谷氨酰氨基转肽酶 121 U/L，白蛋白 34.4 g/L，钙 2.05 mmol/L。胸片提示：双肺多发斑片影，双肺门增大。巨细胞病毒 DNA 载量检测 < 1E+03/ml，EB 病毒扩增荧光检测 < 5E+02/ml；M 蛋白鉴定（尿）：阴性；自身抗体谱：阴性；肿瘤常规：骨胶素 CYFRA21-1 测定 6.89 ng/ml，神经元烯醇化酶 20.46 ng/ml。支气管镜下可见部分气道异常扩张（可能由肺组织牵拉性改变所致），灌洗液结果：细胞总数 1.85E+06/ml，巨噬细胞 21.50%；淋巴细胞 77.50%，分叶核细胞 1.00%；灌洗液涂片示：可见大量淋巴细胞，大量肺泡上皮细胞、吞噬细胞，散在中性粒细胞及嗜酸性粒细胞。胸部 CT 示：双肺多发感染，双肺支气管不规则增厚。双肺多发陈旧性病变；与 2013-10-16 外院胸部 CT 比较，右上肺后段病灶内出现小空洞，部分病灶略有缩小（图 4-4-1）。肺功能示：通气功能重度损减，属限制性通气功

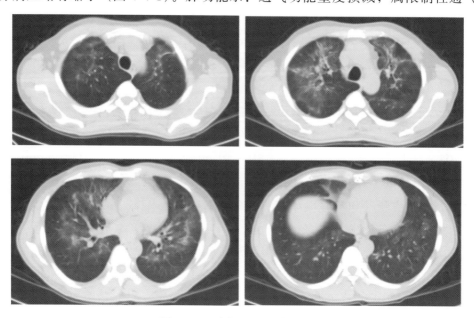

图 4-4-1　病例 31，胸部 CT

能障碍，弥散功能减低。结合患者临床症状及辅助检查结果，考虑诊断为 T 细胞大颗粒淋巴细胞白血病（T-LGLL），肺部真菌感染。抗感染好转后给予免疫抑制剂环孢素和激素治疗，病情控制稳定。

诊治策略分析

来源于大颗粒淋巴细胞的克隆性增生性疾病称为大颗粒淋巴细胞白血病（LGLL），1985 年首次被描述，是一种涉及血液、骨髓、脾的克隆性疾病，因大颗粒淋巴细胞白血病发病率低，约占所有 T 细胞和 NK 细胞肿瘤性疾病的 2% ~ 5%，单凭细胞形态学和临床表现不易确诊，常致漏诊甚至误诊。根据细胞起源不同分为 T 细胞性和 NK 细胞性，并根据其临床特点分为惰性和侵袭性两类，分别命名为惰性 T-LGLL、侵袭性 T-LGLL、慢性 NK 细胞白血病（惰性）及侵袭性 NK 细胞白血病。该病的诊断需结合患者临床表现、细胞的形态学、免疫表型、分子遗传学等指标来确立，目前主要诊断标准为：①外周血 T 细胞大颗粒淋巴细胞（T-LGL）持续增多，淋巴细胞总数常在（2 ~ 20）×10⁹/L，然而亦有 25% ~ 30% 的患者外周血 T-LGL 低于 0.5×10⁹/L；②具备特征性的免疫表型，即 CD3⁺ CD8⁺ CD57⁺ CD4⁻ CD56⁻，基因检测 TCR 重排可以明确 LGL 的单克隆性，一般为 TCRαβ⁺，少数患者为变异亚型，如 CD3⁺ CD4⁺ CD8⁻ CD57⁺ TCRαβ⁺ 或 CD3⁺ CD4⁺ CD8⁺ CD57⁺ TCRαβ⁺ 或 CD3⁺ CD4⁻ CD8⁻ CD57⁺ TCRγδ⁺；③有外周血细胞减少、脾大等临床表现，多伴有类风湿性关节炎、纯红细胞再生障碍贫血等自身免疫性疾病。其中前 2 条标准为诊断惰性 T-LGLL 所必需的，对没有临床症状且外周血 LGL < 0.5×10⁹/L 的患者，须行骨髓穿刺检查，骨髓中克隆性 LGL 浸润支持 LGLL 的诊断。病例 31 的免疫表型特点、TCRVβ 检测结果及电子显微镜细胞特点，如图 4-4-2、图 4-4-3、图 4-4-4（彩图 4-4-2、彩图 4-4-3、彩图 4-4-4）所示。

T-LGLL 占 LGLL 的 85%，临床过程呈惰性，进展缓慢，中位生存期约为 10 年。老年多见，中位诊断年龄约为 60 岁，无性别差异。约 1/3 的患者在疾病诊断时无症状，多因其他原因查血常规发现血常规异常而诊断。血常规表现为 LGL 细胞持续增多，并可伴有贫血、中性粒细胞减少及血小板减少。约 2/3 的患者在疾病过程中出现症状，如反复发生感染、贫血等，并常伴有自身免疫现象，我国以纯红细胞再生障碍性贫血多见，西方国家以类风湿关节炎多见，干燥综合征、系统性红斑狼疮亦有报道，血清学检查可有类风湿因子、抗核抗体阳性，可有脾及肝大，淋巴结肿大罕见。Lamy 等的研究报道描述了在 196 例患者中，中性粒细胞减少及引起的反复感染见于 20% ~ 40% 的患者，20% ~ 50% 的患者出现脾大，20% 的患者有肝大。Kwong 等总结了亚洲地区的患者发现其粒细胞减少和脾大的发生率较西方国家低，分别约占 30% 和 15%。诊断明确的纯红细胞再生障碍性贫血无脾大表现。

T-LGLL 的治疗要依据疾病进程，对于无症状、症状轻微、病情进展缓慢的患者，可进行定期随访观察，无需用药干预，但侵袭性 T-LGLL 及高度变异者预后较差，对于疾病出现进展或症状严重者须给予积极治疗。

治疗的适应证包括：①明显的贫血症状和（或）输血依赖；②与中性粒细胞减少相关的反复感染，中性粒细胞缺乏（ $< 0.5 \times 10^9$/L）；③严重的血小板减少（ $< 50 \times 10^9$/L）；④全身症状重或脾大，伴有需要治疗的自身免疫性疾病。治疗的目的是改善血常规和治疗合并的其他疾病，而不是消除恶性克隆，由于发病率低，目前没有大样本的研究报道，T-LGLL 尚无标准治疗方案，但环孢素、甲氨蝶呤、环磷酰胺等免疫抑制疗法仍然是治疗的基础。目前常用的方案有下述 3 种：环孢素（CsA）每日 3 ~ 5 mg/kg，口服；甲氨蝶呤（MTX）每周 10 mg/m² 口服；环磷酰胺（CTX）50 ~ 100 mg/d 口服，糖皮质激素（泼尼松）每日 1 mg/kg、粒细胞集落刺激因子（G-CSF）、促红细胞生成素（EPO）等可作为辅助用药，与免疫抑制剂合用。免疫抑制治疗失败的患者有可能从嘌呤类似物及其他治疗方法中获益，包括：克拉立滨（克拉屈滨）、氟达拉滨、喷司他汀、CD52 的单抗（阿伦珠单抗）、抗 CD2 的单抗（西利珠单抗）、异基因造血干细胞移植等，但目前此类治疗报道较少，尚需临床进一步积累资料评估其价值。

T-LGLL 起病隐袭，当临床遇到类似纯红细胞再生障碍性贫血合并脾大、顽固中性粒细胞减少或缺乏者，都应考虑到 T 细胞大颗粒淋巴细胞白血病可能，应进一步作骨髓形态学、流式细胞学、染色体分析、TCR 基因重排检测等明确；目前 T-LGLL 尚无标准治疗方案，其治疗依据疾病进程，以环孢素、甲氨蝶呤、环磷酰胺等免疫抑制疗法为其治疗的基础。结合本例患者临床表现及骨穿结果，考虑诊断 T-LGLL 明确。该患者反复感染，顽固性脾大，具有治疗指征，在控制肺部感染后予口服环孢素联合激素治疗，病情控制稳定。

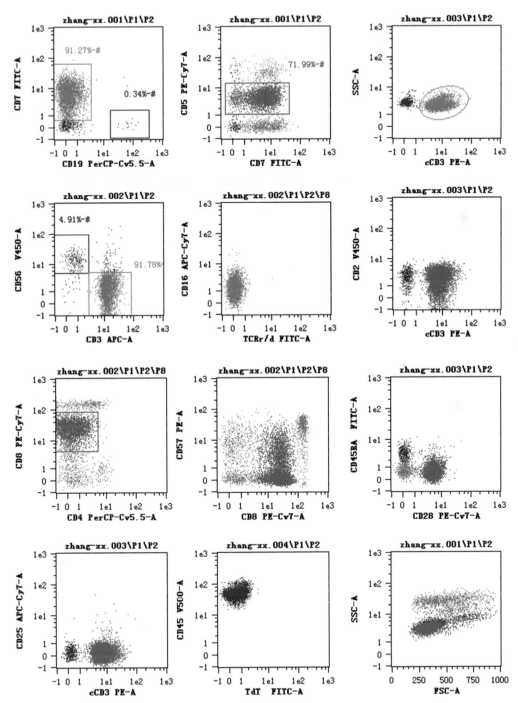

图 4-4-2　病例 31 的免疫表型特点。外周血淋巴细胞占 **83.84%**；以 cCD3$^+$ CD7$^+$ CD3$^+$ 细胞为主，CD19+B 细胞和 CD56$^+$ CD3$^-$ NK 细胞比例较低；其中 **71.99%** 细胞表型为 CD5dim$^+$ CD8$^+$ CD57part+ CD28$^+$ CD4$^-$ CD2$^-$ CD56$^-$ CD16$^-$ CD45RA$^-$ CD25$^-$ TdT$^-$，为异常成熟 T 细胞；FSC 和 SSC 与正常淋巴细胞相似

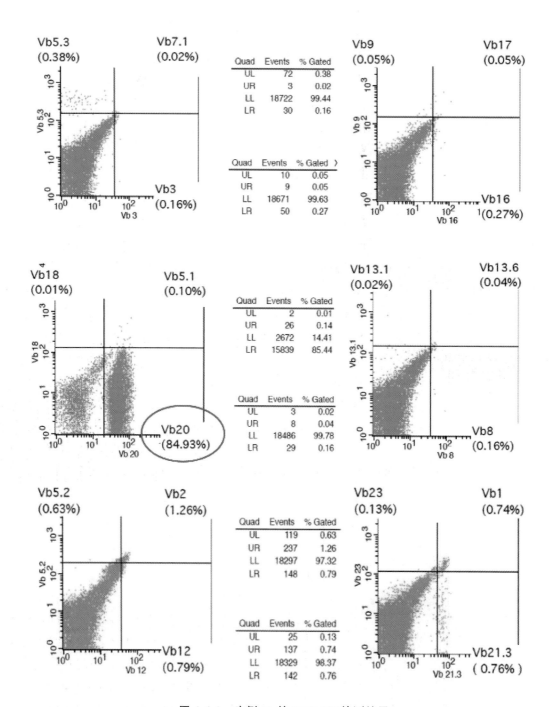

图 4-4-3 病例 31 的 TCR Vβ 检测结果

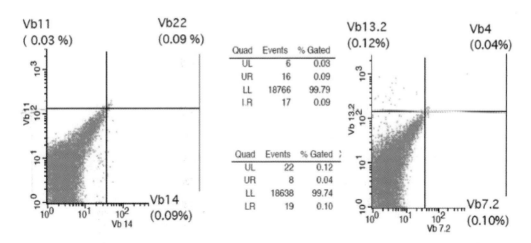

图 4-4-3（续）　病例 31 的 TCR Vβ 检测结果

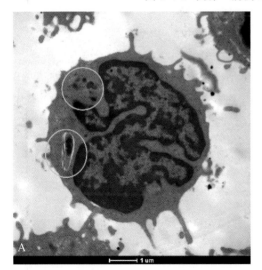

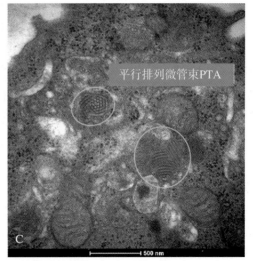

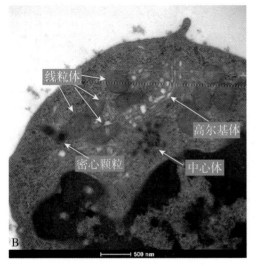

图 4-4-4　病例 31 的电子显微镜细胞特点。A、B. 细胞大小：淋巴细胞较大，直径 15 ～ 18 um，细胞质丰富或中等量；细胞器：核卵圆形或有切迹，偏心、染色质中度聚集，核仁突出，细胞质中可见少量粗面内质网、丰富的线粒体、中心体、Golgi 区突出，可见核分裂象；C. 特殊结构：细胞质中有数个至数十个电子致密颗粒及平行排列的微管束（parallel tubular arrays，PTA），直径 100 ～ 600 nm

（贾晋松）

参考文献

[1] Sokol L，Loughran TP. Large granular lymphocyte leukemia. Oncologist，2006，11（3）：263-273.

[2] Dearden C. Large granular lymphocytic leukaemia pathogenesis and management. Br J Haematol，2011，152（3）：273-283.

[3] Sanikommu SR，Clemente MJ，Chomczynski P，et al. Clinical features and treatment outcomes in large granular lymphocytic leukemia（LGLL）. Leuk Lymphoma，2018，59（2）：416-422.

[4] Oshimi K. Clinical features，pathogenesis and treatment of large granular lymphocyte leukemias. Intern Med，2017，56（14）：1759-1769.

[5] Moignet A，Lamy T. Latest advances in the diagnosis and treatment of large granular lymphocytic leukemia. Am Soc Clin Oncol Educ Book，2018，38（1）：616-625.

[6] Kwong YL. Pathogenesis and treatment of leukemia：an Asian perspective. Expert Opin Ther Targets，2012，16（1）：S37-S43.

[7] Kwong YL，Au WY，Leung AYH，et al. T-cell large granular lymphocyte leukemia：An Asian perspective. Ann Hematol，2010，89（4）：331-339.

[8] Lamy T，Loughran TP Jr. How I treat LGL leukemia. Blood，2011，117（10）：2764-2774.

[9] Lamy T，Loughran TP Jr. Clinical features of large granular lymphocyte leukemia. Semin Hematol，2003，40（3）：185-195.

[10] Bareau B，Rey J，Hamidou M，et al. Analysis of a French cohort of patients with large granular lymphocyte leukemia：A report on 229 cases. Haematologica，2010，95（9）：1534-1541.

5．特发性多中心型卡斯尔曼病

特发性多中心卡斯尔曼病（Castleman disease）分为非特指型及 TAFRO 综合征。TAFRO 综合征病因尚不明确，以血小板减少、全身水肿、发热、网状蛋白纤维化 / 肾改变、器官肿大为主要表现。诊断上需结合临床表现及病理学检查，同时参照系统性检验检查结果。当前尚无标准治疗方案。抗白细胞介素 -6、白细胞介素 -6 受体、利妥昔单抗等治疗相较于传统化疗和糖皮质激素在特发性多中心卡斯尔曼病中的疗效更优。

病例 32

患者男性，43 岁，2019-02-02 因腹部胀痛于北京市某医院查腹部 CT，提示胰腺饱满伴周围渗出，双肾前筋膜增厚，以胰腺炎治疗后腹痛缓解。后逐渐出现尿量减少，不足 200 ml/d，伴全身水肿，查血常规示：WBC 7.72×10^9/L，Hb 130 g/L，PLT 129×10^9/L，CRP 137 mg/L，Cr 275 μmol/L。腹部 CT 示：腹盆腔积液，胰腺周围渗出，浅表淋巴结多发肿大。2019-02-27 开始出现高热，体温最高 39 ～ 40℃，并出现胸闷、憋气症状，考虑容量负荷过重，间断行连续性肾替代治疗（CRRT），并行腹腔穿刺置管，腹水化验提示渗出液（比重 1.022，总细胞 121×10^6/L，有核细胞占 40%，单核细胞占 34%，多个核细胞占 6%，总蛋白 28 g/L，白蛋白 14.4 g/L，葡萄糖 14.96 mmol/L，腺苷脱氨酶 6.4 U/L，乳酸脱氢酶 135 U/L）。同时血红蛋白及血小板逐渐下降，血 CMV-DNA 阴性，血 EBV-DNA 阴性。免疫球蛋白 IgM、补体 C3、补体 C4 下降，自身抗体谱阴性，血清铁蛋白 > 1500 ng/ml，血管内皮生长因子（VEGF）> 800 pg/ml，血 sCD25$^+$ 10 615 pg/ml，NK 细胞活性 14%。进一步行 PCT/CT 示：双颈部、腋窝、纵隔、肺门、髂外动脉、腹股沟淋巴结、脾、中轴骨代谢增高。骨穿示骨髓增生活跃，有核红细胞少见，巨核细胞正常。流式细胞学检查示：未检测出克隆性 B 细胞；骨髓活检：增生明显活跃，各系细胞未见明显分化异常，间质内有一些成熟浆细胞及散在小淋巴细胞浸润。2019-03-18 行右侧腋窝淋巴结切除活检术，病理示 CD138$^+$，Kappa$^+$，Lambda$^+$，IgG$^+$，IgG4（15%，IgG4 阳性浆细胞最多处每高倍镜视野 40 个），CD20$^+$，CD3$^+$，

CD21$^+$。诊断为卡斯尔曼病，浆细胞型。从 2019-03-10 开始予甲泼尼龙（40 ～ 60 mg qd）及人免疫球蛋白治疗。患者水肿、尿量减少症状未见明显改善。患者于 2019-04-07 转诊至我院。患者入院后经系统化验、全身影像学检查、肾活检及肌电图检查，诊断特发性多中心卡斯尔曼病——TAFRO 综合征，经利妥昔单抗联合醋酸泼尼松治疗，疗效达完全缓解。

诊治策略分析

患者淋巴结病理诊断为卡斯尔曼病（Castleman disease，CD），浆细胞型。在病理分型上，卡斯尔曼病分为透明血管（HV）型，浆细胞（PC）型或混合型。根据发生的部位分为单中心型卡斯尔曼病（UCD）或多中心型卡斯尔曼病（MCD），该分类与症状的严重程度相关。UCD 通常是生长缓慢的单个解剖部位发生的孤立肿块。治疗上可以依赖手术切除。MCD 涉及多个淋巴结，系统性症状严重，包括全身弥漫性淋巴结肿大反复发作、消耗性症状［也称为 B 症状，包括体重减轻、发热和（或）乏力］、贫血、水肿、低白蛋白血症和（或）多器官系统功能障碍，这是由细胞因子异常释放引起的，严重的情况下可以导致死亡。MCD 分为特发性MCD（iMCD）、人类疱疹病毒 8（HHV8）相关 MCD（HHV8-MCD）和 POEMS（多神经根神经病、器官肿大、内分泌病、单克隆免疫球蛋白增多、皮肤病变）综合征相关 MCD（POEMS-MCD）。iMCD 又分为 iMCD-TAFRO（血小板减少、全身水肿、发热、网状蛋白纤维化 / 肾病变、器官肿大）综合征和 iMCD- 非特指型（iMCD-NOS）。特殊体征和合并症还有：副肿瘤性天疱疮、周围神经病、自身免疫性血细胞减少、噬血细胞增多症。仍需要与其他 B 细胞恶性肿瘤、多发性骨髓瘤或霍奇金淋巴瘤以及自身免疫性疾病（如 IgG4 相关疾病、类风湿关节炎和系统性红斑狼疮等可能会出现的 CD 样淋巴结病）相鉴别。此时单纯淋巴结病理形态不足以用于鉴别，需要参照系统性检验、检查结果以除外。

患者明确伴有发热、淋巴结肿大，病理提示卡斯尔曼病，伴有血小板减少而骨髓未见明显异常及肾损伤。入院后进一步积极完善各项检查，除外感染性、自身免疫性疾病。病毒筛查包括人疱疹病毒（HHV）核酸扩增阴性，血 IgG4 水平正常，自身抗体筛查阴性。血常规示：WBC 4.66×10^9/L，Hb 72 g/L，PLT 53×10^9/L，确认了患者存在血小板减少。血、尿免疫固定电泳阴性，除外克隆性免疫球蛋白增多。患者水肿平面达下腹，腹部 B 超提示腹盆腔大量积液，胸部 CT 提示双侧胸腔积液，确认了患者存在特异性的体征及器官损害证据。Cr 106 μmol/L，ALB 26.7 g/L，24 h 尿蛋白 31.60 g。2019-05-10 肾穿刺活检病理示：肾穿刺可见 11 个肾小球，肾小球系膜细胞及内皮细胞弥漫性增生，内皮下、系膜区嗜复红蛋白沉积，伴节段插入及双轨征形成，部分毛细血管袢内见微血栓形成。肾小管上皮细胞空泡及颗粒变性，小灶状萎缩。肾间质小灶状淋巴及单核细胞浸润伴纤维化。小动脉内皮细胞增生，管壁增厚，管腔狭窄。免疫组化染色示：AA（−），刚果红染色阴性；免疫荧光示：可见 2 个肾小球，IgA（++），IgG（+++），IgM（++），C1q（++），C3（++），FRA（−），Kappa（++），Lambda（++），沿系膜区及毛细血管壁呈团块及颗粒样沉积。IgG 亚型：IgG1（++），IgG2（⊢⊣），IgG3（−），IgG4（−），沿系膜区及毛细血管壁呈团块及颗粒样沉积。诊断：毛细血管内增生性肾小球肾炎。肌电图：神经源性损害（四肢运动神经纤维轴索损害明显）。综上，符合 iMCD-TAFRO 综合征诊断。

iMCD 的诊断及排除标准见表 4-5-1[1]。

表4-5-1　iMCD的诊断及排除标准

诊断标准	排除标准
Ⅰ. 主要标准（全部满足）	**感染相关疾病**
1. 淋巴结组织病理符合卡斯尔曼病	1. HHV8
2. ≥ 2 处淋巴结肿大（短轴 ≥ 1 cm）	2. EBV 淋巴增殖性疾病
Ⅱ. 次要标准（以下 11 条中至少满足 2 条，实验室标准必须 ≥ 1 条）	3. 炎性或者其他感染所致淋巴结肿大
	自身免疫性 / 炎性疾病
实验室标准	1. 系统性红斑狼疮
1. ESR 或 CRP 升高	2. 类风湿关节炎
2. 贫血	3. 成人斯蒂尔病
3. 血小板减少 / 增多	4. 青少年特发性关节炎
4. 肾功能损伤或者蛋白尿	5. 自身免疫性淋巴增殖综合征
5. 多克隆高免疫球蛋白血症	**恶性淋巴系统增殖性疾病**
6. 低白蛋白血症	1. 淋巴瘤
临床标准	2. 多发性骨髓瘤
1. 系统消耗性症状	3. 原发于淋巴结的浆细胞瘤
2. 脾大和（或）肝大	4. 滤泡树突状细胞肉瘤
3. 水潴留	5. POEMS 综合征
4. 爆发性樱桃血管瘤或紫色丘疹	
5. 淋巴细胞性间质性肺炎	

iMCD-TAFRO 综合征的诊断标准由 Masaki 等于 2015 年提出，并于 2019 年进行修订[2]，主要包括 3 项：①胸、腹腔积液和全身性水肿；②除外骨髓抑制的 PLT ≤ 100/μl；③系统性炎症，定义为不明原因体温超过 37.5℃ 和（或）CRP ≥ 2 mg/dl。另外，还包括诊断该病的 4 项次要标准：①卡斯尔曼病样的特征性淋巴结病理表现；②骨髓网状纤维化和（或）骨髓巨核细胞计数增多；③轻度器官肿大，包括肝、脾、淋巴结等；④进行性肾功能异常。若患者的临床表现符合全部 3 项主要标准，并且符合 4 项次要标准中的 2 项，以及排除恶性肿瘤、自身免

疫性疾病、感染、POMES 综合征、肝硬化、血栓性微血管病等疾病后，则可诊断为 iMCD-TAFRO 综合征。

iMCD-TAFRO 综合征的致病因素并不完全清楚。存在 IL-6、VEGF 等细胞因子升高导致的系统性症状。可以作为治疗的靶标。完善本病例检查：血白介素6（IL-6）5.6 pg/ml，腹水 IL-6 1022 pg/ml，血 VEGF > 800 pg/ml。

iMCD 诊断后需要进行严重程度评估。iMCD 的严重程度评分见表4-5-2[1]。

表4-5-2　iMCD严重程度评分

特点	轻度	中度	重度
ECOG PS 评分	0 ~ 1	–	2
肾小球滤过率（eGFR）	正常	–	< 30 ml/min
水过载	无	–	全身水肿，腹水或胸腔积液
血红蛋白（g/L）	≥ 10	–	≤ 8.0
肺部受累	无	–	有

重症 iMCD 需要满足 5 条重度标准中的 2 条。轻症 iMCD 需要满足 5 条轻度标准的全部。不适合归入重度与轻度者归入中度严重 iMCD。

治疗 iMCD-TAFRO 综合征与 iMCD-NOS 相似。MCD 的治疗选择见表 4-5-3[1]。

表4-5-3　MCD的治疗选择

iMCD-NOS 和 iMCD-TAFRO 综合征	POEMS-MCD 综合征	HHV8-MCD
一线治疗 • 司妥昔单抗 • 曲妥珠单抗 • 糖皮质激素	• 无骨病，iMCD 样方案 • 存在骨病，骨髓瘤样治疗包括 ASCT	• HIV 阳性者需要联合抗病毒治疗 • 利妥昔单抗
二线及以上方案 • 利妥昔单抗 • 环孢素 • 西罗莫司 • IVIG • 沙利度胺 • 来那度胺 • 硼替佐咪 • R-CVP，R-CHOP • ASCT	同上	• 依托泊苷 • 脂质体阿霉素 • 干扰素 • 抗病毒治疗

病例 32 属于重症 iMCD。甲泼尼龙冲击治疗后一般状况有所改善。体温持续正常，贫血纠正：WBC 10.61×10^9/L，Hb 109 g/L，PLT 217×10^9/L。复查 CT 示：淋巴较前缩小。但是持续水肿、卧床。血肌酐改善至 75 μmol/L，持续低白蛋白血症（ALB 25 g/L）。24 小时尿蛋白 8.28 g。根据国际卡斯尔曼病协作组（Castleman disease collaborative network，CDCN）评效标准（表 4-5-4）[3]，评效病例 32 的疾病为稳定状态。

表4-5-4A CDCN疗效评估标准

总体反应	生化指标（CRP/Hb/ALB/GFR）	淋巴结	症状
CR	均正常	CR	恢复正常
PR	改善 > 50%	PR	4 项症状均有改善，但未恢复正常
SD	改善 < 50%（或恶化 < 25%）	无 PR 或 CR	至少 1 项症状改善（非全部）
PD	恶化 > 25%	增加 > 25%	任一症状加重（≥ 2 次评估）

表4-5-4B CDCN疗效评估标准中的症状改善标准

症状	改善标准
乏力	相对基线 CTC 评级降低 ≥ 1 级
厌食	相对基线 CTC 评级降低 ≥ 1 级
发热	相对基线降低 ≥ 1°C
体重	相对基线增加 ≥ 5%

Jain 首先在 2015 年报道了 1 例 28 岁男性患者，因乏力、发热、盗汗、气短、水肿、上腹部不适等症状诊断为 iMCD-TAFRO 综合征，在诊断后应用利妥昔单抗 375 mg/m² 共 4 周，第 1 周应用利妥昔单抗后症状明显改善，应用 4 周后获得完全缓解（CR）[4]。Tsurumi 报道了一位 50 岁女性，最初症状为发热、疲劳、上腹疼痛、水肿、腹水、淋巴结病、血小板减少和肾功能不全，2 年后诊断为 iMCD-TAFRO 综合征，在单用糖皮质激素治疗时仍需要血液透析，加用利妥昔单抗治疗成功改善了实验室数据，不再需要血液透析，并且腹水消失，强调了利妥昔单抗在治疗糖皮质激素耐药性 iMCD-TAFRO 综合征患者中的作用[5]。Noda 报道了一位 79 岁的女性因发烧、下肢水肿、血小板减少、胸腔积液、腹水和急性肾损伤，诊断为 iMCD-TAFRO 综合征，应用糖皮质激素和环孢素的初始治疗反应较差，给予利妥昔单抗治疗后出现临床好转[6]。

2019-06-01 予利妥昔单抗 375 mg/m²（每周 1 次，共 4 次）联合醋酸泼尼松 40 mg qd 治疗，激素缓慢减停，治疗后患者尿量增多，水肿逐渐消失，再次评效达 CR。

专家点评

获得病理诊断前，我们需要熟知如 POEMS 综合征相关 MCD、iMCD-TAFRO 综合征的系统性损害表现，重视肿大淋巴结的活检，可以帮助尽快获得诊断。而获得病理学卡斯尔曼病诊断后，需要重视分型以及与感染性疾病、免疫性疾病的鉴别诊断。

iMCD 中 IL-6 作为系统症状的始动因子，是治疗的重要靶点。司妥昔单抗（Siltuximab）是 IL-6 抗体，在登记性随机对照研究中，接受司妥昔单抗治疗的 iMCD 患者获得可持续的症状及肿块回退反应率为 34%，安慰剂对照组为 0 [7]。而曲妥珠单抗作为 IL-6 受体抗体治疗 iMCD 的疗效在单臂 II 期研究中得到验证。Akiyama 等系统地回顾了使用曲妥珠单抗治疗的 31 例 iMCD-TAFRO 综合征，其中 18 例给予一线治疗，13 例给予挽救性治疗。完全缓解率为 51.6%（$n=16$）[8]。最近一项多中心回顾性研究分析了 81 例 iMCD-TAFRO 综合征患者，曲妥珠单抗、环孢素和利妥昔单抗组的中位至下一线治疗或死亡时间（TTNT）分别为 2.8 个月、9.2 个月和未达到 [9]。

国内协和医院李剑团队尝试口服沙利度胺、环磷酰胺和泼尼松的方案在 25 例新诊断 iMCD 的患者中获得 48% 的持续症状及肿物控制。预期 1 年无疾病进展生存率与总体生存率分别为 60% 和 88%[10]。

总之，特发性多中心型卡斯尔曼病（iMCD）在病因、诊断及治疗方面仍有巨大研究空间，值得关注。

（李文静　杨申淼）

参考文献

[1] Dispenzieri A，Fajgenbaum DC. Overview of Castleman disease. Blood，2020，135（16）：1353-1364.

[2] Masaki Y，Kawabata H，Takai K，et al. 2019 Updated diagnostic criteria and disease severity classification for TAFRO syndrome. Int J Hematol，2020，111（1）：155-158.

[3] van Rhee F，Voorhees P，Dispenzieri A，et al. International，evidence-based consensus treatment guidelines for idiopathic multicentric Castleman disease. Blood，2018，132（20）：2115-2124.

［4］ Jain P，Verstovsek S，Loghavi S，et al. Durable remission with rituximab in a patient with an unusual variant of Castleman's disease with myelofibrosis—TAFRO syndrome. Am J Hematol，2015，90（11）：1091-1092.

［5］ Tsurumi H，Fujigaki Y，Yamamoto T，et al. Remission of refractory ascites and discontinuation of hemodialysis after additional rituximab to long-term glucocorticoid therapy in a patient with TAFRO syndrome. Intern Med，2018，57（10）：1433-1438.

［6］ Noda Y，SakaY，Kato A，et al. Successful rituximab treatment of TAFRO syndrome with pathological findings of glomerular endothelial damage. Clin Nephrol Case Stud，2018，6（1）：16-20.

［7］ Morra DE，Pierson SK，Shilling D，et al. Predictors of response to anti-IL6 monoclonal antibody therapy（siltuximab）in idiopathic multicentric Castleman disease：secondary analyses of phase II clinical trial data. Br J Haematol，2019，184（2）：232-241.

［8］ Akiyama M，Kaneko Y，Takeuchi T. Tocilizumab in isolated polymyalgia rheumatica：A systematic literature review. Semin Arthritis Rheum，2020，50（3）：521-525.

［9］ Fujimoto S，Kawabata H，Sakai T，et al. Optimal treatments for TAFRO syndrome：a retrospective surveillance study in Japan. Int J Hematol，2020，113（1）：73-80.

［10］ Zhang L，Zhao AL，Duan MH，et al. Phase 2 study using oral thalidomide-cyclophosphamide-prednisone for idiopathic multicentric Castleman disease. Blood，2019，133（16）：1720-1728.

6．毛细胞白血病变异型

WHO 2016 年分类中毛细胞白血病变异型作为原发于脾 B 细胞淋巴瘤 - 不可分类型中的一个亚型，属于罕见类型淋巴瘤。外周血及骨髓中带有绒毛的淋巴细胞增殖，免疫表型为 CD11c、CD103 阳性，而 CD25、CD123 阴性。肿瘤细胞 *BRAF* V600E 阴性也可以用于与经典型毛细胞白血病的鉴别诊断。变异型患者对克拉立滨（克拉屈滨）、贲司他丁的治疗反应差。难治耐药患者可以考虑布鲁顿酪氨酸激酶（BTK）抑制剂治疗。

☞ 病例 33

男性患者，75 岁，2014 年 7 月因"腹胀、腹泻"就诊。彩超提示脾肋下 8 cm。血常规示：WBC 15.12×10^9/L，淋巴细胞（LY）9.16×10^9/L，Hb 137 g/L，PLT 101×10^9/L，进一步完善骨髓检查，形态学：骨髓增生活跃，成熟淋巴细胞比例 43%，可见绒毛状突起。免疫分型：B 细胞占有核细胞的 38.87%，表达 CD19、CD20、FMC7、CD38、CD22、CD11c、CD103，不表达 CD5、CD10、CD25、CD123、CD200、Kappa、Lambda。IGH 基因重排阴性，IGκ 基因重排阴性，IGλ 基因重排阳性。诊断：毛细胞白血病变异型（HCL-V）。从 2014-08-04 开始予克拉立滨（0.1 mg/kg）5.7 mg，第 1～5 天静脉持续点滴，每 28 天为 1 个疗程，共 3 个疗程。2014 年 11 月复查彩超示：脾肋下 3 cm。骨髓形态示：成熟淋巴细胞占 22%，部分伴绒毛状突起。免疫残留示：B 细胞占骨髓有核细胞的 17.14%，表达 CD19，CD20，FMC7，CD38，CD22，CD11c，CD103。达部分缓解。

2015-01-07 复诊时发现脾再次肿大，肋下 8 cm。骨髓形态学提示：成熟淋巴 89%，伴有绒毛状突起。免疫分型：B 细胞占骨髓核细胞的 68%，表达 CD19、CD20、FMC7、CD38、CD22、CD11c、CD103。2015-01-15 再次予克拉立滨治疗 1 个疗程，脾大、血常规结果无改善。

2015-03-09 患者转诊至我院。WBC 11.33×10^9/L，Hb 117 g/L，PLT 44 $\times 10^9$/L。2015-03-13 骨髓检查示：增生活跃，淋巴细胞占 54%，可见胞体偏大，染色质细致，核仁可见，细胞质量少，色蓝，无颗粒细胞，核规整，可见空泡。流式细胞学检查示：异常淋系表型，占 48.45%，SSC 较大，表达 CD19st++、CD20st++、CD23、CD22st++、CD11c（st++）、CD103，不表达 CD7、CD5、CD10、CD33、CD200、CD38、Kappa、Lambda、CXCR4、FMC7、CD123、CD34、CD25。染色体检查示：46，XY [18]。FISH 示：*ATM*（11q22）缺失阳性占 55.5%，而 *TP53*（17p13）缺失阴性。未见 IGH/CCND1，IGH/MYC，IGH/Bcl 2 异常。但可见涉及 IGH 和 MYC 的断裂易位。诊断：HCL-V。2015 年 3 月至 2015 年 5 月，患者接受 2 次 R-COP（利妥昔单抗、环磷酰胺、长春地辛、泼尼松）方案化疗。2015 年 4 月，1 个疗程治疗后 WBC 2.10×10^9/L，Hb 127 g/L，PLT 61×10^9/L。评估骨髓，成熟淋巴细胞占 11%。流式残留未见 CD20$^+$ CD19$^+$ 细胞。后续患者血象稳定逐步恢复。2016-01-19 WBC 2.83×10^9/L，Hb 147 g/L，PLT 89×10^9/L。淋巴细胞占 42%，未见毛细胞。B 超提示：脾大，肋下 4 cm。

2016-06-21 WBC 34.91×10^9/L，Hb 127 g/L，PLT 57×10^9/L。外周血涂片：成熟淋巴细胞占 54%，毛细胞占 30%。CT 提示脾大肋下 8 cm。2016-07-12 至 2016-12-01 间断予以利妥昔单抗单药治疗。2016-10-26 再次行血常规检查示：WBC 14.77×10^9/L，Hb 106 g/L，PLT 39×10^9/L。骨髓细胞形态学检查示：骨髓增生低下，成熟淋巴细胞占 13%，胞体边缘不整，伪足突起淋巴细胞占 60%。染色体：45，X，−Y[3] /46，XY [17]。治疗过程中患者发生带状疱疹、肺部感染、低氧血症，无创呼吸机辅助通气，积极抗感染治疗后缓解。

2017 年 2 月于北京大学人民医院行脾区放疗（30Gy），血常规结果无改善。

2017 年 8 月行腹腔镜脾切除术，评效：无治疗反应。持续输血依赖。

2017-12-26 患者血常规示：WBC 24.21×10^9/L，Hb 47g/L，PLT 12×10^9/L。外周血检测：*BRAF* V600E、*MAP2K1* 突变阴性。*ATM* 突变 63.6%。无 *NOTCH1*、*TP53*、*BTK*、*PLCG2* 突变。IGHV 1-18×01，超突变率为 8.7%。2017 年 1 月至 2017 年 12 月 29 日累计输注血小板 1600 ml（8 U），红细胞悬液 14 000 ml（70 U）。

2017 年 12 月 29 日开始予伊布替尼 420 mg qd 口服。血常规结果快速改善。2018-01-01（+4 d）复查血常规示：WBC 13.8×10^9/L，Hb 61 g/L，PLT 90×10^9/L。2018-04-22（+111 d）血常规结果正常：WBC 9.11×10^9/L，Hb 111 g/L，PLT 125×10^9/L。

2018-06-08（+158 d）复查血常规发生血细胞减少：WBC 8.08×10^9/L，LY 3.64×10^9/L，Hb 121 g/L，PLT 50×10^9/L。骨髓形态学示：增生活跃，成熟淋巴细胞占 94%，其中 80% 的淋巴细胞胞体偏大、边缘不整，染色体偏粗，细胞质丰富，可见伪足状突起。骨髓免疫分型：异常淋巴细胞占 23.92%，表达 CD19、CD23、CD22st、CD103，部分表达 CD20st，不表达 CD7、CD5、CD200、CD10、CD33、CD38、Kappa、Lambda、CD25。染色体分析示：42，X，−Y，dup（2）（q21；q23），add（3）（q25），der（8；19）（q10；q10），+9，dic（10；21）（p15；

p13），–11，der（13；21）（q10；q10），add（19）（p13）[2] /46，XY [10]。*BTK* C481S 突变阳性细胞占 24.8%。明确疾病进展，并获得伊布替尼耐药性突变。后续给予患者持续的输血支持，反复行肺部抗感染治疗。2019 年 3 月进一步至外院准备参加 CAR-T 临床研究，后因感染死亡。

诊治策略分析

本例患者存在脾大、外周血及骨髓多毛细胞证据。在诊断与鉴别诊断方面，需要考虑到相似表现的其他成熟 B 细胞来源的淋巴瘤，包括：毛细胞白血病经典型（hairy cell leukemia variant，HCL-C）、毛细胞白血病变异型（hairy cell leukemia variant，HCL-V）、脾弥漫红髓淋巴瘤（SDRPL）和脾边缘区淋巴瘤（SMZL）。而后三种疾病在 WHO 2016 年淋巴瘤分类中被归为脾 B 细胞淋巴瘤 / 白血病 - 不可分类型。鉴别诊断要点及治疗方法见表 4-6-1。

表4-6-1　HCL-C、HCL-V、SDRPL和SMZL的临床特点及治疗方法 [1]

	HCL-C	HCL-V	SDRPL	SMZL
年龄（岁）	55	70	70	70
脾大	是	是	是	是
淋巴细胞增多	低	高	中等	中等
贫血 / 血小板减少	有	有	不常见	有
单核细胞减少	有	无	无	无
细胞学				
细胞绒毛	全周	全周	全周，广泛基底	极性分布
细胞核	圆、卵圆或豆形	圆、卵圆，有时双叶	圆，有时偏心	圆
核仁	无或不明显	明显	无或不明显	不明显
脾累及	弥漫	弥漫	弥漫	结节状
免疫表型				
CD11c	+	+	+（50%）	弱（39%）
CD103	+	+	+（10%）	+（40%）
CD123	+	–	–	–
CD25	+	–	+（25%）	+（44%）
膜联蛋白 A1	+	–	–	–

（续表）

	HCL-C	HCL-V	SDRPL	SMZL
IGHV	IGHV 3-23 21%、IGHV 4-34 10%、IGHV 3-30 8%	IGHV 4-34 36%	IGHV 3-23、IGHV 4-34	IGHV 1-2 25%、IGHV 4-34 13%、IGHV 3-23 8%
遗传学突变	*BRAF* V600E（>90%）	*MAP2K1*（30%～40%）	CCND3（21%～24%），BCOR（24%）	NOTCH2（10%～25%），KLF2（20%～40%），表观遗传学异常（40%）
相关染色体结构异常	5号染色体异常、del13q、del7q（不常见）	Del17p	不常见：del7q、+18、del17p	Del7q、+3、+12、+18
治疗方法	嘌呤类似物；R-嘌呤类似物，BRAF抑制剂；MP方案，RB方案，伊布替尼，脾切除术	R-嘌呤类似物；MP，伊布替尼，脾切除术	脾切除术	脾切除术，免疫化疗（R-CHOP、RB、RFC方案等）

根据免疫表型和临床特点，本例患者诊断为 HCL-V。应用克拉立滨、利妥昔单抗分别进行治疗。治疗反应短暂，脾区照射与脾切除术后疾病无治疗反应，表现为难治性耐药。利妥昔单抗与克拉立滨联合方案可能作为下一步治疗选择。研究提示：利妥昔单抗 375 mg/m² 每周 1 次，自第 1 天开始，共 8 周，克拉立滨 0.15 mg/（kg·d）第 1～5 天，治疗 10 例难治复发 HCL-V，其中有克拉立滨治疗史 5 例、利妥昔单抗治疗史 1 例、克拉立滨 + 利妥昔单抗 + 脾切除 2 例。6 个月时 9/10 例获得完全缓解，中位随访 27 个月，8 例 MRD 阴性[2]。但是，本例老年患者前期治疗后发生严重感染，进一步强烈的免疫抑制治疗存在巨大风险。此时，BTK 抑制剂伊布替尼可以考虑为下一线治疗。伊布替尼是 Bruton 酪氨酸激酶抑制剂（Bruton's tyrosine kinase inhibitor，BTKi），以与半胱氨酸残基（C481）共价结合的方式，不可逆、竞争性地抑制 BTK 的 ATP 结合，从而干扰信号传导，阻止细胞的增殖、转移、黏附[3]。Bohn 等报道了伊布替尼治疗一例 82 岁复发难治性 HCL-V，以 420 mg/d 口服，临床症状消失，脾缩小、淋巴细胞降低大于 50%，血象未恢复正常，持续部分缓解（PR）持续 16 个月[4]。Jain 等报道一例 79 岁 CLL 伴 HCL-V、IGHV4-34 双克隆患者，口服伊布替尼 420 mg/d 至 3 个月后加用维奈托克联合（20 mg 开始，逐渐加量至 400 mg）治疗，第 3～5 个月评估，临床症状改善、脾明显缩小[5]。随后 Ⅱ 期临床研究正在验证伊布替尼治疗难治复发 HCL 包括 HCL-V（NCT01841723）的疗效与安全性。尽管未见强烈证据，但是伊布替尼

已作为难治复发 HCL-V 的推荐方案之一 [1, 6]。本例患者在伊布替尼治疗后获得快速血液学反应，脱离输血。但是，伊布替尼单药治疗获得的总体反应持续时间在本例患者中为 6 个月。出现获得性耐药，检测出 *BTK* C481S 突变。

其他治疗可能还有重组 CD22 靶向免疫毒素—moxetumomab pasudotox（HA22或 CAT8015），包含了两部分：抗 CD22 单克隆抗体和 PE38（38 kDa 假单胞菌外毒素）[7]。Ⅰ期临床用于治疗复发难治性 HCL28 例（HCL-C 26 例，HCL-V 2 例），46% 获得完全缓解 [8]。在 moxetumomab pasudotox 用于至少经 1 次以上核苷类似物治疗的复发难治性 HCL 的研究中，3 例 HCL-V 患者均未达到 CR[9]。moxetumomab pasudotox 联合利妥昔单抗的治疗正在进行临床研究（NCT01841723）。

专家点评

在具有绒毛的 B 淋巴细胞增殖性疾病伴有脾大的患者中，HCL-V 作为重要的鉴别诊断之一，需要根据临床及实验室特点予以明确。

HCL-V 常伴有明显的淋巴增殖，有耐药趋向。利妥昔单抗联合嘌呤类似物是首选方案。在患者衰弱不耐受化疗或有化疗禁忌时，可以考虑伊布替尼治疗。

BTK C481S 突变影响药物共价结合于 Bruton 激酶，是 CLL 获得性耐药的重要机制。在本例 HCL-V 患者疾病再进展时，同样发现获得性 *BTK* C481S 突变，同时染色体随疾病进程以及反复治疗越发复杂化，提示可能存在疾病的克隆演变倾向或者药物相关的 DNA 损伤，预后极差。

总之，由于疾病罕见，因此缺乏前瞻性大宗病例临床研究。目前 HCL-V 尚无统一的治疗方案。伊布替尼可能为复发难治性 HCL-V 带来获益。还需要更多的实验室与临床相关研究说明。

（杨　毅　杨申森）

参考文献

[1] Wiber M，Maitre E，Cornet E，et al. Variant form of hairy cell leukemia. Clin Case Rep, 2019，7（6）：1161-1166.

[2] Kreitman RJ，Wilson W，Calvo KR，et al. Cladribine with immediate rituximab for the treatment of patients with variant hairy cell leukemia. Clin Cancer Res，2013，19（1）：6873-6381.

[3] Deeks ED. Ibrutinib：A review in chronic lymphocytic leukaemia. Drugs，2017，77（2）：225-236.

［4］ Bohn JP，Wanner D，Steurer M，et al. Ibrutinib for relapsed refractory hairy cell leukemia variant. Leuk Lymphoma，2017，58（5）：1224-1226.

［5］ Jain P，Kanagal-Shamanna R，Konoplev S，et al. Biclonal IGHV-4-34 hairy cell leukemia variant and CLL - successful treatment with ibrutinib and venetoclax. Am J Hematol，2018，93（12）：1568-1569.

［6］ Maitre E，Cornet E，Troussard X. Hairy cell leukemia：2020 update on diagnosis，risk stratification，and treatment. Am J Hematol，2019，94（12）：1413-1422.

［7］ Kreitman RJ，Pastan I. Antibody fusion proteins：anti-CD22 recombinant immunotoxin moxetumomab pasudotox. Clin Cancer Res，2011，17：6398-6405.

［8］ Kreitman RJ，Tallman MS，Robak T，et al. Minimal residual hairy cell leukemia eradication with moxetumomab pasudotox：phase I results and long-term follow-up. Blood，2018，131（21）：2331-2334.

［9］ Kreitman JR，Dearden C，Zinzani P，et al. Moxetumomab pasudotox in relapsed/refractory hairy cell leukemia. Leukemia，2018，32（1）：1768-1777.

第二篇

异基因造血干细胞移植

五、移植的适应证

1. 急性白血病

☞ **病例 34**

患者女性，48 岁，主诉"体检发现白细胞减少 1 年余，诊断为急性髓系白血病 4 个月"。

患者 2018 乳腺癌术后常规检查，发现白细胞减少，未予重视。2019 年 4 月复查血常规示：WBC 2.18×10^9/L，Hb 109 g/L，PLT 76×10^9/L，幼稚细胞占 10%。行骨髓穿刺，提示急性髓系白血病（AML-M5），融合基因提示：*AML-ETO* 基因阳性，*c-kit* 阴性。染色体核型分析示：t（8；21），AML 预后基因突变筛查阴性。2019-04-21 予 IA 方案化疗，达完全缓解（CR），*AML1-ETO/ABL*=8.34%。2019-05-12 行 IA 方案化疗，骨髓形态达 CR，*AML1-ETO/ABL* =2.06%。2019-06-21 予大剂量阿糖胞苷化疗，骨髓形态达 CR，*AML1-ETO/ABL* =0.43%。④ 2019-07-30 予大剂量阿糖胞苷化疗，骨髓形态达 CR，*AML1-ETO/ABL* =0.15%，流式细胞仪检测（FCM）示：CD34$^+$ CD117$^+$，幼稚细胞占 0.96%，比例不高，CD33st$^+$ CD13st$^+$，表型可疑异常。

既往史：2015 年因"乳腺癌"行保乳手术，术后化疗 4 次，放疗 30 次。2018 年因"宫颈癌"行子宫附件切除术，术后未放化疗。

诊治策略分析

ETO 阳性治疗相关 AML，需要进行造血干细胞移植吗？

治疗相关的 AML 是指既往因肿瘤接受化疗或者放疗后数年出现的白血病，缓解率低于初发 AML，复发率高，预后差。

治疗相关的 AML，与初发 AML 相比，高危核型更为常见，而低危核型较少见。由于例数较少，关于治疗相关的低危核型 AML 的预后及治疗，尚无统一结论。根据现有的报道来看，治疗相关的低危核型 AML 预后似乎差于初发低危核型 AML。安德森癌症中心曾比较了 13 例治疗相关的 t（8；21）AML 和 38 例初发 t（8；21）AML，其中 11 例接受诱导化疗，10 例（91%）缓解，但 7 例复发，最终中位生存期仅为 19 个月，提示治疗相关的 t（8；21）AML 预后差于初发 t（8；21）AML。德国的一项研究也显示，24 例治疗相关的低危核型 AML 中位生存期为 18 个月，其中治疗相关的 t（8；21）AML 的中位生存仅为 14 个月，而初发低危核型 AML 尚未达中位生存期；治疗相关的低危核型 AML 与初发低危核型 AML 的复发率分别为 33% 和 13%。但法国早年研究发现，在 26 例治疗相关的 t（8；21）AML 中，21 例接受强化疗，16 例（76%）获得缓解，2 年无白血病生存率（LFS）为 47%，预后较好。

总的来讲，低危核型在治疗相关的 AML 中，仍是预后较好的类型，但治疗相关的低危核型 AML 与初发低危核型 AML 相比，似乎预后更差。

关于治疗相关的低危核型 AML，目前尚无充分证据推荐在 CR1 期接受移植。北京大学血液病研究所的数据显示，t（8；21）AML 的危险度分层主要依据两个指标，治疗前 c-kit 是否突变和治疗后 MRD 的动态变化，即巩固治疗 2 个疗程是否获得主要分子学缓解（MMR）。因此我们参考初发 t（8；21）AML 治疗，此患者巩固治疗 2 个疗程未获得 MMR（> 0.4%），建议移植。

患者接受弟供姐同胞全相合移植，13 天后血小板植活，19 天后白细胞植活。移植后 AML1-ETO/ABL 持续低水平阳性，波动于 0.0037% ~ 0.032%，移植后 3 个月给予干预治疗，减停环孢素，应用干扰素，诱导移植物抗宿主病（GVHD）。干预治疗后 ETO 转阴，合并慢性 GVHD。目前 ETO 基因持续为 0，至今无病存活。

专家点评

病例特点：患者中年女性，既往乳癌化疗病史，白细胞减少 1 年余，诊断为低白细胞 AML1-ETO/ABLM5，诱导化疗 1 次达 CR，MRD 下降缓慢，行同胞相合异基因造血干细胞移植，3 个月后因 MRD 升高预停 CsA 并给予干扰素干预，至今健康存活。是一个治疗成功的病例。

如果患者仅诊断为 AML1-ETO/ABL（+）/c-kit（–），按 NCCN 指南为预后良好核型组，首选化疗；但此患者伴有很多高危因素，如：为治疗相关白血病、化疗 MRD 下降慢等，这些都是化疗预后差的因素。此患者还有 1 年以上的白细胞减少，未做进一步检查，不知道是否存在 MDS？如果是 MDS 演变的 AML，患者化疗效果也会欠佳。本例患者应该补充初诊时融合基因 AML1-ETO/ABL 的定量水平。尽管在 AML1-ETO/ABL 存在的情况下，骨髓幼稚细胞不足 20% 也可以诊断白血病，但还是应该展示初诊时骨髓的原始细胞数。

根据队列分析研究报告显示，AML1-ETO/ABL（+）比初诊水平下降 3log 为

MMR，巩固治疗后未达到 MMR 或治疗后 6 个月内失去 MMR 的患者将从移植中获益。在评估 MRD 下降程度时，需要初诊的 *AML1-ETO/ABL* 水平。关于治疗相关白血病的移植疗效，研究显示，治疗相关的 AML 和初发 AML 的移植效果相似。

患者移植后早期 *AML1-ETO/ABL* 没有转阴，呈低水平阳性且有上升趋势，采用减停免疫抑制剂和干扰素预防复发。对于干预后转阴的时间和慢性 GVHD 的程度也应有描述。综上，这例患者移植指征和移植时机选择符合《中国造血干细胞移植专家共识——预处理方案及供者选择（2014 版）》；移植后干预、遵循了《中国异基因造血干细胞移植治疗血液系统疾病专家共识（Ⅱ）——移植后白血病复发（2016 年版）》。

（马艳茹　许兰平）

参考文献

[1] 中华医学会血液学分会干细胞应用学组. 中国异基因造血干细胞移植治疗血液系统疾病专家共识（Ⅱ）——移植后白血病复发（2016 年版）. 中华血液学杂志，2016，37（10）：846-851.

[2] Zhu HH，Zhang XH，Qin YZ，et al. MRD-directed risk stratification treatment may improve outcomes of t（8;21）AML in the first complete remission：results from the AML05 multicenter trial. Blood，2013，121（20）：4056-4062.

[3] Tang FF，Huang XJ，Zhang XH，et al. Allogeneic hematopoietic cell transplantation for adult patients with treatment-related acute myeloid leukemia during first remission：Comparable to de novo acute myeloid leukemia. Leukemia Research，2016，57：8-15.

[4] Xu LP，Chen H，Chen J，et al. The consensus on indications，conditioning regimen，and donor selection of allogeneic hematopoietic cell transplantation for hematological diseases in China-recommendations from the Chinese Society of Hematology. Journal of Hematology & Oncology，2018，11：33.

2. 淋巴瘤

☞ **病例 35**

患者男性，12 岁。2011 年 11 月因"右颈部肿块 4 个月"就诊于上海市某医院，淋巴结活检病理示：淋巴滤泡结构部分消失，局灶区见大细胞，CD45（+），CD45RO（+），CD15（+），TdT（+），ALK（+），MPO（+），CD3（+），CD10（−），Cyclin D1（−），Bcl-2（+），B-catenin（+），Ki-67（+），病理诊断：（右侧颈部）霍奇金淋巴瘤（混合细胞型）。确诊霍奇金淋巴瘤（HL）ⅢA。

2011 年 12 月至 2012 年 4 月先后行 ABVD 方案（阿霉素 + 博来霉素 + 长春地辛 + 泼尼松）化疗 6 个疗程，2012 年 5 月终末评估 PET/CT 示：右锁骨上见一枚淋巴结，右上纵隔软组织密度肿块，考虑为疾病进展（PD），行颈部、纵隔淋巴结局部放疗 2550 cGy/15 次，后每 3 个月行门诊复查，病情基本稳定。

2014 年 7 月复查 B 超示多处淋巴结较前增大，腹盆腔 CT 示肝门区、腹膜后多发肿大淋巴结，盆腔内少许积液，提示复发。于 2014 年 8 月至 2014 年 10 月先后予 IGEV 方案（异环磷酰胺 1.5 g 第 1 ~ 4 天 + 吉西他滨 1.2 g 第 1、4 天 + 长春瑞滨 30 mg 第 1 天 + 泼尼松 50 mg bid 第 1 ~ 4 天）化疗 3 个疗程并采集自体造血干细胞，2014-09-15 颈部增强 MRI 示：颈部淋巴结较前缩小（最大直径 0.8 cm），2014-11-13 予白消安 + 依托泊苷高剂量治疗及自体干细胞回输，治疗顺利，后定期复查，评估疗效达 CR。

2016 年 6 月行 PET/CT 检查：见腹膜后、双侧髂血管及腹股沟结构不清，多发肿大淋巴结，右髂血管旁为著，最大径 1.2 cm，SUVmax 3.4，提示复发（第二次），予 ESHAP 方案（依托泊苷 80 mg 第 1 ~ 4 天，甲泼尼龙 500 mg 第 1 ~ 3 天，顺铂 40 mg 第 1 ~ 4 天，阿糖胞苷 3.0 g 第 5 天）化疗 4 个疗程，淋巴结较前缩小。

2017 年 4 月自觉腹股沟间断疼痛，PET/CT 提示：左髂血管旁多发淋巴结，SUVmax 3.0。因无法取活检，结合先后 2 次 PET/CT 结果，髂血管旁异常摄取淋巴结位置不同，考虑为疾病进展。患者多次复发或疾病进展，为难治复发病例，建议行异基因造血干细胞移植，但是患者家属顾虑移植风险，暂行局部放疗（每周行盆腔 6MV-X 线 DT 3000 cGy×15 次，持续 3 周）。之后于 2017-11-13 行 PET/CT 示：①左侧锁骨上窝多发 FDG 代谢轻度增高的小淋巴结，较前增多，建议密切随诊除外肿瘤复发；②腹主动脉周围多发淋巴结，FDG 代谢轻度增高，较前无明显改变；③原片所示的双侧髂血管旁多发 FDG 代谢轻度增高的淋巴结，此次未见明确显示。复查骨髓形态示增生低下，免疫残留阴性。骨髓活检示：造血组织增生活跃，未见肿瘤浸润。疗效评估为 PD。

家族中无同胞全合供者，2017-12-15 行父供子单倍型相合移植，预处理方案为白消安 / 环磷酰胺 + 抗胸腺细胞球蛋白（BU/CY+ATG），其予常规环孢素、吗替麦考酚酯（霉酚酸酯）及短程 MTX 等药物预防 GVHD，预防细菌、病毒等感染治疗。2017-12-26（+11 d）WBC 植活，2017-12-30（+15 d）血小板植活。移植后 30 个月，原发病持续完全缓解。

诊治策略分析

难治复发 HL（自体移植后复发）是异基因移植的适应证。但是移植前接受多线治疗、化疗耐药、移植前未获得疾病控制等均是导致预后不良的因素。异基因移植的移植相关死亡率（TRM）高，采用减低强度预处理方案可以有效降低 TRM，提高生存率。

专家点评

本例儿童发病时患者 HL ⅢA，一线治疗化疗药物 ABVD 疗效评估为 PD，加用放疗后达 SD；复发后经 IGEV 治疗达 CR2，并行自体造血干细胞移植，第二次复发后经 ESHAP 化疗等仍为 PD。在局部放疗无效的情况下，进行了单倍体造血干细胞移植，取得了长期无病存活，这是 1 例治疗成功的病例。患者在当时没有 PD-1 或 Bcl-2 抑制剂的情况下，应该选择异基因造血干细胞移植，在医院首次建议移植时已经符合移植指征。患者是在复发难治的情况下移植的，这样的患者在汇报病例时要明确预处理是增加强度还是降低毒性的，移植后对于复发的检测和预防有无特殊。

📖 病例 36

患者男性，33 岁，2016 年 9 月因腹痛，查 B 超示腹部多发淋巴结节影，胰腺多发低回声影。PET/CT 示右侧声带增厚，胰腺多发代谢增高灶，双颌及右颈、左锁骨下、双侧内乳淋巴链区，前纵隔胸腺区，纵隔左肺门，肝门区，胃周、胰腺周，肠系膜上，腹主动脉旁多发淋巴结代谢增高，左下腹壁及右臀部皮下组织代谢增高，均考虑恶性病变，淋巴瘤可能性大。2016-10-10 经喉镜活检病理诊断：

非霍奇金淋巴瘤伴间变性大细胞淋巴瘤，免疫组化示：CD10（-），C-myc（-），Bcl-6（-），Bcl-2（散在 +），MUM1（+），CD20（散在 +），CD43（+），CD79a（散在 +），CD56（-），TdT（-），ALK-SP8（淋巴瘤）（-），CD30（+），Ki-67（90%）。确诊非霍奇金淋巴瘤，ALK 阴性间变性大细胞淋巴瘤，Ⅳ 期。

2016-10-25 至 2017-01-21 予以 C-CHOPE 方案化疗 5 周期，具体为：西达本胺 20 mg biw + CTX 1.2 g 第 1 天 + 注射用盐酸表柔比星 120 mg 第 1 天 + 长春地辛 4 mg 第 1 天 + 依托泊苷 0.15 g 第 1～2 天 + 地塞米松 15 mg 第 1～5 天［第 2、3 周期为泼尼松 100 mg 第 1～5 天］，3 周期化疗后 PET/CT 评估达 CR。2017-02-14 给予 CTX 2.4 g 第 1～2 天 + 依托泊苷 200 mg 第 1 天，100 mg 动员采集自体造血干细胞。动员后自觉腹股沟淋巴结较前有所增大，但未行进一步检查，于 2017-03-16 行自体造血干细胞移植（ASCT），予 BEAM（卡莫司汀 562.5 mg 第 6 天，依托泊苷 400 mg q12h 第 3、6 天，阿糖胞苷 800 mg 第 3、6 天，200 mg 第 2 天，美法仑 260 mg 第 1 天口服）方案预处理，2017-03-23 回输自体干细胞。ASCT 后 1 月余，患者双腹股沟淋巴结进行性肿大，经病理活检证实为非霍奇金淋巴瘤、间变性大细胞淋巴瘤，疗效评估淋巴瘤复发。

2017-05-18 参与维布妥昔单抗（抗 CD30 单抗）临床试验，予 1.8 mg/kg（117 mg 第 1 天），每 3 周为 1 个疗程。4 周期后评估 CR。此后维持维布妥昔单抗治疗至 2018-04-08，疗效评估 CR。期间行亲属 HLA 配型，无 HLA 配型相合同胞，胞姐 5/10 相合单倍型，同时查询骨髓库无配型相合非血缘供者。患者为求根治，2018-04-19 行姐供弟单倍型移植，予改良 BU-CY+ATG 方案预处理，环孢素、吗替麦考酚酯（骁悉），短程 MTX 联合预防 GVHD，回输骨髓及外周单个核细胞（MNC）合计：9.36×10^8/kg，CD34+ 合计：1.96×10^6/kg。2018-05-01（+12 d）白细胞植活，2018-05-09（+20 d）血小板植活。移植后早期合并Ⅳ度 aGVHD（肝、肠道、皮肤）、巨细胞病毒感染、出血性膀胱炎，予积极治疗后好转。移植后 2 年余，原发病评估持续 CR。

诊治策略分析

外周 T 细胞淋巴瘤是一组少见的、高度异质性恶性肿瘤。目前无标准初始治疗方案，除 ALK 阳性间变性大细胞淋巴瘤外，其他类型如果仅接受传统化疗，5 年生存率仅为 30% 左右，预后差。自体造血干细胞移植作为一线巩固治疗，可以改善生存，但是一线化疗未能获得 CR 的患者复发率高，获益有限。ASCT 后随着时间的延长，不断有患者复发或疾病进展（PD）。尽管异基因造血干细胞移植（allo-HSCT）可以使部分难治复发患者获得根治，但是既往接受深度治疗的患者，移植相关并发症高，且部分患者难以获得移植机会。有人尝试将异基因移植用于高危患者的一线巩固治疗。在一项比较自体移植和异基因移植作为一线巩固治疗的前瞻随机对照试验中，中期分析结果显示，两组的总生存率无明显差异；死亡原因分析显示 ASCT 组主要为原发病，而 allo-HSCT 组主要是 TRM。两种移植治疗方式孰优孰劣，目前尚无定论。减低预处理毒性，可以有效降低 TRM，但是对于难治复发患者，复发率有所增加。

专家点评

确诊非霍奇金淋巴瘤，ALK 阴性间变性大细胞淋巴瘤，IV 期。3 个疗程后评估为 CR，自体移植巩固，1 个月后复发，经临床试验药物达到 CR，行同胞单倍体相合移植达到长期无病存活。是一个治疗成功的病例。

NHL 患者在包含自体移植的治疗后复发，具有异基因造血干细胞移植的指征，降低移植后复发的主要措施是移植前争取达到 CR2，采用新的药物或疗法桥接异基因移植，使患者达到长期存活。外周 T 细胞淋巴瘤一线进行异基因造血干细胞移植目前仅在临床实验中应用。

（王峰蓉　许兰平）

3. 非血液恶性疾病

病例 37

患儿男性，6岁，曾因"确诊为肾上腺脑白质营养不良"入院。其兄（8岁），曾无明显诱因出现运动障碍，走路不稳，症状逐渐加重，逐渐出现不能行走，言语不利，逐渐发展至瘫痪在床，行头颅影像学检查、基因筛查（ABCD1基因）及长链脂肪酸等检查，胼胝体压部及邻近体部密度减低，双侧侧脑室后角旁脑白质可疑密度减低，确诊为肾上腺脑白质营养不良。患儿经我院及北京市某医院儿科联合诊治后建议行异基因造血干细胞移植治疗。

患儿家族中无同胞相合供者，未能检索到全相合无关供者及全相合脐带血，患儿与其父HLA 3/6相合，于2016-08-30入院，拟行单倍体相合移植。患者采用BFC预处理方案（图5-3-1），于2016-09-09及2016-09-10回输供者骨髓及外周血干细胞，2天回输单核细胞（MNC）合计11.57×10^{8}/kg，$CD34^{+}$合计7.49×10^{6}/kg。血细胞植入顺利，2016-09-21（+11 d）粒细胞及血小板均植入。患者2016-09-27（+17 d）出现双下肢及臀部皮疹，诊断为急性Ⅱ度移植物抗宿主病（GVHD），给予甲泼尼龙1 mg/kg治疗后好转，2016-10-10（+30 d）完善DNA指纹图鉴定为完全供者型。患者顺利出院，无其他主要移植相关并发症。目前随访近4年时间，患儿已正常上学。

IMD单倍体移植预处理方案：

预处理方案：BU（3天）、FLU（3天）、CTX（4天）+ATG

预防GVHD：CsA+MMF+短疗程MTX

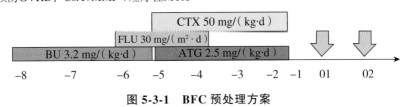

图 5-3-1　BFC预处理方案

诊治策略分析

迄今为止，异基因造血干细胞移植治疗是肾上腺脑白质营养不良等一些遗传代谢疾病唯一有效的干预措施。然而，目前许多这类疾病患儿缺乏一个适当 HLA 完全相合匹配的亲缘或非亲缘供体，而使用单倍体配型相同的亲缘供体，可以使缺乏合适供体的患儿及时获得供者造血干细胞。由于这一类先天性疾病患儿在移植前从未接受过放、化疗治疗，因此他们比恶性肿瘤儿童可能更容易发生移植排斥反应。

美国早期多中心文献报道，单倍体相合造血干细胞移植结果显示，26 例骨髓移植患者中只有 9 例（34.6%）最终存活。最新欧洲研究报道了 9 例肾上腺脑白质营养不良行单倍体相合移植，采用移植后环磷酰胺方案，仍然只有 4 例（44.4%）的患者首次移植获得完全供者植入，3 例（33.3%）混合嵌合经二次挽救移植治疗获得供者植入，2 例（22.2%）原发植入失败。我们在这里报告了使用白消安（BU）、环磷酰胺（CTX）和氟达拉滨（FLU）的预处理方案。目前的数据表明：该预处理方案允许所有患者持续的完全供体嵌合；急性和慢性移植物抗宿主病和主要移植相关事件是可控的，结果是令人鼓舞的。

专家点评

异基因造血干细胞移植治疗是肾上腺脑白质营养不良等一些遗传代谢疾病唯一有效的干预措施，但移植的时机不像恶性血液病的移植时机那样明确和清晰；如果太晚移植，神经系统的功能很难逆转，如果抢先性移植，也有顾虑，毕竟有一定的移植相关死亡率及移植合并症风险，尤其是配型不合的移植 GVHD 发生率和感染发生率比较高。应在患者出现症状不久并有所进展时进行移植。本例患者达到了诊断标准，吸取患儿哥哥未行移植逐渐发展到瘫痪的教训，在未出现症状前进行移植，最终获得成功，患儿生活质量良好。

（陈　瑶　许兰平）

六、移植体系的优化供者的选择

☞ **病例 38**

患者女性，30 岁，2019 年 5 月诊断为急性髓系白血病伴 *FLT3-ITD* 突变，外院给予 IA 方案化疗后获得 CR。之后又分别给予 IA 方案和中剂量阿糖胞苷巩固化疗 2 次，骨髓处于持续缓解（CR）状态，微小残留病灶（MRD）阴性。期间腰椎穿刺及鞘内注射 3 次，脑脊液检查均正常。拟行造血干细胞移植来我院。

患者体重 56 kg，血型为 A$^+$ 型，CMV-IgG 阳性，HLA 抗体阳性（Ⅰ类最高阳性微珠值 741，Ⅱ类最高阳性微珠值 19826.68）。其他移植前检查均正常。

患者亲缘供者情况见表 6-1-1。同时在中华骨髓库找到一个 HLA 9/10 相合（A 位点高分辨不合）的 40 岁男性非血缘供者；在北京脐带血库找到一份 HLA 4/6 相合的无关脐带血，总有核细胞（total nucleated cell，TNC）10.44×10^8/kg，合 1.85×10^7/kg。

表6-1-1　病例38亲缘供者情况

关系	年龄（岁）	HLA 相合	血型	DSA	NIMA/NIPA	CMV IgG	其他
父亲	58	5/10	A$^+$	−	/	+	
母亲	56	6/10	AB$^+$	+	/	+	
大哥	35	6/10	A$^+$	−	NIPA	+	
二哥	30	5/10	A$^+$	+	NIMA	+	
妹妹	28	5/10	AB$^+$	−	NIPA	−	未孕

注：DSA，供者特异性抗体；NIMA，非遗传母源性抗原；NIPA，非遗传父源性抗原。

诊治策略分析

该患者诊断急性髓系白血病（高危组），无论是 NCCN 还是 ELN 都推荐此类患者在第一次缓解期进行造血干细胞移植。目前公认的造血干细胞移植供者的第一选择仍然是 HLA 全相合的同胞供者（MSD）。在该患者缺乏 MSD 的情况下，需要在单倍型供者（HID）和非血缘供者（URD）中进行选择。

总体来说，单倍型移植、非血缘移植和无关脐带血移植，三者的疗效在伯仲之间。更细节的因素也会有一些影响。

在中国临床肿瘤学会对造血干细胞移植的推荐中，无关脐带血移植的 TNC 应大于 2.5×10^7/kg。该份脐带血 TNC 低于推荐，同时北京大学血液病研究所的研究显示，脐带血移植的疗效不优于单倍型移植，故不予选用。

文献报道的非血缘骨髓或外周血干细胞移植治疗急性髓系白血病的生存率大约为 60%。并且，在非血缘移植中，随着 HLA 配型不合位点数的增加，生存率逐渐下降。NMDP 的数据显示，非血缘全相合供者和 1 个位点不合供者移植的 5 年生存率相差约 10%，分别是 54.1% 和 43.7%。同时，供者年龄也影响非血缘移植的疗效，年轻供者疗效好，该非血缘供者年龄偏大。

北京大学血液病研究所单倍型供者移植治疗恶性血液病的 3 年生存率是 70%，其中母亲供者移植的生存率是 64%，低于其他直系亲属供者。另有资料显示，本单位 43 例 URD（其中 34 例是 10/10 相合）移植患者的 2 年 LFS 率是 72.9%，与母亲供者单倍型移植的 2 年 LFS 率（74.8%）相似。因而推断，该患者的单倍型供者优于其 HLA 9/10 相合的 URD 供者。同时，查询到非血缘供者至进行移植手术尚需要等待一段时间，移植前有疾病复发的风险。

该患者有 5 个备选的单倍型供者。在单倍型供者的选择中，首先要除外 DSA 阳性的供者，因为在该类供者的 HID 移植中，原发性植入失败的比例增加，OS 降低。故而二哥和母亲不选。另外，在中国临床肿瘤学会对造血干细胞移植的推荐中，选择供者的顺序是子女、男性同胞、父亲、女性同胞、母亲及旁系亲属，同时兼顾考虑血型相合情况和 CMV 血清学状态，即血型主要不合及 CMV-IgG 抗体阴性供者供给 CMV-IgG 抗体阳性受者均靠后选择。综上分析，妹妹为女性，血型主要不合，同时 CMV-IgG 抗体阴性，故不选用。大哥与父亲之间，男性同胞优于父亲，故选择大哥作为该患者的 HID 进行移植。

患者于 2019-11-06 行兄供妹单倍型造血干细胞移植，2019-11-18（+12 d）白细胞和血小板植活，2019-12-04（+28 d）外周血指纹图显示完全供者细胞嵌合状态。目前血常规正常，LFS 为 8 个月。

☞ 病例 39

患者女性，37 岁，血常规结果异常 14 年，2019 年 5 月因"诊断为骨髓增生异常综合征 9 月，拟行异基因造血干细胞移植"入院。

患者于 2005 年因病毒性心肌炎查血常规示：WBC 3.2×10^9/L，Hb 及 PLT 正常，未治疗。2013 年及 2015 年妊娠时查血常规示：PLT（40 ~ 60）$\times 10^9$/L，未治疗。2018 年 8 月因乏力就诊于上海市某医院，查血常规示：WBC 1.84×10^9/L，Hb

54 g/L，PLT 43×10⁹/L，骨髓穿刺示：病态三系，造血、原始细胞占 1%，染色体分析示：47，XX，+8[5] / 47，i（17）（q10）[5]，基因检测提示：*U2AF1* 突变 48.9%，*ASXL1* 突变 51.38%，*RUNX1* 突变 50.52%，诊断为骨髓增生异常综合征 - 难治性血细胞减少伴多系病态造血（MDS-RCMD），予 G-CSF、血小板生成素（TPO）、环孢素、维 A 酸、艾曲泊帕、雄激素等治疗，效果不佳。

2019 年 1 月出现血小板下降，2019-03-14 复查骨髓示：增生 Ⅱ 级，原粒 6%，三系病态造血，活检示：造血组织增生活跃，MF-0 级，流式细胞学示：CD34⁺CD117st⁺ 幼稚髓细胞占 0.24%，比例不高，表型异常，*WT1* 8.0%，*PRAME* 146.5%。染色体：47，XX，+8，i（17）（q10）[10]，*P53* 缺失细胞 94%，+8 阳性细胞占 79%。诊断为 MDS-EB1，IPSS 1.5 分。2019-04-22 血常规示：WBC 2.3×10⁹/L，Neut 0.6×10⁹/L，Hb 100 g/L（输注后），PLT 3×10⁹/L（输注无效）。

具有造血干细胞移植适应证，拟行异基因造血干细胞移植。

移植前抗体检查示：抗群体反应性抗体 PRA 的 1 类 MFI 值为 10 732，2 类 MFI 值为 6328。

12 名直系及旁系亲属进行 HLA 配型，仅有 1 位表弟供者特异性抗体（DSA）MFI 值小于 10 000。

诊治策略分析

问题 1：HLA 3/6 相合一定是半相合吗？

回答：HLA 3/6 相合（图 6-1-1），不一定都是单倍体半相合。此患者与表弟 HLA 相合的一半位点并非来自同一条染色体（父亲和姑姑共有的那条染色体），因此表弟不能作为单倍型供者。

问题 2：DSA 阳性可以做供者吗？

回答：DSA 阳性在多项研究中被证明与植入功能不良和移植排斥相关。笔者所在单位的既往研究发现，DSA 阳性的 MFI 值 ≥ 10 000 与移植排斥密切相关，DSA 阳性的 MFI 值 ≥ 2000 与植入不良密切相关；无论移植排斥还是植入不良都是导致预后差的重要原因之一。对于血清 DSA 阳性的患者，应该更换供者。目前，不同中心更换供者依据的 DSA 阳性 MFI 阈值不同。笔者所在单位对于 DSA 阳性的 MFI 值 ≥ 10 000 的患者，必须更换供者；对于 DSA 阳性的 MFI 值 ≥ 2000 的患者，可以考虑更换供者，也可以考虑进入临床试验；对于无供者可更换的患者，可以考虑应用血浆置换、静脉人血免疫球蛋白、利妥昔单抗和硼替佐米等方法。

此例患者未寻找到 DSA 阴性或 DSA 阳性的 MFS 值 < 10 000 的供者。因血小板低，血浆置换风险大，全科讨论后应用利妥昔单抗治疗。每周 1 次，共应用 4 次利妥昔单抗 375 mg/m² 输注。在输注利妥昔单抗之后，针对父亲和表哥的 DSA 滴

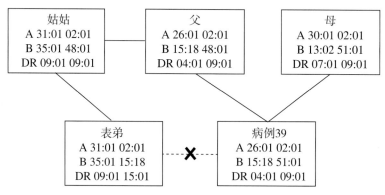

图 6-1-1 病例 39 与其亲属 HLA 316 相合

度均有下降，最终＜ 10 000（父亲与表哥的对比见表 6-1-2）。之后选择表哥作为单倍型供者。

表6-1-2 病例39的父亲与表哥的PSA滴度对比

	父亲 60/ 男	表哥 38/ 男	
	B 位点	B 位点	DR 位点
2019-04-15	13 819	13 646	2205
2019-04-27 利妥昔单抗			
2019-05-04 利妥昔单抗			
2019-05-05	17 011	11 009	2231
2019-05-11 利妥昔单抗			
2019-05-13	13 087	10 238	1628
2019-05-18 利妥昔单抗			
2019-05-20	15 631	9840	1158
2019-05-27	11 755	9217	1683
2019-06-03	8126	6247	796
2019-06-10	9273	5389	562

问题 3：植入失败时应如何处理？

回答：患者接受了表弟供表姐单倍型异基因造血干细胞移植，回输前 3 天再次应用利妥昔单抗 375 mg/m²，回输单倍型供者骨髓血前进行 HLA 4/6 相合的无关脐血回输，总计回输骨髓及外周血干细胞 MNC 10×10^8/kg，CD34 0.6×10^6/kg。28 天后白细胞仍未达植活标准，骨穿提示原发性植入失败，复查 DSA 为阴性，不存在针对父亲或表哥的 DSA，考虑植入失败可能与 DSA 阳性和（或）供者 CD34 细胞少有关。故进行 FLU+CTX+CD25 单抗预处理，更换供者行父供女二次异基因造血干细胞移植，回输 MNC 12.51×10^8/kg，CD34 5.57×10^6/kg，11 天后白细胞植活，9 天后血小板植活。至今无病存活。

专家点评

单倍型相合移植时代的到来使得父母、子女、单倍型相合同胞以及旁系亲属都可能成为移植供者，"人人有供者"并且常常有多个供者。在非体外去 T 细胞的单倍型移植模式下，不论是北京方案还是移植后环磷酰胺（PTCY）方案，根据 HLA 不合位点数选择供者的传统观点已经不再适合单倍型移植模式；而非 HLA 因素，如供者年龄、性别、供受者关系、供者特异性抗体（DSA）、血型以及自然杀伤（natural killer，NK）细胞同种反应性等在供者选择方面的作用越来越凸显。

北京大学血液病研究所单中心 1210 例的回顾数据中发现：①年轻、男性供者移植组"TRM 低、OS 高"；②父亲较母亲供者组"GVHD 低、TRM 低、OS 高"；③子女较同胞供者组"GVHD 低"；④父亲较年长的姐姐供者组"TRM 低、OS 高"；⑤非母系遗传抗原（NIMA）不合同胞较父亲、非父系遗传抗原（NIPA）同胞供者组"GVHD 低"，从而建立了单倍型移植供者"优化选择法则"。数据还显示，旁系供者移植后，LFS 和 OS 虽然与直系亲属无显著统计学差异，但 2 年广泛性慢性 GVHD 发生率明显增加。因此，中国专家共识推荐，供受者关系选择的先后顺序是子女、同胞、父亲、母亲或旁系亲属。

DSA 在非体外去 T 细胞的单倍型移植模式下，不论是北京方案还是 PTCY 方案，多项研究证实，DSA 阳性与移植排斥密切相关。在"北京方案"中，常英军等发现，DSA 阳性 MFI 值 ≥ 10 000 与移植排斥密切相关，DSA 阳性 MFI 值 ≥ 2000 与植入不良密切相关；无论移植排斥还是植入不良都是导致预后差的重要原因之一。国内外学者对 DSA 阳性 HSCT 患者进行处理的循证医学资料有限。因此，急需开展前瞻性、多中心临床研究以寻找 DSA 阳性的最佳处理方案。

基于供受者年龄、性别、血型相合为核心的供者选择积分体系，王昱等在 1199 例单倍型和同胞全合移植治疗的 AL-CR1 前瞻、多中心临床研究中发现：①供受者年龄偏大、女性供男性、供受者 ABO 血型不合为 TRM 的 3 个危险因素，与是否为 HLA 全合无关；②累积 0 ~ 1 个、2 个、3 个危险因素的 TRM 分别为 8%，15% 和 31%，3 年 LFS 为 78%，74% 和 58%；③危险积分高的全合同胞供者移植疗效差于危险积分低的单倍型供者；从而建立了以供受者年龄、性别、血型相合为核心的积分体系，对 HLA 全合同胞始终作为首选造血干细胞供者的经典法则提出挑战。

（王景枝　王　昱）

参考文献

[1] 常英军. 我如何选择异基因造血干细胞移植供者. 中华血液学杂志，2016，37（8）：643-649.

[2] 中国临床肿瘤学会指南工作委员会. CSCO 异基因造血干细胞移植治疗血液系统疾病指南. 北京：人民卫生出版社，2022：37.

[3] Wang Y，Liu DH，Liu KY，et al. Long-term follow-up of haploidentical hematopoietic stem cell transplantation without in vitro T cell depletion for the treatment of leukemia：nine years of experience at a single center. Cancer，2013，119（5）：978-985.

[4] Ma R，Huang XJ，Xu LP，et al. Comparable Outcomes after Hematopoietic Stem Cell Transplantation from Mother Donors and Matched Unrelated Donors in Patients with Hematopoietic Malignancies. Biol Blood Marrow Transplant，2019，25（6）：1210-1217.

[5] Chang YJ，Zhao XY，Xu LP，et al. Donor-specific anti-human leukocyte antigen antibodies were associated with primary graft failure after unmanipulated haploidentical blood and marrow transplantation：a prospective study with randomly assigned training and validation sets. J Hematol Oncol，2015，10（8）：84.

[6] Chang YJ，Xu LP，Wang Y，et al. Rituximab for desensitization during HLA-mismatched stem cell transplantation in patients with a positive donor-specific anti-HLA antibody. Bone Marrow Transplant，2020，55（7）：1326-1336.

七、移植相关并发症的诊治

1. 感染性疾病的诊断、鉴别及治疗

☞ **病例 40**

患者男性，17 岁，2016 年 5 月因"反复发热伴乏力"查血常规、骨髓形态、免疫分型、基因和染色体等，明确诊断为：急性 B 淋巴细胞白血病（B-ALL）伴复杂核型（36，XY，–3，–4，–5，–9，–9，–13，–15，–16，–17，–20，inc[11] /46，XY [2]）。1 个疗程诱导化疗达到 CR1，巩固 3 个疗程。之后入我院行父供子 HLA 3/6 相合异基因造血干细胞移植，血型为 A+，供 A+，予改良 $BU_3CY_2ATG_{10}$ 方案预处理，于 2016-11-10、2016-11-11 分别回输骨髓及外周血干细胞，两天回输 MNC 合计：7.83×10^8/kg，CD34+ 合计：1.83×10^6/kg。2016-11-24（+13 天）白细胞植活，2016-11-26（+15 天）血小板植活。移植后患者曾出现肺炎克雷白菌（ESBL+）败血症、急性移植物抗宿主病（皮肤 Ⅰ 度 aGVHD）、巨细胞病毒（CMV）血症，治疗后均控制。移植后 1 个月、2 个月、3 个月、6 个月、9 个月骨髓检查提示持续缓解状态。

2017-08-17（移植 9 个月后）患者出现发热，体温最高 39.1℃，无明显咳嗽、咳痰，无胸闷、憋气，无腹痛、腹泻，就诊于我院门诊，完善检查。血常规示：WBC 4.41×10^9/L，Hb 113 g/L，PLT 123×10^9/L；CRP 23 mg/dl；PCT 0.13 ug/L；真菌 G、GM 试验阴性；肝、肾功能未见异常；血气分析示：pH 7.43，PaO_2 91.5 mmHg，$PaCO_2$ 26.6 mmHg，SaO_2 98.9%。胸部 CT 未见异常。予美罗培南输液治疗 72 小时，体温未降，加用万古霉素输液抗感染治疗，至 2017-08-22，患者输注美罗培南 5 天、万古霉素 2 天，体温未降低，偶有咳嗽，复查肺 CT 示：双肺多发小片实变、结节影，边缘模糊，提示双肺新发感染。患者移植后 9 个月出现肺部感染，考虑病毒性肺炎或卡氏肺孢子菌可能，予调整抗感染药物为：哌拉西林他唑巴坦 + 替考拉宁 + 伏立康唑输液治疗，同时口服复方磺胺甲噁唑 4 片（每片 480 mg）bid，联合人免疫球蛋白治疗。

2017-08-23 患者仍发热 39℃ 左右，咳嗽较前加重，行气管镜检查，过程顺利，灌洗液颜色清亮。之后患者仍发热、咳嗽逐渐加重，间断咳少量白痰。结合

影像学表现（图 7-1-1），考虑不除外不典型病原体感染，原有抗感染基础上加用阿奇霉素抗感染治疗。

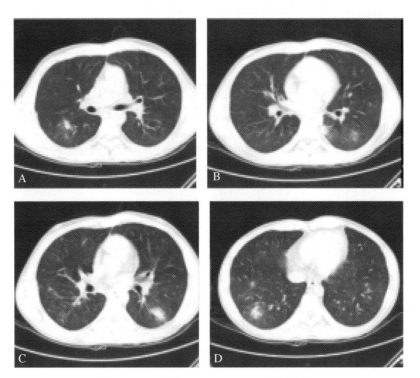

图 7-1-1 病例 40，2017-08-23 胸部 CT
注：双肺支气管血管束走行自然；双肺多发小片实变、结节影，边缘模糊

2017-08-24 查血气分析示：pH 7.45，PaO_2 71.2 mmHg，$PaCO_2$ 26.4 mmHg，SO_2 95%。吸氧 2 L/min 维持血氧饱和度在 95% 以上。肺炎衣原体抗体、支原体抗体、军团菌抗体未见异常。当日下午 CMV 结果回报：血 CMV 6.78×10^2 copies/ml，支气管肺泡灌洗液（BALF）2.78×10^4 copies/ml。灌洗液细胞总数 0.99×10^6/ml，巨噬细胞占 11%，淋巴细胞占 87%，分叶核细胞占 2%，未见嗜酸细胞及嗜碱细胞。灌洗液细菌、真菌涂片及培养、浓缩查结核杆菌等病原学检查均未见异常。予输注更昔洛韦（5 mg/kg q12h）抗病毒治疗。

2017-08-25 患者仍发热 39℃ 左右，咳嗽较前加重，自觉胸闷，吸氧量加量至 3 L/min 维持血氧饱和度在 97% ~ 98%。氧和指数 400。BALF 卡氏肺孢子菌检测阴性，复方磺胺甲噁唑减量为 3 片（每片 480 mg）bid。继续给予更昔洛韦抗病毒治疗。

2017-08-25 下午开始，患者体温较前下降，逐渐降至 37.3℃，但咳嗽、胸闷症状较前明显加重，查体示：双下肺湿啰音，吸氧量增加至 5.5 L/min 维持血氧饱和度在 95% 以上，氧和指数 246，胸部 CT 检查如图 7-1-2 所示。

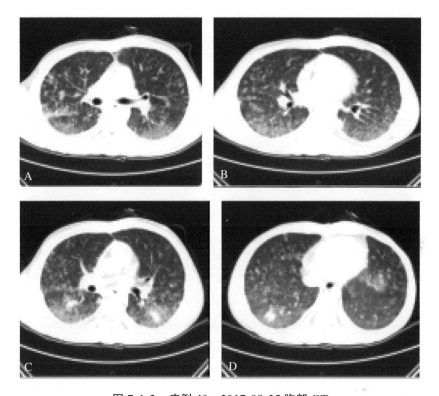

图 7-1-2 病例 40，2017-08-25 胸部 CT

注：对比 2017-08-23 胸部 CT，双肺感染较前明显加重，新发双侧胸腔积液

2017-08-26 患者体温 37～37.3℃，CRP 95.5 mg/dl，血常规示：WBC $3.5×10^9$/L，Hb 91 g/L，PLT $62×10^9$/L；患者咳嗽及胸闷症状仍较前加重，吸氧量增加。当时下午 6 时，患者吸氧量 7 L/min，血气分析示：pH 7.419，$PaCO_2$ 33.1 mmHg，PaO_2 74.4 mmHg，SaO_2 95%，氧和指数 151.8。继续抗感染支持治疗，患者吸氧量仍逐渐增加，至下午 10 时，吸氧量为 11 L/min，血气分析示：pH 7.452，$PaCO_2$ 33.7 mmHg，PaO_2 74.7 mmHg，SaO_2 96.4%，氧和指数 114.9。考虑巨细胞病毒肺炎合并病毒相关免疫反应可能。体温已正常，在抗病毒基础上加用甲泼尼龙 2 mg/kg（100 mg/d）控制免疫反应，同时改为更昔洛韦（250 mg q12h）+膦甲酸钠（3 g q12h）联合抗巨细胞病毒治疗。

2017-08-27 患者体温正常，面罩吸氧 10 L/min，血气分析示：pH 7.464，$PaCO_2$ 37.1 mmHg，PaO_2 185 mmHg，SaO_2 99.9%。氧和指数 303。咳嗽、胸闷症状减轻。继续予甲泼尼龙 100 mg/d 治疗。

2017-08-29 患者体温正常，一般状况改善，咳嗽、胸闷症状明显减轻，双肺湿啰音减少。吸氧量降至 7 L/min，氧和指数恢复至 385。继续甲泼尼龙 100 mg/d。胸部 CT 检查结果见图 7-1-3。

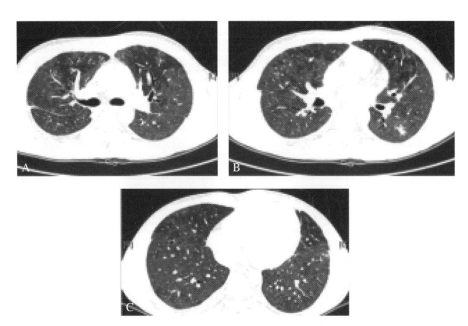

图 7-1-3　病例 40，2017-08-29 胸部 CT

注：对比 2017-08-25 胸部 CT，双肺感染较前吸收，双侧胸腔积液同前

2017-08-31 予更昔洛韦 250 mg q12h×7 d、甲泼尼龙 100 mg/d×5 d 后，患者体温正常，咳嗽减轻，胸闷基本缓解，吸氧量降至 5 L/min，氧和指数 290。血 CMV $6.67×10^3$ copies/ml；血常规示：WBC $2.5×10^9$/L，Hb 96 g/L，PLT $137×10^9$/L；CRP 18 mg/dl。复查胸部 CT 示：双肺感染较前明显减轻。甲泼尼龙减量至 80 mg/d，继续予更昔洛韦 + 膦甲酸钠抗病毒治疗，至 2017-09-06 停膦甲酸钠，改用更昔洛韦单药抗 CMV 治疗。期间逐渐停复方磺胺甲噁唑、利奈唑胺、哌拉西林他唑巴坦及伏立康唑。2017-09-02 患者胸部 CT 结果见图 7-1-4。

甲泼尼龙 80 mg/d×5 d，减量至 50 mg/d，之后逐渐减量。患者需氧量逐渐下降，一般状况改善，2017-09-15 脱离吸氧，复查肺 CT：双肺仍可见多发散在斑片状模糊影及磨玻璃密度影，边缘模糊，较前稍好转。至 2017-09-19 血 CMV 连续转阴 1 周，患者病情平稳出院。出院后继续口服更昔洛韦 2 周后停药，共抗病毒 6 周。2017-10-09 复查肺 CT，双肺基本恢复正常。

诊治策略分析

患者于移植晚期出现间质性肺炎，血及肺泡灌洗液 CMV 阳性，诊断为巨细胞病毒（CMV）肺炎，抗感染治疗后患者体温下降，但需氧量增加，出现病毒性肺炎相关免疫反应、ARDS，抗感染基础上加用激素行抗炎症反应治疗，病情控制。

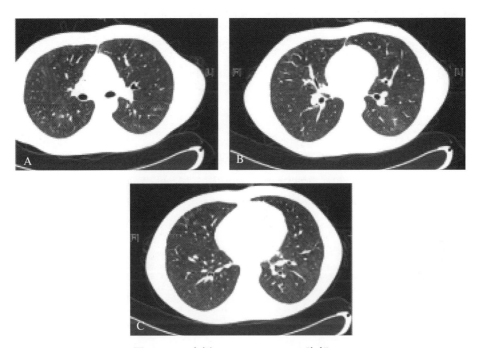

图 7-1-4　病例 40，2017-09-02 胸部 CT

注：对比 2017-08-29 日胸部 CT，双肺感染较前进一步吸收，双侧胸腔积液基本吸收

专家点评

患者为 1 例急性白血病单倍体移植后晚发重症肺炎的成功案例，体现了诊断和鉴别诊断的规范思路。本病例的诊治亮点如下：

（1）患者特点：移植早期恢复顺利，未发生 CMV 血症，也未发生中、重度急性或慢性 GVHD，没有太多 CMV 高发的因素；而且在诊断 CMV 肺炎时，无 CMV 血症（支气管镜检查结果在鉴别诊断中起到重要作用）。

（2）重症肺炎在病原学明确之前，开展了一系列的经验治疗，包含了常见的细菌、真菌、支原体和衣原体，在病原学结果出来后，因患者体温呈下降趋势，当时的药物组合对体温的控制有效，根据综合分析保留了抗真菌药物，减弱了抗细菌药物，减停了抗卡氏肺孢子菌的治疗。

（3）在体温逐渐下降的情况下，患者呼吸困难加重，考虑感染继发了免疫损伤，在强力抗感染治疗的基础上加用糖皮质激素，获得了很好的效果。至于糖皮质激素的量，没有统一标准，一般为 1 ～ 2 mg/kg/d，出现疗效后缓慢减量；如果出现弥漫性肺泡出血，再用大剂量激素冲击。

（4）CMV 临床表现 + 胸部 CT+ 血氧饱和度下降 + 灌洗液 CMV-PCR 阳性，达到临床诊断标准，治疗上，采用更昔洛韦（DHPG）联合膦甲酸钠 + 人免疫球蛋白，如果血常规结果可以耐受，疗程 6 周，均符合规范。

（付海霞　许兰平）

☞ 病例 41

患者女性，29 岁，诊断为急性髓系白血病（M5），CR2，于 2020-02-01 行母供女移植术，2020-02-17（+16 d）白细胞植活，2020-02-14（+13 d）血小板植活，移植后评估分子生物学，呈缓解状态。但患者移植后反复发作性高热 5 次，具体经过如下：

第 1 次：2020-02-12（+11 d）患者排便后肛裂，出现寒战、高热，予亚胺培南 / 西司他汀经验性抗感染治疗，7 小时后 6 瓶血培养结果回报均为革兰氏阴性杆菌，CRP 193 mg/L，加用阿米卡星。后血培养提示大肠埃希菌 ESBL+（对碳青霉烯、头孢哌酮 / 舒巴坦、哌拉西林 / 他唑巴坦、阿米卡星、替加环素均敏感，未行莫西沙星药敏试验，但对左氧氟沙星及环丙沙星均耐药）。2020-02-17（+16 d）体温下降至正常，共给予亚胺培南 / 西司他汀 12 天、阿米卡星 6 天。

第 2 次：2020-03-25（+53 d）患者出院后出现寒战、高热，CRP 94 mg/L，胸部 CT 未见明显异常，予头孢他啶 / 舒巴坦抗感染 2 天，无效。2020-03-27（+55 d）患者仍有高热，伴有右腹股沟疼痛，改为美罗培南，体温仍无下降。2020-03-30（+58 d）改为莫西沙星 + 替考拉宁注射 5 天，同时自行仍继续使用美罗培南共 8 天。2020-04-04（+63 d）体温下降至正常，就诊于血液科门诊，诉右侧腹股沟疼痛较前缓解，查体未见异常，CRP 下降至 54 mg/L，腹股沟 B 超未见异常（未扫及髋关节）。

第 3 次：2020-04-06（+65 d），再次高热，CRP 159 mg/L。2020-04-14（+73 d）血培养口头报告为革兰氏阴性杆菌，PICC 管段报阳早于经皮侧 2 小时，予拔出 PICC，改为哌拉西林 / 他唑巴坦 + 替加环素抗感染治疗。2020-04-15（+74 d）体温下降至正常，血培养药敏回报为大肠埃希菌 ESBL+（与第一次血培养药敏结果基本一致），抗感染治疗共 9 天。因血细胞三系下降，2020-04-16（+75 d）加用地塞米松 7.5 mg qd 治疗后，白细胞由每日注射 G-CSF 1×10^9/L，上升至（2～3）$\times10^9$/L（脱离 G-CSF），血小板由 22×10^9/L 上升至 93 mg/L，红细胞脱离输注。

第 4 次：2020-05-02（+91 d）患者出现高热、寒战，未抽血培养，予头孢哌酮 / 舒巴坦 + 替考拉宁 2 天后体温下降至正常，共用 9 天。

第 5 次：2020-05-23（+112 d）停抗生素 12 天后再次出现寒战、高热、右侧腹股沟疼痛，CRP 133 mg/L，B 超提示右侧大转子滑囊炎，胸腹部 CT、超声心动图未见异常，予美罗培南＋替考拉宁抗感染治疗 5 天后体温下降至正常。期间将环孢素浓度降低至 80～100 ng/ml。2020-06-12（+132 d）髋关节 B 超仍提示："右侧髋关节积液，滑膜增厚（活动性炎）"，（患者因有宫内节育环未能行 MRI 检查）。患者第 5 次发热抗感染满 4 周，右侧腹股沟疼痛好转，CRP 下降至正常。患者目前移植后 8 个月，感染未复发。

诊治策略分析

对于移植后反复发热的患者，需注重症状与体征，积极寻找感染灶，对于复杂性细菌感染疗程需延长。

患者第 1 次发热，粒细胞缺乏期肛裂后出现发热，考虑革兰氏阴性杆菌感染可能性最大，予碳氢霉烯类药物经验性抗感染，7 小时时血培养 6 瓶均报阳，为革兰氏阴性杆菌，体温无下降，加用阿米卡星联合抗感染治疗，加强抗感染力度，疗程 12 天。之后除第 3 次发热有明确的导管相关感染外，其他每次发热的特点均为高热、CRP 显著升高，抗生素治疗有效——为典型的细菌性感染表现，但为难治性细菌性感染，需积极寻找感染灶，不仅需考虑内科疾病，外科因素也应顾及。如因客观因素，患者未能到诊室进行查体，要嘱其通过辅助检查积极寻找感染灶。从用药选择上，需仔细参考既往有效的抗感染方案。第 5 次发热后找出感染灶为大转子滑囊处，其为罕见的造血干细胞移植后感染部位，抗感染疗程并不明确，权衡抗感染作用与药物毒性，此病例抗感染疗程共持续 4 周，症状消失，CRP 持续阴性，血常规结果恢复，病情平稳予以出院。

应重视患者免疫功能的恢复。无论是从原发病为 CR2 状态时进行移植还是从存在合并感染的角度来说，在移植 100 天后可尝试降低基础免疫抑制剂的水平，以减少免疫抑制的程度，既有利于抗感染，又有利于对原发病的控制。但是在移植后 100 天内，如过早降低环孢素浓度，可出现急性 GVHD，而 GVHD 治疗需要加强免疫抑制。故在移植后早期合并细菌感染时，需使环孢素浓度持续在（至少在）有效范围低限，如 150 ng/ml，以免给治疗效果"雪上加霜"。

专家点评

本患者为移植后反复发热的治疗成功的病例，在诊治上遵循粒缺发热经验性治疗的指南，在以下方面还需要多加注意：

（1）多次发热之间有无关联。首次发热考虑可能与肛裂有关，培养为 ESBL+ 大肠埃希菌感染，碳青霉烯抗生素有效；第二次发热时一直在应用美罗培南，但体温下降很慢，经历了头孢他啶/舒巴坦治疗无效、2 天美罗培南应用但体温未降后，改用莫西沙星 + 替甲环素，美罗培南和另外两种抗生素联合起效，体温下降缓慢可能与污染的导管没有拔除有关，也可能是合并了其他耐药菌感染。停药 2 天后体温再次升高，血培养仍为 ESBL+ 大肠埃希菌，并证实为导管相关性感染，可能与感染灶没有清除或停药过早有关（停药时 CRP 仍在 50 mg/dl 以上），这 3 次发热应该是有关联的。首次感染为肠源性血行感染，后两次很可能是导管相关性感染。患者第 2 次发热和第 5 次发热均有右侧腹股沟疼痛，并诊断为大转子滑囊处感染，抗生素治疗有效。第 2 次、第 4 次和第 5 次发热均联合有替考拉宁，所以也不能除外耐药球菌感染的可能。

（2）明确导致反复发热的原因。出现过血流感染的患者要注意有无播散灶或抗生素停药的指征。需要结合感染相关的临床表现和炎性因子水平；当多个部位感染，一定要考虑到导管感染炎症播散的可能性，及早拔除导管。第二种可能是患者存在两种细菌的感染。

（郑凤美　许兰平）

🖙 病例 42

患者男性，37 岁，汉族，已婚，2017 年 4 月山西当地确诊"急性髓系白血病[伴 t（9：22），P230 阳性]"，IA 诱导化疗缓解，粒细胞缺乏期出现肺部感染，GM 试验阳性，考虑肺部曲霉菌感染，伏立康唑治疗有效并维持。巩固化疗 2 次，腰椎穿刺 3 次检查脑脊液（无异常），为行异基因造血干细胞移植于我科就诊。供者为其弟弟，HLA 3/6 相合。进仓前评估胸部 CT（图 7-1-5）示：双肺多发小结节及斑片影，首先考虑感染可能。双肺多发陈旧性病变及局限性肺组织膨胀不全。右上肺局限性肺气肿、肺大泡。考虑病灶未完全消除，但相对稳定。

2017-09-26 患者入仓，进行弟供兄亲缘单倍体移植，改良 $BU_3CY_2+ATG_{10}$ 方案预处理，伏立康唑二级预防。2017-10-05 患者体温 38.7℃，CRP 30 mg/L，予亚胺培南抗感染治疗，体温恢复正常。2017-10-06 及 2017-10-07 回输供者细胞 MNC $9.53×10^9/L$，$CD34^+$ $2.94×10^8/L$。2017-10-11（+4 d）患者体温最高达 38℃，右胸部疼痛，无咳嗽咳痰，CRP 150 mg/L，加用利奈唑胺。2017-10-18（+11 d）白细胞植活出仓，CRP 300 mg/L，予西林他唑巴坦 + 利奈唑胺抗感染治疗，急查胸部 CT（图 7-1-6）示：右下肺团块状病灶，其内可见低密度灶。

2017-10-22（+15 d）患者体温最高达 38.6℃，间断咳嗽，无咳痰，CRP 200 mg/L，G 试验、GM 试验阴性，T-SPOT 阴性，反复行血培养，结果为阴性，停哌拉西林他唑巴坦及利奈唑胺，改用莫西沙星 + 替加环素 + 阿米卡星。2017-10-24（+17 d）

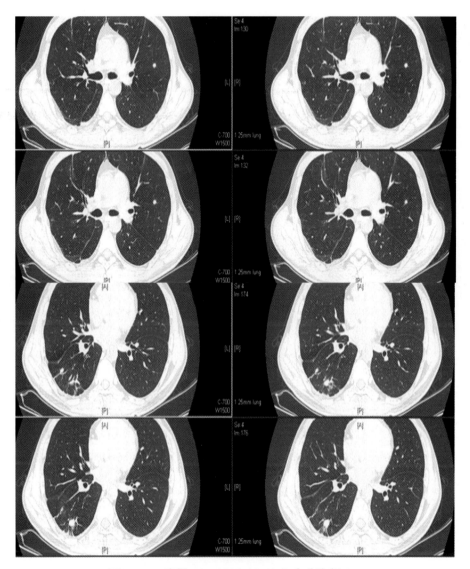

图 7-1-5　病例 42，2017-08-22 入仓前胸部 CT

注：双肺多发小结节及斑片影，首先考虑感染可能。双肺多发陈旧性病变及局限性肺组织膨胀不全。右上肺
　　局限性肺气肿、肺大泡。考虑病灶未完全消除，但相对稳定

患者体温为 38.5℃，CRP 250 mg/L，间断咳嗽，复查胸部 CT 无改善，头颅 CT
示：多发团块灶。头颅 MRI（图 7-1-7）示：双侧小脑半球、枕叶、额叶、基底节
区、右侧颞叶及顶叶皮质及皮质下可见多发斑片状异常信号灶，T1WI 以低信号为
主，部分病灶内可见片状及环形高信号，T2WI 呈混杂等高信号，周围可见环形水
肿信号，FLAIR 序列为混杂等高信号，DWI 以环状高信号为主，较大者位于左侧
小脑半球，环形信号直径约 3.3 cm，增强扫描病灶环形灶轻度强化，第四脑室受
压，中线结构受压稍向右侧移位；增强扫描枕部硬脑膜可见强化；双侧颞叶前方
见片状长 T1 长 T2 水样信号影，FLAIR 序列为低信号。

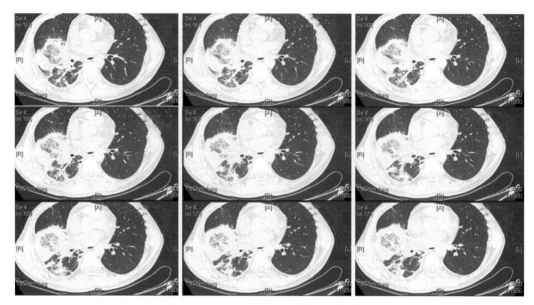

图 7-1-6　病例 42，2017-10-18 胸部 CT

注：右下肺团块状病灶，其内可见低密度灶

诊断：颅内多发异常信号灶，考虑感染可能性大，较前（2017-08-21）日头颅 MRI，为新出现病灶。考虑充分抗感染治疗后体温、胸部 CT 无改善，细菌感染可能性小，胸部 CT 示：反晕征。GM 试验阴性，合并中枢感染，考虑毛霉菌感染可能性大。加用两性霉素 B+ 泊沙康唑口服，并行支气管镜及腰椎穿刺检查。支气管肺泡灌洗液在显微镜下可见真菌（图 7-1-8，彩图 7-1-8），行支气管镜活检组织培养显示为毛霉菌（图 7-1-9），遂将普通两性霉素 B 换为两性霉素 B 脂质体，逐步加量至 350 mg/d（6 mg/kg）。

2017-11-06 患者出现被害妄想，考虑与脑部病变有关，加奥氮平 5 mg qn 治疗后好转。2017-11-09 体温正常（两性霉素 B 脂质体应用 16 天），2017-12-20 胸部 CT 结果明显改善（两性霉素 B 脂质体应用 57 天），2018-01-16 患者行头颅 MRI 示：病灶略有减少（两性霉素 B 脂质体应用 82 天），2018-02-09 患者肺 CT（图 7-1-10）示：病灶进一步明显吸收，但空洞很大。患者肺部病灶较大，药物治疗较难完全吸收，请胸外科会诊，考虑患者移植后一般情况差且肺部病变较大，手术切除风险较大，遂未行手术。2018-02-13（+128 d）突发大咯血，抢救无效死亡。

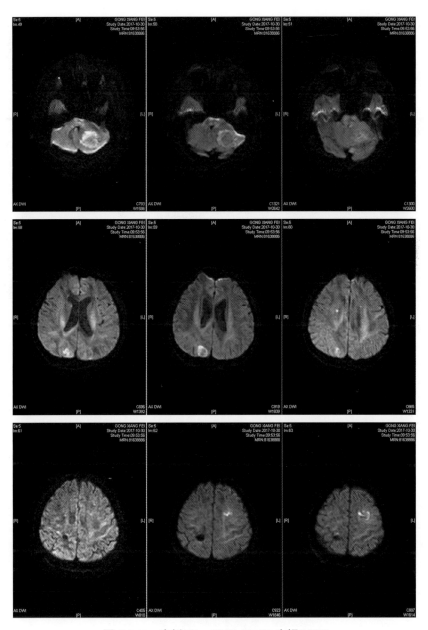

图 7-1-7　病例 42，2017-10-30 头颅 MRI

注：双侧小脑半球、枕叶、额叶、基底节区、右侧颞叶及顶叶皮质及皮质下可见多发斑片状异常信号灶，T1WI 以低信号为主，部分病灶内可见片状及环形高信号，T2WI 呈混杂等高信号，周围可见环形水肿信号，FLAIR 序列为混杂等高信号，DWI 以环状高信号为主，较大者位于左侧小脑半球，环形信号直径约 3.3 cm，增强扫描病灶环形灶轻度强化，第四脑室受压，中线结构受压稍向右侧移位；增强扫描枕部硬脑膜可见强化；双侧颞叶前方见片状长 T1 长 T2 水样信号影，FLAIR 序列为低信号

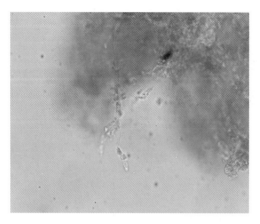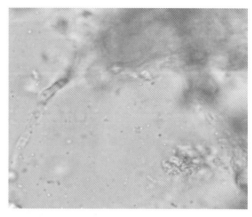

图 7-1-8　病例 42，支气管肺泡灌洗液

注：显微镜下观察可见真菌

细菌	细菌计数		评语	备注	
毛霉属（m.mucor）					
细菌	抗菌药物		KB/MIC 折点	KB	MIC	结果解释
毛霉属（m.mucor）	伊曲康唑（itraconazole）				2	
毛霉属（m.mucor）	伏立康唑（voriconazole）				16	
毛霉属（m.mucor）	两性霉素 B（amphoteriein B）				0.5	

图 7-1-9　病例 42，支气管镜活检组织培养结果

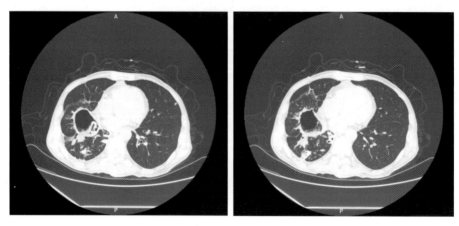

图 7-1-10　病例 42，2018,02-09 胸部 CT

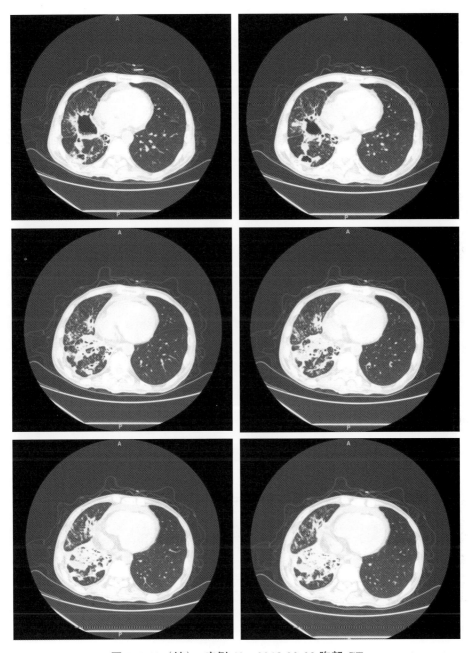

图 7-1-10（续）　病例 42，2018,02-09 胸部 CT

诊治策略分析

患者移植前肺部病灶抗真菌治疗有效且稳定，移植后早期出现加重，一般抗细菌、真菌无效，结合病灶特征和感染部位，考虑毛霉菌感染可能性大，且应尽可能性活检以明确病原体。患者行两性霉素 B 治疗有效，但肺部病灶较大，很难完全吸收，且有出血风险，应尽可能行手术切除，但患者移植后一般状态较差、手术风险较高，最终未能行手术切除病灶，最终因肺部大出血死亡。

专家点评

本例患者为移植后少见的霉菌感染病例，有经验也有教训。

患者在移植前有肺部曲霉菌感染病史，在伏立康唑二级预防过程中突破，诊断为毛霉菌肺炎和毛霉菌脑炎，两性霉素 B 治疗有效，中枢神经系统病灶未复查。患者移植后感染一直伴随 CRP 明显升高，特别容易与细菌感染或合并细菌感染混淆，但患者使用多种抗生素无效，疾病进展迅速，若要快速明确毛霉菌感染的可能，如果情况许可，应考虑穿刺诊断和手术切除病灶。

（孔　军　许兰平）

☞ 病例 43

患者女性，28 岁，1 年多前因发热伴下肢出血到同济医学院附属协和医院就诊，确诊为 AML，伴 *FLT3-ITD* 突变，*kit* 突变，*CEBPA* 突变。经化疗联合索拉非尼，获得 CR，巩固 2 个疗程后，于 2018-02-12，2018-02-13 行妹供姐单倍体异基因造血干细胞移植，预处理方案为改良 $BU_3CY_2+ATG_{10}$。2018-03-02(+17 d)，白细胞植活，2018-03-11（+26 d）血小板植活。2018-03-05（+20 d）出现皮肤 aGVHD（Ⅰ度），加用甲泼尼龙 1 mg/kg 治疗好转出院。

2018-07-20 曾因发热再次住院，完善胸部 CT 示：双肺多发结节，右下叶结节较大，美罗培南输注后患者体温正常，因 T-SPOT.TB 阳性（A 抗原 144，B 抗原 158），于 2018-08-02 我院呼吸科门诊复查 CT，对比 2018-07-22 胸部 CT（图 7-1-11）示：右肺下叶外基底段新发少许感染，余可见双肺小结节影，感染可能，较前无明显改变。行纤维支气管镜检查，未明确诊断，患者否认结核分枝杆菌等接触史。

2018-09-30 复查胸部 CT（图 7-1-12）示：双肺新发小结节，原结节变大，并

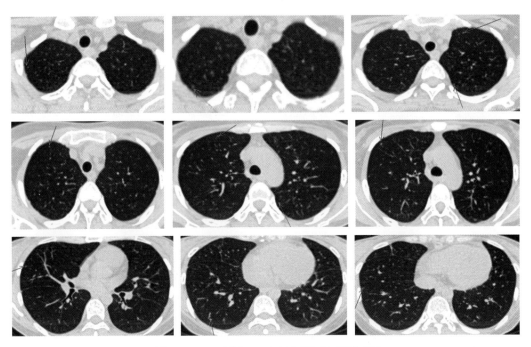

图 7-1-11　病例 43，2018-07-22 胸部 CT

注：右肺下叶外基底段新发少许感染，余可见双肺小结节影

新发左侧胸腔积液，心包积液较前增多。2018-10-04 患者自觉胸闷入院，完善相关化验检查：T-SPOT.TB 阳性（A 抗原 110，B 抗原 135）。胸腔积液超声示：左侧胸腔积液，最大液深约 8.2 cm，内见膨胀不全肺组织。右侧胸腔积液，最大液深约 1.2 cm；予完善胸腔穿刺，胸腔积液常规示：外观混浊，pH 8.50，比重 1.010，蛋白质定性（+），总细胞 5120/ul，白细胞 800/ul，单核细胞 80%，多核细胞 20%；胸腔积液生化示：总蛋白 43.6 g/L，白蛋白 29.7 g/L，LDH 200 U/L，

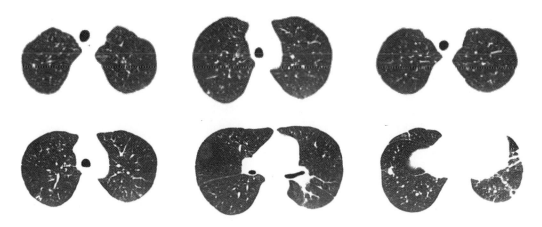

图 7-1-12　病例 43，2018-09-30 胸部 CT

注：双肺新发小结节，原结节变大，并新发左侧胸腔积液，心包积液较前增多

葡萄糖 5.58 mmol/l，ADA 31.0 U/L；胸腔积液涂片未见细菌 / 真菌，未见抗酸杆菌；胸腔积液结核 GeneXpert 阴性；先后给予美罗培南、莫西沙星、卡泊芬净抗感染治疗。2018-10-17 再次行支气管镜检查：气管、支气管未见异常；支气管肺泡灌洗液（BALF）：Genexpert 阳性（图 7-1-13）。

实验项目	名称	状态
结核分枝杆菌基因检测	jhgjjyjc	阳性（+）
评语：检测仪器：GeneXpert 系统		

图 7-1-13　病例 43，2018-10-17 BALF 结果

呼吸科会诊结果：结合患者病史及化验检查结果，考虑肺结核、结核性胸膜炎诊断明确，给予异烟肼、利福平、吡嗪酰胺、乙胺丁醇行抗结核治疗，复方甘草酸苷（美能）和多烯磷脂酰胆碱（易善复）保肝治疗，间断引流胸腔积液，患者胸闷较前明显好转，胸腔积液量较前明显减少，后复查生化示转氨酶较前升高，将抗结核方案更换为异烟肼、吡嗪酰胺、乙胺丁醇、莫西沙星抗感染治疗，保肝治疗。患者病情平稳，2018-10-24 日胸部 CT 示：双肺多发结节影、片状模糊影及索条影，较前减少，考虑炎症较前吸收；左侧胸腔积液较前减少，嘱出院后于传染病专科医院结核科就诊，继续抗结核治疗，定期复查肺 CT，目前仍无病生存。

出院诊断：1. 急性髓系白血病（*FLT3* 突变，*kit* 突变，*CEBPA* 突变，CR1）；2. 异基因造血干细胞移植（HSCT）术后（妹供姐、HLA 4/6 相合、O⁺供 O⁺）；3. 肺结核；4. 结核性胸膜炎。

诊治策略分析

主管大夫评述：对于 HSCT 术后反复发热，常规筛查细菌、真菌，病毒病原学阴性患者，应注意行分枝杆菌病原学检查。该患者门诊随访期间出现反复发热，美罗培南治疗有效，双肺多发结节，以下肺明显，虽然不是结核分枝杆菌感染肺部表现，且反复追问病史否认结核分枝杆菌接触史，但还是积极给患者行 T-SPOT.TB 筛查，结果为双点阳性（A、B 抗原均大于 100 SFCs/2.5E+5PBMC），此后，继续按照结核分枝杆菌感染思路深入检查，在第二次支气管镜检查后，BALF 检测 Genexpert 阳性，并最终明确诊断。因此，对于移植后反复发热、采用美罗培南、利奈唑胺及喹诺酮这类兼有抗结核分枝杆菌的抗生素可有效退热的患者，还是要十分警惕结核分枝杆菌感染存在。积极完善结核分枝杆菌感染相关检查，并建议采用新型更敏感的结核分枝杆菌检测手段，包括 T-SPOT.TB 筛查；分泌物，培养标本及各种体液和灌洗液 Genexpert 检测，可有助于提高诊断的敏感性和特异性。

专家点评

结核分枝杆菌感染在造血干细胞移植后的患者中属于少见感染，在发热和感染的患者的鉴别诊断中一定不要遗漏，因为免疫功能低下患者结核感染的临床表现并不典型，T-SPOT.TB 可能因为免疫功能低下出现假阴性，即便是阳性结果也不能区分是否存在获得性感染，病灶活检往往因为患者不耐受而无法实施，导致诊断困难。对于诊断疑难的患者，结合新检测技术可以提高阳性率，但对于结果的解读要非常慎重。

（陈　欢　许兰平）

☞ **病例 44**

患者男性，20 岁，确诊"起源于早期前体 T 细胞的急性淋巴细胞白血病（ETP-ALL）"，*FLT3-ITD* 突变阴性。予 VICLP 方案诱导后达 CR，后予 VICLP 方案巩固 2 个疗程、CAM 巩固化疗。病程中共行腰椎穿刺 + 鞘内注射 6 次，脑脊液未见异常幼稚细胞。于 2019 年 11 月 14 日行父供子 HLA 6/10 相合、A^+ 供 O^+、单倍体异基因造血干细胞移植，予改良 $BU_3CY_2ATG_{10}$ 预处理，口服伏立康唑二级预防。+8d，患者发热，体温最高 39℃，畏寒明显，CRP 49 mg/dl，血培养提示：肺炎克雷伯菌（ESBL+），拔除 PICC 管，美罗培南 + 万古霉素治疗 3 天后体温正常。+14 d 白细胞植活出舱，查胸部 CT（图 7-1-14）示：右肺结节影。+18 d 再次发热，体温最高 38.8℃，CRP 40 mg/dl，换左氧氟沙星 + 替加环素抗感染治疗，继续口服伏立康唑抗真菌治疗，2 天后体温正常，+22 d 复查胸部 CT，右肺结节较前缩小（图 7-1-15）。+24 d 血小板植活。+37 d 病情稳定出院。

+48 d 患者再次发热，最高体温 39.2℃，伴畏寒、寒战，无头痛、头晕，无恶心、呕吐，CRP 180 mg/dl，予亚胺培南抗细菌治疗，伏立康唑改为静脉输液。复查胸部 CT（图 7-1-16）示：右肺见偏心空洞，壁厚薄不均，存在反晕征。结合临床表现、影像学及患者既往有肺炎克雷伯菌败血症病史，考虑真菌性肺炎合并肺炎克雷伯菌肺脓肿可能。予亚胺培南 + 万古霉素 + 伏立康唑抗感染治疗，体温无明显下降。调整为哌拉西林他唑巴坦 + 替加环素 + 伏立康唑 + 卡泊芬净后体温降至 37.5 ~ 37.8℃。+51 d 完善气管镜检查，患者肺泡灌洗液培养提示肺炎克雷伯菌

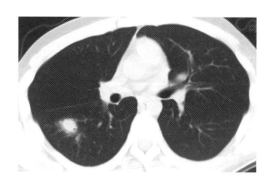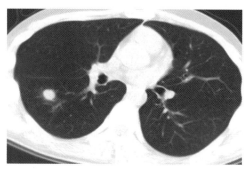

图 7-1-14　病例 44，+14 d 胸部 CT

注：新发右肺下叶背段小片影，考虑感染

图 7-1-15　病例 44，+22 d 胸部 CT

注：病灶较前缩小

（ESBL+），对哌拉西林他唑巴坦、头孢他啶、头孢哌酮舒巴坦、碳青霉烯、阿米卡星、替加环素、黏菌素体外药敏试验敏感。但患者 CRP 持续不降，+55 d 体温再次升高至 38 ～ 39℃，予美罗培南加量至 2 g q8h+ 替加环素 100 mg q12h，联合阿米卡星抗细菌治疗，同时继续输注伏立康唑 + 卡泊芬净抗真菌治疗。患者体温逐渐降至正常，CRP 降至 30 ～ 40 mg/dl，期间 2 次血 GM 试验阳性，分别为 1.28、1.6，之后复查转阴。

　　+63 d 复查胸部 CT（图 7-1-17）示：右肺脓肿空洞较前缩小。停替加环素、阿米卡星，保留美罗培南 + 伏立康唑。

　　+80 d 患者再次发热，体温最高 38.5℃，伴咳嗽、痰中带血，血氧无下降，右

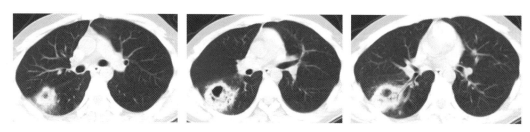

图 7-1-16　病例 44，+48 d 胸部 CT

注：右肺下叶背段见类圆形厚壁偏心空洞，边缘模糊，内见反晕征，考虑脓肿，右肺下叶炎症，较前加重

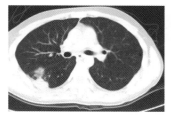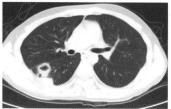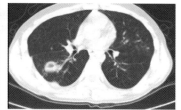

图 7-1-17　病例 44，+63 d 胸部 CT

注：右肺下叶厚壁空洞，考虑脓肿，较前范围略小，邻近胸壁脓肿大致同前。双肺多发炎症，整体较前变化不显著

肺空洞病灶较前增大。换亚胺培南 1g q6h+ 替加环素 + 阿米卡星 + 伏立康唑 + 卡泊芬净，体温降至正常，咯血缓解。但痰培养结果为非产碳青霉烯酶肺炎克雷伯菌多重耐药，仅对阿米卡星、黏菌素和阿维巴坦敏感，亚胺培南中敏，MIC 最小抑菌浓度（MIC 2），替加环素、美罗培南均耐药。+89 d 患者复查胸部 CT（图 7-1-18）示：右肺下叶厚壁空洞及邻近胸壁增厚，范围较前稍增大；空洞旁肺组织内炎症较前增重。+91 d 调整为头孢他啶 / 阿维巴坦 + 伏立康唑 + 卡泊芬净抗感染，体温持续正常，CRP 降至 10 ～ 20 mg/dl，肺 CT 提示右肺空洞有所缩小。

　　+102 d 患者出现左膝关节痛，体温 37.2℃，CRP 55 mg/dl，换用复方阿莫西林 + 万古霉素抗感染。之后体温正常，CRP 下降，但关节肿痛逐渐加重。+115 d 患者再次发热，体温 38.5℃，关节肿痛，CRP 74 mg/dl，G、GM 试验均为阴性，复查胸部 CT 较前实变略增多，空洞大小同前。关节穿刺抽出血性关节液，关节液涂片、培养为病原学阴性，病原微生物二代测序提示小孢根霉阳性。诊断毛霉菌关节炎，换用两性霉素 B 脂质体抗真菌，抗细菌换用哌拉西林他唑巴坦，3 天后体温降至正常，CRP 下降。关节肿痛逐渐减轻。+120 d 患者复查胸部 CT（图 7-1-19）示：右肺下叶厚壁空洞，较前变化不明显，其后缘邻近的炎症较前稍加重。两性霉素 B 脂质体抗真菌 2 个月后，患者右下肺空洞病灶稳定不再吸收，关节肿痛减轻，但仍间断发热，血常规结果下降，白细胞降至 $1×10^9$/L 左右，需要血红蛋白、血小板输注。

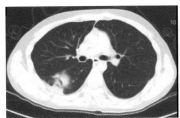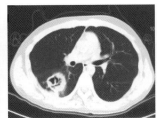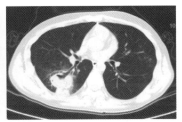

图 7-1-18　病例 44，+89 d 胸部 CT

注：右肺下叶厚壁空洞及邻近胸壁增厚，范围较前稍增大；空洞旁肺组织内炎症较前增重

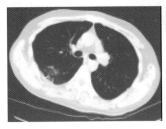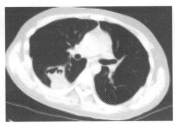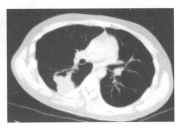

图 7-1-19　病例 44，+120 d 胸部 CT

注：右肺下叶厚壁空洞，较前变化不明显，其后缘邻近胸膜的炎症较前稍加重

+193 d 患者咯血,在患者右下肺叶周围出现新发病灶(图 7-1-20),+194 d 予行右肺下叶切除(图 7-1-21,彩图 7-1-21),切除肺叶涂片见真菌阳性,有粗大无隔菌丝,培养阴性,关节液病原二代测序显示小孢根霉、肺炎克雷伯菌阳性。两性霉素 B 脂质体联合泊沙康唑抗真菌治疗 1 个月,患者肺部手术切口逐渐恢复,复查胸部 CT 提示肺部病灶吸收尚可(图 7-1-22)。但患者仍间断高热,CRP 最高升至 100 mg/dl,发热时左膝左腿痛,联合抗细菌治疗疗效不佳,血常规结果持续不恢复。查膝关节 CT(图 7-1-23)示:左膝废用性骨质疏松,左股骨下段改变,考虑感染性病变可能性大。左胫骨上段髓腔内异常密度影,不除外为另一感染灶。

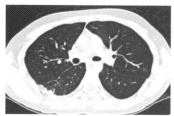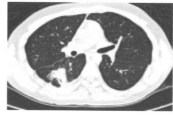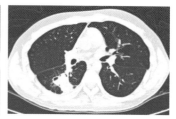

图 7-1-20 病例 44,+193 d 术前胸部 CT

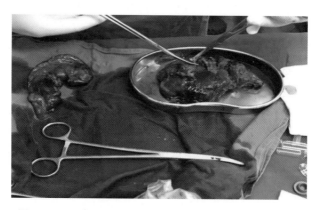

图 7-1-21 病例 44,肺叶切除手术中切除的右肺下叶

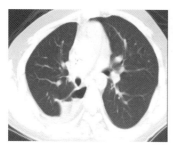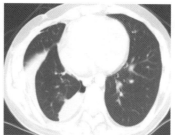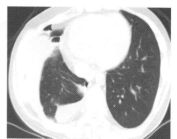

图 7-1-22 病例 44,+226 d 胸部 CT

注:右肺下叶部分切除术后改变,右侧胸腔及叶间可见积液

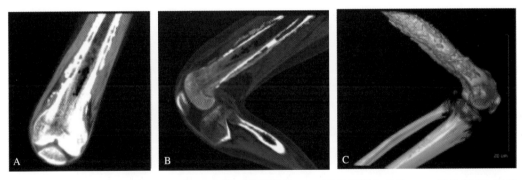

图 7-1-23　病例 44，膝关节 CT。A. 股骨下段冠状位；B. 股骨下段矢状位；C. 膝关节 3D 重建

左膝关节积液。考虑患者毛霉性骨髓炎可能性大。请骨科会诊，考虑患者有手术清创引流指征。+245 d 予股骨手术清创引流（图 7-1-24，彩图 7-1-24），骨髓涂片见粗大无分隔菌丝，培养提示根霉。予局部两性霉素 B 冲洗，继续两性霉素 B 联合泊沙康唑抗真菌治疗。+253 d 患者行膝关节 CT 检查（图 7-1-25，彩图 7-1-25）示：较前无显著改变。

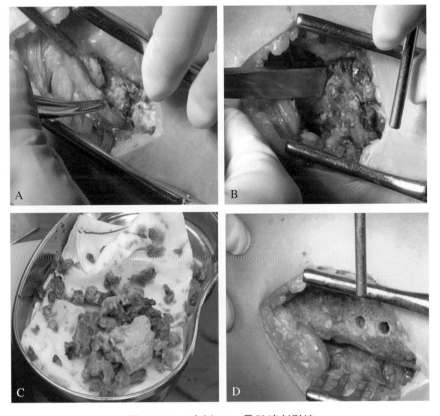

图 7-1-24　病例 44，骨髓清创引流

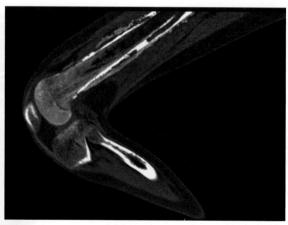

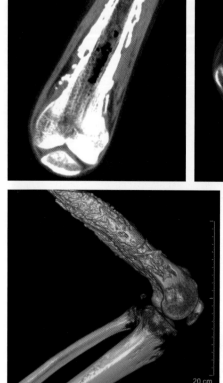

图 7-1-25 病例 44，+253 d 膝关节 CT
注：左膝关节引流术后，左股骨下段改变，考虑感染性病变可能大；左胫骨上段髓腔内异常密度影；较前均无著变。左膝废用性骨质疏松，同前。左膝关节积液，较前稍减少

诊治策略分析

本例患者是治疗失败的患者，患者在伏立康唑二级预防中突破，在耐碳青霉烯酶肺炎克雷伯菌感染基础上混合肺部小孢根霉感染，小孢根霉感染播散到膝关节和下肢骨髓，加上长期粒细胞缺乏和移植排斥，感染难以控制，进行清创，手术伤口不愈合，最终死亡。

在耐药肺炎克雷伯菌感染后，此菌可能会长期定植，患者出现临床上的感染征象时（尽管难以划分感染和定植），对抗细菌治疗药物的选择要权衡利弊；因为抗生素的应用可能为真菌的清除带来影响。此外，患者的肾功能差、全血细胞减少限制了高剂量两性霉素 B 的应用，但最终导致患者治疗失败的最主要原因是原发性植入不良、移植物排斥反应、全血细胞持续减少及与其相关的免疫力持续低下，从而出现根霉感染且感染难以清除。虽然带着严重活动性感染进行二次移植，移植相关死亡风险极高，但接受二次移植也许会给患者带来一线生机。

（付海霞 许兰平）

2．以临床症状为导向的诊断、鉴别及治疗

1）以腹泻为主要表现的诊断、鉴别及治疗

病例 45

患儿男性，5 岁，诊断范科尼贫血，行非血缘 HLA 10/10 相合移植（男供男，B^+ 供 A^+），MNC 18.5×10^8/kg，CD34 10.6×10^6/kg，+10 d 白细胞植活，+10 d 血小板植活。

移植后 5 个月，患者出现腹泻，大便 4 ~ 7 次 / 天，量约 200 ~ 400 ml/d，为蛋花汤样便，在家里自行口服蒙脱石散（思密达）、小檗碱（黄连素）及使用庆大霉素注射液后无改善，为求进一步治疗住院。

入院化验：血常规三系正常，肝、肾功能正常，CRP 正常，便培养阴性；环孢素浓度 104.5 ng/ml，血 CMV、EBV 均阴性；血 HHV-6 阴性；便 HHV-6 弱阳性。

入院后给予给予头孢他啶（复达欣）+ 米卡芬净 + 阿昔洛韦 + 人免疫球蛋白抗感染治疗，口服庆大霉素行肠道除菌，使用益生菌，环孢素改为静脉输注，保证血药浓度在 150 ng/ml 左右。给予上述抗感染治疗后，患者大便逐渐减少，患者食欲改善，腹泻变化和相关治疗见图 7-2-1。约 10 天后大便成形出院。

诊治策略分析

治疗的关键和前提是诊断，移植后 5 个月出现腹泻，首先考虑感染。患者幼儿，表现为孤立腹泻，蛋花汤样便，无其他 GVHD 表现，虽然体温正常，但由于儿童易合并病毒性腹泻，尤其是患者便 HHV-6 弱阳性，需要高度警惕感染。其次移植后患者要时刻警惕 GVHD，但患者移植后 5 月余，为孤立性腹泻，无其他慢性 GVHD 表现，考虑以慢性 GVHD 作为腹泻的初始病因可能性小，但若不能及时控制腹泻，后期可能会继发肠道 GVHD。患者首先按感染性腹泻处理，给予除菌及肠道菌群调节药物，同时保证基础免疫抑制剂，经过治疗后缓解。

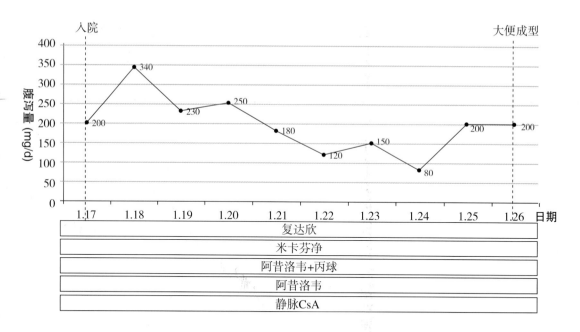

图 7-2-1 病例 45 的和腹泻变化及相关治疗

（莫晓冬）

病例 46

患者女性，23 岁，患者无明显诱因出现胸闷，查胸部 CT 提示上纵隔及前、中纵隔占位性病变，双肺多发纤维状改变，双侧胸腔积液，血常规示：WBC 69.06×10⁹/L，Hb 135 g/L，PLT 78×10⁹/L，经骨髓穿刺确诊为 T 淋巴母细胞白血病，经 hyper-CVAD-A 及 CVAD-B 2 个疗程化疗后达形态学缓解，但流式细胞学检查提示残留持续阳性，巩固 4 个疗程后，骨髓残留持续阳性。于 2012-09-18 入院行异基因造血干细胞移植（父供女），HLA 4/6 相合，血型 O 供 A，单倍体移植。移植后 2012-10-03（+15 d）白细胞植活，2012-10-05（+17 d）血小板植活。1 个月后骨髓评估为完全供者型，本病处于 MRD 阴性 CR 状态。

2012-10-15（+27 d）患者出现巨细胞病毒（CMV）血症，先后应用更昔洛韦、膦甲酸钠抗病毒治疗，CMV 一度转阴。2012-11-07（+49 d）患者出现咳嗽低热（37.5℃），2012-11-10（+52 d）CMV 再次阳性，给予膦甲酸钠和头孢哌酮钠舒巴坦钠抗感染治疗。2012-11-14（+56 d）体温正常，但无诱因出现恶心，腹泻，大量水样便（＞1000 ml），无皮疹，腹软，脐周轻压痛，实验室检查肝、肾功能正常，便常规和涂片培养除外细菌、真菌感染，考虑 GVHD 可能性大，给予甲泼尼龙 1 mg/kg 治疗，CsA 静脉输注。腹泻很快控制，2012-11-18（+60 d）大便成形，但 2012-11-22（+64 d）再次出现腹泻，考虑激素反应不佳，给予注射用巴利昔单抗 CD25 单抗，激素逐渐减量。2012-11-30（+72 d）患者 CMV 转阴，2012-12-01（+74 d）行肠镜检查提示为大致正常结肠黏膜，回肠末段及阑尾口未见异常。期间给予调整肠道菌群及口服去甲万古霉素等肠道除菌药物，腹泻略有改善，一天 2 次，稀糊状，约 300 ml。但 2012-12-04（+77 d）在 CD25 单抗持续应用、激素（Pred）减量为 10 mg 的情况下，无诱因再次出现大量黄色水样便，共 7 次（1000 ml）。考虑病毒已经转阴，再次给予地塞米松 7.5 mg（相当于甲泼尼龙 1 mg/kg）治疗，腹泻量很快减为 50 ml/d，但患者出现全血细胞下降，需要间断应用 G-CSF 和输注血制品。2012-12-12（+85 d）在 3 天未排便之后，再次出现水样便 4 次（约 500 ml/d）并逐渐加重，故快速减停激素。请消化科会诊认为抗 GVHD 措施下反复腹泻，需考虑病毒感染可能，但病程（1 个月）太长，同时患者紧张焦虑情绪明显，不除外感染后肠易激综合征或者菌群失调可能，给予调节肠道蠕动及调节菌群药物，同时将抗真菌药物从氟康唑（大扶康）和制霉菌素改为卡泊芬净。患者持续水样便，一天可以达 2800 ml 左右，将环孢素改为他克莫司以进行抗 GVHD 治疗。2012-12-22（+95 d）再次给予甲泼尼龙 1 mg/d，之后腹泻量从 2000 ml/d 逐渐减少至 100 ml/d，但在治疗未变情况下，2012-12-30（+103 d）腹泻量再次增多，从 700 ml/d 快速增加到 2000 ml/d，快速减停激素，并再次行肠镜检查，大体提示回肠黏膜发红，结肠黏膜光滑，无充血糜烂，无溃疡及异常隆起，血管清晰，肠腔内无血迹。直肠血管走形欠清晰，黏膜略水肿。病理提示：直肠黏膜慢性炎症，间质水肿，未见典型 GVHD 表现（图 7-2-2，彩图 7-2-2）。期间留取该患者粪便，查出诺如病毒阳性，并多次复核仍为阳性，反馈临床并结合患者 2 次肠镜结果及治疗经过，不支持 GVHD 的诊断，考虑病毒感染所致，且患者存在焦虑和紧张情绪，肠道运动间断亢进，不能除外肠易激因素存在，请精神科及消化科会诊后给予劳拉西泮和氟哌噻吨美利曲辛（黛力新）等药物，患者焦虑症状减轻，睡眠好转，大便次数及

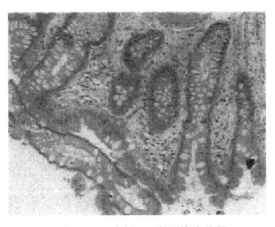

图 7-2-2 病例 46 病理检查结果

注：（直肠）活检提示黏膜慢性炎症，间质水肿，未见典型 GVHD 表现

量均减少，2013-01-09（+113 d）开始排成形便。患者目前移植后 8 年余，无病生存。

诊治策略分析

患者在移植早期单纯表现为腹泻且反复发作，激素起始有效，之后无效，GVHD 二线治疗无效，一直无其他 GVHD 表现，且肠镜大体和病理均无典型 GVHD 表现，要考虑其他因素，如病毒感染、肠道菌群紊乱，以及肠道运动功能紊乱等情况。本例患者查出诺如病毒阳性，给予减停激素、CD25 单抗等抗 GVHD 治疗，转而加强肠道菌群恢复和支持治疗，最终腹泻控制。

专家点评

腹泻是移植后常见的临床症状，多种病因（常见急性 GVHD、慢性 GVHD、感染、TMA、预处理毒性、肠道菌群紊乱等）可以导致移植后腹泻，病因复杂，诊断及鉴别诊断是关键，需结合宿主因素、移植类型、腹泻出现时间、伴随症状（如发热、皮疹、黄疸、神经系统症状、高血压等）、理化指标、肠镜大体及病理以及治疗后反应等进行综合判断。移植后早期腹泻的原因以预处理药物损伤胃肠道黏膜导致黏膜水肿为主，因此应尽快控制。由于 GVHD 和感染性腹泻处理原则矛盾，认真筛查、鉴别是否存在感染性因素极其重要。移植后肠道感染的常见因素为细菌、真菌性（白色念珠菌为主）和病毒。感染可以诱发肠道 GVHD，但是在未控制感染情况下的抗 GVHD 治疗往往无效，甚至会加重病情。

病例 45 为男性患儿，移植后 5 个月出现孤立性腹泻，而无其他 GVHD 表现。以腹泻为首发表现的慢性 GVHD 少见，移植晚期腹泻更多应该考虑感染、肠道菌群失调等，经过病原学检查也证实为肠道 HHV-6 感染，按感染性腹泻处理后病情好转。病例 46 也表现为长期反复孤立性腹泻，无其他 GVHD 临床表现，肠镜大体和病理无典型 GVHD 表现，GVHD 一线、二线治疗无效，需考虑其他常见病因（如感染），多次粪便检查诺如病毒阳性也得到证实，值得特殊关注的是该病例病史长，腹泻反复迁延不愈，需注意肠道菌群紊乱以及由精神因素导致的肠道运动功能紊乱。

（莫晓冬　陈育红　张晓辉）

2）以黄疸为主要表现的诊断、鉴别诊断及治疗

☞ 病例 47

患者男性，30 岁。2017 年 3 月因"乏力不适"就诊。外院血常规示：WBC 5.0×10^9/L，Hb 57 g/L，PLT 58×10^9/L；行骨髓穿刺，骨髓形态学示：增生 Ⅱ 级，原始细胞占 7%，MF-1 级；流式细胞学检查示：异常髓系占 6.6%；基因 *WT1*=444%，染色体（−）；患者既往患有慢性乙型病毒性肝炎。诊断为骨髓增生异常综合征（MDS-EB1），危险分层为 IPSS int-1，IPSS-R 高危。2017 年 7 月给予地西他滨 20 mg/m^2（第 1～5 天）治疗。2017 年 9 月于我院复查骨髓形态学提示：增生 Ⅲ 级，原始细胞占 16%，粒、红病态造血细胞 > 10%；流式细胞学检查提示异常髓系细胞（CD117$^+$ CD34dim$^+$ CD33$^+$ CD13$^+$ CD15$^+$ CD38$^-$）占 9.6%；基因 *WT1*=53.5%，*MLL-PTD*=88.2%，染色体（−）。

入院诊断：MDS-EB2（IPSS int-2；IPSS-R 高危）

诊疗经过：患者诊断为 MDS-EB2（IPSS int-2；IPSS-R 高危），根据中国异基因移植适应证共识、美国 NCCN 指南等，符合异基因造血干细胞移植指征，排除移植禁忌，行父供子 HLA 5/10 单倍型移植，AB$^+$ 供 A$^+$。移植前给予白消安（Bu）/环磷酰胺（Cy）+ 抗胸腺细胞球蛋白（ATG）方案预处理。采用环孢素（CsA）+ 吗替麦考酚酯（MMF）+ 甲氨蝶呤（MTX）预防 GVHD。采集供者骨髓干细胞、外周干细胞行单倍型造血干细胞移植，并给予重组人粒细胞集落刺激因子（G-CSF）促进造血恢复。+14 d 患者白细胞植活，+20 d 血小板植活。

患者移植后进行定期复查随访，移植 6 个月骨髓流式残留（FCM-MRD）提示：异常免疫表型 CD117$^+$ CD34$^+$ CD33$^+$ CD123$^+$ CD13$^+$ DR$^+$ CD38$^-$ 细胞占 0.13%（+），*WT1* 基因占 2.6%（+），*MLL-PTD* 基因占 1.4%（+）。CsA 60 ng/ml，停用环孢素。移植后 6.5 个月，FCM-MRD 占 0.35%（+）。*WT1* 基因占 1.5%（+），*MLL-PTD* 基因占 2.3%（+）。

移植后 7 个月给予患者化疗（阿柔比星 20 mg/d×7 d；阿糖胞苷 100 mg/m^2×7 d）及供者淋巴细胞输注（DLI，1.0×10^8/kg），并给予 6～8 周环孢素进行 GVHD 预防。化疗 +DLI 3 个月后 MRD 转阴。其后反复出现 NIH 轻 - 中度 cGVHD，移植后 15.5 个月或 DLI 8.5 个月后，MRD 再次阳性。

患者移植后 18 个月，MRD 干预后 11 个月，MRD 持续阳性，但合并胆红素升高（TBIL 60 μmol/L）、皮疹和口腔溃疡。诊疗重点为胆红素升高鉴别诊断。患者既往有乙肝病史，HBV-DNA：44.1 IU/ml，但规律口服恩替卡韦预防治疗，且其他肝炎病毒、CMV、EBV、HHV-6、肠道病毒、呼吸道病毒等均为阴性。而患者为单倍体移植 DLI 后 cGVHD 高风险人群，合并皮疹、口腔溃疡，诊断为 cGVHD

（NIH 中度）。于单倍型移植术后 18 个月入院，给予甲泼尼龙 40 mg/d（等量泼尼松 1 mg/kg），联合 CsA、MMF、巴利昔单抗治疗。

患者经上述联合治疗（CsA 浓度 150 ～ 200 ng/ml，巴利昔单抗 2 剂），入院后 9 天，胆红素继续上升至 225 μmol/L（TBIL），165 μmol/L（DBIL），不能除外 cGVHD 进展，同时尚需与感染继发胆红素升高、药物性肝损伤鉴别。为明确患者胆红素升高原因，行肝组织活检。光镜：部分肝细胞淤胆，未见明确肝细胞坏死，散在淋巴细胞浸润；免疫组化染色：CD3（灶状 +），CD20（个别 +），CD38（个别 +），CK7（胆管 +），Masson（局灶 +），HBsAg（–），网织（+），CMV（–），EBER（–）（图 7-2-3，彩图 7-2-3）。

结合临床仍考虑为 cGVHD，激素联合二线治疗进展，加用芦可替尼（Ruxolitinib），停用 MMF，糖皮质激素减量，但患者胆红素居高不下（TBIL 257 μmol/L），并出现剧烈腹痛的症状。强有力的抗 cGVHD 治疗已经 2 周，新发的器官损害无法完全用 GVHD 解释。期间患者体温正常，病毒监测阴性，但患者 CsA 血药浓度偏高，为 328.5 ng/ml；LDH 偏高（454 U/L），但未找到破碎红细胞、无血浆游离血红蛋白升高等血栓性微血管病（TMA）证据。不能排除药物毒性导致的肝功能损伤，尝试停用环孢素后未再出现腹痛，胆红素开始下降，入院后 16 天总胆红素下降至 128 μmol/L。

入院 31 天，患者出现腹泻，全天大便 3 次，量约 1600 ml，稀水便，TBIL 183 μmol/L。行肠镜检查，电子肠镜下观察回肠有散在苔藓样改变，散在斑片状黏膜剥脱，镜下活检送检病理提示：腺体显著减少，残留腺上皮增生，呈管状腺瘤样表现，局灶黏膜糜烂，炎性肉芽组织形成（图 7-2-4，彩图 7-2-4）。原位杂交：CMV（–），EBER（–）。诊断为重叠 cGVHD。

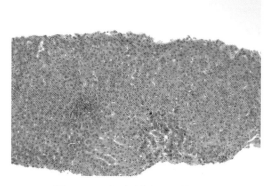

图 7-2-3　肝穿刺病理活检结果

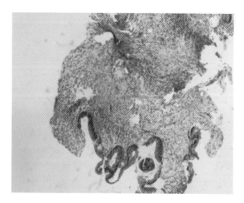

图 7-2-4　肠镜病理结果

应用激素 + 巴利昔单抗 + 芦可替尼 + 利妥昔单抗的治疗组合控制 cGVHD，患者腹泻次数，腹泻量逐渐改善，胆红素呈下降趋势（图 7-2-5）。

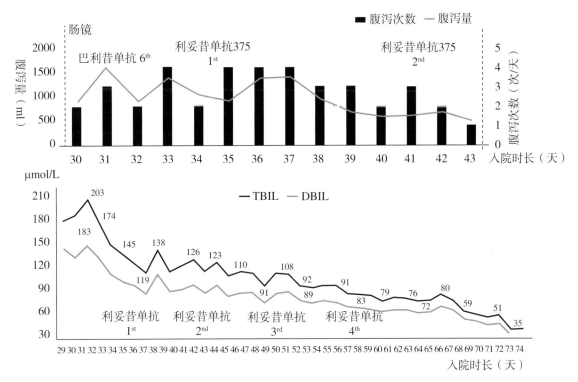

图 7-2-5　治疗后患者胆红素变化趋势

21 个月后 MRD 完全转阴，患者至今无病生存。

诊治策略分析

本例患者在移植后 6 个月出现 MRD（+），经过减停免疫抑制剂和化疗 + 改良 DLI 后，MRD 转阴，但反复出现轻 - 中度 cGVHD，此阶段是复发与 GVHD 间的平衡，以复发为主。但 18 个月后在 MRD 再次阳性的情况下，患者出现 TBIL 的明显升高并伴有其他 cGVHD 表现，此时 cGVHD 是治疗的重点。按照 GVHD 进行治疗后，患者 TBIL 没有明显下降，出现剧烈腹痛，CsA 浓度升高，考虑合并有药物毒性，停用 CsA 之后，TBIL 开始下降，此阶段是 cGVHD 的基础上合并有其他因素干扰，在去除干扰因素之后，入院 31 天，患者出现腹泻，TBIL 再度升高，积极行肠镜检查证实 GVHD 的存在，治疗重点回归到 GVHD，在应用激素 + 巴利昔单抗 + 芦可替尼 + 利妥昔单抗的治疗组合后，cGVHD 控制，患者原发病 MDS 亦到达 MRD 阴性。移植合并症的处理需要有全局观，往往是各方因素的权衡结果，同时又要有主线，在不同阶段需要抓住此时的主要矛盾，并随着病程的进展而随时切换。

👉 病例 48

患者女性，38 岁，因"确诊骨髓增生异常综合征（MDS）4 年余，拟行非血缘 HLA 9/10 相合异基因造血干细胞移植"收入院。患者 2014 年 4 月于外院诊断为低增生 MDS，先后在外院应用环孢素、达那唑、激素等治疗效果欠佳。2018-09-26 于我院复查骨穿形态：增生 III 级，原始粒细胞占 3%；FCM：异常幼稚髓系细胞占 0.85%；$WT1$=6.4%，$PRAME$=146.5%，染色体：45，XX，−7[20]，诊断 MDS（EB1，IPSS 1.5 分，中危），查询到非血缘 HLA 9/10 相合供者。于 2018-10-20 予改良 BU_3-CY_2+ATG_{10} 预处理方案化疗，于 2018-10-30 回输非血缘供者外周血干细胞。术后患者 WBC 及 PLT 均于 2018-11-10（+11 d）植活。2018-11-11（+12 d）患者在糖皮质激素减量过程中（地塞米松，4 mg/d），出现发热，双膝关节皮肤散在少量出血性皮疹，并出现腹泻，考虑急性 GVHD 可能，在糖皮质激素应用基础上加用巴利昔单抗及联合 MMF 抗 GVHD 治疗。但患者腹泻无改善，仍持续发热，感染指标（CRP、PCT 等）升高，期间患者化验血 CMV、EBV 亦出现阳性，多次粪便涂片检出大量革兰氏阴性杆菌，便培养提示耐碳青霉烯肺炎克雷伯菌（CRE 感染），完善肠镜检查：符合移植物抗宿主病（GVHD）表现，同时送检肠黏膜病毒筛查提示：CMV、EBV、多瘤病毒（BKV）及甲型流感病毒 H3 亚型均为阳性，副流感病毒（PIV）弱阳性，故诊断为 GVHD 合并肠道感染。调整抗感染药物治疗（包括抗 CRE、抗 CMV 药物）同时激素逐渐减量，并联合 IVIG 治疗后，患者体温峰值下降，CRP 降低，监测血 CMV、EBV 转阴情况下，于 2018-12-08（+39 d）再次予甲泼尼龙 1 mg/kg 抗 GVHD 治疗，腹痛、腹泻改善不佳。同时反复便培养提示：肺炎克雷伯菌（ESBL+）感染，血、肠黏膜 CMV、EBV 反复阳性，外送华大基因感染病原高通量基因检测血 CMV：检出序列数 95；细环病毒 16 型：检出序列数 43；EBV：检出序列数 3。考虑病毒性肠炎，故予激素减量，积极抗病毒治疗，丙球调节免疫，同时联合调节肠道菌群紊乱，继续应用 CsA、MMF 抗 GVHD 治疗。患者腹泻量有所减少，但仍伴有腹疼，并且检测肝功能和胆红素指标逐渐升高（总胆红素峰值达 125.7 μmol/L，DBIL 95.8 μmol/L）。再次筛查 TMA 相关指标，检测到破碎红细胞 1%，LDH 升高（645 U/L），网织红比例高（7.06%），伴发热等，不除外严重移植相关血栓性微血管病（TA-TMA）可能，故于 2018-12-22（+52 d）停环孢霉素，予巴利昔单抗联合静脉 MMF 抗 GVHD。患者腹痛有所减轻，胆红素趋于平稳。但随后胆红素又继续升高，不排除胆红素升高与 GVHD 相关，于 2018-12-29（+59d）加用他克莫司治疗，随后患者腹痛、腹泻再次加重，并于 2019-01-02 复查，破碎红细胞占 2% ～ 3%，故考虑 TA-TMA 诊断成立，于 2019-01-03（+63 d）停他克莫司，继续予 MMF，巴利昔单抗、皮质激素等治疗。患者一度出现神志异常、嗜睡，实验室检查提示血氨升高，且影像学提示患者存在重度脂肪肝较前明显加重，不除外严重肝损害导致肝性脑病，及 TA-TMA 的同时存在。患者胆红素持续升高，最高升至 TBIL 569.2 μmol/L，于 2019-01-12、2019-01-14 转入重症医学科进行血浆置换。后监测转氨酶、胆红素有所下降，神智改善。2019-02-09 患者总胆红素下降到 133 μmol/L 左右，开始在 130 ～ 140 μmol/L 之间波动，2019-02-21 再次升高，到 2019-03-03 升至 249.8 μmol/L，同时出现眼部干涩，考虑为 GVHD 诊断成立，于 2019-03-03（+122 d）予以 1 mg/kg 甲泼尼龙，并联合重组人 II 型肿瘤坏死因子受体抗体融合蛋白（益赛普）、MMF、巴利昔单抗 GVHD。早期胆红素仍缓慢上升，期间反复出现发热，腹泻间断有所反复，便培养为 CRE、VRE 感染，调整抗生素及肠道菌群药物，甲泼尼龙减量，患者体温降至正常，腹疼减轻，腹泻量较前逐渐减少。2019-03-26 TBIL 升至 342.2 μmol/L，之后逐渐缓慢下降，2019-04-30 下降至 160.8 μmol/L，同时患者皮肤黏膜仍存在慢性 GVHD 表现，故于 2019-04-30 再次予以甲泼尼龙 1 mg/kg；同时继续应用 MMF，益赛普皮下注射抗慢性 GVHD 治疗；并简化抗感染治疗措施，保肝，激素规律减量。此后，患者皮肤、黏膜慢性 GVHD 表现逐渐消失，腹痛、腹泻完全缓解，血常规结果及凝血功能逐渐恢复，肝功能改善，胆红素进行性下降，2019 年 5 月底，患者 TBIL 下降至 60 μmol/L 左右。出院后行门诊随访，2019 年 8 月，来者肝功能完全正常。

出院诊断：1. 骨髓增生异常综合征（IPSS=1.5，中危）；2. 异基因造血干细胞移植术后（非血缘，9/10 相合，O⁺ 供 AB⁺）；3. 急性 GVHD（III 度）；4. 肠道感染（CMV、CRE、VRE）；5. TA-TMA；6. 慢性移植物抗宿主病（广泛型，中度）；7. 脂肪肝（重度）。

诊治策略分析

此患者在异基因造血干细胞移植术后早期出现发热、皮疹及腹泻，要鉴别感染因素和非感染因素（包括 aGVHD、TA-TMA 等）。其中对伴有发热的患者，同时出现皮疹、腹泻，诊断 aGVHD 并启动皮质激素抗 GVHD 治疗都要十分慎重，需要仔细寻找感染导致腹泻、皮疹的证据，及时调整免疫抑制剂（特别是激素）的应用剂量，同时加强抗病毒抗感染治疗；该患者在移植后 1 ～ 2 个月出现重度 aGVHD、病毒感染等，经过积极抗 GVHD、抗细菌、抗病毒感染等治疗后，发热、腹痛、腹泻无改善，同时胆红素仍持续升高，伴 LDH 升高，应高度警惕 TA-TMA 发生；结合该患者外周血找到破碎红细胞（＞ 2%），存在微血管溶血的依据，以及出现精神症状等，故 TA-TMA 诊断明确，因此，停用钙调磷酸酶抑制剂是十分重要的措施。而选用其他有效的抗 GVHD 替代治疗也是预防和处理随后发生的急、慢性 GVHD 的有效保证。

专家点评

移植后导致黄疸的病因很多，病因复杂，鉴别诊断是关键，包括感染性和非感染性病因，常见感染性病因包括肝炎病毒、非肝炎病毒如 CMV、EBV 等，非感染因素移植常见预处理毒性、药物毒性、GVHD、TA-TMA 等，病因复杂，感染性和非感染性因素容易同时合并，而对不同病因的处理往往又是矛盾的，感染性与 GVHD 处理，未控制感染情况下抗 GVHD 措施往往无效甚至病情加重。移植早期感染、GVHD 是导致 TA-TMA 的重要病因和启动因素，停用钙调磷酸酶抑制剂是治疗的关键措施，而移植早期尤其是合并 GVHD 时，该措施需非常慎重。对于病情复杂情况，要注意随着不同的病程阶段切换主要矛盾，对于诊断困难的病例，同时治疗也是诊断和鉴别诊断的重要一环，病程中通过治疗后再评估去调整诊断思路和治疗。

病例 47 移植后 18 个月，MRD+ 干预后 11 个月，出现黄疸合并皮疹、口腔溃疡，除外嗜肝病毒感染，该患者黄疸病因为 cGVHD 明确，抗 GVHD 治疗过程中合并 CsA 药物毒性病情反复，停用 CsA 好转后，后再次出现 GVHD 反复，在应用激素 + 巴利昔单抗 + 芦可替尼 + 利妥昔单抗的治疗组合后 cGVHD 得到控制，可以看出在复杂情况下、在病程的不同阶段，主要矛盾在不断转化，同时还需时刻注意不忘初心，对于移植后 MRD+ 接受化疗 +DLI 治疗的患者，处理 GVHD 的同时需时刻注意掌握复发与 GVHD 的平衡。

病例 48 在移植早期出现重度 aGVHD，病毒感染等，抗 GVHD、抗感染治疗后腹痛、腹泻无改善，胆红素持续升高，尤其是结合外周血找到破碎红细胞（＞2%）、LDH 升高、精神症状等帮助诊断 TA-TMA，TA-TMA 早期诊断困难，待出现典型表现时，疾病的病生理环节通常已经很难阻断，往往提示预后较差，患者移植早期腹泻、黄疸，抗 GVHD、抗感染治疗不理想时需考虑其他病因如 TA-TMA，寻找 TM-TMA 诊断证据，不断通过治疗后再评估调整诊断思路和治疗。

（莫晓冬　陈　欢　张晓辉）

3）以发热为主要表现的诊断、鉴别及治疗

病例 49

患者女性，46 岁，AML-M4E0，*c-kit*（+），1 疗程达 CR1，巩固 3 个疗程，进仓前 *CBFβ-MYH11/ABL* 为 0.32%，FCM（−）。患者与其妹 HLA 配型 4/6 相合，血型 A⁺ 供 A⁺，于 2016-05-15 进仓给予 BU/CY+ATG 方案预处理，2016-05-25 及 2016-05-26 回输供者骨髓及外周血干细胞。

患者 11 天后（2016-06-06）发热，体温 38.6℃、伴咳嗽；胸片（图 7-2-6）示：右肺中、上叶可见斑片状高密度影，边界不清；CRP 56 mg/dl；给予美罗培南抗感染治疗。将真菌治疗由伊曲康唑胶囊口服改为静脉治疗。

2016-06-09（+14 d）患者仍发热，但体温逐渐下降至 < 38℃，咳嗽、伴右侧胸痛；复查胸片示：右肺上叶感染较前密度增加、边界变清楚；CRP 68 mg/dl，GM 试验（−），停美罗培南，改为头孢哌酮钠舒巴坦钠（舒普深）+ 万古霉素 + 伊曲康唑治疗。

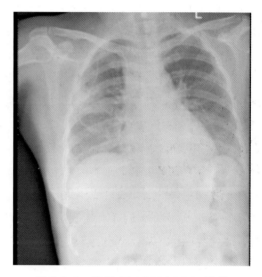

图 7-2-6　病例 49，2016-06-06 胸片
注：右肺中、上叶可见斑片状高密度影，边界不清

2016-06-13（+18 d）患者体温正常，但仍有右侧胸痛；GM 试验（−）。

2016-06-17（+22 d）出仓胸部 CT（图 7-2-7A）示：右肺上叶团块影（伊曲康唑治疗 11 天）。

2016-06-25（+30 d）患者仍有右侧胸痛、咳嗽，无发热；GM 试验（　）；胸部 CT（图 7-2-7B）示：右肺上叶团块影变大（伊曲康唑治疗 19 天）。停伊曲康唑，改为两性霉素 B 脂质体治疗。之后复查肺 CT，病灶逐渐缩小（图 7-2-7C、图 7-2-7D）。

因病灶缩小不理想，2016-06-30 行 CT 引导下肺活检，活检组织培养结果为根霉感染，继续行两性霉素 B 脂质体治疗。

2016-08-15 行胸腔镜下右肺上叶病灶切除术，术后病理组织培养也证实为根霉感染。

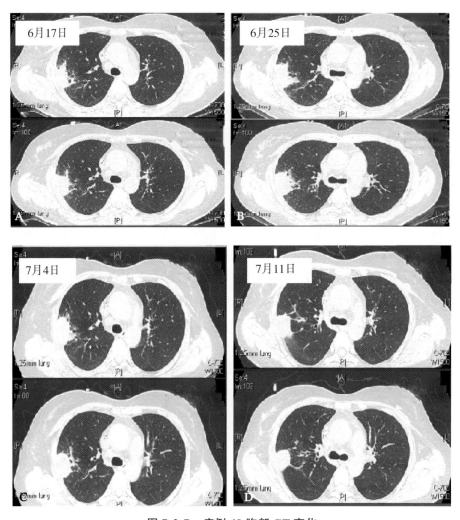

图 7-2-7 病例 49 胸部 CT 变化

诊治策略分析

问题：移植后患者出现肺部病灶，考虑诊断为侵袭性肺曲霉病（IPA），给予经验性或诊断驱动的抗真菌治疗后，抗真菌治疗效果不佳时如何处理？

回答：

（1）明确该患者的初始诊断

allo-HSCT 后的侵袭性真菌病（IFD）的累积发病率为 8.9%（CAESAR 研究）。IFD 中肺是最常见的感染部位，曲霉菌是最常分离到的病原体。

侵袭性肺曲霉病（IPA）的诊断需要考虑宿主因素、临床证据和微生物学证据。

宿主因素包括（ECRTC/MSG 2019 标准，至少有以下几种中的 1 种）：①近期中性粒细胞减少（ANC $< 0.5 \times 10^9$/L，持续 10 天以上），与 IFD 发病时间有

相关性；②血液系统恶性疾病；③接受异基因造血干细胞移植；④接受实体器官移植；⑤在过去 60 天内，长时间使用皮质类固醇激素（≥ 3 周，≥ 0.3 mg/kg）；⑥在过去 90 天内，使用其他 T 细胞免疫抑制剂，如钙调磷酸酶抑制剂、TNF-α 阻滞剂、淋巴细胞特异性单克隆抗体、免疫抑制核苷类似物；⑦使用 B 细胞免疫抑制剂，如伊布替尼；⑧遗传学严重免疫缺陷病；⑨ 3 ~ 4 度急性 GVHD，使用皮质类固醇激素作为一线治疗无效。

临床证据包括（ECRTC/MSG 2019 标准 - 特征性影像学表现）：CT 上至少出现下列 4 种影像中的 1 种：①致密的、边界清楚的病变，伴或不伴晕征；②空气新月征；③空洞；④楔形、节段性或大叶性实变。

曲霉菌的微生物学证据（至少有以下 1 种）：① GM 试验：单次血浆或血清 ≥ 1.0；或 BALF ≥ 1.0；或单次血浆、血清 ≥ 0.7 且 BALF ≥ 0.8；②曲霉菌 PCR：血浆、血清或全血，至少有 1 次 PCR 检测呈阳性，且 BALF 至少有 1 次 PCR 检测呈阳性；③痰、BALF、支气管毛刷或抽吸物培养检出曲霉菌种。

IPA 的分级诊断标准：

①确诊：无菌部位组织标本显微镜检或培养检出曲霉菌；

②临床诊断：宿主因素 + 临床标准 + 曲霉菌的微生物学证据；

③拟诊：宿主因素 + 临床标准；

④未确定：宿主因素 + 肺部影像学改变（不符合临床标准）± 曲霉菌的微生物学证据。

该患者具备宿主因素和临床标准，但不具备曲霉菌的微生物学证据，因此考虑初始诊断为 IPA（拟诊）。

（2）评价抗真菌治疗的疗效

1）用于评估抗真菌治疗疗效的指标

①肺部 CT：发病 1 周时肺部 CT 评估病灶的有效性可以增加 4 倍，发病 2 周时肺部 CT 评估病灶的有效性可以增加 3 倍。IPA 患者尽管临床情况改善，但在最初的 1 ~ 2 周内，肺 CT 评估病灶可能扩大，病灶的扩大无法预测疾病的恶化。因此，IDSA 推荐，若症状改善，可以在最短治疗 2 周后对患者进行肺 CT 的随访，用于评估 IPA 对治疗的反应；但是，若症状无改善或恶化，应更早进行肺 CT 评估，以便及时调整诊断与治疗。

② GM 试验：抗真菌治疗后，GM 水平的动态变化可以预测治疗疗效。血 GM 试验转阴的中位时间为 7 天（3 ~ 27 天）。在 GM 水平降低或转阴的患者中，抗真菌治疗的疗效为 88.5%；但是，在 GM 持续阳性的患者中，治疗有效率仅为 11.4%。因此，IDSA 推荐，对于 GM 水平高于基线的血液恶性肿瘤和 HSCT 患者，连续监测血 GM 水平可以用于监测疾病进展和治疗反应，并用于预测患者预后。对于 GM 试验持续阳性的患者，考虑治疗无效。

2）评估抗真菌治疗疗效的方法

抗真菌治疗后 1 周，应评估患者临床症状、肺 CT 和 GM 试验。

①若临床症状改善、肺 CT 改善、GM 试验转阴或水平降低，提示治疗有效；

②若临床症状改善，但肺 CT 加重或 GM 持续阳性，治疗不变，可以第 2 周再次评估。若第 2 周肺 CT 仍加重，GM 试验持续阳性，应该考虑治疗可能无效；

③若临床症状恶化、肺 CT 加重、GM 持续阳性，需要考虑治疗可能无效。

（3）抗真菌治疗疗效评估为无效时的处理方法

1）需要考虑诊断是否正确：根据患者状态，结合 CT 引导下穿刺肺活检或支气管镜引导下肺活检，明确诊断；

2）药物敏感性测定：选择体外敏感的抗真菌药物。

IDSA 不推荐：在初始抗真菌治疗阶段，进行抗真菌药敏试验（AFST）。IDSA 推荐，在以下情况应该进行 AFST：①疑似三唑类耐药；②抗真菌治疗无效；③用于流行病学研究。

3）三唑类药物的血药浓度监测：确定药物剂量是否在有效范围内。

推荐三唑类抗真菌药物的血药浓度范围：

①伊曲康唑：> 1 ~ 1.5 μg/ml 且 < 3 μg/ml；

②伏立康唑：> 1 ~ 1.5 μg/ml 且 < 5 ~ 6 μg/ml；

③泊沙康唑：> 0.7 μg/ml 且 < 1.5 μg/ml。

专家点评

该患者表现为移植早期发热、肺部病变，根据《血液病 / 恶性肿瘤患者侵袭性真菌病的诊断标准与治疗原则第六次修订版》分层诊断标准，该患者具备宿主因素和临床标准，初始诊断为 IPA（拟诊），抗真菌治疗应依据患者临床症状、肺 CT 和 GM 试验进行疗效评估，对于评估无效患者首先应考虑初始诊断是否正确，尤其是拟诊病例，应积极联系 CT 引导下穿刺肺活检或支气管镜引导下肺活检以寻找微生物学证据及病理以明确诊断。肺部病变经抗真菌治疗无效，最终活检证实结核感染或 PTLD 甚至肿瘤浸润的病例在临床上屡见不鲜，该病例就是在初始抗真菌治疗评估无效的情况下经过肺活检证实为根霉感染，及时调整为两性霉素 B，治疗有效，因此，治疗评估无效后诊断是否正确是首先需要重新审视的。

（闫晨华　张晓辉）

4）以呼吸系统症状为主要表现的诊断、鉴别诊断及治疗

☞ 病例 50

患者男性，54 岁，2017 年确诊为慢性粒 - 单核细胞白血病、未治疗，2019 年 7 月复查血常规、骨髓形态、免疫分型、融合基因及染色体等诊断为慢性粒 - 单核细胞白血病（WHO 分型 CMML-1，FAB 分型 CMML-MP，7 号染色体异常，高危），于 2019-09-11 行弟供兄全相合造血干细胞移植、血型 B$^+$ 供 B$^+$，予改良 BU/CY 方案预处理，回输供者骨髓及外周血单个核细胞数共为 7.87×10^8/kg，CD34$^+$ 细胞数为 2.03×10^6/kg。2019-09-29（+18 d）粒系植活，2019-10-13（+32 d）血小板植活。

2019-11-11（+60 d）：aGVHD（Ⅳ级，皮肤、肠道），经激素及巴利昔单抗治疗后，2019-12-21（+100 d）皮疹及腹泻均好转。

2020-01-02（+112 d）：患者出现咳嗽、咳白痰，无发热、无胸闷憋气，门诊口服莫西沙星 400 mg qd，无好转；2020-01-06（+116 d）行实验室检查示：CMV-DNA 9.29×10^4 IU/ml，C- 反应蛋白 160.05 mg/L，血清 GM 4.7，PaO$_2$ 91 mmHg，门诊口服更昔洛韦治疗，仍有咳嗽、咳痰；2020-01-09（+119 d）收入院治疗，血常规：白细胞 1.93×10^9/L，血红蛋白 53 g/L，血小板 21×10^9/L，C 反应蛋白：160.05 mg/L，血清 GM：4.7 pg/ml，动脉血气分析示：PaO$_2$ 91 mmHg，咽拭子：呼吸道合胞病毒（RSV）、副流感病毒（PIV）弱阳性，痰标本：烟曲霉菌（+）。胸部 CT（图 7-2-8）示：右肺中叶支气管壁增厚毛糙，周围肺组织均可见多发模糊斑片影及磨玻璃影；双肺散在模糊结节影及斑片影。考虑混合病原体（细菌 + 真菌）、巨细胞病毒肺炎可能。予哌拉西林他唑巴坦抗细菌、予伏立康唑抗真菌、予复方新诺明抗卡氏肺孢子菌、予更昔洛韦及人免疫球蛋白抗病毒治疗。

2020-01-11（+121 d）患者开始出现发热、多次调整抗生素如亚胺培南、利奈唑胺、替加环素等抗细菌治疗，体温仍无下降趋势。

2020-01-19（+129 d）患者体温最高为 39.2℃，血常规示：白细胞 0.4×10^9/L，血红蛋白 76 g/L，血小板 19×10^9/L，C 反应蛋白持续大于 100 mg/L，并出现进行性低氧血症至 1 型呼吸衰竭，复查咽拭子：呼吸道合胞病毒（RSV）、副流感病毒（PIV）阴性，CMV-DNA 阴性，复查胸部 CT（图 7-2-9）示：双肺感染仍较前进展。予人免疫球蛋白治疗，持续发热、肺部重症肺炎、伴有呼吸衰竭，2020-01-21 加用地塞米松 7.5 mg/d 抑制炎症因子风暴同时促造血治疗，第 1 天体温正常、第 2 天低氧血症改善，CRP 下降，第 8 天复查胸部 CT 较前明显改善，激素逐渐减量。

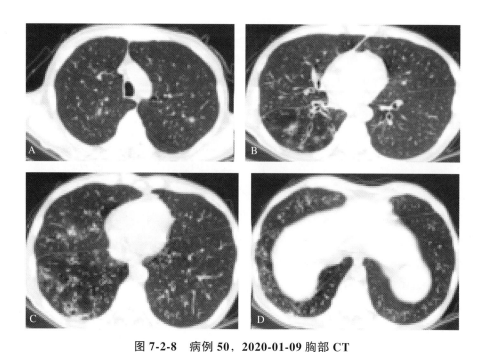

图 7-2-8   病例 50，2020-01-09 胸部 CT

注：右肺中叶支气管壁增厚毛糙，周围肺组织均可见多发模糊斑片影及磨玻璃影；双肺散在模糊结节影及斑片影

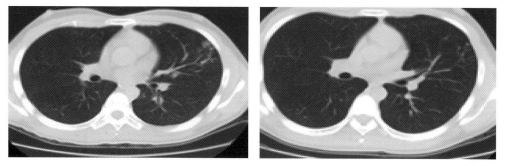

图 7-2-9   病例 50，2020-01-19 胸部 CT

注：双肺感染较前进展

诊治策略分析

　　异基因造血干细胞移植后患者肺部合并症的发生率为 40% ~ 70%，是非复发死亡的主要原因，严重影响了移植患者临床疗效的提高。移植后肺部合并症由多种感染和非感染性因素引起，可发生在移植后早期或晚期。由于移植后患者免疫重建不完全、常规应用免疫抑制剂防治移植物抗宿主病，使细菌、真菌、病毒或混合致病菌引起的感染性肺部合并症发生率高，且易进展为重症肺炎，导致患者死亡。有研究对移植后发生重症肺炎的 20 例患者进行分析[1]，显示其中位发生时间为移植后 227（150 ~ 690）天，其中 55% 的患者治疗无效或死亡。由于对异基

因造血干细胞移植后晚发重症肺炎的研究并不多见，使其诊断标准和治疗规范相对欠缺，有待进一步完善。

异基因造血干细胞移植后晚发重症肺炎（LOSP）是发生于移植后 7 个月左右的严重肺部并发症。既往我中心分析相关病例，将其临床特点归结为[1]：发病前无活动性 GVHD，半数以上患者已停服免疫抑制剂；以进行性呼吸困难为初发症状，低氧血症迅速进展，病程持续数周；发病时即有胸部影像学异常表现，主要为双侧、渗出性改变；病原检出率低，CMV、EBV 等病毒抗原持续阴性；经验性或针对培养阳性病原的特异性抗感染治疗无效；病死率高。移植后肺部并发症由多种感染和非感染性因素引起，包括预处理相关毒性、GVHD 等，本例患者呼吸道症状出现在移植后 120 天左右，发病前不伴有活动性 GVHD，由此推测病因为感染性，最初出现咳嗽、咳痰症状时，在留标本培养以获取病原学依据的同时，给予覆盖革兰氏阴性菌的经验性抗感染治疗。

病原学明确诊断是影响重症肺炎患者预后的重要因素，且病原学诊断时间与免疫抑制患者肺部感染病死率明显相关。有研究显示，在免疫抑制患者并发肺部阴影时，诊断时间超过 5 天以上病死率可增加 3 倍以上。因此，对移植后肺部感染患者及时进行病原学检查、在有限的时间内尽快明确病原菌对于 LOSP 患者至关重要。我中心既往分析了 68 例 LOSP 患者的病原学资料显示，共 32 例获得病原学依据，病毒阳性 17 例（包括 4 例混合型），细菌、真菌感染 15 例。提示不同于传统的社区获得性重症肺炎或院内获得性重症肺炎，病毒是 LOSP 的主要病原体。从 2003 年严重急性呼吸综合征（SARS）的冠状病毒流行到 2019 年底的新型冠状病毒肺炎疫情的暴发，让人切实体会到呼吸道病毒对人类健康产生的严重威胁。除冠状病毒外，其他常见的可导致肺炎的病毒还包括流行性感冒病毒、副流感病毒、腺病毒、呼吸道合胞病毒等。健康人群对上述病毒普遍易感，例如流感病毒呈季节性流行，而免疫重建不完全、免疫抑制剂长期应用且行异基因造血干细胞移植的患者，更是病毒性肺炎的高危易感人群，且发展为重症及危重症肺炎的比例高、预后差。该例患者经验性抗感染效果欠佳，且其咽拭子结果显示呼吸道合胞病毒（RSV）、副流感病毒（PIV）弱阳性，痰标本示：烟曲霉菌，以上检测对包含呼吸道病毒的混合性病原体病因的推测提供了支持。

早期、有效的初始经验治疗与肺炎患者良好的预后相关。对于移植后肺炎患者而言，初始"全包围""重拳出击"的治疗策略被广泛接受，通常应用包括具有抗假单胞菌活性的 β 内酰胺类广谱抗菌药物、覆盖耐甲氧西林金黄色葡萄球菌（MRSA）的抗菌药物、覆盖曲霉的抗真菌药物、抗病毒药物以及复方磺胺甲噁唑预防肺孢子菌机会性感染。除上述经验性或针对培养阳性病原的特异性抗感染治疗外，重症肺炎患者抗炎药物的应用近年来多被讨论。激素作为公认有效的抗炎药物，应用于重症肺炎的治疗有较充足的理论依据，而实践应用中仍存在诸多争议。理论上，激素可以在炎症反应的早期减轻渗出、毛细血管扩张、白细胞浸润和炎症因子释放，在后期可抑制毛细血管和成纤维细胞的增生，一些临床和临床前研究结果显示，应用激素能减轻肺渗出及肺纤维化，改善患者通气功能、缩短住院时间。然而，糖皮质激素在发挥抗炎、免疫抑制作用的同时，极可能增加双重感染的风险，并对机体的代谢产生影响，一些临床研究并未显示出激素对于改善重症肺炎患者预后的益处，反而增加了并发的不良反应。例如，糖皮质激素曾经在治疗 SARS 和中东呼吸综合征（MERS）中被广泛使用，但是《WHO 2019 新型冠状病毒指南》不建议将糖皮质激素用于抗感染治疗。当该例患者出现发热、CRP 升高、CT 图像进一步提示感染进展时，我们迅速给予其覆盖细菌、真菌、病毒、特殊致病菌的全面、强力抗感染治疗，同时多次复查病原学相关检查，尽管后续咽拭子病毒结果为阴性，但仍无法控制患者发热，C 反应蛋白持续大于 100 mg/L，胸部 CT 两肺多发、广泛浸润，甚至一度出现进行性低氧血症至 1 型呼吸衰竭。C 反应蛋白作为急性时相反应蛋白的代表，炎症时合成增加，且升高程度取决于炎症刺激的强度，就该患者对治疗的反应和化验结果来看，是否提示呼吸道病毒也可能在免疫缺陷患者中引起细胞因子风暴？因此，在经过全面抗感染治疗、病原学检查转阴、而炎症指标不降的情况下，我们慎重加用地塞米松 7.5 mg/d，疗效迅速且显著，第 1 天患者体温正常、第 2 天低氧血症改善、CRP 下降，第 8 天复查胸部 CT 较前明显改善，后激素逐渐减量，现患者体温正常、脱离吸氧、肺部 CT 较前明显好转。该患者肾功能正常，让我们有机会联用多种抗感染药物清除病原菌；对激素耐受良好，没有发生明显的不良反应，是治疗重症肺炎中应用激素的成功案例。然而，当我们下次面对肺炎患者，不同的致病因素、不同的病理阶段，我们应做出具体的分析，斟酌免疫调节治疗的利弊。

专家点评

该患者为 1 例典型的异基因造血干细胞移植后晚发重症肺炎（LOSP），LOSP 病情进展迅速，病死率高，病原检出率不高，早期广谱经验性抗感染治疗措施能够在获得病原学证据之前争取宝贵的治疗时机，同时通过治疗后再评估为病因诊断和后续治疗方案的调整提供了依据。既往我中心研究提示，病毒是 LOSP 的主要病原体，该例患者经验性抗感染效果欠佳，且其咽拭子结果显示呼吸道合胞病毒（RSV）、副流感病毒（PIV）弱阳性，也支持呼吸道病毒感染。在重症肺炎存在炎症因子风暴造成免疫损伤中，治疗过程中糖皮质激素的应用时机非常重要，本中心的临床经验提示，经过充分抗感染治疗，病原学检查转阴后加用激素往往疗效较好。

（孙于谦　张晓辉）

参考文献

[1] 陈瑶，王昱，江志红，等. 异基因造血干细胞移植后晚发重症肺炎患者预后危险因素分析. 中华内科杂志，2017，56（11）：804-809.

[2] Liu, DH. Clinical characteristics of late-onset severe pneumonia after allogeneic hematopoietic stem cell transplantation. Zhonghua Nei Ke Za Zhi，2013，52（10）：819-823.

👉 病例 51

患者男性，21 岁，2019 年 4 月诊断为急性淋巴细胞白血病，CR1，2019 年 11 月 25 日行父供子造血干细胞移植术，WBC +13 d 植活，PLT +12 d 植活。原发病评估为分子生物学缓解状态。

患者化疗期间曾诊断肺部感染，仅进行抗细菌治疗。其就诊于我院进行移植前常规查体时无发热、咳嗽等表现，G、GM 试验阴性，胸部 CT 示：左肺渗出影（图 7-2-10A），予莫西沙星 + 伏立康唑抗感染 2 周，影像学结果显示：部分缓解（图 7-2-10B），予泼尼松 30 mg qd×7 天抗感染治疗后复查胸部 CT 无改善，考虑病灶稳定，予入层流病房进行预处理，伏立康唑输注二级预防。

+24 d 患者出现急性皮肤型 GVHD，予甲泼尼龙 1 mg/kg 抗炎，GM 试验阴性，同时服用伏立康唑抗真菌治疗，激素治疗前、后肺部 CT 如图 7-2-11 所示。+115 d 患者出现高热、咳白痰，无憋气，C 反应蛋白 118 mg/L，G、GM 试验阴性，CMV 及 EBV-DNA 阴性，胸部 CT 示：原病灶增大，部分新发结节（图 7-2-12），先后予美罗培南 + 替考拉宁、莫西沙星、哌拉西林 / 他唑巴坦、复方磺胺甲噁唑联合泊沙康唑抗感染治疗无效。+139 d 患者红细胞沉降率 137 mm/h，血 CMV-DNA 5.5×10^3 copies/ml，血气分析示：PO_2 82 mmHg，胸部 CT 示粟粒性结节（图

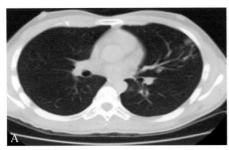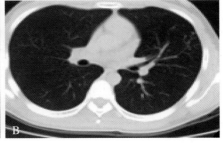

图 7-2-10 病例 51 抗感染治疗前后胸部 CT 改变。A. 抗感染治疗前；B. 抗感染治疗后

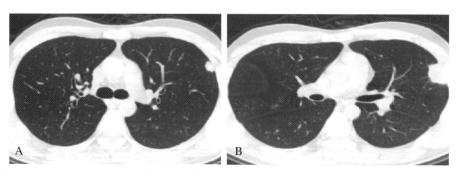

图 7-2-11　病例 51，+24 d 激素治疗前后胸部 CT 改变。A. 激素治疗前；B. 激素治疗后

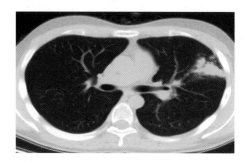

图 7-2-12　病例 51，+115 d 胸部 CT

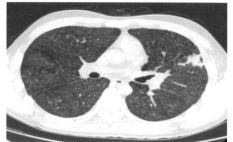

图 7-2-13　病例 51，+139 d 胸部 CT

7-2-13），但因 WBC 1.9×10^9/ml（每日注射 G-CSF），PLT 13×10^9/ml，肌酐 96 μmol/L，未立即进行抗病毒治疗，予定期复查血 CMV-DNA。+142 d 患者痰 GeneXpert 阳性，诊断为粟粒性肺结核，予异烟肼、利福平、吡嗪酰胺、乙胺丁醇抗结核治疗 5 天后，体温高峰下降至中热。+143 d 血 CMV-DNA 阴性。+150 d 患者仍有中热，CMV-DNA 连续两次阳性（4×10^3 copies/ml 及 8×10^3 copies/ml），予更昔洛韦抗病毒治疗。+151 d，抗结核治疗第 11 天，仍有低热结核中毒症状，WBC 2.8×10^9/ml（3 天注射 G-CSF 1 次），PLT 33×10^9/ml，胸部 CT 示：粟粒性结节及原病灶均有缩小（图 7-2-14），加用地塞米松 7.5 mg qd 抗感染治疗。但 3 天后体温上升至 38.5℃，停用地塞米松，加用阿米卡星。+158 d，患者四肢及腹部逐渐出现充血性皮疹，伴痒感（图 7-2-15）。因客观原因无法进行院外专家床旁会诊，结核病专家通过病历摘要会诊考虑不除外有药疹可能。

　　+167 d 停用乙胺丁醇及吡嗪酰胺（根据皮疹形态以及该两种药物的性质），加用莫西沙星联合抗结核治疗，皮疹开始逐渐消退。+171 d，因患者仍有低热及皮疹，复查胸部 CT 较前进一步好转（图 7-2-16），加用泼尼松 20 mg qd，3 天后皮疹痊愈，但仍有低热。+176 d，体温突破为 39.6℃，无咳嗽、咳痰，C 反应蛋白较前无明显升高（30 ~ 40 mg/L），胸部 CT 示病变无加重（图 7-2-17），予亚

胺培南 / 西斯他汀抗感染，泼尼松减为 10 mg qd，2 天后体温高峰下降至低热。+207 d，患者仍有午后低热，抗结核治疗已 3 个月，复查胸部 CT 进一步好转（图 7-2-18），加用地塞米松 5 mg qd 3 天后体温下降至正常。

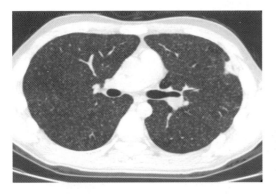

图 7-2-14　病例 51，+151 d 胸部 CT

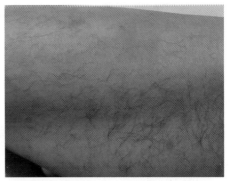

图 7-2-15　病例 51，+158 d 充血性皮疹

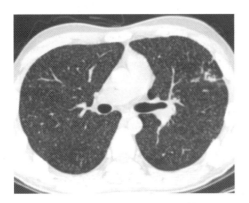

图 7-2-16　病例 51，+171 d 胸部 CT

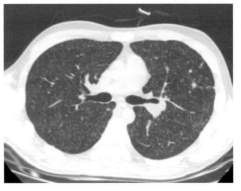

图 7-2-17　病例 51，+176 d 胸部 CT

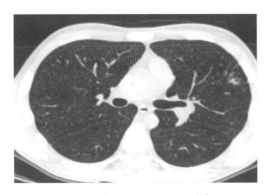

图 7-2-18　病例 51，+207 d 胸部 CT

诊治策略分析

移植后的结核分枝杆菌感染近年来有增加的趋势，但其仍不是主要的感染病原体。该病例出现发热后经常规抗细菌、抗真菌及抗巨细胞病毒治疗后仍有发热，需考虑到少见病原体感染。患者 +139 d 胸部 CT 上出现了典型的粟粒性肺结节的同期血 CMV 5.5×10^3 copies/ml，考虑到在免疫功能不全的患者中，影像学改变可以不典型，不除外为巨细胞病毒肺炎。当 GeneXpert 结果为阳性后，一切谜底揭晓，所有证据链均支持为肺结核诊断：高热、消瘦等中毒症状，红细胞沉降率显著升高，痰 GeneXpert 阳性，有典型影像学改变，移植前存在的肺部病灶经莫西沙星治疗后有部分好转。故当诊断不清楚时，应重新回到原点进行发热待查鉴别诊断，仔细回顾对既往治疗有效的方案显得尤为重要。

患者在 +159 d 出现充血性皮疹，此时鉴别诊有一定难度。停用环孢素 23 天时出现皮疹，且发展较慢，很容易误诊为慢性 GVHD。该患者的特殊之处在于，其同时口服抗结核药物，经典的四种抗结核药的副反应中有"皮疹"一项，且部分药物的常见副反应中包括药物性皮炎，故不能忽视药疹的可能。停用乙胺丁醇及吡嗪酰胺后，皮疹有好转趋势，加用糖皮质激素后完全缓解，考虑药疹诊断明确。

抗感染与免疫抑制的平衡：在未被确诊为粟粒性肺结核时患者为移植后 4 月余，且原发病处于分子生物学缓解的状态，虽该时间点不是常规停用基础免疫抑制剂的时间，但在活动性感染时，尤其是倾向于重症感染时，可尝试停用免疫抑制剂，以有利于整体治疗。抗结核治疗 11 天时，曾用地塞米松 7.5 mg/d 缓解结核中毒症状，体温反而上升；抗结核治疗 25 天时，为了治疗药疹加用泼尼松 20 mg 时，药疹虽完全缓解，但仍有低热；抗结核治疗 3 个月时，因仍有低热，加用地塞米松 5 mg 后体温持续正常，提示糖皮质激素在充分抗结核后应用效果佳。+176d 体温突破，鉴别诊断考虑：1）合并细菌感染：患者处于造血干细胞移植后 6 个月，免疫重建未恢复，出现高热，应首先考虑最可能的因素为出现了新发的细菌性感染；2）结核分枝杆菌感染反复：停用了乙胺丁醇及吡嗪酰胺 10 天，可能会有结核感染加重可能。在亚胺培南使用 2 天后，体温由高热下降至低热（基线水平），证实了在复杂感染诊治过程中需要抓住主要矛盾、时刻进行鉴别诊断的重要性。

专家点评

结核分枝杆菌感染属于移植后少见的病原菌感染，但移植患者的结核感染临床表现往往不典型，病原检测阳性率低，当移植发热患者经过常规经验性抗细菌、抗真菌、抗病毒治疗效果不佳时，要注意鉴别结核感染，T-SPOT.TB、GeneXpert

以及病原学二代测序等新的检测手段的出现和应用，为结核感染诊断提供了新的治疗手段，但需注意对结果的判读，对于新的检测手段不能盲从，需客观判断，最重要的是仍需回归临床，综合该患者典型影像学改变，对于在病史中存在的肺部病灶经莫西沙星治疗后有部分好转，考虑结核诊断，给予试验性抗结核治疗后有效。

（郑凤美　张晓辉）

☞ 病例 52

患者男性，15 岁，确诊"再生障碍性贫血（重型）"，ATG 治疗无效，2017 年 10 月行父供子 HLA 3/6 相合异基因造血干细胞移植。血细胞植入顺利，曾出现急性移植物抗宿主病（aGHVD）、出血性膀胱炎和巨细胞病毒血症，治疗后均好转。

+83 d 患者出现发热、EB 病毒（EBV）血症，全身淋巴结未见异常肿大，利妥昔单抗应用 1 次后病毒转阴、体温正常，利妥昔单抗巩固治疗 1 次后，EB 病毒持续阴性。+88 d 肺 CT 提示：右肺下叶小结节（图 7-2-19A），口服伏立康唑抗真菌治疗。+107 d 再次发热，筛查流行性感冒病毒阳性，口服奥司他韦 1 天体温正常，体温正常 2 天后再次发热，肺 CT 提示右肺下叶小结节较前增大（图 7-2-19B），测伏立康唑血药浓度为 0.8 μg/ml，考虑患者伏立康唑血药浓度偏低，伏立康唑改为静脉输液，维持血药浓度在 2.5 μg/ml 左右。同时先后联合亚胺培南、万古霉素等抗细菌治疗，患者仍发热，期间血 CMV 阳性，加用膦钾酸钠抗病毒后，病毒转阴，EBV 阳性一次后自行转阴，CRP 不高，生命体征及血氧饱和度稳定。患者体温逐渐由 38 ~ 39℃降至 37.5℃左右。+131 d 患者明显恶心、1 度皮疹，考虑移植物抗宿主病，加用地塞米松 7.5 mg qd，之后患者体温正常，皮疹消退，食欲好转，激素逐渐减量。但期间复查胸部 CT，右下肺结节逐渐增大（图 7-2-19C）。考虑目前已多种药物联合抗感染情况下右下肺结节仍逐渐增大，不除外毛霉菌或其他少见病原体感染可能，同时不能除外非感染因素可能，予换用泊沙康唑抗真菌，头孢吡肟联合莫西沙星抗细菌，加用地塞米松 7.5 mg/d×1 周，之后复查肺 CT，提示病灶继续增大（图 7-2-19D）。+151 d 行全麻下胸腔镜右肺下叶楔形切除术，手术顺利。肺部病理提示：移植后淋巴增殖性疾病（PTLD），单形性（弥漫性大 B 细胞淋巴瘤，非生发中心来源）。病理标本二代测序发现人类疱疹病毒 4 型（HHV-4）。查 PET-CT 未发现其他部位肿瘤表现。予环孢素减停、利妥昔单抗 2 剂治疗后随访。现移植后 20 个月，血象持续正常，病情稳定，半年后复查 PET/CT 未见新发病灶。

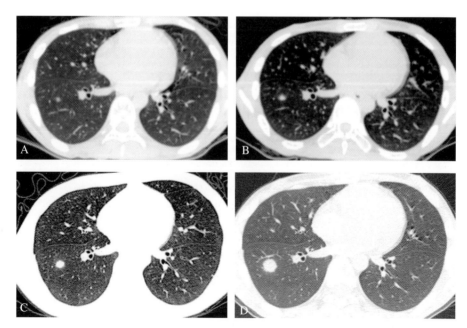

图 7-2-19　病例 52 胸部 CT 变化。A. +88 d 右肺下叶前基底段可见小结节影；B. +107 d 右肺下叶小结节影增大；C. +131 d 右肺下叶小结节影继续增大；D. +150 d 术前肺 CT 结节影继续增大

诊治策略分析

异基因造血干细胞移植后，病情复杂，混杂因素多，对于经验性抗感染治疗无效的肺部病变，应积极寻找病原学证据，这将会为治疗打开新局面。

专家点评

对于移植后发热、肺部结节的病例，经过经验性抗感染治疗无效，应积极寻找病原学证据，创造条件进行穿刺活检或手术切除病灶，获得病理及病原学证据对诊断至关重要。该患者手术病灶病理证实 PTLD，出人意料但也在情理之中。对于常规治疗无效的情况，应重新审视诊断，并考虑一些少见情况。

（付海霞　张晓辉）

5）以中枢神经系统症状为主要表现的诊断、鉴别及治疗

病例 53

患者男性，15 岁，因"诊断骨髓增生异常综合征 6 月余，异基因造血干细胞移植术后 67 天，眼痛 4 天，视物模糊半天"于 2019-06-22 收住入院。

患者 6 月余前因"乏力 2 月，发现全血细胞减少 10 天"就诊于外院，诊断为 MDS-EB2。外院给予 2 个疗程地西他滨 +AA 方案（地西他滨 30 mg 第 1～5 天，阿柔比星 30 mg 第 1～7 天，阿糖胞苷 150 mg 第 1～7 天）化疗，期间复查骨髓穿刺，达完全缓解。2019-04-05 予北京方案改良 BU-CY+ATG 预处理，行父供子 HLA 6/10 移植，A$^+$供 A$^+$。2019-04-15 及 2019-04-16 分别回输骨髓及外周干细胞，MNC 合计 10.58×10^8/kg，CD34$^+$ 合计 1.45×10^6/kg。2019-04-28（+12 d）白细胞植活，2019-05-07（+21 d）血小板植活，出舱后患儿出现发热、咳嗽、胸部 CT 可见炎症改变，诊断肺部感染，经抗感染治疗后患儿体温降至正常，肺部症状好转，期间查 CMV DNA 由阴转阳，给予更昔洛韦抗病毒治疗后，CMV DNA 转阴后出院，门诊随诊。

此次入院前 4 天，患儿无诱因出现双眼部疼痛，无结膜发红，无分泌物，无视物不清，无发热，无头晕头痛，入院前 1 天因双眼视物不清就诊于我院眼科门诊。查眼底发现视盘水肿，未见眼底出血，入院当天出现右眼失明，左眼视物不清，伴四肢发麻，左侧较右侧明显，无四肢无力，无发热，无头晕头痛，无呕吐及抽搐，入院查体：步入病房，无皮疹，右眼失明，左眼视物模糊，右侧瞳孔直接对光反射消失，间接对光反射弱，左侧直接及间接对光反射灵敏，伸舌居中，双侧鼻唇沟对称，四肢肌力 5 级、肌张力正常，腱反射对称引出，颈强直（+），布鲁辛斯基征（+），克尼格征（+）。双侧巴宾斯基征可疑阳性。

入院后病情进一步进展，左眼视力急剧下降，入院第 3 天，患儿左眼视力仅有光感，对光反射欠灵敏，同时颈部有疼痛，颈强直强阳性，同时四肢肌力也急剧下降，由 5 级下降到 1 级，前胸有感觉平面，伴排尿困难。期间无发热，神志清楚，无抽搐，无头晕，无头痛。

入院后急查血常规和 CRP，结果正常，头颅 CT 未见明显异常，完善脑脊液检查示：脑脊液总细胞：98×10^6/L，白细胞：12×10^6/L，单核细胞 87%，多核细胞 13%；脑脊液生化：总蛋白 1.05 g/L，氯 127.1 mmol/L，葡萄糖 3.51 mmol/L；脑脊液细菌涂片及培养阴性，抗酸染色涂片阴性，墨汁染色及隐球菌荚膜抗原阴性，脑脊液 CMV、EBV、HHV-6、单纯疱疹病毒、呼吸道合胞病毒（RSV）、柯萨奇病毒筛查阴性，脑脊液 G、GM 阴性。脑脊液细胞学形态未见幼稚细胞，可见淋巴细胞及单核细胞。脑脊液寡克隆区带阴性，脱髓鞘相关抗体检查未见异常

（图 7-2-20）。头颅增强 MRI 示：左侧基底节区、岛叶异常信号影，右侧视神经略迂曲并信号异常，脑表面小血管可疑稍增多，蝶窦轻度炎症，左侧上颌窦少许积液（图 7-2-21）。

移植后 TMA 相关检查结果为阴性。入院后给予甘露醇降颅压，给予美罗培南，阿昔洛韦及伏立康唑抗感染治疗，患儿症状未见改善，持续加重，患儿双眼视力急剧下降，双眼失明，四肢肌力进行性下降，伴排尿障碍，不能除外移植后免疫介导的脱髓鞘脑病，在给予抗感染的情况下，入院第 4 天给予地塞米松 40 mg/d 冲击治疗，四肢肌力逐渐好转，双眼逐渐出现光感，左眼视力有所恢复，恢复自主排尿。地塞米松 40 mg/d 应用 1 周减为 25 mg/d。患儿左眼可看清 2 m 左右物体，右眼有光感，视物模糊，四肢肌力好转，双上下肢可抬起，但力量较弱，无呛咳，二便可控制，持续给予地塞米松治疗，患者视力逐渐改善，肌力改善，四肢可自主活动，给予阿昔洛韦预防病毒治疗、伏立康唑抗真菌治疗。2019-07-08 复查腰椎穿刺，脑脊液常规未见异常，蛋白降至正常，病原学相关筛查再次阴性。脑脊液 FCM 未见异常。2019-07-16 颈胸段脊髓增强 MRI（图 7-2-22）可见脱髓鞘病变；2019-07-22 复查头颅增强 MRI 示：左侧基底节区、岛叶异常信号影明显减淡（图 7-2-23）。患者激素治疗有效，左眼视力完全恢复，右眼视力部分恢复，四肢活动自如，四肢肌力及肌张力正常，激素逐渐减停。

项目	检查方法	结果	参考值
脊液寡克隆区带分析（OCB）			
内脊液免疫球蛋白G（CSF 1gG）	等电点电泳法	阴性（－）	阴性（－）
血清免疫球蛋白G（SER IgG）	等电点电泳法	阴性（－）	阴性（－）

建议与解释： CSF和血清均未出现IgG型寡克隆区带。

项目	检测方法	结果	单位	提示	参考区间
中枢神经系统脱髓鞘疾病检测					
AQP4　抗体	CBA法	阴性（－）			阴性（－）
抗MOG　抗体	CBA法	阴性（－）			阴性（－）
抗MBP　抗体	CBA法	阴性（－）			阴性（－）

图 7-2-20　病例 53，2019-06-23 脱髓鞘检查结果

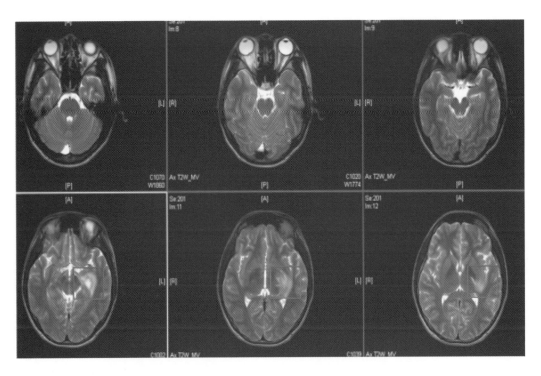

图 7-2-21　病例 53，2019-06-24 头颅 MRI

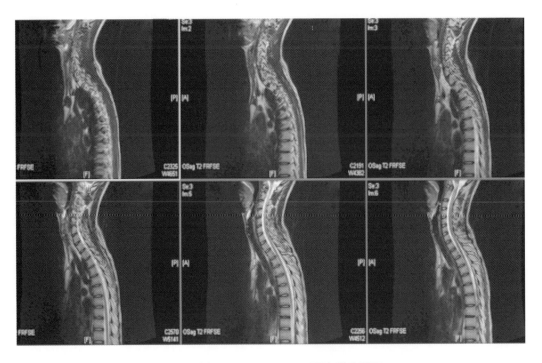

图 7-2-22　病例 53，2019-07-16 颈胸脊髓增强 MRI

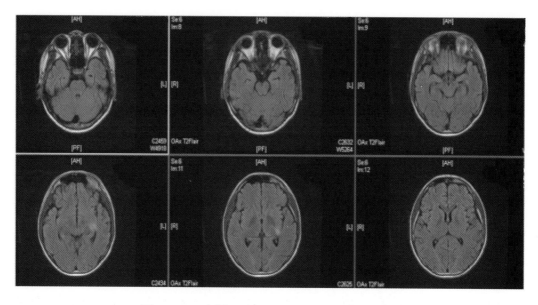

图 7-2-23 病例 53，2019-07-22 头颅增强 MRI

诊治策略分析

随着 HSCT 越来越广泛地应用于各种血液恶性肿瘤、非肿瘤性疾病及部分遗传性疾病，移植相关的神经系统并发症是移植后危及生命的严重并发症之一，因其发生率较高且病情多危重，近年来越来越为学者们所认识。按照累及部位分为中枢神经系统（CNS）并发症及外周神经系统（PNS）并发症，其中 CNS 并发症的发生率较高。HSCT 后常见的 CNS 并发症主要包括 CNS 感染、脑血管病、癫痫发作、代谢性脑病、药物介导（如环孢素、他克莫司等）的 CNS 毒副反应等。最常见的 PNS 并发症是吉兰 - 巴雷综合征。移植后不同原因导致的神经系统并发症，临床表现及特点不尽相同。移植临床实践中，根据病史、体检、辅助检查，尤其是脑脊液检查、脑电图检查以及影像学检查，包括 CT 和（或）MRI，可以明确其诊断。这例患者半合移植后 2 月余，无明显诱因出现双眼视力及四肢肌力的急骤下降，头颅 MRI 示左侧基底节区、岛叶异常信号影，脑脊液蛋白增高，病原学检查未见异常，抗感染治疗效果差，同时监测环孢素在正常范围，TMA 检查未见异常，神经内科医师会诊时根据症状和体征定位大脑、脊髓及神经根有病变，起病急、进展快，结合患儿头颅 MRI 表现，考虑移植后免疫性脱髓鞘病变可能性大。眼科会诊考虑视神经炎不能除外。因患者双眼失明进展快，给予大剂量激素治疗后神经系统症状迅速改善，从患者的临床表现、脑脊液检查、影像学表现以及对激素治疗的反应，考虑为移植后免疫介导的脱髓鞘脑病，因诊断为除外性诊断，需积极除外中枢神经系统感染，在无感染证据，积极抗感染的前提下可给予大剂量激素治疗，改善预后。

👉 病例 54

患儿男性，3 岁，确诊急性髓系白血病，于 2016-1-22 开始给予改良 BU/CY+ ATG 预处理，行父供子，HLA 5/10 单倍体移植，血型 AB$^+$ 供 A$^+$。2016-02-01 输注供者去红去浆骨髓血，2016-02-02 输注外周血干细胞。

2016-02-03（+1 d）患者发热，使用美罗培南抗感染，无效，随后更换为万古霉素 + 头孢哌酮钠舒巴坦钠（舒普深）抗感染。2016-02-12（+10 d）出现皮疹，加甲强 2 mg/kg，皮疹缓解，但仍然发热。2016-02-15（+13 d）加用 CD25 单抗，撤减激素。2016-02-17（+15 d）查血 CMV、EBV、HHV-6，显示核酸阳性。2016-02-19（+17 d）患儿出现惊厥，血钠：117 mmol/L，血镁 0.77 mmol/L，急查头颅 CT 示：蝶窦、双侧筛窦、双侧上颌窦炎症。双侧泪腺区形态饱满。头部 CT 平扫颅脑内未见明显异常表现。给予镇静、脱水、补充高张氯化钠。同时行腰椎穿刺检查，脑脊液生化、常规均阴性，压力 180 mmH$_2$O。2016-02-21（+19 d）患儿再次惊厥，血钠 109 mmol/L，24 小时尿钠 332 mmol/d（正常值 130 ~ 260 mmol/d），考虑患儿存在抗利尿激素（ADH）分泌失调综合征（SIADH），住院期间不同时间点患者的尿钠值如表 7-2-1 所示。复查头颅 CT 仍未见明显异常表现。2016-02-23（+21 d）脑脊液检查回报：HHV-6（+）、EBV（+）、HSV（+），确定了患儿 HHV-6 脑炎的诊断，使用更昔洛韦治疗。患儿神志、血钠逐渐恢复正常。

表7-2-1 病例54住院期间不同时间点的血钠值

抽取时间	血钠值 mmol/L
2016-02-18	131
2016-02-19-10AM（惊厥）	117（+17 d）
2016-02-19-6PM	124
2016-02-20-10AM	114（+18 d）
2016-02-20-4PM	120（+18 d）
2016-02-21-10AM	114（+19 d）
2016-02-21-4PM（惊厥）	109（+19 d）
2016-02-21-11PM	111（+19 d）
2016-02-22-9AM	115（+20 d）
2016-02-22-2PM	118.5（+20 d）

诊治策略分析

人类疱疹病毒脑炎（HHV-6 encephalitis）在造血干细胞移植后的发生率是多少？

人类疱疹病毒 6 型（HHV-6）属于人类疱疹病毒 β- 疱疹病毒科，大多数 3 岁以内的儿童会感染 HHV-6，被称为幼儿急疹，且在初次感染后进入潜伏期。HHV-6 可在免疫受损的宿主中再活化。一般来说，造血干细胞移植（HSCT）后 HHV-6 再激活的发生率为 30% ～ 70%，脐血干细胞移植（CBT）后的发生率会更高。大部分患者移植后 HHV-6 再激活表现为 HHV-6 血症，仅少数患者发生 HHV-6 相关脑炎。脐带血移植患者 HHV-6 脑炎的发生率为 4.9% ～ 21.4%，在非 CBT 患者中的发生率为 0 ～ 11.6%。

HHV-6 脑炎的典型临床表现是什么？

HHV-6 脑炎的临床症状可表现为精神错乱、失忆、意识混乱、共济失调及惊厥等。最经典的表现为伴有或不伴有癫痫发作的混乱和顺行性遗忘，可逐渐进展为意识混乱及昏迷。MRI 通常表现出内侧颞叶增强，特别是杏仁核和海马，极少数患者在内侧颞叶外侧边缘结构有异常改变。头颅 CT 一般正常，特别是在病程早期。脑脊液细胞计数和脑脊液蛋白浓度通常是正常或略升高的，脑脊液中 HHV-6 核酸的检测对于诊断有明确意义，但仍需排除其他颅内感染。

欧洲白血病感染会议组指南建议，移植后 HHV-6 脑炎的诊断标准，主要是依据临床特征（即中枢神经系统的症状和体征）、脑脊液 HHV-6 的核酸检测，伴随头颅 MRI 或脑电图异常（B Ⅱ 类）。HHV-6 脑炎亦可伴随或单独出现以瘙痒及以肢体疼痛为表现的脊髓炎。

HHV-6 脑炎可伴随顽固低钠血症，且尿钠正常或偏高。本病例无使用利尿剂、呕吐及腹泻等钠盐丢失的诱因，考虑为抗利尿激素（ADH）分泌失调综合征（SIADH）引起的低钠血症，此现象在国外的 HHV-6 脑炎病例中亦有报道。HHV-6 脑炎患者伴随不同程度的低钠血症，目前认为可能与病毒侵犯下丘脑后继发 SIADH 有关，可能是早期预测或诊断 HHV-6 脑炎的线索。

HHV-6 脑炎的治疗目前尚没有共识。同其他癫痫处理原则一样，癫痫发作时应及时给予抗惊厥治疗、防止损伤。抗病毒治疗仍是 HHV-6 目前主要的治疗措施，但何时启动抗病毒治疗仍存在争议。多数研究者认为，在没有 HHV-6 脑炎或其他 HHV-6 引起临床症状的情况下开始 HHV-6 病毒血症的治疗，并不能使患者获益。在药物选择上，体外研究表明膦甲酸钠、更昔洛韦和西多福韦对 HHV-6 均具有抗病毒活性。膦甲酸钠和更昔洛韦常被推荐为一线用药。西多福韦因具有较高的肾毒性，目前作为二线用药。

HHV-6 脑炎总体预后较差。Zerr 等报道 25%（11/44）的患者在 1 ～ 4 周死亡，其余多数会留下程度不等的神经系统后遗症（如癫痫，智力发育迟缓等），但仍有一部分患者可以完全恢复神经功能，可能与及时检测到 HHV-6 拷贝、及早启动有效的抗病毒治疗有关。虽然目前不推荐 HHV-6 血症阶段即开始抗病毒治疗，但我们认为，及早监测血 HHV-6 核酸拷贝，结合临床症状，特别是具有高危因素的患者出现不明原因的血钠降低时，应警惕 HHV-6 脑炎的发生。

病例 55

患儿女性，16 岁，因确诊 B 淋巴母细胞白血病（B-ALL）伴 t（4；11），在本所接受母供女单倍体造血干细胞移植。移植后早期出现植入综合征，aGVHD 2 度（皮肤），巨细胞病毒（CMV）血症，继发植入功能不良、肺炎等，经治疗控制好转后出院随诊。分别在移植后 1 个月、2 个月、3 个月、5 个月定期骨髓评估原发病都处于微小残留病灶（MRD）阴性状态。

患者在移植后 6 个月（2016-06-10）无诱因突发右侧额颞部持续性头痛，逐渐加重，伴恶心呕吐，2016-06-12 急诊接诊查体：BP 104/72 mmHg，HR 97 次/分，SPO_2 99%，神清语利，瞳孔等大等圆，对光反射灵敏，四肢肌力、肌张力正常。脑膜刺激征（-），血常规：WBC 4.8×10^9/L，Neut 3.5×10^9/L，Hb 86 g/L，PLT 29×10^9/L。凝血功能检查均正常。急诊行头颅 CT（图 7-2-24）示：颅脑结构对称，右侧额叶中线旁可见片状高密度影，其旁可见大片状低密度影，右侧侧脑室前脚略受压，脑沟未见明显受压

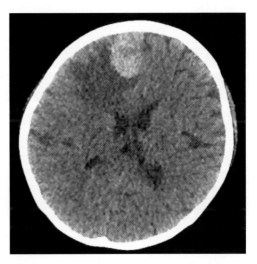

图 7-2-24　病例 55，2016-06-12 头颅 CT

或扩张，中线结构居中。双侧筛窦及上颌窦黏膜增厚。结论：右额叶出血，其旁脑组织水肿，白血病相关改变可能。双侧上颌窦及筛窦炎症表现。

紧急收入院，给予甘露醇、激素等脱水治疗，并完善相应检查，CsA 血药浓度：178.8 ng/ml，血生化：GGT 49 U/L，LDH 281 U/L，其他肝、肾功能指标和电解质均正常。血 CMV-PCR：阴性，血 EBV-PCR：阴性。骨髓穿刺评估本病仍处于 MRD 阴性完全缓解（CR）状态。完善头颅 MRI（图 7-2-25），提示：右侧额叶可见一个片状病灶，T1WI 为混杂信号，T2WI 为高信号，大小约 3.8 cm × 2.1 cm，病灶周围可见长 T_2 长 T_1 水肿信号环绕，增强扫描邻近大脑镰强化，右侧

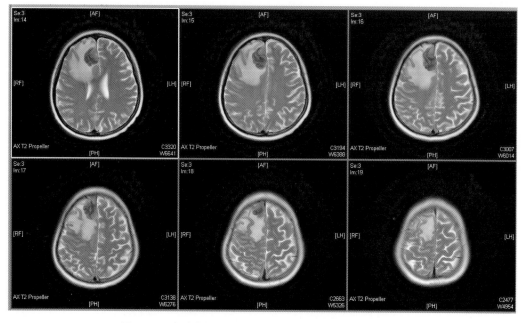

图 7-2-25　病例 55，2016-06-13 头颅 MRI（T₂ 相）

侧脑室前角受压，中线结构向左移位，双侧半卵圆中心可见少许点状及小片状长
T_2 长 T_1 信号，部分在 FLAIR 为高信号，DWI 未见对应的异常信号。双侧上颌窦、
筛窦黏膜增厚。诊断：右侧额叶脑出血可能性大，病变周围有较明显水肿，邻近
大脑镰强化。双侧半卵圆中心少许腔隙灶。双侧上颌窦、筛窦炎症。

　　患者经过 3 天的脱水等对症治疗，症状一度缓解后再次加重，头痛明显，出
现双侧瞳孔不等大，右侧 5 mm，左侧 3 mm，对光反射灵敏。2016-06-15 复查
头颅 CT：与 2016-06-12 头颅 CT 对比，右额叶出血，范围较前略增大，其旁脑
组织水肿较前稍加重。考虑内科保守治疗无效，输注血小板后行神经外科急诊手
术。术中可见硬膜张力极高。右额皮层弥漫性黄染，近中线侧皮层呈紫红色。于
此处进入可见紫红色质韧肿瘤，沿肿瘤周边水肿带分离后分块切除肿瘤，见肿瘤
血供中等，镜下全切肿瘤。所切除额叶肿物送微生物病原学检查（包括细菌、真
菌、抗酸杆菌、CMV、EBV 等病毒）均阴性，白血病流式细胞学检查：残留未见
造血细胞，*MLL-AF4* 基因阴性。最终病理报告示：（右额叶）纤维组织及脑组织中
可见片状淋巴样细胞浸润，细胞小至中等大小，散在大细胞，可见核仁，片状坏
死（图 7-2-26，彩图 7-2-26）；免疫组化染色结果：CD3、CD5、CD20、CD43、
PAX-5（部 分 +），TdT（−），Cyclin D1（−），CD23（−），CD34（−），CD117
（−），MPO（−），溶菌酶（−），NeuN（−），CD99（局灶 +），CgA（−），Syn（−），
CD56（−），GFAP（−），Ki-67（60%+），CD30（个别 +），CD15（−），CD38（部
分 +），CD138（灶 +），ALK（−），CK（−），EMA（−），特殊染色结果示：抗酸（未

见阳性杆菌），六胺银（－），PAS（－），原位杂交：EBER（部分＋）。

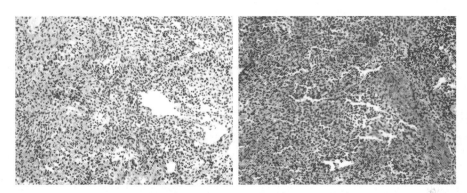

图7-2-26　病例55，右额叶切除物病理诊断显示，移植后淋巴增殖性疾病（PTLD，多形性）

最终诊断：移植后淋巴增殖性疾病（PTLD，多形性）。

回溯病史，患者在移植后 70～100 天内曾间断有过 5 次血 EBV 阳性（＞5×10^2/ml），拷贝数分别为 $9.82×10^2$/ml，$9.44×10^3$/ml，$6.15×10^3$/ml 和 $5.56×10^2$/ml，期间患者没有发热、淋巴结肿大等 PTLD 症状，未予治疗，之后多次复查包括本次入院检查均为阴性。术后行腰椎穿刺检查：脑脊液 EB 病毒（EBV）$7.26×10^2$/ml，阳性，患者病理诊断中枢 PTLD（EBV＋）明确。经查房讨论后免疫抑制剂逐渐减停，给予利妥昔单抗 375 mg/m^2 静脉共 4 剂，并回输供者来源的 EB 病毒特异性 T 细胞（EBV-CTL）1 次。之后监测血和脑脊液 EBV，血 EBV 持续阴性，脑脊液 EBV 在第三剂利妥昔单抗后转阴。患者移植后无病生存。

诊治策略分析

移植后淋巴增殖性疾病（post-transplant lymphoproliferative disorder，PTLD）是患者由于接受实体器官移植或造血干细胞移植导致免疫抑制而发生的一组由良性到恶性增殖的淋巴系统增殖性疾病。造血干细胞移植后的 PTLD 基本都是由 EB 病毒（EBV）引起。其临床表现多种多样，在造血干细胞移植的早期以暴发性的、播散性的表现为主，进展迅速，早期病死率极高。一般都有发热、乏力，淋巴结肿大等病毒感染的表现，全身各脏器都有可能受累。不到 10% 的患者可以有中枢神经系统的表现，可以是精神状态的改变也可以是局部神经受累的表现。本例患者移植早期没有明显的病毒感染表现，仅表现为一过性的病毒血症，后期以中枢占位引起相应症状经过病理和脑脊液病毒检测得以确诊，提示对于晚期 PTLD 的少见器官表现要引起重视。

利妥昔单抗是公认的 EBV-PTLD 一线治疗，其单药治疗 EBV-PTLD 的有效率可达到 65%，如与减量免疫抑制剂联合有效率可达到 80%。但利妥昔单抗因为其 145 kDa 的分子量很难通过血脑屏障，淋巴瘤患者的药代动力学研究显示，脑脊液中利妥昔单抗的浓度仅为血浆浓度的 1/1000，其次，利妥昔单抗的重要作用机制是抗体和补体介导的细胞毒作用，而这两者被认为在脑组织和脑脊液中都不能有效地发挥作用。因此虽然有利妥昔单抗治疗中枢 PTLD 的文献，但其作用存疑，更有个例报道为提高浓度进行鞘内注射给药，但又有引起癫痫的不良反应。考虑到本例患者进行了颅脑手术，其血脑屏障已经被破坏，因此我们还是给予了利妥昔单抗的静脉治疗。并同时制备输注了供者 EBV 特异性 T 细胞（EBV-CTL），供者/第三方的 EBV-CTL 输注目前已被推荐为异基因 HSCT 患者 EBV-PTLD 的一线治疗方案，其有效率在 70% 左右。经过包括减停免疫抑制剂在内的综合治疗后，患者无病生存。

专家点评

HSCT 后神经系统并发症按照累及部位分为中枢神经系统（CNS）和外周神经系统（PNS），其中 CNS 占 70%，HSCT 后常见的 CNS 并发症包括 CNS 感染、脑血管病、癫痫发作、代谢性脑病、药物介导的 CNS 毒副反应等，PNS 并发症最常见吉兰-巴利综合征。CNS 并发症分为感染性和非感染性并发症，HSCT 后 CNS 感染占移植后并发症的 2.9% ~ 13%，临床表现和体征（如发热、头痛、严重可出现神志改变等）多数是非特异性；而且移植后患者临床常缺乏脑膜刺激征等表现，仅有持续性头痛，也需要警惕 CNS 感染的可能性。移植后 CNS 感染的病原体包括病毒（最常见 HHV-6，JC 病毒，CMV，VZV，EBV，HSV 1 型和 2 型等）、真菌、细菌等，非感染性 CNS 并发症包括药物相关性、脑血管病变（脑出血和脑血栓）、脱髓鞘病变等。对于移植后发热合并神经系统症状考虑 CNS 感染者，明确病原学诊断对进一步治疗尤为重要，脑脊液的病原学检测是临床必须进行的检查项目，必要时甚至需要外科介入行局部病灶活检以进行病原检测，这些结果对病因诊断至关重要（病例 54、病例 55）。脱髓鞘病变是移植免疫介导的非感染性疾病，诊断本病需除外感染等因素，当病例 53 排除感染性因素后，及时大剂量激素治疗起效。

（锁　盼　程翼飞　陈育红　张晓辉）

参考文献

Zerr DM，Corey L，Kim HW，et al. Clinical outcomes of human herpevirus 6 reactivation after hematopoietic stem all transplantation. Clin Infect Dis，2005，40（7）：932-940.

3．移植物抗宿主病的诊断及治疗

☞ **病例 56**

患者男性，35 岁，急性髓系白血病（M2，*FLT3-ITD+*，高危），移植前骨髓原粒细胞占 1%，流式细胞学检查示：免疫残留阴性，*WT1*=0.22%，*FLT-ITD* 转为阴性。

于 2019-11-10 行 BU/CY+ATG 方案预处理，行父供子 HLA3/6 相合单倍型造血干细胞移植（A$^+$ 供 A$^+$）。2019-11-20 及 2019-11-21 回输骨髓及外周血干细胞。粒系 +20 天植入，血小板 +152 天植入。

2019-12-21 患者出现皮肤皮疹、发热，诊断为急性移植物抗宿主病（aGVHD），加用激素，2019-12-23 出现腹泻，2020-02-27 腹泻不缓解，加用巴利昔单抗 4 剂，皮疹和腹泻缓解，激素逐渐减量，考虑 GVHD 控制。2020-03-04 患儿再次出现皮疹，考虑 cGVHD，加用激素，皮疹反复，2020-03-23 加用芦可替尼，2020-03-31 加用巴利昔单抗 2 剂后皮疹逐渐消退；2020-04-21 再次出现新发皮疹，加用口服激素，皮疹逐渐消退，好转出院。

住院期间患者的具体症状、体征及实验室检查结果变化情况如下（以下抗 GVHD 治疗均是在环孢素有效浓度基础上加用的）。

2019-12-21（+30 d）前胸、后背、腹部红色皮疹伴发热，体温 38℃，考虑 Ⅱ 度 aGVHD（皮肤），给予甲泼尼龙 1 mg/kg/d（80 mg/d），同时抗感染治疗。

2019-12-23（+32 d）黄色稀水便 9 次，共 600 ml，体温 38℃，禁食，继续予甲泼尼龙、抗感染治疗。

2019-12-26（+35 d）黄色稀水便 3 次共 700 ml，体温 37.4℃，皮疹减轻。

2019 12 27（+36 d）黄色稀水便 2 次共 600 ml，体温 37.4℃，甲泼尼龙早 40 mg 晚 20 mg，考虑出现 Ⅲ 度 aGVHD（皮肤及肠道），加用巴利昔单抗。

2019-12-29（+38 d）大便体温同前，继续给予巴利昔单抗。

2019-12-30（+39 d）黄色稀水便 4 次共 600 ml，体温 37.2℃，皮疹变暗，甲泼尼龙 20 mg q12h。

2020-01-01（+41 d）褐色稀糊便 180 ml，体温正常，皮疹消失。

2020-01-03（+43 d）继续给予巴利昔单抗，甲泼尼龙 15 mg q12h。

2020-01-05（+46 d）褐色稀糊便 3 次共 575 ml，体温正常。

2020-01-06（+47 d）淡红色稀糊便 500 ml，体温 38.9℃，去甲万古霉素口服，

抗感染治疗。

2020-01-07（+48 d）暗红色稀水样便 300 ml 左右，地塞米松 4 mg/d，加用醋酸奥曲肽（善宁）。

2020-01-09（+50 d）体温正常但大便无改善，加巴利昔单抗，后大便逐渐转为黄褐色糊状便。

2020-01-27（+68 d）大便成形，激素逐渐减量至地塞米松 1 mg/d。

2020-03-04（+104 d）四肢出血样皮疹，考虑皮肤慢性 GVHD，予地塞米松 5 mg/d，皮疹变暗。

2020-03-09（+109 d）双手、足背红色皮疹，伴瘙痒，继续予地塞米松 5 mg qd。

2020-03-11（+111 d）双手、双足皮疹部分消退，予地塞米松 3.5 mg。

2020-03-12（+112 d）四肢皮疹再次加重，予地塞米松 7.5 mg。

2020-03-17（+117 d）四肢皮疹无好转，甲泼尼龙 35 mg q12h。

2020-03-20（+120 d）四肢皮疹部分消退，甲泼尼龙 50 mg qd。

2020-03-23（+123 d）四肢散在红色皮疹，予地塞米松 4 mg qd+芦可替尼 5 mg bid，激素减量至 15 mg qd。

2020-03-31（+131 d）全身皮肤散在红色皮疹加重伴血象下降，停用芦可替尼；泼尼松 7.5 mg，加用巴利昔单抗，瘙痒减轻。

2020-04-02（+133 d）皮疹部分消退，予巴利昔单抗，泼尼松 5 mg，皮疹逐渐消退。

2020-04-21（+152 d）全身皮肤新增红色皮疹，伴瘙痒，泼尼松 35 mg qd。

2020-04-26（+157 d）皮疹较前明显消退，予泼尼松 30 mg qd，并逐渐减停，患者出院。

诊治策略分析

糖皮质激素是治疗移植后 aGVHD 的一线药物。糖皮质激素一线治疗失败一般指足量治疗 3 天病情加重、7 天无改善或 14 天未完全恢复。激素耐药指足量激素治疗后 aGVHD 仍在进展。本例患者应用激素后虽然皮疹减轻，但出现反复腹泻，考虑激素耐药 aGVHD。对于激素耐药的 aGVHD 治疗，尚无统一的二线用药标准方案。常用的二线药物包括：吗替麦考酚酯、西罗莫司、抗 TNF 抗体、抗 IL-2 受体抗体（巴利昔单抗）等，本所将巴利昔单抗作为 aGVHD 的二线治疗首选药。王景枝等报告，采用巴利昔单抗治疗 36 例次激素耐药的 aGVHD，总有效率为 83.3%，CR 率 69.4%，并发现疗效与 aGVHD 分度、HLA 相合程度及靶器官类型有关，对于皮肤 aGVHD 疗效最好，肠道 aGVHD 次之，肝 aGVHD 最差。

👉 **病例 57**

患者男性，59 岁，2017 年 4 月诊断为急性淋巴细胞白血病伴 *BCR-ABL+*，TKI 治疗后缓解。2 周后复发，复发后化疗 2 个疗程后再次缓解、巩固 1 个疗程；于 2017-11-01 行弟供兄全相合造血干细胞移植，血型 A$^+$ 供 B$^+$，予改良 BU/CY 预处理，回输供者骨髓及外周血单个核细胞数共为 11.86×10^8/kg，CD34+ 细胞数为 3.1×10^6/kg。移植物抗宿主病的预防用药为 CsA + MTX + MMF。+20d 白细胞植活，+13d 血小板植活。

2017-12-01（+28 d）患者出现皮疹，面积 50%，无腹泻，无黄疸，诊断：aGVHD（Ⅱ度，皮肤），当时 CsA 谷浓度：260 ng/ml，给予甲泼尼龙 60 mg（1 mg/kg），观察皮疹变化。

2017-12-06（+33 d）患者全身皮肤散在皮疹，色红融合成片，皮疹上散在水疱，部分破溃（图 7-3-1，彩图 7-3-1），经激素治疗后患者皮疹加重，故予二线治疗，加用巴利昔单抗（2017-12-06、2017-12-08、2017-12-13、2017-12-20）治疗。

2017-12-11（+38 d）患者应用 2 剂巴利昔单抗后，皮疹仍加重、出现全身皮肤呈暗褐色，皮疹融合成片，部分皮肤脱落，局部创面渗液等（图 7-3-2，彩图 7-3-2），考虑患者皮肤 GVHD 严重，予甲泼尼龙加量至 120 mg/d，同时加用依那西普 25 mg w2d 及吗替麦考酚酯 2 g/d，继续巴利昔单抗治疗。

2017-12-15（+41 d）患者应用 4 种药物抗 GVHD 治疗后，其皮疹仍进行性加重，表现为全身皮肤呈暗褐色，皮疹融合成片，部分皮肤脱落，局部创面渗液，部分皮疹表面仍有水疱（图 7-3-3，彩图 7-3-3）；皮肤科考虑中毒性表皮坏死松解症，予甲泼尼龙改为 500 mg/d× 3 d、人免疫球蛋白 20 g×3 d，同时输注间充质干细胞

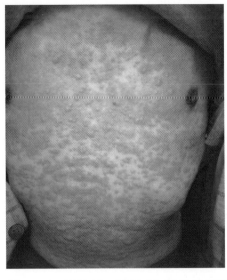

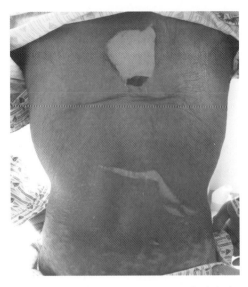

图 7-3-1 病例 57，2017-12-06 皮肤皮疹 **图 7-3-2** 病例 57，2017-12-11 皮肤皮疹

治疗。

从 2017-12-24 (+50 d) 开始，患者全身皮肤呈暗褐色，皮疹融合成片，部分皮肤脱落，皮肤水疱量较前减少，创面干燥，部分结痂，部分皮肤破溃处可见新表皮生成（图 7-3-4，彩图 7-3-4）。皮疹逐渐好转，激素逐渐减量。

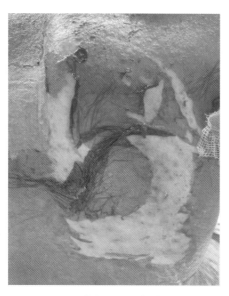
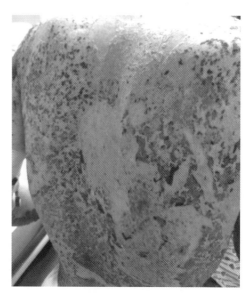

图 7-3-3　病例 57 皮疹（+47 d）　　　　图 7-3-4　病例 57 皮疹（+68 d）

诊治策略分析

移植物抗宿主病（GVHD）是异基因造血干细胞移植术后的主要并发症之一，其指患者在重建供者免疫的过程中，来源于供者的淋巴细胞攻击受者脏器产生的临床病理综合征，以皮肤、肠道、肝为主。急性移植物抗宿主病（aGVHD）通常发生在移植后 14～100 天，其发病可大致分为三个阶段：①宿主组织因原发病、感染和放化疗预处理损伤导致皮肤、肠道黏膜屏障破坏，细菌及其产物易位，激发机体炎症应答，抗原提呈细胞（APC）活化；②骨髓移植物中同种反应 T 细胞与宿主 APC 相互作用，识别宿主表面不相合主要组织相容性复合物（MHC）分子，在协同刺激分子的辅助下开始激活增殖分化，并根据不同归巢受体的表达迁徙至各靶器官组织处；③效应 T 细胞介导相应靶器官（主要为皮肤、肠道和肝）损伤并招募其他效应细胞（如 NK 细胞、中性粒细胞、单核细胞等）进一步扩大机体"细胞因子风暴"。④效应细胞迁徙至靶器官。此外供受者固有免疫相关因子、细胞因子、趋化因子等基因多态性亦可影响 aGVHD 的发生和发展。

经证实，aGVHD 发生的高危因素主要为：HLA 位点不合的程度、供受者性别不合、移植预处理方案的强度、急性移植物抗宿主病的预防方案。据报道，同胞全相合 HCT 的 aGVHD 发生率：Ⅰ～Ⅳ度为 31.7%、Ⅱ～Ⅳ度 23.20%、Ⅲ～Ⅳ度为 10.3%，即便是全相合移植，仍有部分患者 aGVHD 的发生率高，据统计，受者年龄为其危险因素之一。

该患者为同胞 HLA 全相合移植，移植后 28 天出现皮疹、无腹泻及胆红素升高，结合患者的起病时间、皮疹部位及表现，考虑为 aGVHD（Ⅱ度，皮肤），此时环孢素浓度在有效范围内，糖皮质激素为公认的一线治疗，给予该患者甲泼尼龙 1 mg/kg，在 5 天内皮疹进展，符合激素耐药的定义（根据 *Thomas' Hematopoietic Cell Transplantation*：*Stem Cell Transplantation*，*5th version* 将激素一线治疗 3 天疗效评估为进展、7 天疗效评估为无效、14 天未达完全缓解的情况定义为糖皮质激素耐药）。在 2018 年欧洲骨髓移植学会 -NIH- 国际骨髓移植研究中心（EBMT-NIH-CIBMTR）的标准命名中，在对急性 GVHD 疗效进行评估时，将一线糖皮质激素开始治疗后 3～5 天内疗效评估为进展、治疗 5～7 天内疗效评估为无效或包括糖皮质激素在内的免疫抑制剂治疗 28 天未达完全缓解定义为糖皮质激素耐药。因此，给予二线治疗药物：CD25 单抗、2 剂。后其皮疹仍进行性加重、激素加量至 2 mg/kg 同时联合 TNF-α、MMF 等二线、三线治疗，皮疹仍未控制，最后予甲泼尼龙冲击治疗、输注间充质干细胞后逐渐好转。

既往认为，同胞 HLA 全相合移植Ⅲ～Ⅳ度 GVHD 发生率应＜20%，但该患者皮疹迅速进展至重度，为何该患者出现重度 aGVHD？根据 GVHD 发病的危险因素分析，我所研究后发现：在全合患者中，当性别、预处理方案及预防 GVHD 方案相同情况下，年龄＜40 岁与年龄≥40 岁的Ⅱ～Ⅳ度 aGVHD 的发生率分别为 18.5% 和 35.4%，年龄＞40 岁的重度 GVHD 发生率更高。为降低年龄＞40 岁的患者 aGVHD 的发生率，需优化 GVHD 的预防策略。自 1970 年以来，甲氨蝶呤联合环孢素为全合移植的 GVHD 标准预防方案，其后，他克莫司联合短程甲氨蝶呤预防可使 aGVHD 发生风险降低、但对总体死亡率无明显差异；研究显示，吗替麦考酚酯（MMF）可通过阻断鸟嘌呤核苷酸的合成进而抑制淋巴细胞的增殖、与钙调节蛋白抑制剂合用对 aGVHD 的预防有协同作用。后经多中心研究证明，MMF 与环孢素联合甲氨蝶呤的三联 GVHD 预防能降低 GVHD 的发生率，且总体生存率有所提高；目前在应用三联抗 GVHD 预防中，仍有部分患者是重症。

aGVHD 发生率高，如何优化 GVHD 预防策略，仍在不断研究。其中，抗胸腺细胞球蛋白（ATG）不仅可以杀伤体内正常 T 细胞、诱导 B 细胞凋亡、诱导 DC 细胞凋亡，还可诱导调节性 T 细胞（Treg）的形成，目前应用 ATG 进行体内 T 细胞去除，可以广泛用于单倍型造血干细胞移植后的 GVHD 预防、可降低 aGVHD 的发生率。故我所经研究显示：低剂量 ATG（4.5 mg/kg）可降低特定组（如年龄＞40 岁）aGVHD 的发生率。其他药物如阿伦单抗、喷司他丁、西罗莫司、间充质干细胞及移植后早期应用环磷酰胺等治疗方案仍在研究中。

即使同胞全相合移植的重度 aGVHD 发生率低，但仍不可避免，其病因复杂、进展迅速及治疗反应差等仍为死亡率高的原因之一。目前糖皮质激素为公认的一线治疗。对于Ⅱ～Ⅳ度 aGVHD 的患者，甲泼尼龙 1 ～ 2 mg/kg 是目前的一线治疗，更高剂量的甲泼尼龙［10 mg/（kg·d）］并不能使患者获益，而且会使患者感染率明显升高；对于Ⅰ～Ⅱ度 GVHD 的患者，甲泼尼龙 1 mg/（kg·d）与 2 mg/（kg·d）无明显差异；约 50%～60% 的 aGVHD 患者对激素治疗有效，对于激素治疗无效者，通常需要接受二线、三线治疗，且激素难治性 aGVHD 预后不良，目前尚无二线治疗的共识，可根据患者情况及时启动二线、三线治疗：如巴利昔单抗、MMF、MTX、TNF-α、FK-506 等，越来越多的治疗手段的出现（如 MSC、JAK2 抑制剂、体外光分离置换疗法等）对激素治疗耐药的 aGVHD 发挥了一定的疗效。

随着对 aGVHD 的发病机制及高危因素的研究的深入，对于疾病的预防和治疗逐渐个体化，治疗主要集中在早期识别重度 aGVHD 和激素耐药的患者，对于这部分患者，应尽早换用二线治疗，同时可以考虑通过二线药物联合治疗模式来提高疗效，但基于目前的治疗，其并未明显延长患者的长期生存，期待有更多的新药或新方案的研究结果出现。

专家点评

急性 GVHD 预防方案与急性 GVHD 的发生密切相关，针对高危患者进行急性 GVHD 预防方案的改进可减弱危险因素的作用，如对于大于 40 岁的同胞相合供者，在环孢素（CsA）+ 短程甲氨蝶呤（MTX）+ 吗替麦考酚酯（MMF）基础上增加 ATG 能够降低急性 GVHD 的发生率、减轻疾病的严重程度，我国的多中心 RCT 研究结果已发表于 2020 年的 *JCO* 杂志上。

对于激素耐药的急性 GVHD，国际上尚无统一的二线药物选择流程，一般遵循各自中心的用药原则。巴利昔单抗是迄今国内选用最多的急性 GVHD 二线药物。北京大学血液病研究所的新近长期随访数据显示，巴利昔单抗对成人糖皮质激素耐药急性 GVHD 患者的总有效率达 78.7%～86.8%，CR 率达 60.9%～69.8%；对儿童 haplo-HSCT 后糖皮质激素耐药急性 GVHD 的总有效率达 85%，CR 率达 74%。

中国专家共识推荐，可供选择的二线药物还有 MTX、芦可替尼、非吸收的糖皮质激素、霉酚酸（MPA）类药物、注射用重组人Ⅱ型肿瘤坏死因子受体抗体融合蛋白（益赛普）、他克莫司、西罗莫司等。其他治疗如 ATG、间充质干细胞（MSC）、粪菌移植等也有应用。此外，维多珠单抗（Vedolizumab）、托珠单抗（Tocilizumab）、英夫利昔单抗（Infliximab）、本妥昔单抗（Brentuximab）、抗

CCR5 单抗等均有进一步研究的潜力，另外还应强化受累器官的局部管理和患者的整体管理。

（王志东　孙于谦　王　昱）

参考文献

[1] Wang JZ，Liu KY，Xu LP，et al. Basiliximab for the treatment of steroid-refractory acute graft-versus-host disease after unmanipulated HLA-mismatched/haploidentical hematopoietic stem cell transplantation. Transplant Proc，2011，43（5）：1928-1933.

[2] Tang FF，Cheng YF，Xu LP，et al. Basiliximab as treatment for steroid-refractory acute graft-versus-host disease in pediatric patients after haploidentical hematopoietic stem cell transplantation. Biol Blood Marrow Transplant，2020，26（2）：351-357.

[3] Liu SN，Zhang XH，Xu LP，et al. Prognostic factors and longterm follow-up of basiliximab for steroid-refractory acute graftversus-host disease：Updated experience from a large-scale study. Am J Hematol，2020，95（8）：927-936.

4．植入失败的治疗及预防

病例 58

患者男性，44 岁，诊断为急性髓系白血病伴 *CBFβ-MYH11* 和 *c-kit* 突变。经化疗后达 CR1，因白血病特异性融合基因下降不理想，移植前 *CBFβ-MYH11/ABL*=3.3%，于 2017-01-20 行 HLA 10/10 相合非血缘造血干细胞移植，给予改良 $BU_3CY_2+ATG_{10}$ 预处理方案，回输 MNC 合计为 $10.03×10^8$/kg，$CD34^+$ 细胞合计为 $5×10^6$/kg，移植后 23 天中性粒细胞植入。2017-02-27（+38 d）患者出现巨细胞病毒（CMV）血症，给予更昔洛韦、膦甲酸钠以及 CMV-CTL 抗感染之后，CMV 持续阳性，并出现继发性血细胞植入功能不良，白细胞从 $3×10^9$/L 左右逐渐下降到 0，红细胞和血小板需要间断输注。患者期间多次发热，2017-03-18（+57 d）血象仍无恢复迹象，骨髓穿刺示：增生 V 级，全片计数 25 个细胞，未见原始及早幼粒细胞，染色体荧光原位杂交示：63/200，XY。经全科查房讨论，建议行二次异基因造血干细胞移植，供者为其女儿。在首次移植后 61 天，于 2017-03-25 行女供父 HLA 3/6 相合二次移植，给予 FLU_5CY_2+ATG（6 mg/kg）的预处理方案，回输外周血干细胞来源的 MNC 合计为 $8.25×10^8$/kg，$CD34^+$ 细胞合计为 $2.25×10^6$/kg，二次移植后 2017-04-03（+9 d）中性粒细胞植入，二次移植后 +79d 巨细胞病毒负荷转阴。+104d 血小板植入，病情平稳后出院。患者出院诊断：急性髓系白血病（M4，*CBFβ*+*c-kit*+）CR1，继发植入不良行女供父二次移植术后，植入综合征，CMV 血症，CMV-CTL 治疗后。

诊治策略分析

患者因巨细胞病毒感染继发植入不良，于首次移植早期行更换供者的挽救性二次移植治疗，并获得成功。

专家点评

这是一例治疗成功的患者，患者因为急性白血病行非血缘移植，发生 CMV 感染后植入功能不良（PGF）并出现移植排斥，经及时行单倍体造血干细胞移植，挽救治疗成功。

移植排斥或 PGF 原因很多，CMV 及其治疗是重要的高危因素，在 PGF 发生后，CMV 阳性是否是移植的合适时机？如果血象和免疫不能很快重建，CMV 仍然不易清除。二次移植距离首次移植 2 个月，更换了供者，并采用了 RIC 预处理方案，造血和免疫顺利重建，CMV 成功清除，而且没有发生中重度 aGVHD 和 cGVHD。这例病例为治疗病毒感染相关的移植排斥和 PGF 找到了一个有效的方法。

（陈　瑶　许兰平）

👉 病例 59

患者女性，41 岁，2019 年 8 月因胸背疼痛伴发热，查血常规示：WBC 26.2×10^9/L，Hb 76 g/L，PLT 76×10^9/L，经骨髓穿刺确诊为 Ph 阳性 B 淋巴母细胞白血病（B-ALL）伴 *IKZF* 突变阳性。经 VDCP 化疗联合达沙替尼治疗后达 CR，之后巩固 2 个疗程，鞘内注射 6 次，腰椎穿刺检查均为阴性。于 2020-01-21 行非血缘 HLA 10/10 全相合（男性，25 岁）外周血干细胞移植，预处理方案为改良 $BU_3CY_2ATG_{10}$，MNC：24.5×10^8/L，$CD34^+$：6.62×10^6/L。2020-02-09（+19 d）白细胞达植活标准，血小板仍需间断输注。2020-02-17（+27 d）骨髓评估为增生 V 级，粒系细胞占 67%，早幼细胞占 2%，红系细胞占 25%，未见巨核细胞。流式细胞学检查示：残留阴性，基因 *BCR-ABL/ABL* 定量为 0，性染色体 FISH 检查示：20/200，XX。DNA 指纹图提示为混合嵌合状态，受者成分占 7.36%。2020-02-17（+27 d）患者出现巨细胞病毒（CMV）血症，先后给予更昔洛韦和膦甲酸钠抗病毒治疗。随之出现全血细胞下降，需要间断应用 G-CSF 和间断输注血红蛋白、血小板。2020-03-08（+47 d）CMV 转阴。2020-03-11（+50 d）复查骨髓形态学示：骨髓增生 V 级，粒系细胞占 72.5%，早幼细胞占 3%，红系细胞占 5.5%，未见巨核细胞。流式细胞学检查示：残留阴性，基因 *BCR/ABL* 定量为 0，性染色体 FISH 示：200/200，XX。考虑供者排斥，停用免疫抑制剂。2020-04-12（+82 d）患者仍需要间断应用 G-CSF，不能脱离红细胞和血小板输注。复查骨髓形态学示：骨髓增生 IV ～ V 级，粒系细胞占 74%，原粒细胞占 1%，红系细胞占 12%，未见巨核细胞。流式细胞学检查示：残留阴性，基因 *BCR/ABL* 定量为 0，性染色体 FISH 示：20/200，XX。考虑无自体造血恢复，与患者和家属沟通后同意行二次移植，选择单倍体相合同胞弟弟作为供者，给予 CY（1 g/m² 2d）+FLU（50 mg qd 5 d）+CD25（-1 d，+4 d）进行预处理，在第一次移植后的第 98 天（2020-04-28）回输单倍体供者的骨髓及外周血干细胞，合计 MNC 9.44×10^8/kg，$CD34^+$ 2.83×10^6/kg。2020-05-10（第二次移植 +12 d）白细胞达到植活标准，2020-05-07（第二

次移植 +9 d）血小板植活。二次移植后 1 ～ 6 个月，骨髓评估本病处于完全缓解状态，染色体 FISH 示：200/200，XY；DNA 指纹图提示 100% 为单倍体供者型。目前患者已经出院，门诊随访中。

诊治策略分析

　　主管大夫评述：患者移植后持续外周血细胞减少，不能脱离输血或者粒细胞集落刺激因子，称为植入失败，其包括植入排斥和植入不良两种情况。植入排斥是指患者外周血或骨髓的嵌合度检查证实没有供者成分存在，或者像本例患者一样，一开始为混合嵌合状态，但供者成分逐渐减少直至消失。一旦供者造血成分消失，患者自身造血系统不能恢复，则患者处于类似重型再生障碍性贫血状态，预后极其危险。植入排斥的机制以免疫介导为主。故本例患者换用单倍体相合的弟弟作为新的供者，同时再次给予以免疫抑制为主的预处理方案，同时回输骨髓和外周干细胞，最终顺利植活。

（陈育红）

5. 恶性血液病移植后复发的防治

病例 60

患者女性，45 岁。因确诊 Ph+B 淋巴母细胞白血病（B-ALL）伴 *IKZF* 阳性，经化疗后达到 CR1，于 2011-10-13 行同胞相合供者造血干细胞移植，移植后常规应用伊马替尼 1 年预防复发。2015 年 2 月移植后约 3 年半，常规骨髓穿刺复查显示 *BCR-ABL/ABL* 为 0.0084%，流式残留检测阴性，考虑分子学复发，给予伊马替尼 400 mg qd，1 个月后复查基因为 0，患者自行停药。2015-09-15 复查，骨髓增生Ⅳ级，原始淋巴细胞占 27%，流式残留检测：异常幼稚 B 细胞占 6.33%，*BCR-ABL/ABL* 为 44.2%，诊断血液学复发。*BCR-ABL* 基因突变阴性，外周血指纹图提示仍为完全供者型，故给予 VP（长春地辛联合泼尼松）和 MTX 联合 IM（伊马替尼）化疗，并化疗后行改良供者淋巴细胞输注，回输后 1 个月（2015-12-23）复查骨髓增生Ⅲ级，未见原始细胞，*BCR-ABL/ABL* 为 3.2%。流式残留检测：异常幼稚 B 细胞占 0.41%，考虑达到 MRD 阳性 CR2。继续给予 IM 治疗，减停免疫抑制剂过程中患者无明显 GVHD 表现，期间于 2016-01-26、2016-02-29 和 2016-03-28 三次行骨髓穿刺，*BCR-ABL/ABL* 分别为 1.3%，0.76% 和 0.22%。2016-04-19 再次给予化疗 +DLI 治疗，联合 IM 维持治疗。2016-05-29 骨穿评估 *BCR-ABL/ABL* 为 1.2%，出现 *Y253H* 突变，形态学仍为缓解状态，改用达沙替尼 100 mg qd。基因下降最低到 0.22%，但 2016-08-16 再次升高到 23.8%，突变检测阴性，流式残留提示存在 3.22% 的 CD19⁺ 表型异常幼稚 B 细胞。2016-09-02 复查骨髓形态示：骨髓增生Ⅲ级，原始淋巴细胞占 15%，*BCR-ABL/ABL* 为 53.9%，期间本院正在进行 CD19⁺ CAR-T 细胞治疗的临床试验，与患者及家属沟通后，其愿意加入临床试验，筛查合格后于 2019-09-13 在给予 FC 去淋巴细胞治疗后输注自身采集制备的 CD19⁺ CAR-T 细胞。患者输注后出现 2 级细胞因子释放综合征（CRS），经 IL-6 单抗和甲泼尼龙治疗后缓解。输注后 7 天复查达 MRD 阴性的 CR3，之后给予达沙替尼维持治疗，并定期随访，至 2018-03-13 距 CAR-T 细胞治疗 18 个月后，*BCR-ABL/ABL* 再次阳性为 0.031%，流式残留阴性，因基因拷贝数少，无法检测突变。改用外购泊那替尼（ponatinb）30 mg qd 治疗，基因再次转阴。患者坚持服药，并定期复查，但在 2019-02-08 行骨髓穿刺时发现再次复发，原始淋巴细胞占 60%，基因突变检测阴性，流式残留 8.93% 的 CD19⁺ CD22⁺ 的表型异常幼稚 B 细胞。患者再次在外院接受了 CD22⁺ CAR-T 细胞治疗，输注后达 MRD 阴性

CR4。根据现有资料，移植后血液学复发患者，经过 CAR-T 细胞治疗后，如不采取其他措施，极易复发，长期生存率低，18 个月的 OS 率只有 30% 左右。故此患者在 2019 年 5 月接受了女供母单倍体第二次异基因造血干细胞移植，移植过程顺利，目前门诊定期随访中，应用达沙替尼维持治疗，原发病评估处于持续缓解状态。

诊治策略分析

白血病复发目前已经是异基因造血干细胞移植的主要死亡原因，本所资料显示，因复发死亡的人数分别占单倍体和同胞相合移植死亡的 32% 和 42%。复发可以根据复发时的肿瘤负荷分为血液学复发、细胞遗传学和（或）分子生物学复发（微小残留病灶阳性），根据复发的程度不同，采取不同的治疗措施。本病例体现了移植后预防和治疗复发的多种方式：包括各种 TKI 的靶向治疗，化疗 +DLI 治疗，最新的 CAR-T 细胞治疗，最后是替换供者的二次移植。提示即使对于移植后复发的患者，只要患者自身条件允许，没有感染、严重脏器损伤等合并症，随着白血病治疗药物和技术的进步，将会有越来越多的措施应用于临床，为这类患者带来希望。

专家点评

移植后复发的处理比较复杂，依据疾病种类、复发部位、复发时间、体能状况及脏器功能等信息综合选择个体化治疗和预防方法。单一的方法往往不理想，根据情况多种方案联合使用可能可以提高疗效。

对血液学复发的患者进行化疗结合挽救性改良 DLI 的策略，并在首次 DLI 之后，结合 MRD 和 GVHD 情况进行分层和优化的多次 DLI，可以提高疗效；对于特殊类型的白血病，结合靶向药物或新药及应用新型细胞治疗方法可以提高再次缓解率、防止复发；可根据治疗反应、患者意愿及身体状态决定是否进行二次移植，二次移植是否更换供者目前没有定论。

总之，以患者移植前的疾病种类、缓解状态以及移植后 MRD 的监测为指导进行危险度分层体系指导下的复发防治，可以实现个性化与统一相结合的治疗理念，最大限度地减少风险，提高疗效。

（陈育红　王　昱）

参考文献

[1] Yan CH，Xu LP，Wang FR，et al. Causes of mortality after haploidentical hematopoietic stem cell transplantation and the comparison with HLA-identical sibling hematopoietic stem cell transplantation. Bone Marrow Transplantation，2016，51（1）：391-397.

6. 其他并发症的诊治

🖝 病例 61

患者女性，30 岁，因"诊断急性 B 淋巴细胞白血病 7 个月，拟行异基因造血干血细胞移植"收入院。患者与其妹 HLA 3/6 相合，供、受者血型均为 O^+。患者入院后给予改良 BU/CY+ATG 预处理方案，予环孢素、吗替麦考酚酯、短疗程 MTX 联合预防 GVHD，前列地尔预防静脉闭塞病（VOD），复方磺胺甲噁唑预防卡氏肺孢子菌，阿昔洛韦预防病毒，伏立康唑预防真菌，粒细胞缺乏期予左氧氟沙星预防细菌感染。患者于 2016-10-25、2016-10-26 回输供者骨髓及外周血干细胞，两天回输 MNC 合计 9.44×10^8/kg，$CD34^+$ 合计 1.61×10^6/kg。患者于 2016-11-07（+12 d）粒细胞植活，2016-11-15（+20 d）血小板植活。

患者于移植后 2016-11-02（+7 d）无明显诱因出现寒战、高热伴皮疹，当日白细胞为 0，体格检查：咽稍红，口腔未见溃疡，面部潮红，颈部、胸部、腹部、背部及双上肢散在红色皮疹，双肺呼吸音粗，未闻及干湿性啰音。腹软、无压痛，肠鸣音正常。肛周未见皮肤破损。双下肢不肿。联合查房考虑移植早期出现高热伴皮疹，积极完善各项血培养等检查，调整抗感染治疗方案，给予美罗培南 + 万古霉素 + 伏立康唑联合治疗。因不除外早期移植免疫反应，给予甲泼尼龙 1 mg/kg 治疗，同时保持环孢素有效浓度。患者于 2016-11-03（+8 d）应用甲泼尼龙 1 mg/kg 治疗后仍出现明显寒战，体温突破 40℃，伴有皮疹面积进一步扩大，拔除 PICC 插管，抗生素改为头孢哌酮钠舒巴坦钠（舒普深）+ 替加环素 + 卡泊芬净，并调整甲泼尼龙为 2 mg/kg，同时联合巴利昔单抗第 1 剂。患者于 2016-11-04（+9 d），仍间断有寒战、高热，皮疹同前日，新出现腹泻症状，大便次数增多。患者于 2016-11-05（+10 d）仍间断有寒战、发热，体温最高超过 40℃，伴有腹泻，全天大便量达 1310 ml。发热期间查体未发现感染灶，多次血培养未见阳性回报，肝、肾功能基本正常，连续复查胸片结果回报：双肺纹理稍重。白细胞升至 0.1×10^9/L，联合查房，考虑植入前综合征，感染不能除外，继续给予甲泼尼龙联合第二剂巴利昔单抗治疗，并坚持抗感染治疗。患者于 2016-11-06（+11 d）总体情况好转，体温下降至正常。2016-11-07（+12 d）粒细胞植活，2016-11-15（+20 d）血小板植活。

主要诊断：B 型急性淋巴细胞白血病 CR1，行单倍体相合异基因造血干细胞移植，粒缺伴发热，植入前综合征 / 超急性 GVHD 可能性大。

诊治策略分析

植入前综合征（pre-engraftment syndrome，PES）是指造血干细胞移植后，中性粒细胞植入前，部分患者出现非感染性发热，非药物所致的红斑性皮疹，腹泻和（或）黄疸等临床症状的统称。目前多见于脐带血移植类型。发生时间在中性粒细胞植入前 4 ~ 15 天。临床表现与植入综合征极其相似，主要是发生时间更早，常发生在中性粒细胞植入前，而植入综合征发生在中性粒细胞植入后的 24 ~ 96 小时内。鉴别诊断：由于仍处于粒细胞绝对缺乏中，仍需要与感染性发热进行谨慎鉴别，包括与移植后早期 HHV-6 感染相鉴别。治疗类似于对植入综合征的治疗，该患者采用了足量的激素治疗联合巴利昔单抗，获得了良好的疗效。

（陈　瑶）

☞ 病例 62

患者男性，29 岁，2010 年 9 月诊断为 AML-M2，给予 DA 方案 1 个疗程达到 CR1，后给予 MA（米托蒽醌联合阿糖胞苷）、DA（柔红霉素联合阿糖胞苷）、HA（高三尖杉酯碱联合阿糖胞苷）等巩固 5 疗程治疗，移植前行腰椎穿刺 1 次，未见异常。

既往史：乙型肝炎病毒携带者。

患者与其父 HLA 配型 4/6 相合，于 2011-07-20 进仓给予 BU/CY+ATG 方案预处理。于 2011-08-01 及 2011-08-02 回输供者骨髓及外周血干细胞（MNC 7.68 × 10^8/kg）。2011-08-15（+13 d）白细胞植活，2011-08-20（+18 d）血小板植活。

2011-11-28 移植后近 4 个月，诊断为慢性移植物抗宿主病（皮肤、肝受累），予泼尼松治疗有效。

2011-12-16 患者出现乏力，后逐渐加重至不能站立行走，平卧时抬头困难，吞咽稍困难，伴双下肢肌肉疼痛，于 2011-12-20 入院。

入院时用药情况：CsA+ 伊曲康唑 + 辛伐他汀（2011-12-01 患者因胆固醇水平升高，开始行降血脂治疗）+ 复方磺胺甲噁唑（预防量）+ 阿昔洛韦。

查体：双侧上肢近端肌力 2 级，远端肌力 4 级，双侧下肢近端肌力 1 级，远端肌力 5– 级，四肢腱反射未引出，双侧下肢病理征阴性，深浅感觉检查未见异常，未查出感觉平面，下肢肌肉触痛。

实验室检查结果示：WBC 5.25 × 10^9/L，Hb 82 g/L，PLT 58 × 10^9/ L；ALT 101 U/L，AST 152 U/L，LDH 887 U/L，CK 2003 U/L，α- 羟丁酸脱氢酶（HBDH）

828 U/L，CK-MB 32 U/L，Cr 30 μmol/L，BUN 3.18 mmol/L，TBIL 13.6 μmol/L，DBIL 7.4 μmol/L；CsA 血药浓度 155.7 ng/ml；ESR 105 mm/h；尿隐血（+），尿红细胞（−）；尿蛋白电泳：60.9 %，α₁ 球蛋白 6.3%，余阴性；脑脊液：压力 85 mmH₂O，总细胞 0，蛋白、糖及氯化物（−）；脑脊液 CMV、EBV、G 试验、GM 试验、细菌培养、真菌培养均为阴性；影像学检查示：头颅 MRI、颈椎 MRI、胸椎 MRI 及腰骶椎 MRI 均未见异常；肌电图示：神经传导速度正常，为肌源性损害；电解质结果示：Na⁺、K⁺、Cl⁻、Ca²⁺、Mg²⁺ 和 P³⁻ 正常；甲状腺功能正常；自身抗体谱筛查（−）。

诊断：考虑横纹肌溶解症、多发性肌炎。

治疗：立即停用辛伐他汀，予水化、碱化、利尿治疗，密切监测肾功能变化，行肌肉活检。

病情变化：入院 3 天后，患者症状进行性加重，上肢肌力 1 级，下肢 0 级；咀嚼困难，吞咽困难，不能进食；言语不利；心房纤颤。于 2011-12-22 给予地塞米松 20 mg。2011-12-26 肌肉活检结果回报：骨骼肌纤维呈多发性局灶性坏死，血管周围炎性细胞浸润。考虑诊断为多发性肌炎。继续给予地塞米松治疗。患者肌酸激酶、乳酸脱氢酶和 α- 羟丁酸脱氢酶逐渐下降至正常，患者肌力缓慢改善恢复，后续地塞米松（Dex）应用剂量及病情变化如图 7-6-1 所示。

诊治策略分析

（1）患者的肌肉无力、肌肉疼痛的诊断是什么？

患者表现为进行性、对称性肌无力需要与以下情况相鉴别：

1）神经源性损害；

2）神经肌肉接头损害；

3）肌源性损害（神经源性和肌源性肌无力的鉴别见表 7-6-1）。

该患者的神经系统查体提示近端肌力下降，四肢腱反射未引出，双侧下肢病理征阴性，深浅感觉检查未见异常，且有下肢肌肉触痛；脑脊液检查未见异常；神经系统影像学检查未见异常；肌电图检查提示神经传导速度正常，为肌源性损害。因此：考虑该患者进行性、对称性近端肌肉无力是肌源性损害。

（2）患者明确为肌源性损害后，还需要与哪些情况相鉴别？

引起肌源性损害的因素包括：

1）横纹肌溶解症；

2）胶原血管病：多发性肌炎、皮肌炎、类风湿性关节炎、系统性红斑狼疮、硬皮病等；

3）药物性因素：酒精、可卡因、秋水仙碱等；

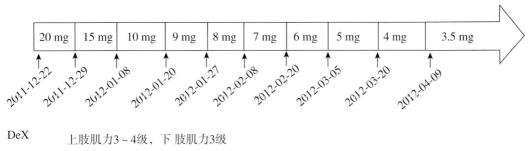

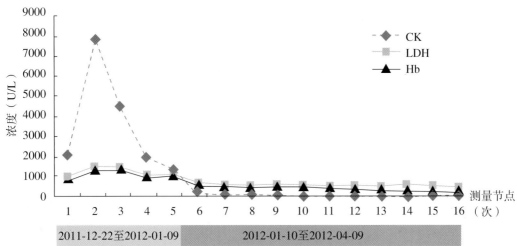

图 7-6-1　病例 62 地塞米松应用剂量及病情变化情况

表7-6-1　上、下运动神经源性和肌源性肌无力的鉴别要点

体征	上运动神经源性	下运动神经源性	肌源性
萎缩	无	严重	轻度
肌束震颤	无	常见	无
肌张力	增高、痉挛性	降低、弛缓性	正常或降低
肌无力的分布	锥体束 / 区域性	远端 / 节段性	近端性
腱反射	亢进	低下	正常或低下
巴宾斯基征	有	无	无

4）感染性因素：弓形虫、柯萨奇病毒、流感病毒、人类免疫缺陷病毒、立克次体等；

5）电解质紊乱：低钾性周期麻痹；

6）营养代谢性肌病：甲状腺功能亢进性肌无力、类固醇性肌病。

该患者进行性、对称性近端肌无力、伴肌肉疼痛；肌电图提示肌源性损害；血清肌酶水平升高；尿隐血（+）、尿红细胞（-）。提示该患者肌源性损害的可能疾病为横纹肌溶解症和多发性肌炎。

（3）横纹肌溶解症和多发性肌炎在诊断与鉴别诊断中有何异同？

1）横纹肌溶解症

定义：由多种原因引起的广泛横纹肌细胞急性损伤、坏死、溶解，导致肌酸激酶、肌红蛋白等肌细胞内的成分进入细胞外液及血液循环中，引起急性肾衰竭、电解质紊乱等一系列并发症。其机制是肌细胞膜损伤或细胞能量代谢障碍，导致细胞内容物外漏，引起肌原纤维、细胞骨架及细胞膜蛋白被破坏。

病因：物理性原因（如挤压与创伤、肌肉运动过度、电击、高热）；非物理性损伤（药物、毒物、感染）。可以引起横纹肌溶解症的常见药物如：降脂药（他汀类和贝特类），同时应用 CsA 和 ITR 等肝细胞色素 P450 3A4 抑制剂会使发生率升高。

临床表现：横纹肌溶解典型的"三联征"包括肌痛、乏力和酱油色尿。

实验室检查：血清肌酸激酶升高，血、尿肌红蛋白升高，血肌酐水平升高，电解质酸碱紊乱。

诊断：具有以下情况为高度怀疑：① 有典型病史（包括可疑病因、肌肉表现及尿色改变）；② 尿常规隐血阳性，但镜检无红细胞或少量红细胞；③ 血肌酸激酶高于正常值 5 倍，但无明显心脑血管疾病或同工酶 CK-MM 提示为骨骼肌来源。确诊有赖于血或尿的肌红蛋白测定。

2）多发性肌炎

定义：横纹肌非化脓性炎性疾病，以肢体近端肌、颈肌及咽肌等肌组织出现炎症、变性改变，导致对称性肌无力和一定程度的肌萎缩，并可累及多个系统和器官为特征。

临床表现：主要表现为对称性、中到重度的肌肉无力、疼痛和压痛。主要累及四肢近端肌群、肩胛肌群、颈部和咽喉部肌群，其中下肢更易受累（可以表现为上楼困难、下蹲后不能站起、步态不稳、举臂困难、平卧时不能抬头、不能翻身、坐立时不能竖直，发音含糊和吞咽困难等）。可以合并心脏传导异常、心律失常。

实验室检查：血清肌酶升高（CK、LDH、HBD 及 AST 水平升高，肌酶活性的高低与病情轻重有关）、血清肌红蛋白含量增高、24 小时尿肌酸增高，可以合并自身抗体异常，如类风湿因子（30%）、抗核抗体（20% ~ 30%）、抗 Jo-1 抗体（20%）。

肌肉活检：肌肉变性、坏死、再生、炎性改变等。

诊断依据：①对称性、进行性近端肌肉无力，伴或不伴吞咽困难和呼吸肌无力；②肌电图：肌源性损害；③肌肉活检：肌肉变性、坏死、再生，炎性改变等；④血清肌酶升高，特别是 CK 升高。其中两项符合：可疑的多发性肌炎；三项符合：可能的多发性肌炎；四项符合：确诊多发性肌炎。

（4）移植后的多发性肌炎有什么特点？

1）发病情况：allo-HSCT 后的多发性肌炎，被认为是慢性移植物抗宿主病（GVHD）的少见表现，仅有很少的病例报告。在两个大样本研究中，分别只有 11 例和 12 例报告。

2）发病率：在 allo-HSCT 患者中为 0.3%（12/4018）～ 1.5%（11/705）；在慢性 GVHD 患者中为 0.65%（12/1859）～ 3.5%（11/318）。

3）发病时间：移植后 100 天～ 64 个月。

4）临床表现、实验室检查及肌肉活检结果：与特发性多发性肌炎相同，但自身抗体多为阴性。免疫组化染色主要以 CD8$^+$ T 细胞浸润为主，CD4/CD8 < 1.0，无免疫复合物或免疫球蛋白沉积。

5）治疗：糖皮质激素是首选药物，肌肉无力通常在糖皮质激素应用数日后缓解，而 CK 水平呈逐渐下降趋势，最长需要 6 个月才能降至正常水平。用药须足量，初始剂量要大，减量不宜快；对于不能应用糖皮质激素或经正规糖皮质激素治疗 3 个月后肌无力和肌痛仍无改善者，可以改用或加用免疫抑制剂（如环磷酰胺、硫唑嘌呤、抗胸腺细胞球蛋白、沙利度胺、吗替麦考酚酯、环孢素或甲氨蝶呤）治疗。

（闫晨华）

参考文献

［1］ Stevens AM，Sullivan KM，Nelson JL. Polymyositis as a manifestation of chronic graft-versus-host disease. Rheumatology（Oxford），2003，42（1）：34-39.

［2］ Parker P，Chao NJ，Ben-Ezra J，et al. Polymyositis as a manifestation of chronic graft-versus-host disease. Medicine（Baltimore），1996，75（5）：279-285.

第三篇

血液病的护理

八、PICC 的护理

1. PICC 相关血栓性静脉炎的护理

　　本案例介绍了一例初治急性 T 淋巴细胞白血病的患者。因治疗需要置入 PICC，置管数天后通过血管彩超确认发生血栓性静脉炎。根据 2012 年第九版美国胸科医师协会实践指南：发生导管相关性静脉血栓时可以在抗凝治疗的同时继续保留并使用导管，不建议拔除功能良好且有使用需求的静脉导管。在保留导管过程中，多种措施联合应用，如应用紫外线治疗仪、如意金黄散外敷、薄型泡沫敷料，通过 25 天针对性护理治疗，在本例患者血小板过低、不能进行抗凝治疗的情况下，成功地保留了对于患者至关重要的导管，患者带管出院。

病例 63

　　患者男性，44 岁，2013-03-05 因"确诊急性 T 淋巴细胞白血病"行住院治疗。入院当日，遵医嘱行 PICC 置管术，置管过程顺利，术后给予常规健康指导。置管数日后，患者主诉 PICC 穿刺点上方触痛，疼痛评分最高为 4 分，通过血管彩超检查示：右侧腋静脉少许附壁血栓，右上肢 PICC 静脉置管，确诊"血栓性静脉炎"。经临床认真分析此患者发生血栓性静脉炎的原因，及时采取协助患者做握拳动作并抬高患肢、使用如意金黄散外敷、使用紫外线照射治疗以及薄型泡沫敷料覆盖穿刺点及导管等针对性的护理措施（表 8-1-1）。通过 25 天的治疗护理，导管保留成功，患者带管出院。

表8-1-1　病例63血栓性静脉炎的临床表现及护理措施

置管天数	臂围增粗（cm）	疼痛范围（cm²）	疼痛评分	体温（℃）	临床表现	护理措施
第 8 天	0	2×2	2	37.5	触痛	禁止按摩及热敷； 紫外线治疗仪照射
第 9 天	+2	10×3	3	37.9	触痛	禁止按摩及热敷； 健侧卧位； 紫外线治疗仪照射； 协助穿刺侧手指屈伸锻炼； 穿刺侧手臂垫高 30°； 如意金黄散外敷
第 10 天	+2.5	13×3	4	37.9	触痛； 皮温升高； 血管彩超报告：右上肢 PICC 静脉血栓	暂停使用 PICC； 健侧卧位； 禁止按摩及热敷； 紫外线治疗仪照射； 协助穿刺侧手指屈伸锻炼； 穿刺侧手臂垫高 30°； 如意金黄散外敷； 穿刺部位使用薄型泡沫敷料
第 11 天	+2	10×3	2	38.1	触痛； 皮温升高	暂停使用 PICC； 健侧卧位； 禁止按摩及热敷； 紫外线治疗仪照射； 协助穿刺侧手指屈伸锻炼； 穿刺侧手臂垫高 30°； 如意金黄散外敷； 穿刺部位使用薄型泡沫敷料
第 13 天	+1	10×3	1	39.2	触痛	恢复使用 PICC； 措施同上
第 15 天	0	0	1	39.3	触痛	措施同上
第 17 天	0	0	0	39	不痛	健侧卧位； 禁止按摩及热敷； 紫外线治疗仪照射； 协助穿刺侧手指屈伸锻炼； 穿刺侧手臂垫高 30°； 手臂自由活动； 穿刺部位使用薄型泡沫敷料

（续表）

置管天数	臂围增粗（cm）	疼痛范围（cm²）	疼痛评分	体温（℃）	临床表现	护理措施
第18天	0	0	0	37.5	不痛；血管彩超报告：右上肢PICC置管静脉内见等低回声充填，内见多发高回声条索，显示血栓机化	健侧卧位；禁止按摩及热敷；紫外线治疗仪照射；协助穿刺侧手指屈伸锻炼；手臂自由活动；穿刺部位使用薄型泡沫敷料
第25天	0	0	0	36.9	无	停用以上措施

护理策略分析

（1）每日进行护理评估

1）每日监测生命体征，有无发热、心率、呼吸加快等。

2）每日询问患者有无胸痛、咳嗽、心悸、咯血等肺栓塞的临床表现，听诊肺部有无啰音。

3）每日测量患者臂围、触痛范围根据静脉炎量表（表8-1-2）进行评估。

表8-1-2　静脉炎量表

等级	临床标准
0	无症状
1	穿刺部位发红，伴有或不伴有疼痛
2	穿刺部位疼痛，伴有发红和（或）水肿
3	穿刺部位疼痛伴有发红，条索状物形成，可触摸到条索状静脉
4	穿刺部位疼痛伴有发红，条索状物形成 可触及条索状静脉，其长度 > 1英寸（2.54 cm） 有脓液渗出

4）使用疼痛强度评分量表（图8-1-1，彩图8-1-1）进行疼痛评估。

5）遵医嘱评估患者血常规、凝血功能及血管彩超，以评估其血栓进展情况。

6）评估患者心理情况。

（2）护理措施

1）患者PICC置管当日至置管第7天，静脉炎处于0级时，常规于PICC置管术后2小时开始进行功能锻炼，可促进置管侧肢体血液流速增加，预防血栓性

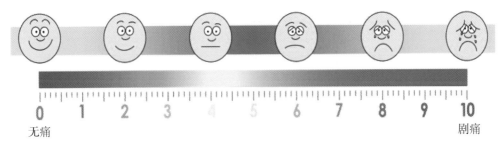

图 8-1-1　疼痛强度评分量表

注：0 分，无痛；1 ~ 3 分，轻度疼痛（睡眠不受影响）；4 ~ 6 分，中度疼痛（睡眠受影响）；7 ~ 10 分，重度疼痛（严重影响睡眠）

静脉炎的发生。

于穿刺点上方延血管走行方向自上臂至腋窝处热敷，每日 3 ~ 4 次，每次 30 分钟，共 3 天；

置管侧手臂每日握海绵球 3 ~ 4 次，每日 15 ~ 20 分钟，或行松 - 紧拳训练。

2）患者置管后第 8 天，由于患者病情进展快，出现疼痛伴水肿，考虑出现了 1 ~ 2 级静脉炎，经血管彩超诊断为血栓性静脉炎。立即采取以下措施：

①为避免栓子脱落引起肺栓塞，禁止按摩及热敷；②每日观察、测量并记录臂围，评估疼痛评分以及护理后的效果；③应用紫外线治疗仪照射。根据说明书要求，照射距离穿刺点及周围皮肤 5 cm，起始照射时间为 30 秒，以后逐日递增 5 秒，最高至 60 秒，后再次从 30 秒开始照射；④心理护理。PICC 专科护士为患者仔细讲解血栓发展的原因、过程、结果以及持续时间，患者接受并了解血栓的发展需要一段时间，对今后将要发生的情况有了充足的心理准备，减轻了焦虑程度，以积极的心态来应对。

3）从患者置管后第 9 天开始，触痛范围迅速扩大、臂围增加、疼痛明显加重，静脉炎 3 ~ 4 级。除继续禁止按摩及热敷、给予紫外线治疗仪照射外，还需进行以下措施，以减轻局部肿胀疼痛：①采用健侧卧位、穿刺侧手臂垫高 30°，有利于血液回流；②置管侧手指屈伸锻炼：每日 12 分钟。由于患肢肿痛，每小时帮助或协助患者完成置管侧握拳的锻炼（1 分钟），每日大于 12 分钟；疼痛严重时需进行被动运动，疼痛逐步减轻后，进行主动运动；③如意金黄散外敷每 12 小时进行 1 次。调配方法：将如意金黄散粉剂倒入清洁容器中，再用凉茶叶水缓慢倒入，不停搅拌，稀稠度以使用压舌板挑起后有下坠感但又不会马上滴落为宜（经验：调成番茄酱样时稀稠度最好。偏稀则不宜与皮肤紧密贴服，会聚成一团，影响疗效；偏稠则涂抹时不易涂抹均匀，并且会触痛患者）。如意金黄散外敷，早晚各一次。晨起清洗局部，后进行紫外线照射，30 分钟后再予以外敷；睡前先清洗局部，静置 30 分钟，后再予以外敷。如意金黄散外敷范围及方法：均匀涂抹除外 PICC 无菌敷料覆盖部位，上涂抹至腋窝，下涂抹至无菌敷料边缘，两侧涂抹至臂缘，外面包裹透明薄膜起保湿作用；④使用薄型泡沫敷料。将 PICC 无菌透明敷料改为薄型泡沫敷料，周围四边用无菌透明敷料加固（将触痛范围充分暴露），PICC 穿刺部位应用薄型泡沫敷料覆盖。将薄型泡沫敷料直接贴在穿刺点处，再取另一块常规敷料粘贴在高于薄型泡沫敷料 0.5 cm 的位置即可。此方法应用后，可保持薄型泡沫敷料至少 5 天不会自行掀开，保持密闭的无菌环境，而常规薄型泡沫敷料直接覆盖，敷料 1～2 天就会自行掀开，如意金黄散容易进入到无菌环境内，增加感染机会；⑤心理护理。患者出现焦虑，每日 2 次行床旁交接班，可以使患者感到自己被重视，减轻焦虑程度；⑥饮食护理。协助患者每日饮水 1500～2000 ml 以降低血液黏稠度；给予高蛋白、高维生素、易消化低脂的饮食，例如：鱼、瘦肉、蔬菜、豆制品等，忌辛辣油腻食品，以避免增加血液黏稠度；鼓励患者多吃新鲜水果蔬菜，以保持大便通畅，防止用力排便导致血栓脱落。

（3）病例讨论

白血病患者第一阶段治疗主要是以输注化疗药物为主，化疗药物的刺激性强，极易造成血管内膜的损伤，导致静脉炎和皮下组织坏死的发生，因此，临床上普遍采用 PICC 输注化疗药物，PICC 是指经外周静脉穿刺并置入的中心静脉导管，导管末端位于上腔静脉下 1/3 或者上腔静脉与右心房交界处。为提高 PICC 置管成功率，我病房采用超声（US）引导下结合塞丁格技术（MST）进行上臂 PICC 置管。此方法增加了患者舒适度，因此在国际上广泛应用。PICC 置管后，出现血栓性静脉炎是最严重的并发症，近期的一项研究结果显示，PICC 合并血栓性静脉炎的发生率超过 50%，可以诱发脑栓塞或肺栓塞，甚至危及患者的生命。静脉壁损伤、血流缓慢和血液高凝状态是造成静脉血栓形成的 3 大要素。

肿瘤细胞可促使单核细胞或巨噬细胞释放细胞因子，如肿瘤坏死因子及白介素，这些细胞因子可使血管内皮细胞坏死及脱落，使血管表面发生有利于血栓形成的变化，从而增加发生血栓的危险。

此患者置管后立即遵医嘱给予化疗药物输注，又因恶心、呕吐，长时间卧床，置管侧上肢限制自主活动，使血液循环缓慢，血液淤滞，自置管后第 8 天形成静脉血栓。既往文献记录在发生导管相关性血栓后的处理大致分为两种：应用抗凝药物后拔管及应用抗凝药物后保留导管。因血栓发展过程需要 3 周时间，若应用抗血栓药物可以缩短血栓发展进程，2 周后为血栓机化期。但拔管需考虑时机，如在血栓形成后 2 周内拔管，则新鲜血栓尚未附着于血管内壁，在拔管的过程中可能导致血栓脱落，引起肺栓塞；如保留导管进行溶栓，若血栓控制不佳、复查 B 超血栓无好转反而继续沿导管蔓延，则应考虑停止保管溶栓治疗而选择拔管。当患者突然出现剧烈胸痛、呼吸困难、咳嗽、咯血、发绀，甚至休克，要考虑肺栓塞发生，应立即报告医生及时处理。此例患者当日血小板计数为 12.0×10^9/L，且正处于骨髓抑制期，为防止患者发生出血，不能进行抗凝治疗，并且患者非常需要保留导管以进行治疗。因为现阶段患者需要继续大量补液及抗感染治疗，且所输注的药液对外周静脉血管有很大的损伤，易造成静脉炎的发生，因患者血小板计数低，此时不宜在其他部位进行深静脉置管，并且有血栓史的患者也是深静脉置管的禁忌证之一。

综上所述，PICC 的保留对于患者至关重要。但以往并没有在出现血栓性静脉炎后在不使用任何抗凝药物的情况下保留 PICC 导管的先例。根据 2012 年第九版美国胸科医师协会实践指南：在发生导管相关性静脉血栓后，可以在抗凝治疗的同时继续保留并使用导管，不建议拔除功能良好且有使用需求的静脉导管。根据指南的建议，主管医生依据患者的病情、治疗需要及患者自身强烈意愿，在家属同意并签订知情同意书后决定保留导管。

在保留导管过程中采取的多种措施均有助于 PICC 的功能性保留。应用的紫外线治疗仪，其辐射光谱为 254 nm，具有良好的杀菌消炎作用；如意金黄散外敷具有消肿止痛、清热除湿、散淤化痰的作用，如意金黄散是一种中药制剂，中医认为静脉炎是由热、淤、毒、痰互结，阻于脉络所致，治疗当为清热解毒、化痰行淤；薄型泡沫敷料是一种由聚亚安酯基质和聚亚安酯外膜制成的无菌伤口敷料，由不粘连伤口的接触层、高吸收性中间层及防水防菌的外层共同组成，此敷料具有自黏性，是封闭性敷料，可提供适度湿润的愈合环境，减少血管壁的损伤，促进受损血管壁的修复，提高机体自体的免疫机制。

经积极的治疗和护理，最终患者无不适主诉，臂围恢复到置管当日数值，血管彩超提示血栓机化，PICC 导管功能正常。

（张　鹍　武香玲）

参考文献

［1］陈雅玫，石新华. 肿瘤患者 PICC 置管后并发症静脉血栓的护理. 护理学报，2007，14（2）：65 66.

［2］闻曲，成芳，鲍爱琴，等. 血液高凝恶性肿瘤患者 PICC 同步抗凝效果探讨. 护理学杂志：综合版，2010，25（19）：7-9.

［3］王红. 浅析如意金黄散（膏）的透皮系统，天津中医药，2005，22（1）：57.

［4］李萍，张彬，苍丽娟，等. 痊愈妥薄片敷料预防 PICC 致机械性静脉炎的临床观察. 河北医药，2011，33（11）：1733-1734.

［5］雷聪云，陈嘉凤，朱伟珍，等. 经外周静脉置人中心静脉导管致血栓性静脉炎的原因分析及对策. 护理与康复，2011，10（5）：418-419.

［6］刁永书，李虹，许辉琼，等. 肿瘤患者 PICC 致静脉血栓的原因分析及护理.

中国实用护理杂志，2005，21（12）：3-5.

［7］代凤，苏迅，王蕾，等. PICC 置管患者功能锻炼的研究进展. 中华现代护理杂志，2019，25（14）：1845-1848.

［8］乔爱珍，苏迅. 外周中心静脉导管技术与管理. 北京：人民军医出版社，2015：1.

［9］Kearon C，Aki EA，Comerota AJ，et al. Antithrombotic therapy for VTE disease：Antithrombotic therapy and prevention of thrombosis，9th edition American college of chest physicians evidence-based clinical practice guidelines. Chest，2012，141（2）：419-496.

2．PICC 置管后穿刺点渗液的护理

本案例患者，诊断为急性白血病，经超声引导下行右侧上臂贵要静脉置入 PICC 导管，置管后第 2 日，穿刺点周围出现渗液，经过对渗液的原因进行分析得知，渗液与患者自身原因、穿刺过程中损伤淋巴管、纤维蛋白鞘形成、导管维护及患者使用的药物等因素有关。护士给予藻酸盐敷料＋纱布敷料覆盖穿刺点、外用透明敷料固定的维护方法、PICC 维护过程中的导管摆放呈"U"形、每天进行冲、封管及堵管后使用尿激酶通管护理，同时指导并告知患者置管侧手臂正确活动，33 天后患者穿刺点渗液治愈，导管成功保留，患者带管出院。

病例 64

患者女性，30 岁，诊断为急性白血病，于 2019-12-18 在超声引导下行右侧上臂贵要静脉 PICC 置管，置管过程顺利，置入 41 cm。置管后行 X 线胸片定位，位置在右侧第 7 后肋水平。置管当日患者 BMI 为 22 kg/m^2，白蛋白 41.9 g/L，PLT 137×10^9/L。置管后第 2 日，穿刺点周围出现渗液，可见 4 cm×4 cm 藻酸盐敷料浸湿 1/2，渗液为清亮淡黄色液体，考虑置管过程中损伤淋巴管，护士予干燥清洁藻酸盐敷料＋纱布敷料覆盖穿刺点，外用透明敷料固定 PICC，患者 PICC 穿刺点的渗液情况及护理措施见表 8-2-1，患者 PICC 穿刺点维护 33 天后，导管成功保留，并带管出院。

表8-2-1　病例64 PICC穿刺点渗液情况及护理措施

日期	置管天数	换药前评估渗液情况	处理措施
2019-12-19	第 1 天	4 cm×4 cm 藻酸盐敷料浸湿 1/2	PICC 换药，藻酸盐敷料覆盖穿刺点
2019-12-21	第 3 天	4 cm×4 cm 藻酸盐敷料浸湿 1/2	PICC 换药，藻酸盐敷料覆盖穿刺点
2019-12-22	第 4 天	4 cm×4 cm 藻酸盐敷料浸湿 1/2	PICC 换药，藻酸盐敷料＋无菌透明敷料覆盖穿刺点，外面应用纱布敷料加压覆盖穿刺点＋透明敷料

（续表）

日期	置管天数	换药前评估渗液情况	处理措施
2019-12-27	第 9 天	4 cm×4 cm 藻酸盐敷料浸湿 1/2	PICC 换药，藻酸盐敷料 + 无菌透明敷料覆盖穿刺点，外面应用纱布敷料加压覆盖穿刺点 + 透明敷料
2020-01-03	第 16 天	4 cm×4 cm 藻酸盐敷料浸湿 1/3	PICC 换药，藻酸盐敷料 + 无菌透明敷料覆盖穿刺点，外面应用纱布敷料加压覆盖穿刺点 + 透明敷料
2020-01-10	第 23 天	4 cm×4 cm 藻酸盐敷料浸湿 1/3	PICC 换药，藻酸盐敷料覆盖穿刺点（因 2020-01-10 评估患者穿刺点渗液量较前减少，本次换药未使用纱布敷料加压覆盖穿刺点）
2020-01-13	第 26 天	4 cm×4 cm 藻酸盐敷料浸湿 1/5	PICC 换药，藻酸盐敷料 + 无菌透明敷料覆盖穿刺点，外面应用纱布敷料加压覆盖穿刺点 + 透明敷料
2020-01-20	第 33 天	4 cm×4 cm 藻酸盐敷料未见渗液	PICC 常规换药

护理策略分析

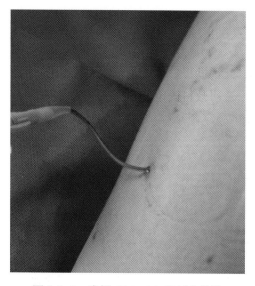

图 8-2-1　病例 64 PICC 穿刺点渗液

（1）护理评估

1）评估患者白蛋白计数，如低于 30 g/L 时，血浆胶体渗透压降低，血浆外渗，易引起周围组织水肿，组织液可能会从置管处渗出（图 8-2-1，彩图 8-2-1）。

2）评估患者的体重指数，如极度消瘦并抵抗力低下时，患者皮下脂肪减少，皮肤弹性变差，患者局部组织愈合速度减慢，置管后导管与血管壁之间有缝隙。

3）评估患者血小板计数，数值低于正常及凝血功能异常时，如果置管侧手臂过度屈伸，会导致导管与穿刺处反复摩擦，使穿刺点处皮肤不易愈合，发生渗液。

4）评估患者穿刺侧手臂血管及穿刺点周围皮肤组织情况，行 B 超引导下 PICC 置管，在可视下操作可以避免损伤淋巴管，任何介入性操作可以都可引起机体组织不同程度的损伤，特别是多次穿刺或送入导管过程中损伤淋巴管，导致淋巴液渗出。

5）置管后，每日评估 PICC 穿刺点及周围皮肤情况，PICC 导管外露刻度是否与之前一致，查看 PICC 穿刺点是否有渗液及置管侧手臂功能锻炼情况，询问患者是否有不适主诉，如有 PICC 穿刺点渗液，及时准确地记录渗液的颜色、性质及量。

6）评估患者所使用的药物性质，当患者输注化疗药物等高渗刺激性药物时，血浆渗透压较前升高，血管内皮细胞脱水，使血小板聚集，并释放前列腺素 E_3、E_4，导致静脉壁通透性增加，间隙渗液增多，这是组织损伤后发生炎症反应的表现。当患者输注化疗药物后，皮肤敏感性增加，也会使患者皮肤发生变化，导致穿刺点渗液的发生。

（2）护理措施

1）置管时的护理

扩皮不宜过深：推入穿刺鞘前使用扩皮器，以穿刺点为中心，沿导丝扩入皮下 0.3～0.5 cm，扩皮时切口不宜过大，避免造成皮肤愈合时间延长导致组织液流出。

穿刺过程中避免损伤淋巴管：目前 PICC 置管技术多采用超声引导下改良塞丁格技术，与盲穿置管的方法相比较，此方法有效提高了一次性置管的成功率，并降低 PICC 置管并发症的发生率。穿刺时做到手眼配合，禁止试探性地用穿刺针寻找和穿刺静脉，推入穿刺鞘进入皮下组织时需沿导丝方向边旋转边缓慢推入血管，如遇到阻力时忌暴力操作，避免损伤淋巴管导致淋巴液流出。

2）置管后的护理

针对此病例置管后 PICC 穿刺点出现的淋巴管渗液，考虑为置管过程中损伤淋巴管导致的渗液，给予患者应用藻酸盐敷料＋纱布敷料覆盖穿刺点，外用透明敷料固定，透明敷料具有较高黏性、与皮肤贴合度高、在潮湿的环境下粘合时间更持久的特点。置管后第 2 日，予 PICC 常规换药，在换药过程中，观察 PICC 穿刺点及周围情况，给予藻酸盐敷料覆盖穿刺点处理，随后每日观察 PICC 穿刺点及周围皮肤情况，因本病例考虑为 PICC 置管过程中损伤淋巴管导致的渗液，故根据渗液面积大小给予 PICC 换药，由于常规 PICC 换药后次日，4 cm×4 cm 藻酸盐敷料会浸湿 1/2，因此并未给予 PICC 穿刺点外部加压固定（图 8-2-2），故采用藻酸盐敷料＋纱布敷料覆盖穿刺点、外面应用透明敷料固定的换药方法。

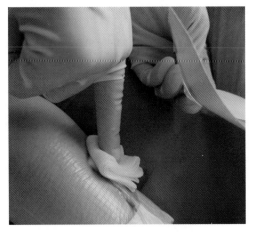

图 8-2-2　纱布加压固定

当 PICC 穿刺点渗液量浸湿 4 cm×4 cm 藻酸盐敷料的 1/2 时，给予换药频次为 5 天 1 次，随 PICC 淋巴液渗液量逐渐减少，当渗液量浸湿 4 cm×4 cm 藻酸盐敷料小于 1/2，换药频次改为 7 天 1 次（表 8-2-2）。

表8-2-2　不同PICC穿刺点渗液范围及护理措施

渗液量	换药前评估渗液面积	换药频次
少量渗出	4 cm×4 cm 藻酸盐敷料浸湿 小于 1/2	5 ～ 7 天 / 次
中等渗出	4 cm×4 cm 藻酸盐敷料浸湿 3/4	3 ～ 5 天 / 次
大量渗出	4 cm×4 cm 藻酸盐敷料全部浸湿	1 ～ 2 天 / 次

饮食指导：指导患者食用高蛋白，高维生素易消化的食物，如：鱼、瘦肉、蛋、乳制品。可使机体抗病及组织修复能力增强。

心理护理：由于 PICC 穿刺点渗液，增加了 PICC 导管维护的次数，这不仅给护士增加了很大的工作量，更增加了患者和家属的经济负担和心理负担，护士应该在为患者进行 PICC 导管维护的同时，给予耐心解释并疏导患者的紧张情绪，鼓励患者积极面对，并配合治疗，给患者及家属介绍既往 PICC 渗液治愈的成功案例，增强其信心。

（3）病例讨论

PICC 是指经外周静脉穿刺并置入的中心静脉导管，导管末端位于上腔静脉下 1/3 或者是上腔静脉与右心房交界处。因上腔静脉的血流量可以达到 2000 ～ 2500 ml/min，所以 PICC 能迅速稀释药物，解除药物对血管内膜的损伤，保护患者的外周静脉。而 PICC 穿刺点渗液是 PICC 成功置入后常见的并发症之一，有数据指出，PICC 穿刺部位渗液发生率为 2.21%，PICC 穿刺点渗液的原因与患者自身、穿刺过程中损伤淋巴管、纤维蛋白鞘的形成、导管维护及患者使用的药物等因素有关。发生渗液后，PICC 不能与透明敷料贴合紧密，易造成 PICC 的移位和脱出，导致 PICC 不能正常使用，也增加了患者的经济负担和心理负担，造成患者焦虑情绪，使其不能积极配合治疗。因此，置管前对患者做好早期评估尤为重要。应评估患者血中的白蛋白、血小板计数和凝血功能情况，如白蛋白低于 30 g/L 时，血浆胶体渗透压降低，会导致血浆外渗，使周围组织水肿，导致组织液从置管处渗出。置管前应与主管医师进行沟通，建议在患者白蛋白数值大于 30 g/L 后给予 PICC 置管，若需立即置管时，需与患者及家属沟通，保证其知情同意后方可给予置管，并采取针对性护理措施使渗液发生率降到最低。

超声引导下的改良塞丁格技术方法选择的穿刺点在肘关节上手臂内侧，与穿刺静脉相邻淋巴管位置较近并且交叉重叠，因此，肘关节上置管时损伤淋巴管的发生率较肘关节下置管高得多。淋巴管是由毛细淋巴管汇合而成的，其形态结构与静脉相似，但管径较细，管壁较薄，瓣膜较多，外形如串珠状。根据其位置分为浅、深淋巴管两种，并且与血管相伴行。我们在置管操作过程中穿刺频率越高，刺破淋巴管的概率就越高。因此，在穿刺前应该做好预穿刺静脉的全面评估，熟悉置管操作。在操作过程中，如穿刺针与超声束的夹角不理想，易导致穿刺针尖显影不清，建议夹角为 45°～83°。当刺破皮肤后缓慢进针。如果进针速度过快，易使辨认针尖难度加大，从而影响针尖位置判断。在置管前，了解患者所输注的药物性质，当患者输注化疗药物等高渗刺激性药物时，血浆渗透压会升高，血管内皮细胞脱水，使血小板聚集，并释放前列腺素 E_3、E_4，导致静脉壁通透性增加，间隙渗液增多。当患者输注化疗药物后，皮肤敏感性增加，易发生皮肤过敏性改变，也会造成穿刺点渗液的发生。

在置管过程中，应手眼配合默契，扩皮时切口宜小，避免在置管过程中损伤淋巴管，置管后需每日对 PICC 导管及周围皮肤情况进行评估，对 PICC 穿刺点渗液的患者进行原因分析，并给予积极的处理和记录。针对损伤淋巴管导致的渗液，应用藻酸盐敷料 + 纱布敷料覆盖穿刺点，外面应用透明敷料固定。藻酸盐敷料具有以下特点：①透气性好，无毒、无刺激、无抗原性；②具有压迫止血和促进凝血的作用；③减少创面水、盐和营养物质的丢失；④限制细菌在创面上生长繁殖；⑤保持创面湿润，有利于上皮生长。

根据患者的穿刺点覆盖藻酸盐敷料的渗液量，评估患者的维护频次，当 4 cm × 4 cm 藻酸盐敷料浸湿 1/2 及以上时，需给予患者 PICC 维护，PICC 维护过程中的导管摆放呈 "U" 形，避免导管打折牵拉。皮肤消毒液必须充分待干后再粘贴敷料。有研究显示：不恰当的导管固定，易使导管受到牵拉，而致管壁变薄，再次推注药液时，导致导管破裂。PICC 维护后，指导并告知患者置管侧手臂避免过度屈伸，以避免造成导管与穿刺处反复摩擦，使穿刺点处皮肤不易愈合，导致渗液发生。

针对导管破损导致渗液可给予修剪导管，具体处理方法为：首先暂停输液，查看患者有无出汗，揭开透明敷料，用生理盐水脉冲式冲管，检查导管的完整性。导管发生破损后需在无菌操作下给予导管修剪，连接与导管相匹配的连接器配件，并做好再次评估导管功能和解释的工作。

在临床的 PICC 维护过程中，应当采用脉冲式冲管及正压封管的方法预防纤维蛋白鞘的形成。有报道显示，当患者输液时出现液体渗出，颜色同输液液体，停止输液后穿刺点无液体渗出，该种渗出的原因多为纤维蛋白鞘形成，使导管部分堵塞、液体流向改变。导管堵塞为 PICC 常见的并发症之一，液体经中心静脉导管的重力滴速一般应达到 80 滴 / 分以上，如果滴速少于 50 滴 / 分，提示导管阻塞。遵医嘱给予尿激酶稀释液溶解纤维蛋白鞘。

给予患者高蛋白、高维生素、易消化的营养支持。在护理的过程中，也要重视患者的心理护理，由于换药次数增加，患者容易产生焦虑情绪，应在日常生活中积极鼓励患者，树立患者自信心。针对每位患者发生渗液的原因，都应有相应的观察护理要点和详细的记录，相信通过我们的努力，对 PICC 导管的维护一定会取得更好的效果，使 PICC 发挥更好的治疗作用。

（王　颜）

参考文献

[1] 申屠英琴，赵锐，陈春芳. 27 例 PICC 穿刺部位渗液的原因分析及护理对策. 中华护理杂志，2011，46（2）：131-132.

[2] 冯正仪. 内科护理学. 上海：上海科学技术出版社，2002：125.

[3] 庞永慧，陆杰荣. 中心静脉穿刺置管术后渗液的原因分析与护理. 广西医学，2008，30（12）：1975-1976.

[4] 童瑾，冯丽娟，韩学惠，等. 超声引导下改良塞丁格技术 PICC 置管穿刺点渗液原因分析及护理. 护理学杂志：综合版，2013，28（21）：46-47.

[5] 贺连香，李倩，张京慧. 运用改良塞丁格技术行 PICC 置管的效果观察. 中国现代医学杂志，2011，21（33）：4199- 4206.

[6] 闻曲，成芳，鲍爱琴. PICC 临床应用及安全管理. 北京：人民军医出版社，2012：316.

[7] 郭敏，李静，余晋涛，等. 超声引导下经肘上留置 PICC 的效果观察. 护理学报，2010，17（10）：59-60.

[8] 侯雪琴，季英. PICC 置管渗液的研究进展. 护士进修杂志，2015，30（15）：1365-1367.

3．双上腔静脉超声引导下 PICC 置管的护理

本案例选取 2017 年 1 月至 2017 年 12 月在超声引导下行 PICC 置管的 2 例双上腔患者，遵医嘱给予静脉化疗并置入 PICC。目前对于双上腔患者置管未查到相关文献，我院 2 例双上腔静脉患者均诊断为恶性肿瘤，需要进行化学治疗。因此，宜采用 PICC 输注化疗药物。本病例解析总结了双上腔静脉患者 PICC 置管最佳操作流程、规范了置管护士置管前的评估以及确诊双上腔静脉的诊断依据，明确置管后导管尖端定位的方法，保障了患者的安全。

👉 **病例 65～66**

2017 年 1 月～ 2017 年 12 月，我科在超声引导下行 PICC 置管中有 2 例为双上腔静脉置管患者，遵医嘱给予静脉化疗并置入 PICC，患者的具体临床资料如表 8-3-1 所示；2 例患者治疗结束后遵医嘱给予导管拔除。

表8-3-1　2例双上腔静脉PICC置管病例的临床资料

病例	性别	年龄	诊断	置入静脉	X 线尖端定位 修剪前	X 线尖端定位 修剪后
65	女	7	异基因造血干细胞移植术后	左侧贵要静脉	左侧第 8 后肋	左侧 7～8 后肋
66	女	68	子宫恶性肿瘤	左侧贵要静脉	左侧第 9 后肋	左侧 6～7 后肋

护理策略分析

（1）护理评估

1）病例 66 置管侧肢体未接受乳房根治术或腋下淋巴结清扫的术；无锁骨下淋巴结肿大或肿块；未患上腔静脉压迫综合征；无血栓史、血管手术史；

2）2 例患者右臂无可选择的穿刺静脉，因此选择左侧贵要静脉行 PICC 穿刺置管；

3）2 例患者的全血细胞分析、凝血分析数值正常。

有研究表明，白细胞计数与人体免疫力存在着直接的关系，当白细胞计数低于正常水平，人体免疫力就会下降，出现导管相关性感染的概率就会明显升高；当急性白血病患者的外周血白细胞计数高于 $100×10^9$/L，会导致血液黏度增加，易引起血管堵塞，因此，白细胞低或高都会增加 PICC 置管并发症的发生率。

血小板往往是 PICC 导管置入参考的另一重要指标。当血小板计数低于 $20×10^9$/L 时，应谨慎行 PICC 置管，遵医嘱输注血小板及止血治疗，严密监测血小板计数后再行置管，置管前后应做好充分的止血准备。孟祥锋等研究发现，持续渗血的发生率与血小板计数是成负相关的：血小板计数 $< 20×10^9$/L 的患者，50%会发生持续渗血；血小板计数为 $(20 ～ 50)×10^9$/L 的患者，持续渗血的发生率为 7.69%；血小板计数 $> 50×10^9$/L 的患者，则没有出现渗血的病例。从中可以看出，置管前检查血小板计数至关重要。

还需要注意评估患者发生静脉血栓的危险因素。有研究证实，出凝血时间延长是导致 PICC 置管后渗血的因素之一。凝血酶原时间（PT）延长易引起置管后出血。PT 是检查外源性凝血因子（Ⅱ、Ⅴ、Ⅶ、Ⅹ）的一种过筛试验，APTT 是检查内源性凝血因子（Ⅷ、Ⅸ、Ⅺ）的一种过筛试验。有研究表明，APTT 低、血红蛋白低是肿瘤患者 PICC 置管并发上肢静脉血栓形成（EDVT）的危险因素（$P < 0.05$）。而纤维蛋白原（Fg），即凝血因子Ⅰ，是凝血过程中的主要蛋白质。Fg 作为血栓前状态的分子标志物，其水平升高使血栓易于发生或标志着血栓的形成。大量实体瘤患者 Fg 易增高，Fg 与 PICC 相关静脉血栓的发生密切相关，Fg > 4 g/L 的患者的静脉血栓发生率高于 Fg $≤ 4$ g/L 的患者。凝血酶时间（TT）测定试验是检测凝血、抗凝及纤维蛋白溶解系统功能的一个简便试验，反映的是体内抗凝物质，所以它的延长说明了纤溶亢进。因血液病患者经常需输注单纯红细胞，故凝血酶原时间、活化部分凝血酶时间、纤维蛋白原含量 4 项凝血指标随之变化，随着输注的红细胞量增多，渗血发生率也随之升高。从中可见，PICC 置管前检查凝血 4 项可避免置管后出血及血栓的风险。

置管前还应行影像学及心脏超声学检查，确定有无上腔静脉受压情况、先天性心脏病及心脏有无异常分流情况。

置管后评估患者发绀的症状，遵医嘱进行超声心动检查的辅助检查，判断心脏有无异常分流情况。

置管前测量血管直径、深度、静脉血流速度。可预防置管后血栓性静脉炎等并发症。

若诊断为双上腔静脉，需要进一步评估患者因心脏引流途径异常而引起的血流动力学异常改变，以预防置管后并发症的发生。

（2）护理措施

1）选择成人的导管型号（4 Fr），参照静脉治疗护理技术操作规范和静脉输液护理实践标准，以及医院制定的具体操作程序进行置管；2 例患者置管长度分别 28 cm 和 36 cm。均经左侧贵要静脉穿刺置管，穿刺过程顺利，回抽导管内有回血，患者无不适主诉，置管后应用脉冲式冲管及正压封管，覆盖无菌敷料，自粘弹力绷带包扎固定。

2）患者置管后遵医嘱立即给予 X 线定位，确定导管尖端位置，报告结果显示：1 例患者 PICC 尖端位于左侧第 8 后肋下缘水平，另 1 例患者 PICC 尖端，位于左侧第 9 后肋下缘水平。患者置管后，护士观察患者有无发绀或发绀加重的临床表现。

3）因为导管异位左上腔静脉的发生率很低，如果发现应立即请放射科、心血管超声科及心内科专家进行联合会诊，确诊双上腔静脉的患者，应排除血管异常反流，保证导管留置位于左上腔静脉内的安全性，保留功能正常的 PICC。

病例 65 是造血干细胞移植术后患者，经查阅置管前影像资料发现，CT 报告结果显示：双上腔静脉可能，右侧上腔静脉长度约 5 cm，直径约 1.4 cm × 1.1 cm，左侧上腔静脉长度约 7 cm，直径约 1.3 cm × 1.2 cm；超声心动检查报告显示：冠状静脉窦扩张。

病例 66 置管后行 CT 检查，结果显示：双上腔静脉可能，右侧上腔静脉长度约 10 cm，直径约 1.5 cm × 1 cm，左侧上腔静脉长度约 14 cm，直径 1.5 cm × 0.8 cm；并且显示 2 例患者左侧上腔静脉均汇入冠状静脉窦，CT 平扫显示冠状静脉窦隐约可见。

4）因置管前未考虑永存左上腔静脉可能，导管长度的测量是按照自穿刺点沿静脉方向量至右侧胸锁关节处向下，至第 3 肋间的方法进行的，显然路径较长。目前对于 PICC 置入左上腔静脉内，尚无具体的测量导管长度的方法，因此应用电子技术模拟在电脑上进行数据测量，并将测量长度（自穿刺点沿静脉方向量至左侧胸锁关节处向下至第 3 肋间）与之前的测量数据进行比较，作为修剪导管时参考的依据。最终 2 例患者分别给予修剪导管 5 cm 和 6 cm，X 线定位确定导管尖端位置，分别为左侧第 7 ~ 8 后肋间水平和左侧第 6 ~ 7 后肋间水平。

（3）病例讨论

正常人仅有一条上腔静脉，上腔静脉接受人体上半部分静脉血液回入右房，上腔静脉与冠状窦两者是分开的，无交通关系。而双上腔静脉是指胚胎在发育的过程中，左前主静脉未能正常退化形成左上腔静脉，右前主静脉未能正常退化形成右上腔静脉，合称为双上腔静脉。双上腔静脉发生率为 0.12% ~ 1.6%。左上腔静脉引流途径有 6 种：①左上腔静脉下行经冠状静脉窦引流入右房；②冠状静窦闭锁，冠状静脉血经 PLSVC- 左无名静脉 - 右位 SVC 入右房；③左上腔静脉直接引流入右房；④左上腔静脉直接引流入左房；⑤左上腔静脉经冠状静脉窦引流入左房；⑥左上腔静脉连接于左肺静脉。前 3 种引流途径不引起血流动力学改变，后 3 种途径由于出现左上半身静脉血的右向左分流，可引起发绀、左心容量负荷过重等改变，应手术结扎或引流至右心房，置管前应评估血流动力学改变，排除禁忌，置管后评估若为分流异常，应当拔除导管。

彩色多普勒超声诊断永存左上腔静脉准确率高，对于左上腔静脉的血液回流途径，超声可提供重要的参考价值。

双上腔静脉的 CT 特异性表现为主动脉弓左侧，边界清楚结节影，连续出现至少 3 个层面，可伴随冠状窦增粗。重组影像可明确诊断并显示，左上腔静脉在心脏上方的连接、走行及毗邻，心脏层面部分病例可显示汇入部位。2 例患者从置管前和置管后的 CT 报告中明确诊断为永存左上腔静脉。

置管前，增加影像学及心脏超声学检查，如病例 65 造血干细胞移植术后，患者在置管前的心脏超声学检查报告已经提示永存左上腔静脉的可能性大，无血流异常。2 例患者均无心脏病史，置管后均未出现发绀的症状。因此，在患者病情允许的情况下，遵医嘱进行心脏血管超声检查，警惕合并存在无症状的先天性心脏病及血管异常情况，以保证导管长期使用的安全性。

如果发现纵隔影增宽、主动脉结阴影的外侧可见一淡血管阴影，提示有左上腔静脉可能（见图 8-3-1、图 8-3-2），还需结合 CT 进行检查。

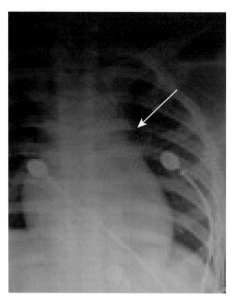

图 8-3-1   病例 65 永存左位上腔静脉

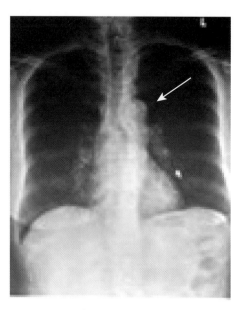

图 8-3-2   病例 66 永存左位上腔静脉

PICC 作为化疗患者的输液途径，长期放置于冠状窦内，导管本身对血管壁的刺激、输液时冠状窦内的压力改变、对血管壁的化学性损害及由此造成的外渗将给患者带来心律失常、冠状窦血栓形成，甚至心绞痛、心肌坏死等严重并发症，后果不堪设想。

因此，应强调在心脏血管超声的检查下，动态调整导管的必要性，最终使导管准确地放置在左上腔静脉中下 1/3 的位置。导管异位时，超声检查可以作为体表标志（定位）法的补充。

（霍　花）

参考文献

[[1] 吴梦琦. 彩色多普勒超声诊断永存左位上腔静脉的临床意义. 实用全科医学，2006，4（6）：723.

[2] 邱大学，曹文建，蒋国斌，等. 法络四联症（非典型）永存左上腔静脉 1 例. 中国临床解剖学杂志，2001，19（4）：294.

[3] 陈彦，白云先，杨立君. 双上腔静脉畸形 1 例. 临床医学影像杂志，1997，2：137.

[4] 吕清，杨亚利，谢明星，等. 超声心动图诊断永存左位上腔静脉引流入左心房的价值. 中国超声影像学杂志，2006，15（8）：565.

[5] 孟祥锋，刘纯艳，急性白血病病人 PICC 穿刺点持续渗血的相关因素分析及护理. 护理研究，2009，23（3）：818-819.

4．PICC 置管后穿刺点发生 3 级渗血的护理

　　本案例选取 2018 年 1 月至 2018 年 2 月入住北京大学血液病研究所 3 例于 PICC 置管后发生 3 级渗血的患者，由于在临床中存在 PICC 置管后出现严重渗血的现象，造成导管的维护困难及皮肤的损伤。既往常采用局部使用凝血酶药物和局部压迫的护理方法，而应用软聚硅酮泡沫敷料给予局部换药，可吸收渗液，为创面提供适当湿润的伤口愈合环境，同时能温和地黏着伤口周围皮肤，当去除敷料时不会引起表皮脱落、疼痛，最终使渗血停止，导管功能恢复正常。

👉 病例 67 ～ 69

　　3 例于 2018 年 1 月至 2018 年 2 月入住我科行 PICC 置管的患者发生了 3 级渗血，其中 2 例为女性，1 例为男性，年龄为 34 ～ 60 岁，平均年龄为 44 岁；诊断为急性髓系白血病；3 例患者均选择右侧贵要静脉进行穿刺，应用超声引导下改良赛丁格技术，使用 4 Fr 导管，穿刺置管顺利，抽回血通畅，并进行脉冲式冲管和正压封管，局部用无菌敷料覆盖并给予自黏性弹力绷带加压包扎；病例 67 在置管后 11 天出现渗血，病例 68 和病例 69 在置管当日出现渗血，渗血过程中应用软聚硅酮泡沫敷料换药，3 例患者 9 天共换药 4 次后渗血停止，改为每 7 天维护一次。3 例患者在置管当日的血小板和凝血情况见表 8-4-1。

表8-4-1　病例67、病例68、病例69在置管当日的血小板和凝血数值

病例	血小板（×10^9/L）	纤维蛋白降解产物（ug/ml）	纤维蛋白原（mg/dl）	凝血酶原时间（s）	总蛋白（g/L）
67	15	9.4	–	–	59.7
68	22	12.7	–	–	64.2
69	7	–	190	15.4	62.5

护理策略分析

（1）护理评估

1）评估患者的一般情况，3 例患者的体重指数级别均为正常，皮肤弹性好，无 PICC 置管禁忌证。

2）每日评估患者血常规及凝血情况：血小板计数、纤维蛋白降解产物、纤维蛋白原、凝血酶原时间、总蛋白数值。

3）静脉评估：评估血管直径、深度、血流、静脉分支，提高置管成功率，减少置管后并发症的发生。增加置管后的评估。3 例患者的静脉评估结果见表 8-4-2。

表8-4-2　病例67、病例68、病例69的静脉评估结果

病例	血管直径（mm）	深度（mm）	血流（cm/s）	静脉走向
67	3.2	13.7	122.7	无分支
68	3.9	6.4	135.3	无分支
69	4.9	14.8	122.7	无分支

4）置管后评估：PICC 置管成功后，应评估穿刺点有无渗血、渗液，皮肤过敏、红肿及静脉炎表现，置管后的渗血分级见表 8-4-3。

表8-4-3　渗血分级

渗血分级	临床表现
0 级	24 h 内敷料有少量渗血
1 级	患者活动时穿刺点渗血，渗湿敷料
2 级	患者平卧时穿刺点渗血，渗湿敷料
3 级	穿刺点渗血不止，沿 PICC 管壁流出

（2）护理措施

1）导管维护

置管当日，3 例患者的穿刺点处均应用 5 cm×5 cm 藻酸钙伤口敷料和 7.5 cm×7.5cm 无菌纱布覆盖，外用 10 cm×12 cm 无菌透明敷料以及自粘弹力绷带加压固定，松紧度以可塞进 2 个手指为宜，持续 24 小时（使用自粘弹力绷带时每 2 小时观察松紧度、观察末梢血液循环并询问患者有无不适主诉）。

2）渗血的处理

护士每天观察穿刺点渗血的量。嘱患者于置管后 24 小时进行握力球练习，松拳握拳为 1 次，每天 4 组，每组 30 次，练习程度以将握力球挤压 1/2 为宜，每次持续 10 秒钟。

① 1 级渗血：若渗血面积超过纱布敷料 1/2 时，给予更换敷料，穿刺点覆盖藻酸盐敷料，继续观察渗血量并记录。

② 2 级渗血：若渗血面积超过整块纱布敷料时，给予更换敷料，穿刺点覆盖藻酸盐敷料＋纱布敷料，每 48 小时更换敷料，继续观察渗血量并记录。嘱患者进行握力球练习，松拳握拳为 1 次，每天 4 组，每组 30 次，练习程度以将握力球挤压 1/2 为宜，每次持续 10 秒钟。

③ 3 级渗血：根据患者的渗血量，患者可以继续进行握力球练习，并给予患者更换敷料（包括穿刺点覆盖藻酸盐敷料和纱布）。

针对 3 例患者当日渗血面积为"纱布完全浸透，血液沿透明敷料流出并且浸湿一次性小垫，面积 15 cm×15 cm"，首次更换敷料时，穿刺点覆盖 5 cm×5 cm 藻酸钙伤口敷料和 10 cm×10 cm 软聚硅酮泡沫敷料，穿刺点上方放置 7.5 cm×7.5 cm 无菌纱布，并覆盖无菌透明敷料，外面进行自粘弹力绷带加压固定，每小时观察松紧度、末梢血液循环并询问患者有无不适主诉。当渗血面积占软聚硅酮泡沫敷料的 1/2 时，给予重复换药 1 次；每日测量臂围并记录，触摸穿刺点至腋下静脉方向，询问有无触痛。3 例患者在应用软聚硅酮泡沫敷料换药过程中，9 天共换药 4 次后，渗血停止，改为每 7 天维护一次，局部皮肤无破损。

（3）病例讨论

血小板异常与渗血的关系：根据血小板输注标准委员会（1998）和美国临床肿瘤学会指南规定：对患有严重血小板减少症的患者，如给予充分表面压迫，可在没有血小板支持的情况下，进行骨髓抽取和活组织检查。对于血小板极度低下患者，应遵医嘱输注血小板可有效预防渗血，本次讨论的 3 例患者于 PICC 置管当日出现渗血后，均给予了血小板 1 U 输注。根据输血指征，可再适度输注血小板和红细胞。

凝血异常与渗血关系：有文献指出，PT 与 PICC 穿刺点渗血量呈正相关关系，即 PT 越长，PICC 置管后渗血量越多。而本次讨论的 3 例患者在 PICC 渗血当日的 PT 无异常，纤维蛋白降解产物和纤维蛋白原异常，置管后仍出现严重渗血，因此应待样本量增加后对此进行进一步研究。

置管细节操作与渗血的关系：使用 21 号穿刺针进行静脉穿刺时，进入血管后，通过穿刺针送入导丝，体外应保留 10～15 cm 安全长度，特别注意在拔出穿刺针后需要按压穿刺点 10 s 以上，将插管鞘组件沿导丝送入前需要使用专用小刀进行扩皮，深度应为 1～2 mm，将导管送入成功后，按压皮肤穿刺点，更重要的是需要按压穿刺鞘进入血管处的位置。2016 年美国 INS 输液治疗实践标准指出：对于成年患者，应选择占静脉直径≤45% 的导管。以上 3 例患者静脉评估均符合置入 4 Fr 导管的条件。

软聚硅酮泡沫作为新型的软聚硅酮泡沫敷料，在渗液较多的情况下，可吸收渗液，为创面提供一个适当湿润的伤口愈合环境，同时还可以吸收大量的渗血。在干燥的情况下，可促使伤口周围的干燥和脱屑的皮肤正常化。同时能温和地黏着伤口周围皮肤，护理人员在去除敷料时不会引起患者表皮脱落疼痛。从而避免因反复粘贴敷料引起的医用黏胶相关性皮肤损伤。医用黏胶相关性皮肤损伤（medical adhesive related skin injury，MARSI）是指在移除黏胶产品后的 30 分钟乃至更长时间内，皮肤会出现持续性红斑伴或不伴水疱、糜烂或撕裂伤等皮肤异常症状。因为反复渗血更换敷料，使用此种敷料可以减少局部刺激，防止局部皮肤破损的发生。

2016 年美国 INS 输液治疗实践标准指出，纱布敷料应在 48 小时内给予局部更换，对于使用软聚硅酮泡沫敷料者，我们应根据渗血情况进行局部换药，3 例患者均未发生导管相关性感染。同时，软聚硅酮泡沫敷料粘贴皮肤时不如透明敷料加压效果好，我们使用自粘弹力绷带弥补，进行加压，并定时观察和记录。对于更换频率及加压效果方面还需要更多的临床数据支持。

（霍　花）

参考文献

[1] 潘怡梅. 留置 PICC 管穿刺点出血的因素及预防. 实用全科医学, 2007, 5（8）：717.

[2] 黄敏清, 黄蝶卿, 胡春仪, 等. 握力器锻炼预防 PICC 所致的机械性静脉炎. 护理学杂志（综合版）, 2011, 26（11）：8-9.

[3] 英国血液学标准委员会, 输血特别委员会. 血小板输注指南. 国外医学（输血及血液学分册）, 2003, 26（5）：459-466.

[4] 言克莉, 李金花, 张嘉. 超声引导结合微插管鞘技术置入 PICC 在血小板极度低下患者中的应用. 护士进修杂志, 2011, 26（16）：1520-121.

[5] 张娣, 张利岩, 毛莎, 等. 肝移植患者 PICC 置管渗血量的相关因素研究. 中华护理杂志, 2012, 247（1）：32-34.

[6] 周谊辉, 周秋红, 屈桂荣. 软聚硅酮泡沫敷料在预防放射性皮炎中的临床应用. 中国现代医学杂志, 2010, 20（22）：3477-3478.

[7] Gorski LA, Hadaway L, Hagle M, et al. Infusion therapy standards of practice. Journal of Infusion Nursing, 2016, 39（1）：1-132.

5．应用大剂量甲氨蝶呤后 PICC 置管处皮肤破溃的护理

本案例为一名女性患儿，确诊急性淋巴细胞白血病，入院后遵医嘱行 PICC 置管后化疗，期间第 3 次输注甲氨蝶呤后 PICC 周围皮肤出现严重瘙痒、斑丘疹、水疱，水疱破裂后有淡黄色渗出液，并伴有疼痛。给予紫外线照射治疗、碘伏及 0.9% 氯化钠注射液消毒皮肤、藻酸盐敷料覆盖、无菌纱布固定，22 天后患儿皮肤恢复正常，导管成功保留。

☞ 病例 70

2014 年 10 月，一名 9 岁女性患儿因应用大剂量甲氨蝶呤 2 天后，发生经外周置入中心静脉导管后穿刺部位的大面积斑丘疹、水疱及破溃等严重皮肤问题（表8-5-1）。经紫外线局部照射治疗后，选用聚维酮碘（碘伏）及 0.9% 氯化钠注射液进行局部皮肤消毒，应用藻酸盐敷料覆盖破损处皮肤后，予无菌纱布固定导管。经 22 天的治疗及护理，患儿 PICC 穿刺点周围皮肤破损处疼痛及瘙痒消失，无渗出液，皮肤形态恢复正常。导管无脱出。

表8-5-1　病例70的皮肤情况变化

日期	皮肤颜色	斑丘疹面积	水泡数量	水泡面积	水泡破裂	渗出液	皮温	疼痛评分	体温（℃）
2014-10-12	暗红色	7 cm×5 cm	2	1.0 cm×0.5 cm 0.5 cm×0.8 cm	无	无	升高	0	36.5
2014-10-14	暗红色	7 cm×5 cm	2	1.0 cm×0.5 cm 0.5 cm×0.8 cm	破裂	淡黄色	升高	6～7	36.2
2014-10-16	淡粉色	5 cm×3 cm	0	0	0	无	正常	1～2	36.4
2014-10-22	淡粉色	0	0	0	0	无	正常	0	36.5

护理策略分析

（1）护理评估

1）评估患者 PICC 周围皮肤颜色、斑丘疹面积、水疱数量及大小、渗出液颜色、性状。

2）评估患者体温变化。

3）评估患者的疼痛强度（图 8-5-1）。

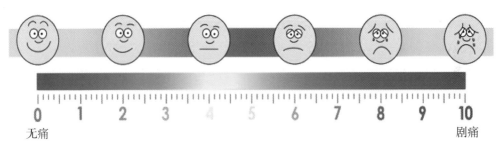

图 8-5-1　疼痛强度评分量表

注：0分，无痛；1～3分，轻度疼痛（睡眠不受影响）；4～6分，中度疼痛（睡眠受影响）；7～10分，重度疼痛（严重影响睡眠）

（2）护理措施

1）皮肤护理

2014-10-12 患者皮肤无破损，有面积 7 cm×5 cm 斑丘疹 1 处，伴 2 个直径分别为 1.0 cm×0.5 cm 及 0.5 cm×0.8 cm 水疱。患者皮肤瘙痒及丘疹时，易出现抓挠现象。避免搔抓皮肤而导致皮肤损伤，且不可自行揭除敷料。

皮肤消毒：可使用 2% 葡萄糖酸氯己定醇皮肤消毒剂及 75% 酒精进行皮肤消毒。

水疱处理：皮肤消毒后，应用 1ml 无菌注射器从水疱基底处刺入，将水疱内渗出液抽出。抽吸液体时，避免将表皮损伤。

导管固定：应用导固定装置将导管塑形为"U"形后，使用无菌透明敷料以穿刺点为中心无张力覆盖导管，取第 1 条无菌胶带蝶形交叉固定导管；第 2 条无菌胶带固定在连接器端透明敷料与皮肤连接处；第 3、4 条无菌胶带依次固定在输液接头下的皮肤上；第 5 条固定在第 2 条与第 4 条的连接处，对 PICC 进行固定。

2）皮肤破损处的护理

紫外线照射：选择紫外线治疗体表照射模式，设置定时 30 秒，距离皮肤损伤10 cm 处开始照射，照射时使用治疗巾将患者手臂正常皮肤覆盖，避免直视紫外线，防止其对眼睛造成损伤。隔日进行局部照射治疗 1 次。

皮肤消毒：皮肤破溃时，选用 0.5% 碘伏及 0.9% 氯化钠注射液进行局部皮肤消毒，不选用含有酒精成分的皮肤消毒剂，避免因酒精对皮肤产生刺激，增加患者的不适及疼痛。

导管固定：皮肤破溃时，皮肤破溃处覆盖藻酸盐敷料，取第 1 条无菌胶带，采用高举平台法固定导管固定翼。取第 1 块无菌纱布用无菌剪刀从正中剪开，至纱布中心位置，将 PICC 从纱布中心处通过；取第 2 块无菌纱布覆盖导管之上，取第 2 条无菌胶带呈蝶形交叉贴于纱布之上；取第 3 块纱布，将之前覆盖的纱布及导管全部包裹，并用胶带将纱布再次固定好后，缠绕弹性绷带固定。每 48 小时为患儿进行消毒，并更换无菌纱布敷料。

3）心理护理：皮肤出现斑丘疹时，患儿皮肤瘙痒明显；皮肤破溃时，疼痛明显。这些都会使患儿出现哭闹，增加患儿及家属心理负担，使其配合度降低。工作人员应向患儿家属讲解发生过敏的相关因素，及所采取的护理措施、方法；还可向家属及患儿介绍与之相关的成功案例；做好细致、耐心的沟通及心理护理，以稳定患儿及家属的紧张情绪，从而提高患者的依从性。

（3）病例讨论

化疗药物输注是恶性肿瘤治疗的重要手段，在治疗肿瘤的同时，也存在着骨髓抑制、过敏反应、消化系统反应等毒副反应。患者在接受化疗后，皮肤的敏感性增加，皮肤易过敏。而大剂量 MTX 的输注，可使患者内环境发生改变，通过机体的代谢，造成体内免疫复合物形成，从而激活补体，诱发过敏的发生。当患者皮肤出现损伤时，会加重皮肤的局部症状。

一般认为女性较男性更易出现皮肤刺激反应。同时，儿童的皮肤较成人的细嫩，该病例中患者为女性儿童，发生皮肤刺激反应的概率大大增加。在解剖生理的特点上，儿童与成人不同，其对药物的代谢也与成人有异。因此，其产生药物不良反应（adverse drug reaction，ADR）的发生率及严重程度均会超过成人，且儿童语言表达能力有限，也会导致不良后果的加重。

患者在接受化疗后，其皮肤敏感性增加，易发生皮肤过敏。该患儿接受多次大剂量化疗，会出现胃肠道反应、精神紧张、失眠、疲劳以及情绪变化等问题，这些均可导致患儿机体内环境的改变，诱发或加重皮炎症状。

无菌透明敷料固定性良好，但有渗出时，无吸收功能。出现皮肤过敏时如继续使用，会导致过敏处皮肤的症状加重。藻酸盐敷料具有吸收渗血、渗液、促进组织、伤口愈合的功能，该患儿在皮肤过敏初期，局部出现皮肤破溃及渗出，因此使用藻酸盐敷料及无菌纱布覆盖、包裹，可促进局部皮肤组织的修复，同时具有良好的透气性。

在皮肤过敏症状好转后使用无菌透明敷料覆盖，可起到良好的固定目的。因紫外线具有杀菌、消炎镇痛、促进组织再生、提高机体抵抗力的功能，因此在为患儿进行护理时，可使用紫外线治疗仪局部照射治疗。患儿 PICC 周围皮肤出现破溃及渗液，同时主诉疼痛，在皮肤消毒剂的选择上，若应用 2% 葡萄碳酸氯己定醇溶液及 75% 酒精溶液进行皮肤消毒，因其含有酒精成分、刺激性强，会增加患者的痛感及不适。而选择 0.5% 碘伏皮肤消毒，因其在外科换药中可以达到预防感染、促进伤口愈合的目的，且操作简便、安全实用，不仅在临床操作中可以保证消毒效果，提高护士的工作效率，还可以减轻患者痛感，减少患者因换药而产生的畏惧、紧张心理，增强其治愈疾病的自信心，提高患者满意度。该病例中患儿 PICC 周围的皮肤已经出现过敏反应，为避免碘伏消毒时皮肤可能加重过敏反应的发生，故应用 0.9% 氯化钠注射液进行擦拭脱碘。

患者在过敏初期，皮肤破溃，表面有渗液，此时应用藻酸盐敷料覆盖，可吸收渗血、渗液，促进创面的愈合。无菌纱布固定，虽能保持良好的透气性，但在固定导管方面较无菌透明敷料效果差，易造成导管脱出。因此，在用无菌纱布妥善固定后，可在纱布外应用弹性绷带固定。症状好转后，及时改用无菌透明敷料进行导管固定。

患者出现皮肤过敏时，由于局部症状及自身感受，易出现烦躁情绪。尤其是患者为幼儿时，因不适无法表达易出现哭闹。同时，由于治疗及护理时间较长，往往会增加患者及家属的心理负担，也会影响患者的生活质量。

由于导管的维护时间缩短，使患者及家属频繁来往于医院，无形中增加了患者经济负担。因此，医护人员与患儿及家属之间进行有效沟通尤为重要，这样可以稳定患儿及家属的情绪，增加其信心；提高依从性，也增加其对护理人员的信任感。

（张宝宏）

参考文献

[1] 江晓倩，黄心茹，郑凤萍. 儿童急性淋巴细胞白血病患者大剂量甲氨蝶呤化疗期的护理. 现代诊断与治疗，2012，23（7）：1085-1086.

[2] 李虹，黄宗琼. 一例 PICC 置管后皮肤严重过敏反应的护理. 中国肺癌杂志，2007，5（10）：375.

[3] 中华人民共和国卫生部. 静脉治疗护理技术操作规范. 中国标准出版，2014：5.

[4] 戴立芬. 一例严重 PICC 导管相关皮肤过敏反应的护理. 中国实用医药，2013，29（8）：222-223.

[5] 曲政海，高美华. 儿童变态反应病学. 北京：人民卫生出版社，2006：531.

[6] 张美红. 碘伏在门诊外科伤口换药中的疗效观察. 中国医药指南，2013，11（6）：628-629.

[7] 杨俊芸. 碘伏皮肤消毒致过敏性休克 1 例报告. 职业与健康，2001，17（6）：81.

6. 双臂 PICC 置管在纵隔淋巴瘤患者中的应用

　　纵隔淋巴瘤是一类较特殊的弥漫大 B 细胞淋巴瘤。首选 R-EPOCH 联合化疗，即利妥昔单抗、依托泊苷、表柔比星、长春地辛、环磷酰胺、泼尼松。为避免化疗药物外渗、减轻反复穿刺的痛苦，北京大学人民医院血液科对应用 R-EPOCH 方案治疗的 27 例纵隔淋巴瘤患者采取超声引导下联合改良塞丁格技术进行双臂 PICC 置管，即一侧置入单腔 PICC、另一侧置入三腔 PICC，并根据患者具体病情及静脉情况优化双臂置管顺序，均置入成功。

👉 病例组 71

　　自 2014 年 10 月至 2017 年 7 月，北京大学人民医院血液科对应用 R-EPOCH 方案治疗的 27 例纵隔淋巴瘤患者，采取超声引导下联合改良塞丁格技术进行双臂 PICC 置管，其中，男性 15 名，女性 12 名，中位年龄 45 岁。该 27 例患者为一侧手臂置入单腔 4 Fr PICC，另一侧手臂置入三腔 6 Fr PICC（表 8-6-1）。其中第 1 ～ 6 例患者为右侧上臂置入单腔 PICC，左侧上臂置入三腔 PICC，均全部成功。第 7 例置管时左侧上臂三腔 PICC 置入失败。此案例失败后与主管医生沟通，决定按既往使用外周留置针的方法，为患者完成首次化疗方案。通过这一失败案例，我们将导管置入顺序进行调整。即：预穿刺血管在满足置管要求的前提下，先在患者右侧上臂置入三腔 PICC，再在患者左侧置入单腔 PICC。第 8 ～ 27 例，均为此方法置入，均置入成功。

表8-6-1　病例组71双臂PICC置管情况

序号	性别		中位年龄	右臂 PICC	左臂 PICC
	男	女			
1 ～ 6	3	3	45	4 Fr 单腔	6 Fr 三腔
7	1		26	4 Fr 单腔	6 Fr 三腔
8 ～ 27	11	9	45.5	6 Fr 三腔	4 Fr 单腔

护理策略分析

（1）护理评估

1）患者评估：①本病例组患者均确诊为纵隔淋巴瘤患者；②无 PICC 置管禁忌证；询问患者过敏史、血栓史、既往手术外伤史；③本病例组患者均神志清楚，生命体征平稳，且一般情况良好；④患者或家属均签署化疗同意书及 PICC 置管知情同意书。

2）导管选择：巴德外周插管中心静脉导管单腔 4 Fr PICC，三腔 6 Fr Power PICC。双臂置管后，每位患者共有 4 条输液通路，可完全满足患者化疗需求。

3）静脉选择：患者取仰卧位，将手臂外展，与躯体成 90°；应用彩色超声仪探查患者双臂血管至腋静脉、锁骨下静脉。首选贵要静脉，确定预穿刺血管，避开伴行淋巴管及神经组织，测量预穿刺血管直径，穿刺深度及血流速度，并标记预穿刺点；

4）拔管评估：

患者全部完成化疗方案；遵医嘱保留单腔 PICC，拔除三腔 PICC。

（2）护理措施

1）明确置管人员要求：具有置管资质的静脉置管专科护士，从事 PICC 置管工作 5 年及以上。

2）PICC 导管置入：根据患者诊断、病情及医嘱，确定双臂 PICC 置入；根据上臂静脉解剖特点，避免同时损伤动脉、神经、淋巴管等重要组织。同时，保证超声下穿刺部位的最佳视野。穿刺部位选择在双侧上臂 7～14 cm 处，应用超声选择预穿刺点。具体置管方法：①患者取仰卧位，将手臂外展，与躯体成 90°；②应用彩色超声仪探查双侧上臂血管至腋静脉、锁骨下静脉，避开淋巴管及神经组织，首选贵要静脉。确定预穿刺血管，测量血管直径，穿刺深度及血流速度，并标记预穿刺点；③测量导管预置入长度；④应用 2% 葡萄糖酸氯己定醇溶液对置管侧手臂进行整臂皮肤消毒。确保置管过程全方位无菌操作；⑤预冲导管及全部套件，将超声探头套无菌防护套，修剪三腔导管长度；⑥在超声引导下应用改良的塞丁格技术置入 PICC 后，使用超声探查双侧颈内静脉及对侧锁骨下静脉有无导管异位，若无导管异位，连接输液接头，应用脉冲式冲管并正压封管后，妥善固定 PICC；若发生导管异位，将导管位置调整至正确后，再妥善固定导管；对侧手臂应用同法置入第 2 根单腔导管；⑦为患者进行 X 线检查，确定导管尖端位于上腔静脉下 1/3 段或上腔静脉与右心房连接处。

3）PICC 导管拔除：患者需 6～8 个月才能完成全部化疗方案。虽然全部化疗方案结束，但仍需使用单腔 PICC 继续完成其他液体及血制品输注输注。因此，化疗结束后可遵医嘱拔除三腔 PICC，同时继续保留单腔 PICC。拔除三腔 PICC

过程中，患者取仰卧位，将拔管侧手臂外展与躯体呈 90°。置管处局部皮肤进行常规消毒后，将三腔 PICC 缓慢拔出。拔除后，观察导管完整性。同时应用无菌纱布轻轻按压穿刺点，并应用无菌透明敷料覆盖。拔除三腔 PICC 后，为患者进行胸部 X 线检查，判断存留体内的单腔 PICC 尖端位置。患者全部治疗结束后，由主管医生复查 PET/CT，评估治疗效果后，再遵医嘱拔除单腔 PICC。

（3）病例讨论

纵隔淋巴瘤是一类较特殊的弥漫大 B 细胞淋巴瘤。属于非霍奇金淋巴瘤中的一种。而非霍奇金淋巴瘤占淋巴瘤的 80% ~ 90%。既往纵隔淋巴瘤患者在治疗过程中，常常应用放、化疗进行联合治疗。而放、化疗的毒副反应明显高于单纯的化疗。应用 R-EPOCH 方案化疗避免了在放疗时，对纵隔的辐射。同时，保存了患者的生育能力，尤其对于年龄小于 40 岁的纵隔淋巴瘤患者更有利。接受 R-EPOCH 治疗方案，即利妥昔单抗、依托泊苷、表柔比星、长春地辛、环磷酰胺、泼尼松联合化疗，随访 5 年总生存（Overall Survival，OS）率达 97%。R-EPOCH 一个疗程需要静脉输液 5 天。其中，表柔比星、长春地辛、依托泊苷这三种化疗药物输注过程中需应用不同的输液通路，同时连续输注 96 小时。既往会为患者采用留置 1 条单腔 PICC，同时再加 3 条外周静脉短导管的方法完成治疗。在输液治疗过程中，患者四肢常常会出现均留置输液通路的情况。使得患者四肢均被占用，无法更换衣物、自行如厕、甚至无法进行下床活动，使得生活质量严重降低。而在化疗药物输注过程中可造成血管内膜损伤，血管通透性增加，从而易发生药物外渗；同时可造成血管痉挛，使得局部组织供血减少，导致周围组织缺血、缺氧，从而出现不同程度的静脉炎。R-EPOCH 方案中的表柔比星属于发疱性药物，一旦渗出到血管外，短时间内即可发生红、肿、热、痛，甚至造成皮肤及组织坏死，甚至导致永久性溃烂。长春地辛对血管刺激性较大，注射后可出现血管痉挛、疼痛、静脉炎（由轻至重可分为红肿、硬结、坏死和闭锁 4 型）。依托泊苷为弱刺激性药物，但即使是弱刺激性化疗药物，若进行长时间滴注，使其持续刺激血管内膜，也会发生静脉炎。

患者完成全部化疗方案后，可将三腔 PICC 拔除，只保留单腔 PICC 以满足后续的输液要求。2016 年美国 INS 输液治疗实践标准中明确指出，根据治疗方案时间的长短，在满足治疗处方前提下，选择最短长度、最小管径、连接最少的通道数量且损伤最小的导管。在这一指导意见下，选择进行双臂 PICC 置管既能够符合用药要求，又能满足输液通路的需要。双臂 PICC 置管可以避免因反复静脉穿刺给患者带来的痛苦，将对患者的损伤降至最小。同时，采用超声引导联合改良塞丁格技术置管，置管成功率升高、术后并发症减少、患者舒适度提高，且对日常生活影响小，依从性高，这些均利于患者配合完成整个化疗方案。药物 pH 值＞9 或有持续腐蚀性治疗时，均不适合经外周静脉短导管实施输液治疗。在

R-EPOCH 方案中长春地辛、依托泊苷均为刺激性化疗药物；表柔比星属于发疱性化疗药物；常规输液中 5% 碳酸氢钠注射液其 pH 值为 8 ~ 8.5，为高浓度碱性液，对皮下组织刺激性强，从而易导致局部发生坏死。因此，应为患者选择中心静脉导管进行药物输注。我科 27 名应用双臂 PICC 置管的患者，在化疗期间，均未发生化疗药物外渗，减少了药物对外周血管的刺激与损伤。保证了患者在治疗过程中的用药安全。

在为患者进行双臂 PICC 置管过程中，由于患者均为纵隔淋巴瘤，肿瘤在侵犯纵隔过程中，造成临近血管被推移或包绕。据文献报道，胸部肿瘤患者在置管过程中发生送管困难的发生率明显高于其他部位的肿瘤，使得最终置管失败。同时，一侧 PICC 置管成功后，由于导管占定一部分上腔静脉容积，使得上腔静脉腔径相对变小。再受到肿瘤占位影响，在另一侧 PICC 送管过程中，也会有出现送管困难的风险。因此，在为患者进行双臂 PICC 置管前，应充分评估患者病情，进行影像学检查；了解肿瘤位置、数量及大小；排除置管禁忌证；评判患者进行双臂 PICC 置管的可行性。并且，在操作过程中，可先为患者进行三腔 PICC 置管，这样即使在进行单腔 PICC 置入时出现了置管失败，也能够使患者拥有 3 条输液通路，从而顺利完成化疗药物的输注，保证患者用药安全。

我科现只为确诊纵隔淋巴瘤且应用 R-EPOCH 方案化疗的患者进行双臂 PICC 置管。在其他血液系统疾病中选择单腔 PICC 或双腔 PICC 便可满足治疗的需要，因此，对其他的血液病患者不选择此应用。当然，在临床静脉治疗中，会发生多种情况，如重症监护患者，在其输液治疗中，也往往需要多通路输液，这些患者是否可以选择双臂 PICC 置管以满足抢救、治疗需要，将是我们继续研究和探讨的方向。

综上所述，在为患者进行双臂置管前，置管人员应充分评估、判断患者是否适合进行双臂置入 PICC，并根据具体治疗情况选择最适宜患者的静脉通路。护士在为患者进行治疗护理工作时，在循证的基础上，应不断地总结与分析，保证静脉输液治疗的安全，持续提高静脉输液通路管理水平。

（张宝宏）

参考文献

[1] 邢镨元，石远凯. 淋巴瘤诊治最新规范——解读 2010《中国版 NCCN 恶性淋巴瘤治疗指南》. 抗癌之窗，2010，2（5）：29-31.

[2] 静脉治疗护理技术操作规范. 中国护理管理，2014，14（1）：1-4.

[3] 吴长福，孙培栋，毕振宇，等. 上肢静脉入路 PICC 置管术应用解剖学研究.

护理学报，2011，18（10）：8-11.

[4] 李春燕. 美国 INS2016 版《输液治疗实践标准》要点解读. 中国护理管理，2017，17（2）：150-153.

[5] 黎永谦，刘元生，庄春兰. 急性白血病化疗后并发急性肿瘤溶解综合征. 中国综合临床，2006，22（8）：697-699.

[6] 胡仙华. 化疗性静脉炎的防治及护理新进展. 中华护理教育，2015，12（4）：314-316.

[7] 薛朝晖，宋丽妞，焦红朵. 化疗药外渗的防治及护理体会. 中国误诊学杂志，2011，11（1）：129.

[8] 尤秀丽，席淑华，章志芸. 利多卡因防治西艾克与顺铂所致静脉炎的观察. 上海护理，2014，4（5）：38-39.

[9] 童郁韫，黄阿农，郑苏芹. 肿瘤化疗药物静脉渗漏的处置. 中国药业，2006，15（18）：48-49.

[10] Mrugala M，Bierman PJ，DeAngelis MM. Primary CNS lymphomas central nervous system cancers. NCCN practice guildlines in oncology National Comprehensive Cancer Network，2012，69-71.

[11] Martelli M，Di Rocco A，Russo E，et al. Primary mdiastinal ymphoma：diagnosis and treatment options. Expert Rev Hematol，2015，8（2）：173-186.

九、口腔护理

1. 异基因造血干细胞移植术后发生口腔黏膜炎的护理

本病例为 1 例诊断为急性髓系白血病行造血干细胞移植的患者，移植后 4 天出现口腔黏膜炎，口腔黏膜炎是异基因造血干细胞移植中最常见的并发症。通过观察患者口腔黏膜变化及评估疼痛程度，对口腔黏膜炎采用分层护理措施，结合口腔的专科护理、给予患者必要的心理支持，本案例总结了患者在移植期间的口腔黏膜炎及溃疡得到控制的护理体会。通过心理护理和血液专科护理，减轻患者的心理压力及忧虑是提高移植成功的主要手段和不可缺少的环节。

病例 72

患者男性，30 岁，2012 年 5 月受凉后出现发热，最高体温 38.3℃，伴咳嗽，全身皮疹，压之不退色，诊断为急性髓系白血病，为拟行兄供弟 HLA 6/6 相合异基因造血干细胞移植术于 2013-01-10 收入我科。2013-02-08 回输骨髓血 921 ml，2013-02-09 回输外周血干细胞 232 ml，过程顺利。患者于移植后粒细胞缺乏期出现口腔黏膜炎，具体临床表现见表 9-1-1。

护理策略分析

（1）护理评估

1）将口腔黏膜分别划分为唇、齿龈、硬腭、软腭、咽、舌、舌系带 7 个区域，每天评估口腔黏膜炎发生部位、大小、程度以及伴随症状。

2）根据口腔黏膜炎临床表现判断口腔黏膜炎分级。轻者仅表现为口腔黏膜出

表9-1-1　病例72　口腔黏膜炎临床表现

移植天数	口腔症状		疼痛指数（左/右）	口腔黏膜炎分级	体温（℃）	WBC（×10⁹/L）	Hb（g/L）	PLT（×10⁹/L）	治疗措施
	左侧	右侧							
第5天	无	右侧舌根部 0.1 cm × 0.2 cm 溃疡	0/2	I 级	36.6	0.3	97	46	常规口腔护理；加强亚叶酸钙漱口水漱口
第7天	左颊黏膜 0.5 cm × 1.1 cm 溃疡，舌根 0.1 cm × 0.2 cm 溃疡	右颊黏膜发红有触痛，舌根 0.2 cm × 0.5 cm 溃疡，有触痛	3/4	II 级	37	0.2	87	8	在第5天基础上给予紫外线照射口腔，持续5天
第8天	左颊黏膜 0.5 cm × 1.1 cm 溃疡，舌根 0.2 cm × 0.2 cm 溃疡	右侧颊黏膜发红触痛加重，舌根 0.5 cm × 1.1 cm 溃疡，触痛明显	4/5	III 级	36.9	0.09	80.9	7.3	在第7天基础上给予重组人粒细胞-巨噬细胞集落刺激因子（特尔立）漱口水漱口
第10天	左颊黏膜溃疡融合成片，舌根 0.2 cm × 0.2 cm 溃疡	右颊黏膜根部黏膜发红触痛明显，舌根 0.5 cm × 1.2 cm 溃疡，触痛剧烈	6/7	IV 级	37.1	0.19	82	10.3	在第8天基础上给予利多卡因漱口水漱口；给予营养支持及镇痛药物治疗
第13天	左颊黏膜可见 0.3 cm × 0.6 cm 溃疡，舌根可见 0.1 cm × 0.1 cm 溃疡	右颊黏膜发红，触痛减轻，舌根可见 0.1 cm × 0.1 cm 溃疡，触痛减轻	2/2	II 级	36.7	1.8	81	27	停用特尔立及利多卡因漱口水，继续给予常规口腔护理
第17天	双侧颊黏膜部溃疡愈合	双侧颊黏膜根部溃疡愈合	0/0	0 级	36.5	2.7	89	36	常规口腔护理

现溃疡，伴或不伴疼痛，不影响进食；重者口腔黏膜溃疡加重，疼痛剧烈，影响进食。口腔黏膜炎分级见表 9-1-2。

表9-1-2　口腔黏膜炎分级

分级	临床表现
0 级	口腔黏膜无异常
Ⅰ级	口腔黏膜有 1 或 2 个 < 1.0 cm 的溃疡，轻度疼痛，不影响进食
Ⅱ级	口腔黏膜有 1 或 2 个 > 1.0 cm 的溃疡和数个小溃疡，疼痛加重，能进半流食
Ⅲ级	口腔黏膜有 2 个 > 1.0 cm 溃疡和数个小溃疡，疼痛明显，只能进流质饮食
Ⅳ级	有 2 个以上 > 1.0 cm 的溃疡和（或）融合溃疡，疼痛剧烈，进食困难

3）评估患者口腔黏膜疼痛情况，使用 0 ~ 10 数字疼痛强度评估量表（NRS）进行疼痛评估，"0"表示无痛，"10"表示剧痛。请患者指出最能代表当前感受的疼痛强度数字。当患者口腔黏膜炎达到Ⅱ级及以上时，患者疼痛加重，影响进食，需要重点关注患者的疼痛强度。

4）评估患者的各项化验指标，尤其是全血细胞分析情况，密切观察患者有无感染及溃疡出血情况，有异常及时通知医生。

5）评估患者漱口水使用情况，当患者口腔出现疼痛，对漱口水使用的依从性会降低，因此，护士需密切关注患者漱口水使用情况。

6）评估患者饮食情况及营养状态。当患者口腔黏膜炎达到Ⅱ级及以上，患者饮食情况会受到影响，护士需密切关注患者各项生化指标及营养状态。

7）评估患者口水量。当患者存在口腔黏膜炎时，患者的口水量会增加，护士需密切关注。

（2）护理措施

1）口腔黏膜炎 0 级：患者口腔黏膜无异常，给予患者常规口腔护理。

每日三餐后口腔护理及漱口。患者入层流室后，每日三餐后立即用 5% 碳酸氢钠漱口液或"口舒"漱口液漱口，漱口时，让患者通过变换头部位置（直立 - 左侧 - 右侧 - 后仰）保证口腔内每个区域，尤其是舌下及牙缝、颊部，均与漱口液接触，得到充分的机械性冲洗，具体漱口方法为：将 5% 碳酸氢钠漱口液 10 ~ 15 ml 或"口舒"漱口液含于口腔内，鼓动双颊及唇部，使漱口水充分接触口腔黏膜，鼓漱后吐出。半小时至 1 小时后，使用 5% 碳酸氢钠漱口液和"口舒"漱口液交替进行口腔护理，口腔护理之间每 2 小时漱口 1 次，口腔护理操作要求熟练、轻稳、认真、细致，避免剐蹭口腔黏膜引起出血、继发感染。

口腔护理使用无菌口腔护理包，具体操作步骤如下：①用漱口液漱口，湿润唇部和口腔；②用漱口液棉球擦净口唇；③患者咬合上、下齿，用压舌板轻轻撑开左侧颊部，以弯血管钳夹漱口液棉球擦洗牙齿左外侧面，沿牙齿纵向擦洗（上牙向下擦，下牙向上擦），按顺序由内洗向门齿；④同法洗外侧面；⑤患者张开上下齿，擦洗牙齿左上内侧、左上咬合面、左下内侧、左下咬合面，以弧形擦洗左侧颊部；⑥以同法擦洗右侧；⑦擦洗硬腭部（横向擦，勿触咽部，以免引起恶心），擦洗完毕，擦洗舌面（纵向擦）、舌下黏膜。

患者移植后第 1 天，为避免甲氨蝶呤注射液对口腔黏膜的损害，在常规口腔护理及漱口水漱口的基础上加用亚叶酸钙漱口水漱口，患者在 24 小时内将亚叶酸钙漱口水漱完，每小时含漱一次；为保证患者睡眠，夜间延长含漱时间，患者每次起床大小便时含漱，其余时间可不进行。使用亚叶酸钙漱口水时，让患者采用"含、漱、咽"的方法进行漱口，具体步骤如下：①含：将亚叶酸钙漱口水含于口腔内，含 1～2 分钟；②漱：鼓动两颊及唇部，使亚叶酸钙漱口水充分接触口腔黏膜，漱 1～2 分钟；③咽：吞入少量的亚叶酸钙漱口水，每小时 1 次，以减轻甲氨蝶呤对食管黏膜的损伤。

遵医嘱给予患者碘甘油涂抹：患者每日口腔护理后，用棉签蘸取少量碘甘油涂于口腔溃疡处，每日 3 次。

2）口腔黏膜炎 Ⅰ 级：移植后第 5 天，患者右舌根部 0.1 cm×0.2 cm 溃疡诊断为口腔黏膜炎 Ⅰ 级，在 0 级的护理措施基础上，给予患者以下护理措施：①每日评估患者口腔黏膜炎发生的部位、大小、程度以及伴随症状，及时准确地记录；②增加亚叶酸钙漱口水含漱频次，改为每次含漱 3～5 分钟，每 40～60 分钟含漱一次，24 小时之内使用完 500 ml 漱口水，若患者提前使用完 500 ml 漱口水，遵医嘱增加漱口水量；③重组人粒细胞-巨噬细胞集落刺激因子（特尔立）漱口水含漱：患者出现口腔黏膜炎，给予患者特尔立漱口水漱口，特尔立需在 2～8℃避光贮存，现配现用，每 1～2 小时含漱一次，每次含漱 5 分钟，配制好的特尔立漱口液有效时间为 24 小时。

疼痛护理：患者口腔开始出现轻微疼痛，使用 0～10 数字疼痛强度评估量表（NRS）进行疼痛评估，评估患者疼痛程度，避免食用过热食物，减轻对口腔黏膜的刺激，从而减轻疼痛。

3）口腔黏膜炎 Ⅱ 级：患者于移植后第 7 天左颊黏膜出现 0.5 cm×1.1 cm 溃疡，舌根出现 0.1 cm×0.2 cm 溃疡；右颊黏膜发红有触痛，舌根部出现 0.2 cm×0.5 cm 溃疡，有触痛，饮食受到影响，诊断为口腔黏膜炎 Ⅱ 级，在上述的护理措施上，增加以下护理。

遵医嘱给予患者紫外线照射口腔：初次照射为 16 秒，每次递增 4 秒，每日照射 1 次，共照射 5 天，为 1 疗程。短波紫外线治疗仪的具体使用步骤如下：①将短波紫外线治疗仪调节到合适的模式及正确的时间，初次照射为 16 秒；②口腔护理后，将紫外线石英导子伸入患者口腔内，使导子距离溃疡处约 5 cm；③按开始键，给予患者紫外线照射；④照射完毕，关闭开关，拔除电源，给予患者清洁口腔。

饮食护理：此时，患者口腔疼痛加重，能进半流食，饮食及饮水受到影响，因此，饮食护理较为重要。鼓励患者进食清淡易消化的软食，如面条、小米粥等，食物经消毒灭菌待温热后再进食，吃饭速度宜慢，防止咬伤颊黏膜和舌，避免进食刺激及粗糙的食物，如饼干等。

心理护理：造血干细胞移植治疗环境特殊，入住无菌层流病房无家属陪伴，同时由于预处理的严重不适、口腔黏膜溃疡所致疼痛等，使得患者躯体和心理承受巨大痛苦，患者会出现烦躁、焦虑、恐惧心理，因此护理时应多与患者沟通，给予患者充分的安慰和鼓励，宽容与理解，增加患者的信心，从而顺利度过移植的整个过程。

疼痛护理：随着疼痛的加重，患者休息、睡眠受到影响，此时，需要多与患者沟通交流，让患者做一些自己感兴趣的事，如听音乐、看电视、看书等，从而分散其注意力，减轻疼痛。

4）口腔黏膜炎Ⅲ级：移植后第 8 天，患者左颊黏膜出现 0.5 cm × 1.1 cm 溃疡，舌根出现 0.2 cm × 0.2 cm 溃疡；右侧颊黏膜发红触痛加重，舌根出现 0.5 cm × 1.1 cm 溃疡，触痛明显，诊断为口腔黏膜炎Ⅲ级，在Ⅱ级的护理措施上，给予患者以下护理：

①患者口腔溃疡严重，留取患者口腔分泌物，给予患者分泌物培养，以判断是否有细菌或真菌感染，从而决定抗生素的使用情况。

②遵医嘱给予患者利多卡因漱口水含漱：患者口腔黏膜炎加重，疼痛剧烈，给予患者止痛药物漱口。在患者口腔疼痛明显或进食前使用，每次含漱 1～2 分钟。

③饮食护理：患者疼痛明显，只能进流质饮食。鼓励患者进食温凉的流质饮食，如小米粥等，避免进食过热食物，防止损伤颊黏膜及加重疼痛。

④疼痛护理：患者疼痛加重，在分散其注意力的基础上，给予患者利多卡因漱口水漱口，从而减轻疼痛。

⑤密切观察患者漱口水使用情况。患者口腔疼痛加重，对漱口水使用的依从性会降低，此时，需强调各种漱口水的作用，监督患者在规定时间内及时使用完各种漱口水，从而促进溃疡早日愈合。

⑥密切观察患者口水量情况。患者口腔黏膜炎加重，分泌的口水量会增加，护士需密切关注口水量情况，及时准确记录。

5）口腔黏膜炎Ⅳ级：移植后第 10 天，患者左颊黏膜溃疡融合成片，舌根有一个 0.2 cm × 0.2 cm 溃疡；右颊黏膜根部黏膜发红，触痛明显，舌根有一个 0.5 cm × 1.2 cm 溃疡，触痛剧烈，诊断为口腔黏膜炎Ⅳ级，在Ⅲ级的护理措施上，给予患者以下护理：

①遵医嘱给予制霉菌素片漱口水含漱：将 8 片制霉菌素片放于 0.9% 氯化钠注

射液 250 ml 中，充分溶解后，给予患者含漱。

②饮食护理：患者疼痛剧烈，进食困难。需给予患者营养支持，遵医嘱给予脂肪乳剂、静脉用维生素、复方氨基酸，以及 10% 葡萄糖液、50% 葡萄糖液内加适当比例胰岛素、氯化钾等静脉滴注。

③疼痛护理：患者疼痛剧烈，在利多卡因漱口水漱口的基础上，遵医嘱给予患者镇痛药物，并密切观察镇痛药物的不良反应，如便秘、呼吸抑制等。

④密切观察患者全血细胞分析情况，观察患者有无感染及溃疡出血情况，有异常及时通知医生。

⑤心理护理：患者往往因为疼痛导致休息、睡眠受到影响，并且存在恐惧心理，担心移植失败，医护人员需多与患者进行沟通，及时了解患者的心理状态，向其介绍移植成功的病例。并向患者讲解口腔黏膜炎产生的原因及预后，使患者认识到口腔黏膜炎的自然病程，每天让家属与患者沟通，帮助患者树立战胜疾病的信心。

（3）病例讨论

口腔黏膜炎是指口腔的炎症性和溃疡性反应，是放化疗肿瘤治疗中常见的并发症，更是以高剂量、清髓性化疗药物为预处理方案的造血干细胞移植患者最易并发的严重副反应。口腔黏膜炎的临床症状出现于预处理后 2 ～ 4 天，1 周后达到高峰，9 ～ 14 天基底膜细胞开始再生，即移植后粒细胞开始恢复时，症状有所减轻。

导致造血干细胞移植患者出现口腔黏膜炎的主要原因有两个方面：预处理放化疗造成的直接损伤以及中性粒细胞减少导致的免疫力下降。化疗药物导致口腔的生理屏障受损，引起口腔炎、舌炎、咽炎，使原有的致病菌通过上述创面造成局部或全身感染。强烈的预处理化疗可使患者的细胞和体液免疫功能缺陷，骨髓造血功能受到严重抑制，白细胞降至零期且持续一段时间，从而导致感染加重，持续时间也更长。丁小萍等研究发现，由于口腔溃疡引发持续性疼痛，不仅可导致咀嚼吞咽困难，且味觉改变影响患者的营养供给和治疗的连续性，不但增加患者的心理负担，也易导致全身感染，直接影响移植的成败。董桐俊等通过对 42 例造血干细胞移植患者并发口腔黏膜炎的护理研究证实，给予患者积极的口腔护理，可促进口腔腔黏膜炎的愈合，减少由此引起的临床症状，提高患者的生命质量，减轻患者痛苦，提高造血干细胞移植的成功率。

各种治疗方法的原理如下。

1）短波紫外线治疗仪作用原理：短波紫外线具有消炎、止痛、促进组织细胞再生、加快愈合、杀菌等作用。给予患者紫外线照射口腔能促进患者口腔溃疡的愈合，减轻口腔黏膜炎。

2）特尔立漱口水作用原理：特尔立即重组人粒细胞 - 巨噬细胞集落刺激因子

（rhGM-CSF），为多潜能造血生长因子，它不仅能促进造血前体细胞的增殖、分化、成熟、释放，还可以直接刺激口腔黏膜上皮细胞、成纤维细胞血管内皮细胞的生成或再生，促进溃疡的愈合。且因特尔立以生理盐水为载体，与一般漱口液相比无刺激性气味，患者更易配合使用。

3）亚叶酸钙漱口水的作用原理：注射亚为叶酸钙主要作为甲氨蝶呤的解毒剂，常用于预防甲氨蝶呤治疗后所引起的黏膜损害的毒性，减轻对口腔及食管黏膜的损伤。

4）碘甘油的作用原理：碘甘油属于一种消毒防腐剂，具有局部收敛作用，它可以有效杀灭细菌、病毒及真菌，起到一种消毒作用。它的主要成分是碘，直接将碘甘油涂在溃疡处，可以促进溃疡愈合。

通过对患者采取针对性的护理措施，最终患者口腔溃疡消失。对于口腔黏膜炎较轻的患者来说，在常规口腔护理的基础上需加强亚叶酸钙漱口水漱口，从而减轻口腔黏膜炎。对于口腔黏膜炎较重的患者来说，患者疼痛加重，饮食及休息受到影响，心情烦躁，因此，需加强患者的心理、饮食及疼痛护理。多与患者沟通；鼓励患者进食清淡易消化的食物；给予患者利多卡因漱口水含漱；让患者做一些自己感兴趣的事等。通过以上措施，患者在移植期间生命质量得到了提高，从而可以更好地配合造血干细胞移植。

（贺　辉）

参考文献

[1] 颜霞．实用血液科护理及技术．北京：科学出版社，2008．

[2] 张淑彩，郑玲，王秀慧，等．对急性白血病患者口腔黏膜的评估及护理．解放军护理杂志，2002，19（6）：39-40．

[3] 易慧宁，付荣，叶惠华．异基因造血干细胞移植术后并发口腔黏膜炎患者的护理．护理学杂志（综合版），2005，20（1）：19-20．

[4] 胡艳华，刘金玲，文月珍，等．异基因造血干细胞移植相关性口腔黏膜炎的防治．现代护理，2007，13（21）：1967-1968．

[5] 施继敏．造血干细胞移植相关性口腔黏膜炎的研究现状及治疗进展．国外医学输血及血液学分册，2002，25（3）：261-264．

[6] 钟大平，张翼军．rhGM—CSF对胎儿口腔黏膜成纤维细胞增殖及DNA合成的影响．第三军医大学学报，2002，24（11）：1299-1301．

[7] 董桐俊，徐超，闫微，等．造血干细胞移植患者口腔黏膜炎的护理．护理实践与研究，2012，9（11）：77-78．

[8] 丁小萍，周立，周雪琴，等．粒-巨噬细胞集落刺激因子治疗血液病化疗所

致的口腔黏膜炎的研究．中华护理杂志，2003，38（5）：6-8．

[9] 易慧宁，付荣，叶惠华，等．异基因造血干细胞移植术后并发口腔黏膜炎患者的护理．护理学杂志，2005，20（1）：19-20．

2．造血干细胞移植合并口角炎的护理

下文总结了1例重型再生障碍性贫血合并口角炎患儿行异基因造血干细胞移植的护理。该患儿在第一次异基因造血干细胞移植后40天确诊植入失败，为争取最大存活机会，在粒细胞缺乏期合并严重口角炎感染的情况下，行挽救性二次异基因造血干细胞移植术。患儿入层流室时，口角周围有深大溃疡9 cm²，伴红、肿、痛，表面有灰白色伪膜，痂厚且发黑，张口困难。为帮助患儿顺利走出层流室，医护团队基于集束化护理理念，以循证为导向，联合多学科综合治疗模式，依托临床经验，为患儿制定整体有效的护理方案，从造血干细胞移植常规护理、口角炎的局部评估、细菌培养及促进愈合的个性化护理措施，到给予全身营养支持等多方面促进伤口愈合的护理方案不等。最后患儿成功转出层流室。

病例 73

2016年9月，1例确诊"重型再生障碍性贫血3月余"的男性8岁患儿入院，行父供子异基因造血干细胞移植术，术后40天因植入失败后进行挽救性二次异基因造血干细胞移植。该患儿因免疫抑制及大剂量化疗药物的应用，在行二次移植的过程中合并左侧口角炎，具体病情变化见表9-2-1。

表9-2-1　病例73口角炎变化情况

移植天数 (d)	体温（℃）	中性粒细胞 （×10⁹/L）	血小板 （×10⁹/L）	口角炎面 积（cm²）	皮肤表现	疼痛指数 （静息状态 /活动状态）
−5 ～ −1	37.8 ～ 37.2	0.20 ～ 0	13 ～ 24	9	红、肿、热、痛	4/6
+1 ～ +7	38.7 ～ 39.0	0.1 ～ 0	19 ～ 46	8.5	红、肿、痛	3/5
+10 ～ +11	38.4 ～ 39.0	0.1	15 ～ 3	7.5 ～ 7	红、肿，黑色结痂	2/3
+14 ～ +35	40.0 ～ 36.7	0.1 ～ 0.2	9 ～ 18	6.5 ～ 5	无红肿，部分周围黑痂脱落	2/3
+40 ～ +51	36.8 ～ 36.5	0.6 ～ 2.1	10 ～ 30	3.5 ～ 0	皮肤逐渐愈合	0

从患儿进入层流室时，口角炎表现为红、肿、热、痛，面积为 9 cm²，至皮肤愈合，充分体现了实施护理干预后的效果。

护理策略分析

（1）护理评估

1）评估口角炎的面积、周围皮肤红肿情况；根据口角炎面积大小，观察护理措施实施后的效果，确定护理方案是否有效（表9-2-2）。为避免交叉感染，准备专用尺以测量口角炎的面积。

2）评估口角炎疼痛指数；患儿使用疼痛强度评分量表（附图1）进行疼痛评估；在为患儿进行口腔护理、局部用药时，张口困难和局部刺激使患儿疼痛剧烈，此时需要重点关注疼痛强度，以及时调整操作手法，减轻患儿由于疼痛带来的恐惧感。

表9-2-2　病例73口角炎护理评估

移植天数（d）	口角炎面积（cm²）	皮肤表现	疼痛指数（静息状态 / 活动状态）
−5	9	红、肿、热、痛	4/6
+1	8.5	红、肿、痛	3/5
+10	7	红、肿，黑色结痂	2/3
+16	5	无红肿，部分周围黑痂脱落	2/3
+35 ~ +51	3.5 ~ 0	皮肤逐渐愈合	0

3）评估全血细胞分析结果：白细胞 0.4×10^9/L，中性粒细胞 0.2×10^9/L，血红蛋白 80 g/L，血小板 13×10^9/L。由于患儿长期处于粒细胞缺乏期，免疫力低下，在应用化疗药物、免疫抑制剂、激素类药物后，院内感染发病率相对提高，面临继发肺部、血行、口腔黏膜、皮肤软组织等感染的危险。

4）评估患儿生命体征：患儿在进入层流室时伴发热症状，定时测量生命体征，观察血压变化，防止发生感染性休克。

（2）护理措施

1）留取口角炎创面分泌物并培养的操作方法

准备工作：首先，0.9% 氯化钠注射液备用消毒创面；其次，留取培养前 6 小时停止局部药物应用。

建立无菌环境，左侧下颌垫无菌治疗巾，使用 0.9% 氯化钠注射液棉球清理创面，保持动作轻柔、缓慢，待干。持无菌拭子反复擦拭创面及分泌物 5 遍后，封闭保存并送检，于24小时内追踪培养结果。

明确口角炎发生的感染因素；对创面、已经形成的结痂及伤口分泌物进行连续多次细菌培养（表9-2-3）；依据培养结果，对因治疗，给予用药或选择合适的敷料。

表9-2-3　病例73伤口表面、结痂及分泌物细菌培养

天数（d）	菌群培养结果		
	创面	结痂	分泌物
−5	G⁻	—	G⁻
−2	G⁻	—	G⁻
+1	G⁻	—	G⁻
+7	表皮葡萄球菌	—	表皮葡萄球菌
+11 ～ +51	—	—	—

2）清创护理

在无菌条件下，每日进行口角创面清洁，左侧下颌垫治疗巾，给予0.9%氯化钠注射液清洁创面。

创面干裂处应用一次性无菌注射器（5ml）抽吸0.9%氯化钠注射液，持续冲洗。若创面处黑色结痂呈深厚样，并且与皮肤紧密结合，无法一次性全部清除，清创过程中不能机械性剥离以免扩大创面，需待其自行脱落；当结痂自行脱落后，及时送检。

3）口角炎的护理方法

入层流室前5天，患儿最高体温37.8℃，中性粒细胞绝对值波动在$0.2×10^9$/L左右，口角炎面积$9\,cm^2$，表现为红、肿、热、痛，疼痛指数为4/6。给予每日冷热阴极短波紫外线治疗仪照射，照射方法：取紫外线石英导子距离创面部位5 cm，连续照射5天，首次照射16秒，之后每日递增4秒。照射前，为避免周围正常皮肤、眼睛发生灼伤，使用无菌治疗巾进行遮挡。其次联合阿昔洛韦软膏与莫匹罗星软膏交替涂抹，涂抹的具体方法：首先应用0.9%氯化钠注射液清洁皮肤后，使用无菌棉签蘸取阿昔洛韦软膏均匀涂抹于口角炎处，当阿昔洛韦软膏涂抹后2小时，再次给予0.9%氯化钠注射液清洁皮肤，使用无菌棉签蘸取莫匹罗星软膏，均匀涂抹于口角炎处；阿昔洛韦软膏与莫匹罗星软膏每日分别涂抹3次，时间为早9：00、下午3：00、晚9：00。

移植后1天，患儿最高体温为38.7℃，中性粒细胞绝对值为0，口角炎面积$8.5\,cm^2$，表现红、肿、痛，疼痛指数为3/5。依据患儿口角炎的变化情况及分泌物的培养结果，增加医用纳米银抗菌敷料每晚外敷，最后予莫匹罗星软膏涂抹2小时后，铺设无菌治疗巾，用 0.9% 氯化钠注射液棉球点蘸式由内向外环形擦拭口角炎处皮肤，待干后，根据创面大小，用无菌剪刀裁剪与其面积相当的纳米银医用抗菌敷料，灭菌注射用水充分浸湿敷料后覆盖伤口；注意纳米银医用抗菌敷料要保持潮湿状态。

移植后 10 天，患儿最高体温 38.4℃，中性粒细胞绝对值为 0.1×10^9/L，口角炎面积 7 cm²，表现为周围皮肤发红、微肿、痛，创面伴黑色结痂，疼痛指数为 2/3。再次使用冷热阴极短波紫外线治疗仪每日照射，照射方法同上，照射结束后给予医用纳米银抗菌敷料全天持续外敷，停止阿昔洛韦软膏与莫匹罗星软膏交替涂抹。注意事项：当创面黑色结痂逐渐脱落时，避免使用外力将黑痂取下，应使用 0.9% 氯化钠注射液棉球浸润黑痂，再用无菌剪对已分离的黑痂进行修剪取下，使新肉芽组织逐渐暴露，促进伤口愈合。

移植后 16 天，患儿最高体温 40℃，中性粒细胞绝对值为 0.2×10^9/L，口角炎面积 5 cm²，无红肿，部分黑痂脱落，疼痛指数为 2/3。继续给予医用纳米银抗菌敷料持续外敷。

移植后 35 天，患儿最高体温 36.7℃，中性粒细胞绝对值为 0.6×10^9/L，口角炎面积 3.5 cm²，无红、肿、痛表现，黑痂已脱落。经皮肤压疮管理小组护理会诊后，停止医用纳米银抗菌敷料外敷，给予金霉素软膏涂抹。使用方法：金霉素软膏外用 qid，应用 0.9% 氯化钠注射液清洁皮肤，使用无菌棉签蘸取金霉素软膏均匀涂抹于口角炎处，频率为早 6：00、中午 12：00、晚 6：00、晚 0：00。

移植后 51 天，患儿最高体温 36.8℃，中性粒细胞绝对值为 2.1×10^9/L，口角炎创面逐渐愈合，无红肿痛，顺利转出层流室病房。

4）预防口腔黏膜炎发生

患儿进餐后立即使用温开水漱口，清除口腔内食物残渣。

每日晨起、睡前和三餐前后均使用 5% 碳酸氢钠溶液及复方氯已定含漱液交替漱口；每次含漱时，两种漱口液需间隔 2 小时，并保持漱口液在口腔内停留含漱 3 ~ 5 分钟后再吐出，使药液充分作用于口腔。

因患儿在输注造血干细胞后，需给予小剂量甲氨蝶呤药物，以预防发生移植物抗宿主病，所以容易引起口腔及食管黏膜溃疡。在治疗过程中，遵医嘱使用亚叶酸钙漱口液漱口，具体配置方法是：在 0.9% 氯化钠注射液 500 ml 中加入 12 mg 亚叶酸钙，指导患儿进行含、漱、咽漱口。含：将 10 ~ 15 ml 亚叶酸钙漱口液含于口腔；漱：鼓动唇部及两颊部，保证漱口液能够充分浸润牙齿、牙龈及黏膜表面，借鼓漱方法，反复冲击口腔内各个部位后吐出；咽：缓慢咽下 5 ml 亚叶酸钙漱口液。

5）疼痛护理

鉴于患儿年龄较小，而且长时间应用大剂量化疗药物治疗，身体情况复杂多变，脏器功能受损，所以在护理过程中，控制疼痛应多采用非药物治疗的方法，如：建立温馨、舒适的病房环境，调节病房温、湿度使患儿感到舒适；在进行护理操作时，播放患儿喜欢的动画片，分散注意力，减轻疼痛感。

（3）病例讨论

重型再生障碍性贫血（severe aplastic anemia，SAA）未经造血干细胞移植（hematopoietic stem cell transplantation，HSCT）或有效药物治疗，超过半数的患者会于确诊后 6 个月内死亡。起病急、进展快，目前 HSCT 是重症骨髓衰竭性疾病最有效的根治方法，但是在治疗过程中，伴随着免疫抑制剂药物及大剂量放化疗的应用，患者皮肤正常的防御功能会受到严重破坏。造血干细胞移植术后最常见的并发症之一是黏膜损伤，这不仅影响患者的存活质量，还是导致继发感染而死亡的诱因。

该例患儿在第一次行异基因造血干细胞移植术 40 天后发生植入失败，为进行挽救性治疗，行二次移植。在长时间持续中性粒细胞缺乏状态时，合并口角感染，对于病情来说是雪上加霜，更增加了护理工作的难度。因此，在制定个性化护理方案时，需要从患儿口角局部情况、中性粒细胞数值、生命体征变化、营养支持治疗及心理护理等多方位评估口角炎变化，并依据药理作用及时调整护理方法。使用冷热阴极短波紫外线治疗仪照射、阿昔洛韦软膏与莫匹罗星软膏交替涂抹方案，主要依据冷热阴极短波紫外线治疗仪可以达到杀菌、消炎、止痛的目的；使用阿昔洛韦软膏属于嘌呤核苷类抗病毒药，其作用机制是干扰病毒 DNA 多聚酶而抑制病毒的复制，对单纯疱疹病毒、水痘带状疱疹病毒、巨细胞病毒等具抑制作用；莫匹罗星软膏是唯一专供局部应用的广谱抗生素，对导致软组织感染的常见致病菌株具有强大的抗菌活性，而且局部吸收量小，不易产生交叉耐药性，适用于不超过 10 cm×10 cm 面积的浅表性创伤合并感染的继发性皮肤感染。利用抗病毒、抗生素相结合，达到双管齐下的作用。在方案使用初期，可以明显观察到口角炎的好转，但是随着患儿预处理药物毒性作用，口角炎愈合速度减慢，由此立即调整护理方案，在以上护理方法的基础上，间隔使用纳米银医用抗菌敷料外敷，该敷料属于新型湿性抗感染敷料，能够增加抗感染范围和活性，并且纳米银颗粒体积微小，能够进入病原体，从而和细菌中的巯基蛋白的巯基结合，促进细菌代谢酶失活，诱发病原体死亡，同时还能促使细菌嘌呤或者嘧啶中的相邻氮之间的氢键发生置换，从而导致 DNA 变性，促使细菌无法正常复制而有效抑菌和杀菌。

历经 30 多天的护理，因口角炎逐渐好转，结痂脱落，疼痛消失，由此患儿及家属对疾病康复的信心大大增加，同时患儿依从性明显提高。在移植后 35 天，经皮肤压疮管理小组护理会诊，为避免产生耐药性，则更换金霉素软膏涂抹。金霉素软膏为四环素类广谱抗生素，对金黄色葡萄球菌、化脓性链球菌、肺炎球菌及淋球菌，以及沙眼衣原体等有较好抑制作用，更适用于浅表皮肤感染。

综上所述，实施集束化护理方案，通过严密观察，评估患儿口角炎创面面积、深度、疼痛评分，并对创面及分泌物进行采样追踪监测结果等措施，为选择用药提供有力依据，使患儿口角炎从控制到愈合，为最终成功转出层流室病房奠定了基础。

（曹艳超）

参考文献

［1］黄晓军．实用造血干细胞移植．北京：人民卫生出版社，2014：539．

［2］张媛，刘晓东，何学鹏，等．单倍体相合异基因造血干细胞移植治疗重型再生障碍性贫血疗效回顾性分析．中国实验血液学杂志，2014，22（5）：1354-1358．

［3］史雯嘉，黄燕，李素云，等．住院患儿营养风险筛查及营养护理现状调查．护理学杂志，2017，32（9）：15-16．

［4］王惠良，黄爱微，陆宁洁，等．非药物疼痛管理在新生儿科患者的应用研究．护士进修杂志，2010，25（18）：1640-1641．

［5］Hulst JM，Zwart H，Hop WC，et al．Dutch national survey to test the STRONGkids nutritional risk screening tool in hospitalized children．Clin Nutr，2010，29（1）：106-111．

3．造血干细胞移植术合并口角单纯性疱疹的护理

本案例对 1 例女性患者合并口角单纯性疱疹行二次异基因造血干细胞移植的护理体会进行了总结。围绕患者首要症状（单纯性疱疹）的特点及二次移植面临粒细胞缺乏期存在的潜在危险因素进行了全面评估。积极治疗现存感染与重在预防二者并行，将基础护理、物理治疗与药物治疗铸成一道有效的感染控制防线，在局部症状上的护理获得了成效，保证了患者粒细胞缺乏期口角疱疹创面的修复，未继发感染，确保二次移植成功。

病例 74

患者女性，34 岁。于 2012 年 7 月确诊为急性髓系白血病，拟行姐供妹半相合异基因造血干细胞移植术，于 2013 年 10 月收入院。移植后第 11 天白细胞植活，移植后第 16 天转出无菌层流室。移植后第 26 天，粒细胞缺乏期持续大于 1 周，骨髓穿刺示：骨髓增生 V 级。DNA 指纹图报告：移植后植活检测为供受者细胞混合嵌合状态，确诊移植失败。患者为拟行第二次半相合造血干细胞移植术于 2013-11-19 再次收入院。入院时患者左侧口角单纯性疱疹，面积为 4 cm×4 cm，疱疹中央处附有黑色结痂、质硬、干裂伴疼痛，边缘红肿，张口困难。患者入层流室后口角单纯性疱疹变化及一般状况见表 9-3-1。

表9-3-1　病例74口角单纯性疱疹变化及一般状况

移植天数（d）	左侧口角疱疹面积	颜色	疼痛指数	影响进食	白细胞计数（10^9/L）	血小板计数（10^9/L）	体温（℃）
−4	4 cm×4 cm	黑色结痂、边缘红肿	2	是	0.05	1	37.8
−3	4 cm×4 cm	黑色结痂、边缘红肿	2	是	0.15	7	38
+1	3.5 cm×3.5 cm	黑色结痂、边缘红肿	2	是	0.06	13	37.8
+2	3.5 cm×3.5 cm	黑色结痂、边缘红肿	2	是	0.15	18	38.6
+3	3.5 cm×3.5 cm	黑色结痂、边缘红肿	2	是	0.15	25	40.4

（续表）

移植天数（d）	左侧口角疱疹面积	颜色	疼痛指数	影响进食	白细胞计数（10⁹/L）	血小板计数（10⁹/L）	体温（℃）
+5	3.5 cm×3.5 cm	黑色结痂、边缘红肿	2	是	0.1	16	39.8
+7	3.5 cm×3.5 cm	黑色结痂、边缘红肿	2	是	0.11	3	40.4
+10	3 cm×3 cm	黑色结痂质软、干瘪	1	是	0.81	4	40
+11	3 cm×3 cm	黑色结痂质软、干瘪	1	是	1.36	6	38.8
+12	3 cm×3 cm	黑色结痂质软、干瘪	1	是	1.59	6	37
+14	0	黑色结痂脱落	0	否	2.56	8	36.5

护理策略分析

（1）护理评估

1）评估患者每日全血细胞分析结果，掌握患者的细胞动态。

2）评估患者体温并及时告知医生，调整治疗用药。

3）评估患者口腔黏膜完整性，口角疱疹面积、颜色、疼痛指数，是否影响进食。

4）评估患者口角疱疹药物疗效及护理效果。

（2）护理措施

1）预防口腔黏膜感染：患者自进入层流洁净室后，即进行预处理方案，开始化疗，免疫力逐渐底下，为预防口腔感染，采用以下护理措施：①患者入层流室时体质极差，不能站立，无法耐受进入层流室前的常规淋浴。因此，将常规淋浴改为 0.5% 醋酸氯己定溶液擦浴。操作前调节室温至 27 ～ 30℃，避免擦浴导致患者受凉诱发院内感染；②对患者行口咽部护理。患者回输外周血（+2 d）至 +11 d 持续高热，体温最高达到 40.4℃，遵医嘱给予全身抗感染用药治疗外，加强口咽部护理，防止口腔病变而累及口角疱疹。氯己定、5% 碳酸氢钠作为口腔的护理溶液，分别具有抗感染、改变口腔 pH 值、预防真菌生长的作用。每日晨起、睡前及进餐前后用氯己定含漱液与 5% 的碳酸氢钠交替漱口，两种漱口液每次含漱时需间隔 2 小时。每次将漱口液在口腔内含漱 3 ～ 5 分钟后再吐出，使药液充分作用于口腔，观察舌苔、舌质，保证口腔卫生。

2）口角创面治疗与护理：入院时，患者左侧口角单纯性疱疹，面积为 4 cm×4 cm，疱疹中央处附有黑色结痂、质硬、干裂伴疼痛，边缘红肿。对口角创面的护理措施如下：①清洁创面：无菌条件下清洁口角疱疹创面。局部上药前，左侧颌下铺垫治疗巾，给予生理盐水清洁创面，动作轻柔、缓慢。创面结痂干裂处使用 5 ml 一次性无菌注射器抽吸生理盐水，持续冲洗干裂夹缝处，彻底清洁创面；②紫外线照射：自移植前 6 天至移植前 2 天，给予冷热阴极短波紫外线治疗仪照射口角创面。紫外线端面距离创面部位 5 cm，初次照射 16 秒，每日递增 4 秒，连续照射 5 天。照射前，使用无菌治疗巾遮挡正常皮肤组织，避免灼伤；③应用阿昔洛韦抗病毒：a. 自移植前 6 天至移植前 4 天，予阿昔洛韦凝胶涂抹患处，4 次 / 天，连续 4 天。口角疱疹面积得到控制，但愈合缓慢，白细胞 0.05×10^9/L；b. 为促进愈合，于 4 天前增加阿昔洛韦片 0.5 g，外敷，将药片研碎至粉末状，用生理盐水 0.5 ~ 1 ml 溶解成糊状，持无菌棉签将其均匀涂于口角疱疹创面且完全覆盖至创面边缘。每次涂新药前，先用生理盐水湿润创面，去除前次外敷的残留药物，充分暴露创面，便于观察，并使新药能够与创面，充分黏合，利于吸收，在持续使用 14 天后，患者创面结痂处质软、干瘪；④应用重组牛碱性成纤维细胞生长因子：移植后第 12 天，给予重组牛碱性成纤维细胞生长因子外喷于疱疹创面。移植后第 14 天，口角疱疹结痂脱落，露出新鲜组织；⑤患者口角干裂，张口困难，不宜使用日常护肤品，避免局部感染。给予经微波炉消毒的食用橄榄油涂抹患处，增加口角湿润程度，缓解因张口牵拉所致的口角疼痛。

3）饮食指导：①口角炎发病：入院时患者左侧口角疱疹质硬、干裂伴疼痛，边缘红肿，张口困难，为患者提供清淡、营养丰富、易消化流质饮食，如米汤、面汤等；②口角炎愈合：移植后第 14 天，患者左侧口角疱疹愈合，疼痛指数为 0，为患者提供清淡、营养丰富、易消化半流质饮食，如小米粥、西红柿鸡蛋面片、软饭等；③在两餐之间补充肠内营养粉剂——安素，其成分为蛋白质、脂肪、碳水化合物、维生素、矿物质，作为全身营养的支持和部分营养的补充。每次用温水调服 200 ml，每日 2 ~ 4 次。安素开启后，有效期为 3 周。

4）心理护理：造血干细胞移植患者在层流室中最易出现的心理反应为焦虑、抑郁、烦躁等，主要是由预处理的严重不适、白细胞"零期"的出血倾向、感染的致命威胁和繁杂的护理程序而导致的。本例为二次异基因的造血干细胞移植，尤其是该患者并发口角单纯性疱疹，体温升高，粒细胞植入失败，此时，患者表现出精神紧张、抑郁。为确保患者安全，减少情绪上的波动，采用专人看护，责任护士加强与其沟通，每日告诉患者疱疹创面好转的情况，及时对患者予以鼓励。同时向患者讲解以往移植成功的案例，帮助患者树立战胜疾病的信心。加强口角疱疹护理，以减轻患者疼痛，使患者的情绪随病情的好转而逐渐趋于平稳。

（3）病例讨论

疱疹病毒感染是造血干细胞移植后常见的病毒感染之一。造血干细胞移植患者由于接受预处理方案和移植后应用强效免疫抑制剂，免疫功能恢复缓慢，机体抵抗力降低，病毒被激活引起单纯性疱疹，个别患者甚至发生全身播散性病毒感染，危及生命。早期诊断和早期治疗可以缩短该疾病的疗程，预防其后期的并发症。

阿昔洛韦作为治疗单纯疱疹病毒的首选药，对单纯疱疹病毒有高度的选择和抑制作用。要使局部创面损害尽快局限愈合，就必须在全身合理用药的基础上，加强局部用药的护理，以促进创面愈合。在患者口角疱疹初期，采用局部冷、热阴极短波紫外线治疗仪照射，达到杀菌、消炎、止痛的作用。阿昔洛韦凝胶涂抹，虽然创面得到控制，但愈合缓慢。在粒细胞缺乏期，为防止感染加重，创面延深，我们以生理盐水为载体，将阿昔洛韦片剂溶解敷于患处，加大局部患处用药。在持续使用 14 天后，患者创面结痂处质软、干瘪。在粒细胞植入期，应用重组牛碱性成纤维细胞生长因子外喷于疱疹创面，促进毛细血管再生，改善局部血液循环，加速创面愈合，结痂自然脱落。通过与医生密切的配合治疗，我们对局部症状的转归进行及时评估与护理干预，不断调整用药方案，在控制局部症状上获得了成效，保证了患者在粒细胞缺乏期口角疱疹创面的修复。

（徐晓东）

参考文献

[1] 陈文明，黄晓军. 血液病学. 北京：科学出版社，2012：412.

[2] 李光强，宋瑞丽，丛丽，等. 阿昔洛韦注射液外涂治疗口唇单纯疱疹. 临床经验荟萃，2008，15（4）：26-27.

十、皮肤护理

1. 造血干细胞移植合并噬血细胞综合征的护理

本案例总结了1例噬血细胞综合征患者行抢救性造血干细胞移植合并皮肤破溃的护理体会。在移植过程中，患者免疫功能尚未重建，粒细胞持续缺乏，皮肤相继出现破溃，波及部位包括肘关节、双侧腋下、肩胛部、肛周皮肤，达体表面积的13%。每日评估患者全身疾病的状况和皮肤破溃的进展，采用抗感染与促进创面愈合的护理方法，选用不同的皮肤护理敷料，最终皮肤破溃得到了有效的缓解并逐渐愈合，患者白细胞植活，转至普通病房。

病例 75

患者女性，29岁，2014年12月23日行X（γ）线全身照射技术放疗后，入层流洁净室。查体：体温40℃，心率124次/分，呼吸26次/分，血压107/75 mmHg，实验室检查显示：白细胞 0.02×10^9/L，中性粒细胞绝对值0，红细胞 1.93×10^{12}/L，血红蛋白61 g/L，血小板 15×10^9/L，凝血酶原时间20.2 s，活化的部分凝血活酶时间25.7 s，纤维蛋白原119.67 mg/dl，纤维蛋白降解产物 > 20 μg/ml，D-二聚体30 992 ng/ml。造血干细胞移植前1天，患者心率为159次/分，血氧饱和度为83%，呼吸为40次/分，PaO_2 为50 mmHg，$PaCO_2$ 为18 mmHg，患者出现呼吸衰竭，给予气管插管有创呼吸机辅助通气，行造血干细胞移植。移植后1～29天，体温持续37～40℃，24小时内持续腹泻7～34次、排血性水样便800～1700 ml，血红蛋白63～106 g/L，血小板（23～93）$\times 10^9$/L。移植后4～13天，患者全身水肿，总蛋白39.8～55.8 g/L，白蛋白26.8～34.6 g/L。移植后第29天，白细胞为 1.8×10^9/L，转至普通病房。患者皮肤破损情况及敷料使用情况见表 10-1-1。

表10-1-1　病例75皮肤破损情况及敷料使用

移植天数（天）	体温（℃）	白细胞（×10⁹/L）	腹泻（次）	皮肤破损情况	敷料
+5	38.5	0	12	背部皮肤散在破损，伤口呈淡粉色	水胶体敷料
				渗液浸湿敷料比例 ≤ 25%；肛周散在破溃	泡沫敷料
+8	39.4	0	22	背部皮肤散在破损，伤口呈淡粉色至粉红色	水胶体敷料
				渗液浸湿敷料比例为 25% ～ 75%；	泡沫敷料
				肛周散在破溃	液体敷料
+12	40	0	28	背部皮肤散在破损，伤口呈粉色至深紫色	医用纳米银
				渗液弄湿敷料比例 ≥ 75%；肛周散在破溃	抗菌敷料液体敷料
+17	39.7	0	34	背部皮肤散在破损，伤口呈淡粉色至紫色	医用纳米银
				渗液浸湿敷料比例为 25% ～ 75%；肛周散在破溃	抗菌敷料液体敷料
+25	37.7	0.5	10	背部皮肤散在破损，伤口呈淡粉色，	医用纳米银
				渗液打湿敷料比例 ≤ 25%；肛周愈合	抗菌敷料

护理策略分析

（1）护理评估

1）每日监测患者全血细胞分析数值：中性粒细胞、血小板、血红蛋白。

2）每日监测患者凝血全项结果：活化的部分凝血活酶时间、纤维蛋白原、纤维蛋白降解产物、D- 二聚体。

3）每日评估患者生命体征，造血干细胞移植天数。

4）每日评估患者腹泻次数、量、颜色，肛周皮肤黏膜完整性。

5）每日评估压疮评分。

6）每日评估患者背部皮肤颜色、破损面积、渗液类型、渗液量、渗液颜色。

（2）护理措施

1）皮肤完整，无渗血渗液：患者进入层流室前，给予全身 X（γ）线照射治疗，此时的护理重点是预防皮肤破损及皮肤感染。

①常规皮肤护理：a.放疗后三天尽量避免胶布、敷料直接作用于皮肤，使用敷料前先用液体敷料涂抹皮肤，待干后再使用相应敷料；b.给予无菌防护预防皮肤感染，患者衣物及被服需经高压灭菌后使用，协助患者每日更换衣物；c.每日用0.05%醋酸氯己定溶液擦拭皮肤1次，并更换无菌衣物，若患者穿自备衣物，应强调为纯棉衣物；d.每周更换无菌床单2次；e.整理床单位，保持其干净平整。

②预防压力性损伤：a.每日对患者进行压疮危险评估，本病例Waterlow压疮危险评估表评分为18分，为高度压疮危险；b.在髋骨、内外踝处覆盖厚度为20 μm、大小为6 cm×7 cm的皮肤保护膜，使受压凹陷的组织在改变体位时复原，改善局部血液循环；c.根据肘部、骶尾部、足跟部解剖形态覆盖聚酯泡沫敷料，因其内侧衬有聚酯泡沫，柔软度好，可减轻皮肤压力，敷料周边为锯齿状固定，与骨隆突部位严密敷贴，不脱落、不卷边，可有效预防压疮；d.使用气垫床，避免局部皮肤受压，每2小时翻身1次。患者侧卧位翻身时采用提单式手法，避免直接搬动患者，避免局部患处挫伤和受压；e.使用"高举平抬法"固定胃管，将胃管紧密固定在胶布上，两侧胶布重叠5 mm对贴，然后再将两侧胶布分开，形成"人"字，粘贴在皮肤上，使胃管借助5 mm的高度悬空于皮肤之上，避免胃管直接接触皮肤，减少胃管与皮肤的摩擦；f.当患者出现呼吸机人机对抗躁动时，用约束带固定四肢，约束带内侧垫海绵衬垫，松紧度以能伸入1～2指为宜，防止躁动时牵拉肢体损伤皮肤。

2）患者在移植后第5天出现后背皮肤损害，伤口呈稀薄，水样，淡粉色，均匀或不均匀分布于创面；渗液浸湿敷料比例≤25%。

①继续采取预防皮肤感染和压力性损伤的措施，包括局部减压、加强营养、健康教育等。无渗液时，破溃区域使用0.5%碘伏消毒，每天消毒三次。

②敷料的选择：a.预防皮肤破损及压力性损伤：选用半透膜敷料、水胶体敷料、减压敷料。在患者髋骨、内外踝处覆盖厚度为20 μm、大小为6 cm×7 cm的皮肤保护膜，改善局部血液循环。在肘部、骶尾部、足跟部解剖形态突出部位覆盖聚酯泡沫敷料，因其内侧衬有聚酯泡沫，柔软度好，可减轻皮肤压力；b.患者出现血性渗液时，选用水胶体敷料、泡沫敷料。用0.9%氯化钠注射液棉球清洁皮肤待干，应用水胶体溃疡贴保护局部皮肤。

③肛周皮肤护理：

a.患者持续腹泻，移植后5天肛周皮肤破溃成片，采用烤灯间断照射，每2小时照射1次，照射时间为10分钟，保持局部干燥。照射时注意不要随意调节烤灯的高度，距离照射部位40～60 cm。

b.改变体位及更换无菌护垫时，即有血性便溢出。翻身前用无菌棉球填塞肛门，防止排泄物溢出，减少对局部皮肤的污染与刺激，翻身后将棉球取下。

c.每次排便后，用0.9%氯化钠注射液清洁肛周皮肤，再用0.5%聚维酮碘溶液擦拭，待完全干燥后，在肛周均匀喷涂皮肤保护膜，但不宜过厚，30秒后，保护膜完全干燥，再喷涂第2层，形成对皮肤的双层保护。喷涂肛周皮肤皱褶时，用手分开皮肤，完全展开皱褶，均匀喷涂，待保护膜完全干燥后，对有可能被血便浸渍到的部位给予液体敷料喷涂。

3）患者在移植后第12天出现后背皮肤继续剥脱，破损面积增大，总破损面积占体表面积的13%，局部皮肤颜色深紫，可见数个水疱，有液体渗出。渗液浸湿敷料比例≥75%。使用纳米银敷料预防皮肤感染。

①铺设无菌治疗巾，建立无菌换药区域。

②用0.9%氯化钠注射液棉球点蘸式由内向外环形擦拭皮肤，去除皮肤破损处渗血与渗液，待干。

③0.5%聚维酮碘溶液棉球在皮肤破损处由内向外环形擦拭，再次待干。如有水疱，用0.5%聚维酮碘溶液消毒后，用无菌注射器在基底部抽吸疱液，无菌棉签向穿刺处挤净水疱内液体，保持水疱壁完整。

④根据创面大小，用无菌剪刀裁剪与其大小相当的纳米银敷料，敷料遮盖以单层为宜。

⑤在创面周围正常皮肤处喷涂双层液体敷料，形成1层保护膜，再粘贴敷料、固定。

⑥隔日更换纳米银医用抗菌敷料1次。在更换敷料前，继续使用无菌治疗巾建立无菌换药区域，用0.9%氯化钠注射液棉球湿润敷料，使敷料自然脱离。

⑦若敷料因皮肤破溃处渗液、渗血粘贴于创面，造成结痂，可直接覆盖新敷料。对已经脱离皮肤的敷料，用无菌剪刀剪掉。

（3）病例讨论

病例75诊断为噬血细胞综合征，它是一种单核巨噬系统反应性增生的组织细胞病，主要是由于细胞毒杀伤细胞及NK细胞功能缺陷导致抗原清除障碍，单核巨噬系统接受持续抗原刺激而过度活化增殖，产生大量炎症细胞因子而导致的一组临床综合征。嗜血细胞综合征主要表现为发热、脾大、全血细胞减少，并可在骨髓、脾或淋巴结活检中发现噬血现象。治疗方案有造血干细胞移植、化疗及抗感染治疗。

造血干细胞移植患者在造血干细胞移植恢复早期，免疫尚未重建、粒细胞缺乏阶段易出现皮肤损害，需要护理人员提高警惕。患者Waterlow压疮危险评估表评分为18分，为高度压疮危险，给予预防皮肤破损及压力性损伤措施，选用半透明敷料及水胶体敷料，透气性好，能够顺应皮肤的移动，减少对皮肤的摩擦。减压敷料通过设置减压层对患者敷贴的位置进行减压，从而预防皮肤破损及压力性损伤。患者移植后第5天发生皮肤破损后，给予泡沫敷料及液体敷料，泡沫敷料能够吸收创面渗液，减少敷料与创面肉芽组织粘连，利于组织增生和创面修复，泡沫敷料软硬适中，能有效缓解创面压力，减少卧床患者褥疮的发生。液体敷料是一种起消毒作用的液体，可直接作用于病原体，喷撒于伤口创面，形成一层保护膜，保护伤口，同时使伤口与外界隔离。使用液体敷料及泡沫敷料后，皮肤破损持续加重、渗液量增加，因此患者于移植后第 12 天改用以抗感染、吸收渗液为主的纳米银医用抗菌敷料，患者皮肤逐渐愈合。银离子能够破坏细菌的细胞膜，使其通透性增加，导致细胞死亡而达到抗感染的作用。若敷料因皮肤破溃处渗液、渗血粘贴于创面，造成结痂，可直接覆盖新敷料，避免反复去除敷料导致新创面的形成。

因患者行有创呼吸机辅助通气，持续平卧位，改变体位会影响呼吸机参数的稳定，尤其是在更换肩胛、背部敷料采取侧卧位时，会出现血氧饱和度持续下降，因此更换敷料的时间需控制在 3 分钟之内。更换敷料前做好准备工作，点蘸式消毒皮肤，能够减少伤口的二次损伤，动作轻柔，操作时需技术娴熟，敷料固定一步到位。更换敷料时，由 1 名护士专门负责监测呼吸机参数及读取血氧饱和度数值，确保患者生命体征的平稳。

肛周破溃后给予烤灯照射，能够改善局部血液循环，加强组织营养代谢，促进肿胀消退，镇痛以及促进表面干燥，制止进一步的渗出；液体敷料是一种起消毒作用的液体，可直接作用于病原体，喷撒于伤口创面，会形成一层保护膜，保护伤口，同时使伤口与外界隔离，同时提前做到对正常皮肤的保护，促进伤口的愈合。

本病例在出现皮肤破损后，护理人员提高了警惕，以积极抗感染为主，选用不同的敷料进行皮肤护理，皮肤损害得以控制，直至愈合。患者造血干细胞移植成功，顺利转出层流室，转至普通病房继续治疗。

（徐晓东）

参考文献

[1] 黄晓军．实用造血干细胞移植．北京：人民卫生出版社，2014：580．

[2] 潘敏华．透明敷料对降低低蛋白血症患者压疮发生率的临床观察．齐鲁护理杂志，2010，16（1）：119．

[3] 王泠，郑修霞，张海燕．造口治疗师在临床护士压疮护理培训中的作用．中华护理杂志，2007，42（7）：614-616．

[4] Lao K，Sharma N，Gajra A，et al. Hemophagocytic Lymphohistiocytosis and Bone Marrow Hemophagocytosis：A 5-Year Institutional Experience at a Tertiary Care Hospital．South Med J，2016，109（10）：655-660．

［5］Jiang M，Guo X，Sun S，et al. Successful allogeneic hematopoietic stem cell transplantation in a boy with X-linked inhibitor of apoptosis deficiency presenting with hemophagocytic lymphohistiocytosis：A case report．Exp Ther Med，2016，12（3）：1341-1344．

［6］Wood L，Wood Z，Davis P，et al. Clinical experience with an antimicrobial hydrogel dressing on recalcitrant wounds．J Wound Care，2010，19（7）：287-288．

2. 造血干细胞移植合并皮肤 GVHD 的护理

一位女性患者，50 岁，确诊急性淋巴细胞白血病，造血干细胞移植后 33 天出现皮肤 GVHD，从少量的红色丘疹、瘙痒发展至周身水疱，皮肤破溃，渗液、结痂，全身 85% 的皮肤剥脱。针对患者水疱情况选择碘伏消毒，抽水疱渗液，外敷碘伏油纱布；皮肤剥脱后选择生理盐水＋盐酸利多卡因清创，银离子纱布外敷，运用重组人表皮生长因子和复方多粘菌素 B 软膏外涂；腋窝及会阴部潮湿处使用吹风机保持皮肤干燥。经过针对性护理，患者全身皮肤愈合出院。

病例 76

患者女性，50 岁，于 2018-05-08 确诊急性淋巴细胞白血病，2018-11-02 和 2018-11-03 回输骨髓血和外周血干细胞。2018-12-03 出现皮疹，颈部为主，躯干少量，起初为红色丘疹，逐渐扩大至全身皮肤，并且出现皮肤瘙痒，水疱，破溃，收入院。2018-12-07 入院后患者皮疹情况并未改善，并且进展迅速，遍布全身，出现成片的大面积水疱，出现皮肤破溃，渗液，严重处出现血痂。经过有效的护理措施干预，患者于 2019-01-06 全身 85% 皮肤剥脱，可见新生皮肤。于 2019-02-07 全身皮肤愈合出院。患者皮疹发展情况及护理措施见表 10-2-1。

表10-2-1 病例76的皮疹发展情况

日期	皮疹部位	体表面积（cm²）	GVHD 分级	水疱及渗液	疼痛评分	压疮评分	护理措施及外用药物
2018-12-03	前胸、后背	25	Ⅰ	无	0	10	无
2018-12-07	头面部、前胸、后背	50	Ⅱ	有	0	10	聚维酮碘（碘伏）消毒，抽水疱渗液，外敷碘伏纱布

（续表）

日期	皮疹部位	体表面积（cm²）	GVHD分级	水疱及渗液	疼痛评分	压疮评分	护理措施及外用药物
2018-12-12	头面部、前胸、后背、四肢	75	Ⅲ	有	6	14	0.9% 氯化钠 100 ml+盐酸利多卡因 10 ml+银离子纱布外敷；重组人表皮生长因子、复方多粘菌素 B 软膏外用
2018-12-22	头面部、四肢、颈部、躯干	80	Ⅳ	有	8	18	同上
2019-01-06	头面部、四肢、躯干、腋窝、会阴	85	Ⅳ	有	8	20	同上 腋窝及会阴处使用吹风机保持皮肤干燥
2019-01-15	四肢、颈部、躯干、腋窝、会阴	65	Ⅱ	少量	4	15	碘伏消毒，重组人表皮因子外用
2019-01-25	背部、颈部、腋窝、会阴	50	Ⅱ	少量	3	13	同上
2019-02-01	颈部、腋窝、会阴	25	Ⅰ	无	2	10	碘伏油纱外敷
2019-02-07	无	0		无	0	0	无

护理策略分析

（1）护理评估

1）每天观察皮疹的范围、部位以及颜色，皮疹的范围能确定皮肤型移植物抗宿主病（GVHD）的程度（表 10-2-2），皮疹首先出现在手心、脚心、面部及颈部，呈红斑或者小斑丘疹，压之能褪色，面积慢慢扩散到四肢甚至全身，皮疹也会成片出现，严重者出现水疱或者皮肤剥脱。使用压疮危险因素评估表评估患者的压疮风险（表 10-2-3）。

表10-2-2　皮肤型GVHD程度的分级

皮疹程度	临床表现
Ⅰ度	皮疹面积＜ 25%
Ⅱ度	皮疹面积为 25% ～ 50%
Ⅲ度	皮疹面积＞ 50%，全身红斑
Ⅳ度	全身红斑伴水疱形成或表皮剥脱

表10-2-3 病例76的压疮危险因素评估结果

评估内容	体质	体质指数				皮肤类型							性别		年龄					营养状况评估工具									失禁				运动能力						组织营养状况						神经系统缺陷	大手术或创伤	药物
		一般	肥胖	低于一般	高于一般	健康	薄如纸	干燥	水肿	潮湿	颜色异常	破溃	男性	女性	14~49岁	50~64岁	65~74岁	75~80岁	84岁以上	A.近期体重下降		B.体重下降评分					C.进食少或食欲下降		完全控制/导尿	小便失禁	大便失禁	大小便失禁	完全	躁动不安的	淡漠的	受限的	卧床的	只能坐在椅子上的	恶病质	多器官衰竭	单器官衰竭	外周血管病	贫血	吸烟	糖尿病/多发性硬化/心脑血管意外 运动/感觉异常 瘫	骨/脊椎手术 手术时间大于2小时 手术时间同时大于6小时	细胞毒性药 长期大剂量服用类固醇 抗生素
																				是 否 不确定		0.5~5 kg	5~10 kg	10~15 kg	大于15 kg 不确定	否	是																			
																				到B 到C 到C																									
分值		0	1	2	3	0	1	1	1	1	2	3	1	2	1	2	3	4	5			1	2	3	4	2	0	1	0	1	2	3	0	1	2	3	4	5	8	8	5	5	2	1	4~6 4~6 5	5 8	≤4 ≤4 ≤4
评估项	√	√						√		√			1		1						√				√		√			√				√													√
得分	体质27	0					1						1		1						0					0			0					0													0

指标	低于一般	一般	高于一般	肥胖
体质指数（BMI）=体重（kg）/[身高（m）]²	<20	20~25	25~30	≥30

备注：评分≥10分为危险；评分≥15分为高度危险；评分≥20分为极度危险

2）患者皮肤到达Ⅲ度时，会出现类似阳光灼伤样感受，皮肤出现疼痛，患者的疼痛也需要护士的关注，每日进行疼痛评估。

3）密切观察患者的生命体征，尤其是体温。体温是判断皮肤破溃有无感染的重要指标之一。

4）每日评估皮疹的进展程度，护理措施的有效程度。通过对实施效果进行评估，及时修改护理方案。

5）由于患者皮疹严重，不能平躺，长期端坐卧位，对患者的压疮风险评估也不能忽视。

6）评估患者的各项化验指标，由于患者皮肤破溃，对于白细胞的观察尤为重要，同样，皮肤型 GVHD 程度的观察也需要通过各项实验室检查结果来体现，主要观察患者的全血细胞分析结果、肝功能、肾功能及环胞素血药浓度。

7）观察患者用药后的反应，患者达到Ⅳ度皮肤排异时，应用的药物种类比较多，应在各种药物输注过程中和用药后进行重点观察，尤其在使用激素时，激素在使用过程中会引起患者血压和血糖的变化。

8）患者入院带有 PICC 管路，护士每日对其管路进行观察，由于皮疹的程度不同，管路的护理也是有区别的。尤其是深静脉管路固定以及敷料更换，都可能对皮肤造成不同程度的损伤。管路的固定尤为重要，一旦发生脱管，会对以后的治疗带来困难。

（2）护理措施

1）患者入院时仅前胸和后背有皮疹，皮疹面积＜ 25%，为Ⅰ度皮肤型 GVHD，皮肤表现为红色小斑丘疹伴瘙痒，每日密切观察皮疹的进展程度，避免抓伤。

①保持皮肤的清洁，每日用温毛巾擦拭皮肤，注意保暖。

②给患者穿着柔软的衣裤、定期更换，有皮屑时可以随时更换。

③密切观察口腔、会阴、肛周的皮肤，患者皮肤皱褶处也需要得到关注，在日常观察中应打开褶皱处皮肤进行观察。

④患者出现瘙痒难忍时，用掌心揉搓瘙痒部位，勤剪指甲，以免瘙痒时抓伤皮肤。

⑤管路的护理：皮肤只是红色的小斑丘疹，无破溃，无水疱。在更换 PICC 敷料时，揭除敷料的方法是，沿水平方向向外牵拉，使敷料松懈后，以 0° 或者180°自下而上揭除敷料。动作要轻，避免损害皮肤。患者皮疹初期，皮肤无破损，护士更换敷料时选用葡萄糖酸氯已定皮肤消毒液进行管路维护，防止穿刺点皮肤感染。

⑥饮食的护理：患者可以正常饮食，遵循新鲜、干净、卫生的原则。既要满足患者饮食的需要，还要保证营养，多吃蔬菜、高蛋白的食物，饮食要微波炉高火再次消毒 3 分钟。

2）入院后 4 天，患者除了前胸和后背皮疹外，还扩展到头面部，皮疹面积为

25% ～ 50%，为Ⅱ度皮肤型 GVHD，同时腰背部皮肤表面出现少量水疱，疱内液体清亮，呈淡黄色。

①保持床单位整洁，每日更换病号服；

②患者皮肤的干燥瘙痒时：a. 当 WBC > 1.0×10^9/L 时，使用维生素 E 乳膏涂抹瘙痒部位；b. 当 WBC < 1.0×10^9/L 时，使用食用橄榄油，微波炉高火 1 分钟进行消毒，自然冷却后涂抹瘙痒部位，避免患者抓伤皮肤，造成感染。

③口腔：患者口腔黏膜出现破溃时，应用碳酸氢钠注射液和氯己定交替漱口。

④眼周、肛周：患者眼周出现干燥瘙痒时，用盐水浸湿纱布，敷在眼周保持湿润。肛周皮肤应用碘仿油膏进行涂抹，缓解皮肤的干燥，防止肛周感染。

⑤腋窝、外阴等皮肤褶皱处：暴露皮肤褶皱处，保持褶皱处皮肤的清洁干燥，涂抹婴儿爽身粉，褶皱处皮肤较薄，避免患者抓伤皮肤。

⑥水疱：患者出现直径 > 2 cm 的水疱，按照无菌原则进行渗液抽取，用 0.5% 碘伏消毒皮肤 3 遍，用 1 ml 的针头 +2 ml 无菌注射器在水疱基底部抽吸疱液，再次予 0.5% 碘伏消毒皮肤 3 遍。

⑦管路的护理：患者皮疹面积增大，并出现烧灼刺痛感，揭除敷料时，仍沿水平方向向外牵拉，使之松懈后，以 0° 或者 180° 自下而上揭除敷料。为防止发生医用粘胶性皮肤破损，在换药后贴敷料之前，使用液体敷料涂抹保护皮肤。液体敷料应均匀地涂抹或者喷洒在贴敷料的皮肤上，待液体彻底晾干后，再进行敷料贴合。

⑧心理护理：入院后若病情进展，患者可能会出现情绪低落，护士应对患者认真详细地讲解该疾病的知识及护理的重要性，进行心理疏导，帮助患者克服各种不良的情绪，鼓励患者听歌、看书，分散注意力。

⑨饮食的护理：随着患者病情的变化，口腔黏膜受损，饮食也受到了极大的影响。将患者的饮食调整成为半流质饮食，例如肉末粥，碎菜粥，蛋花粥等等，容易吞咽的食物。

3）患者入院后 10 天，皮疹面积 75%，为Ⅲ度皮肤型 GVHD，水疱增多，破溃的部位渗液增多。

①为了避免皮肤破溃粘连衣物，应尽量暴露破溃皮肤，仅盖被套，并将室温调至 37℃ ～ 38℃，促进表皮渗液快速干燥，防止患者着凉。床单位有污渍时，要随时更换。

②每 2 小时更换一次体位。翻身时用被套将患者托起，动作轻柔，避免触碰皮肤破溃处。

③若患者已出现皮肤的灼热感或疼痛，需要关注患者的疼痛情况。如患者疼痛难忍时，应对患者进行疼痛评估，通知医生。若患者疼痛评分 ≥ 4 分，应及时通知医生，遵医嘱给予患者止疼药物。

④由于患者皮疹面积的大，为了保持皮肤干净，用温水为患者点蘸式擦洗全身皮肤，擦洗时不能用力，避免造成人为创伤。

⑤管路的护理：患者皮肤型 GVHD 达到Ⅲ度时，皮肤已出现破溃，使用 0.5% 碘伏进行皮肤消毒，减轻患者的痛苦。在敷料的选择上也进行了调整，由于患者皮肤不完整，常规透明敷料对皮肤的损伤太大，选用软聚硅酮泡沫敷料进行覆盖。由于软聚硅酮泡沫敷料黏性力度不够大，容易脱落，护士选择弹性网状绷带在敷料外层进行固定保护。护士每日交班对管路进行观察，观察有无分泌物，管路的长度，敷料有无移位。

⑥心理护理：随着患者病情的加重，疼痛也加重，整日不能休息，患者会出现焦虑、烦躁的情绪，可能对疾病的治疗失去了信心，在平时应与其多交谈，通过聊天的方式让患者把心里的压力和情绪发泄出来，多鼓励患者，向患者讲解成功的病例，给患者增加战胜病魔的信心。同时也要多疏导患者，给予关心、陪伴，支持和疏导是此阶段心理护理的主要内容。

⑦饮食的护理：患者口腔黏膜破溃，使进食难度增加，可增加静脉营养液的输注。饮食调整为流食，例如牛奶、豆浆、米汤等食物，还可添加肠内营养粉，增加患者对营养的需要。

4）自 2018-12-22，患者全身红斑伴水疱形成或表皮剥脱，出现水疱、破溃、渗液、血痂的情况，全身皮损 85%，为Ⅳ度皮肤型 GVHD。

①水疱的护理：及时抽出水疱，用 0.5% 碘伏消毒皮肤 3 遍，用 1 ml 的针头 +2 ml 无菌注射器在水疱基底部抽吸疱液，再次予 0.5% 碘伏消毒皮肤 3 遍。

②皮肤破溃的护理：a. 由于患者皮肤剥脱，新皮肤未长出，患者疼痛评分高达 8 分，使用 0.9% 氯化钠 100 ml+ 盐酸利多卡因 10 ml 对破溃处进行清洗，一方面可以缓解疼痛，另一方面可以清洁皮肤表面剥脱的皮屑和污渍；银离子纱布外敷（bid），重组人表皮生长因子外用溶液擦拭破溃处（qd），复方多粘菌素 B 软膏外用（qd）；b. 每日进行换药，由于患者皮肤的破溃，并有大量的渗出液，银离子敷料充分贴合在患者皮肤上，因此换药过程中注意先用利多卡因盐水进行擦洗，充分浸湿银离子敷料，从皮肤完整的部位开始揭除，揭除时动作一定要轻柔，皮肤褶皱处应重点擦洗，如颈部、腋下，将愈合皮肤处的结痂擦洗干净。如果银离子敷料黏贴在皮肤的破溃处无法揭除时，禁止强行揭除上一层敷在破溃处的银离子敷料，避免造成二次机械损伤。用无菌剪剪去未粘连在皮肤上的敷料，重新将新的银离子敷料继续覆盖在上面。选用纱布卷对银离子敷料进行缠绕式固定。

③皮肤褶皱处的护理：患者腋下、颈周皮肤破溃严重，结痂不易脱落。颈部结痂每日用生理盐水擦拭、浸润；用碘伏消毒，使用重组人表皮生长因子与重组人碱性或纤维细胞生长因子凝胶交替擦拭破溃处；充分暴露皮肤。外阴皮肤较薄，可增加换药次数，用 0.5% 的油纱进行外敷。使用吹风机等保持皮肤褶皱处干燥，

每日 3 次，每次不超过 10 分钟。

④眼周的护理：由于患者双眼睁眼困难，上、下睑皮肤痂皮严重，双眼皮肤破溃痂皮融合成片，有血性渗出，并粘连、覆盖。双眼睑缘发红、破溃，剪除双眼睑裂粘连的血痂，局部皮肤给予重组人表皮细胞刺激因子涂抹，浸湿银离子纱布以遮盖眼睑，交替使用氧氟沙星滴眼液及阿昔洛韦滴眼液。

⑤心理护理：由于病程长，经济负担较重，患者出现恐惧、担忧、抑郁、情绪低沉，精神和心理压力较大，不愿与人交谈。为患者提供单人房间，保持病房的干净整洁，在进行治疗时与患者多沟通，鼓励其克服困难。同时安排好患者的饮食和睡眠，鼓励患者分散注意力，保持心情舒畅是成功恢复的基础。

⑥疼痛的护理：患者皮肤破溃、脱落会出现疼痛，疼痛达 7 ~ 9 分（使用疼痛强度评分量表进行评估）时给予 0.9% 氯化钠 100 ml+ 盐酸利多卡因 10 ml 纱布湿敷以缓解疼痛，之后再进行换药。患者口腔、食管等黏膜出现剥脱，吞咽困难，给予 0.9% 生理盐水 100 ml+ 利多卡因 10 ml 含漱，在护理过程中观察疼痛的部位、性质和持续时间，进行疼痛评估，耐心解释，安慰患者。遵医嘱给予止痛药物注射，观察疗效。

⑦饮食的护理：口腔黏膜的脱落，对于患者来说是极其痛苦的。饮食以流食为主，在为患者准备饮食时，避免食物过热，以免刺激黏膜。

（3）病例讨论

皮肤是急性 GVHD 的主要靶向器官之一，发生皮肤型 GVHD 的概率为 70%。急性 GVHD 最常见的临床表现为斑丘疹，通常发生在或接近白细胞植入时。起初涉及的部位是后颈、耳朵、肩部、手心和脚掌。就像晒伤或灼伤一样，伴有瘙痒或疼痛。从这些部位开始蔓延直至全身，然后融合成片。GVHD 程度达到重度，会出现水疱甚至表皮松解症。

在平日的护理过程中，需要护士严格执行无菌操作。在治疗上以积极抗感染、抗 GVHD 为主。在此病例中，在敷料的选择上，根据皮疹的情况选用不同的敷料以进行皮肤护理。患者皮疹为Ⅰ度时，皮疹面积 < 25%，密切观察皮疹的范围、颜色；皮疹Ⅱ度时，皮疹范围扩大，并提前出现水疱的症状，为了防止疱皮破裂导致皮肤感染，护士选用 1 ml 注射器的针头及 2 ml 的注射器进行渗液的抽取，减小创面，减少感染的风险。在环境上，将患者调至单间病房，防止交叉感染，尽可能暴露皮疹的部位，调高室内温度，防止患者感冒，同时可以加速皮肤渗液的蒸发，保证皮肤的干燥。皮疹为Ⅲ度时，面积继续扩大，疼痛感也随之越来越明显，心理上的压力也越来越大，加强对患者的心理护理和疼痛的护理，使用镇痛药物进行止痛，对于皮肤破溃处，选用碘伏油纱覆盖，油纱能防止纱布与破溃的皮肤粘连，碘伏消毒皮肤破溃处可以减少感染发生的概率。患者皮疹为Ⅳ度时，在 PICC 置管处选用软聚硅酮泡沫敷料，此敷料粘贴力度差，对剥脱的皮肤损伤

小，同时有吸收渗液的效果，对破溃的皮肤起到促进愈合的作用。

对于身体其他部位的皮肤破溃，使用银离子敷料，它可以快速有效地杀灭侵入伤口的细菌、真菌及其他病原体，达到抗感染的效果；此敷料会抑制表皮附着的微生物生长、繁殖，促进皮肤愈合。在皮肤护理过程中，联合应用重组人表皮生长因子与复方多粘菌素 B 软膏的外涂。重组人表皮生长因子为外用重组人表皮生长因子（rhEGF）可促进皮肤创面组织修复过程中的 DNA、RNA 和羟脯氨酸的合成，加速创面肉芽组织的生成和上皮细胞的增殖，从而缩短创面的愈合时间。使得皮肤损害得以控制。复方多粘菌素 B 软膏是由硫酸多粘菌素 B、硫酸新霉素、杆菌肽和盐酸利多卡因组成的复方制剂，抗菌谱较广，二者联合用药，可以加速皮肤愈合的速度，效果明显。

综合以上护理措施，对 Ⅳ 度皮肤型 GVHD 进行精细化护理，对患者不同阶段的皮肤情况采取针对性的护理措施，选用特异性的敷料，促进皮肤愈合，使患者最终痊愈出院。

（王　宇）

参考文献

[1] 黄晓军，吴德沛. 内科学血液内科分册. 北京：人民卫生出版社，2015：215-230.

[2] 陈洪泽，皮肤性病学，北京：人民卫生出版社，1997：60-61.

[3] 黄晓军，实用造血干细胞移植，北京：人民卫生出版社，2014：246.

[4] 中华医学会烧伤外科学分会，《中华烧伤杂志》编辑委员会. 皮肤创面外用生长因子的临床指南，中华烧伤杂志，2017，33（12）：721-726.

3. 免疫功能低下合并细菌性毛囊炎的护理

本例患者患有急性髓系白血病，异基因造血干细胞移植后处于粒细胞缺乏阶段，造血干细胞移植后免疫功能尚未重建且继发细菌性毛囊炎，若不积极控制，势必影响患者的预后。我们及时制订并不断调整护理计划，辨证施护，炎性浸润性血疹时应用0.5%碘伏与莫匹罗星（百多邦）；充实性丘疹时增加0.05%醋酸氯己定溶液湿敷，未见明显效果，终选用具有清热解毒、缓解疼痛的紫草油，并重视症状护理，及时评估疼痛，指导患者缓解疼痛方法，最终缩短了患者的住院时间。

☞ 病例 77

患者男性，16岁，主因"确诊急性髓系白血病5月余，拟行姐供弟异基因造血干细胞移植术"于2017-07-27日收入院。入院后给予改良BU/CY+ATG预处理方案，分别回输供者骨髓血及外周血干细胞，移植后第1、3、5、11天给予甲氨蝶呤预防移植物抗宿主病。患者于移植后第2天在头颈、躯干、双上肢出现散在皮疹，双上肢尤为严重，皮温高，随后皮疹面积逐渐扩大，占体表面积的82%，伴有体温升高，最高达39.2℃，疼痛评分为2分，皮疹变化见表10-3-1、图10-3-1～图10-3-4、彩图10-3-1～彩图10-3-4。

表10-3-1 病例77移植后皮疹变化情况

移植天数	皮疹部位	皮疹面积	皮疹颜色	疼痛评分	瘙痒	白细胞（×10^9/L）	C反应蛋白（mg/L）	体温（℃）	治疗
2天	患者头颈、躯干、双上肢出现散在皮疹，双上肢尤为严重，且皮温高	33%	鲜红	1	有	0.06	5.35	37.7	哌拉西林

（续表）

移植天数	皮疹部位	皮疹面积	皮疹颜色	疼痛评分	瘙痒	白细胞（×10⁹/L）	C反应蛋白（mg/L）	体温（℃）	治疗
6天	皮疹面积较初起时明显扩大，波及双手掌内侧、背部、大腿内侧，占体表面积的69%，伴有红、肿、热、痛，左上肢外侧红肿、皮温高伴疼痛。确诊细菌性毛囊炎，如图10-3-1（彩图10-3-1）、图10-3-2（彩图10-3-2）所示	69%	鲜红	2	无	0	88.61	38.7	美罗培南＋万古霉素
9天	手背、双下肢等处新发毛囊炎	82%	鲜红	2	无	0	141.99	39.2	美罗培南＋万古霉素
10天	左上臂红肿消退	82%	鲜红	1	无	0	86.28	36.7	美罗培南＋万古霉素
11天	全身皮疹颜色由鲜红转为暗红（图10-3-3、图10-3-4；彩图10-3-3、彩图10-3-4）	82%	暗红	1	无	0	59.25	36.7	美罗培南＋万古霉素
14天	白细胞植活，新发的毛囊炎局限并缩小	82%	淡红	0	无	1.7	3.87	36.2	美罗培南＋万古霉素
16天	患者转入普通病房	82%	淡红	0	无	2.6	4.59	36.2	美罗培南＋万古霉素

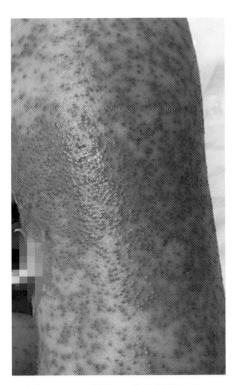

图 10-3-1　病例 77 移植后第 6 天，
左上臂皮疹

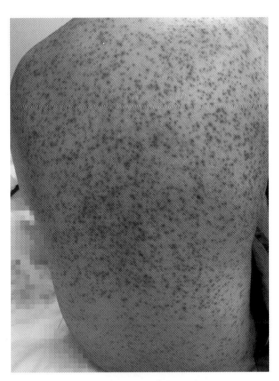

图 10-3-2　病例 77 移植后第 6 天，
背部皮疹

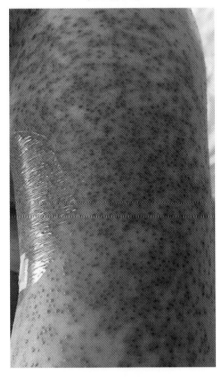

图 10-3-3　病例 77 移植后第 11 天，
左上臂皮疹

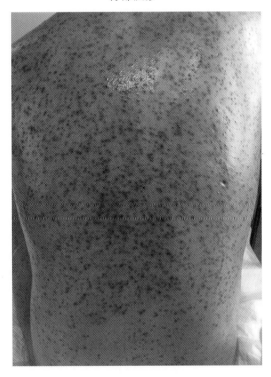

图 10-3-4　病例 77 移植后第 11 天，
背部皮疹

护理策略分析

（1）护理评估

1）评估患者细菌性毛囊炎的面积、颜色。毛囊炎面积依据体表面积计算法（表 10-3-2）。

表10-3-2　体表面积计算法

部位		占成人体表（%）	合计
头颈	发部	3	
	面部	3	9
	颈部	3	
双上肢	双上臂	7	
	双前臂	6	9×2
	双手	5	
躯干	躯干前	13	
	躯干后	13	9×3
	会阴	1	
双下肢	双臀	5	
	双大腿	21	
	双小腿	13	9×5+1
	双足	7	

2）评估患者体温并及时告知医生，便于综合判断感染程度，调整治疗用药。

3）每班次评估患者的实验室检查结果，全血细胞分析、C 反应蛋白等化验结果。通过全血细胞分析的监测，可以掌握患者移植后的细胞动态，C 反应蛋白作为炎症指标，能够更快地反映感染的变化情况，并判定抗生素的疗效，在粒细胞缺乏期尤为适用。

4）评估患者皮肤疼痛的程度，采用疼痛强度评分量表（图 10-3-5）每班次评估患者疼痛程度，评分分数范围是 0 ～ 10 分，数值越大代表疼痛越剧烈。

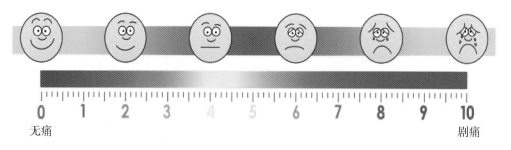

图 10-3-5　疼痛强度评分量表

注：0，无痛；1～3 分，轻度疼痛（睡眠不受影响）；4～6 分，中度疼痛（睡眠受影响）；7～10，重度疼痛（严重影响睡眠）

5）根据毛囊炎的进展与严重程度，选择适宜的皮肤护理方法。患者于移植后第 2 天在头颈、躯干、双上肢出现皮疹表现，为炎性浸润性血疹，移植后第 6 天，患者左上肢外侧红肿，伴有疼痛，呈充实性丘疹样。疗效标准为：①痊愈：皮疹完全消退，临床症状消失；②显效：皮疹消退 70% 以上，临床症状明显减轻；③好转：皮疹消退 40% ～ 70%，临床症状减轻；④无效：皮疹消退不足 40%，临床症状无改善或加重。

（2）护理措施

1）炎性浸润性血疹：移植后第 2 天，患者头颈、躯干、双上肢出现大面积毛囊炎表现，为淡红色或暗红色的炎性浸润性小血疹，伴有瘙痒，但患者可以耐受。给予以下护理措施：①每日给予 5% 碘伏涂抹患处 3 次，每次涂抹完毕充分晾干，更换棉质无菌衣裤，减少刺激；②随着皮疹面积不断扩大，遵医嘱加用莫匹罗星（百多邦）涂抹患处 tid，其主要为局部外用抗生素，抗感染能力强，对细菌也很敏感，亦不会与其他抗生素产生交叉耐药性；③每日用 0.05% 醋酸氯己定溶液擦拭皮肤。调节擦浴水温为 39 ～ 41℃，擦浴后更换棉质无菌衣物。每 2 天更换 1 次无菌床单位，患者衣物及被服均经高压灭菌后使用；④为患者实施保护性隔离，根据护理操作内容调节层流室风机空气净化档位，有效杜绝影响空气净化的各种因素；工作人员严格执行手卫生制度；⑤每班次详细记录毛囊炎的伴随症状，护理措施及效果。

2）充实性丘疹：移植后 6 天，患者左上臂毛囊炎表现为充实性丘疹，表面红肿，皮温高伴疼痛，疼痛指数 1 ～ 2 分，患者可以耐受，给予以下护理措施：①每日予 0.05 % 醋酸氯己定溶液湿敷左上臂 3 次，用无菌纱布蘸取 0.05% 醋酸氯己定溶液包裹双上臂，待纱布干透后弃去；②为患者更换柔软内衣裤，减少对皮肤的摩擦。分散患者注意力，鼓励患者看电视、听音乐等，减少对毛囊炎的关注；③在使用 0.5% 碘伏、百多邦以及 0.05% 醋酸氯己定溶液联合应用 3 日后未取得良好效果。从移植后第 9 天改为每日给予紫草油涂抹：a. 配置方法：配置紫草油的容器要清洁干燥，需在沸水中煮开进行消毒，避免配置过程中造成药液污染。取50 g 紫草漂洗沥干水分，置于消毒好的容器内，用麻油充分浸泡。浸泡过程中，要注意密封，避免进入灰尘。浸泡 24 小时后取上清液，盛入消毒好的器皿内备用；b. 患者处于免疫功能低下粒细胞缺乏阶段，在使用前需将配制好的紫草油经微波炉加热消毒 2 分钟以保证紫草油为无菌制剂，待降温后使用，每 8 小时应用一次；c. 使用紫草油前，首先用生理盐水清洁皮肤，同时注意调节室温、保暖、保护患者隐私；d. 涂抹时需建立无菌区域，患者身下垫无菌治疗巾；用无菌持物钳夹取无菌棉球以点蘸式手法将紫草油均匀地涂抹在患者全身皮肤上，然后用无菌纱布包裹双上臂，以增加紫草油的作用时间；④每班次详细记录患者毛囊炎的伴随症状，护理措施及效果。

（3）病例讨论

细菌性毛囊炎（bacterial folliculitis）好发于免疫功能低下的患者，皮肤的毛囊口周围感染金黄色葡萄球菌等细菌后，表现为以炎症反应为主、局限于毛囊上部的疾病。毛囊炎初起时主要表现为炎性浸润性小血疹和充实性丘疹，呈淡红色或暗红色，而后充实性丘疹可迅速发展为丘疹性脓疱，皮疹数量较多，不相融合，多好发于头部和颈部等部位，多数患者自觉瘙痒或疼痛。现代医学认为，细菌性毛囊炎发病的最主要因素是细菌感染。此外，皮肤经常受到摩擦刺激、长期应用皮质类固醇激素药物亦可成为致病因素。

本例患者在粒细胞缺乏阶段，造血干细胞移植免疫功能尚未重建，继发细菌性毛囊炎，若不积极控制势必影响患者的预后。随着患者毛囊炎的进展，我们先后使用 0.5% 碘伏、百多邦及 0.05% 醋酸氯己定溶液，都未取得良好效果。综上原因分析，碘伏是一种作用时间仅为 2 ~ 5 分钟的皮肤消毒剂；百多邦的主要成分为莫匹罗星，是一种局部外用的抗生素，可导致敏感细菌的蛋白质的合成受阻，使细菌死亡，但根据说明书，应用于皮肤毛囊炎范围 < 10 cm × 10 cm 为最佳；0.05% 醋酸氯己定溶液广谱抑菌、杀菌药对革兰染色阴性及革兰染色阳性细菌均有很强的抑菌、杀菌能力，常用于手术前的手、皮肤、创面和器械消毒，可有效杀灭皮肤表面细菌，但不具有渗透性，且易造成患者皮肤干燥，患者应用后效果不明显。

紫草是我国传统的中药之一，为紫草科草本植物，含有紫草素、β- 羟基异戊酰紫草素、13- 二甲基丙烯酰紫草素、乙酰紫草素等。具有解热镇痛、抗感染、抗病原微生物的作用。麻油味甘性凉，有解毒生肌、滋润肌肤，调和药物的作用。麻油作为脂溶性溶剂，可以迅速浸润、渗入人体表皮组织，与受损的皮肤结合形成一层保护屏障，减轻疼痛，继而促进毛囊炎的愈合。二者相结合，在皮肤表面形成一层保护膜，可抵御外界细菌、真菌的侵袭，抗感染的同时促进细菌性毛囊炎愈合。

基于对上述药物疗效分析以及患者皮疹的扩展面积，我们选择了紫草与麻油的组合，其具有清热解毒，缓解疼痛，活血化瘀的功效。患者应用 2 天后，效果明显，皮疹颜色由鲜红色转为暗红色，疼痛减轻，加之使用广谱强效抗生素，体温恢复正常，C 反应蛋白逐渐下降，患者顺利转出层流洁净病房。

（李　丹）

参考文献

[1] 黄晓军. 实用造血干细胞移植. 北京：人民卫生出版社，2014.

[2] 瞿介明，何礼贤，胡必杰．免疫低下与感染．上海：上海科学技术文献出版社，2004．

[3] 程惠敏．五味消毒饮加减联合夫西地酸乳膏治疗头皮细菌性毛囊炎的临床疗效观察．南京中医药大学，2016．

[4] 贾静，徐晶晶，仇晓溪．住院患者失禁性皮炎患病率和预防现状的调查研究．中国护理管理，2014，14（11）：1207-1210．

[5] 何建群，周根娣，周海芳．艾灸联合紫草油外涂治疗失禁相关性皮炎的疗效观察．浙江临床医学，2018，20（1）：105-106．

[6] 夏纯，戴明，游冬阁，等．复方紫草油临床应用探讨．世界中医药，2016，11（9）：1895-1896．

[7] 李小寒，尚少梅．基础护理学（第5版）．北京：人民卫生出版社，2012．

十一、各脏器相关并发症的护理

1. 造血干细胞移植后肺部感染合并心包积液的护理

　　本案例为 1 例造血干细胞移植后 2 年余、双肺多发真菌感染合并心包积液、胸腔积液及肺气肿的患者。给与患者抗感染、心包穿刺、留置引流管等治疗。在护理过程中严格遵守无菌操作，通过监测患者生命体征、血氧饱和度、加强对肺部感染症状的护理（尤其是对心包穿刺术前、术中及术后的护理）是此案例的难点，术前备好各种抢救用物，术中防止心律失常等并发症，术后防止穿刺部位感染。在护士的精心照顾下，患者未发生感染，顺利出院。

病例 78

　　患者男性，50 岁，造血干细胞移植术后 2 年余，2016-04-01 患者主诉喘憋，胸闷 2 月余入院。入院后查胸部 CT 示：双肺多发真菌感染，心包积液增重，新发双侧胸腔积液，右侧局限性肺气肿，超声心动结果示：右房、右室侧壁可见中等回声的不均质团块，与心肌分界不清，大小约 6.9 cm×3.2 cm，大量心包积液。患者胸闷、气短，活动后加重。入院后给予补钾、利尿、激素治疗。2016-04-05 胸腔穿刺并留取胸腔积液化验，涂片结果回报：胸腔积液中可见大量淋巴细胞，少量间皮细胞及组织细胞，少量中性粒细胞。于 2016-04-21 行心包穿刺检查，留置引流管，抽取心包积液。1 周后患者心包积液量减少，喘憋症状得到缓解，引流管处未发生感染，顺利拔管出院。

护理策略分析

（1）护理评估

1）肺部感染评估

本病主要是因为肺部感染诱发的心包积液，所以肺部感染评估非常重要。通过监测患者体温、白细胞计数、气道分泌物、氧合情况、胸部 X 线、肺部浸润影的进展情况和气道吸取物培养等指标对肺部进行评估。监测体温、白细胞计数评估患者是否存在感染，通过气道分泌物的培养可以确诊感染的确切菌落，通过对患者氧合指标和胸片的评估可以评估患者肺部感染的程度和预后。

其次，观察痰液的性质、颜色、量等可为肺部感染的诊断提供依据。该患者肺部感染后痰液增多，为黄白色或黄色黏稠痰，听诊肺部有啰音。因此应在护理过程中认真细致地观察患者痰液的颜色、性质、量并及时向医生报告。

2）引流管评估

留置引流管评估的五大原则：引流量、性质、颜色、引流管的位置、是否堵塞。引流管的位置要妥善固定，每日评估引流管的外露，防止脱出。引流的量、性质、颜色每日要进行评估。本病患者留置引流管的引流情况见表 11-1-1。

表11-1-1　病例78留置引流管的引流情况

日期	移植术后时间	引流量	颜色	敷料干燥情况
2016-04-21	第 1 天	200 ml	淡黄色	是
2016-04-22	第 2 天	400 ml	淡黄色	是
2016-04-23	第 3 天	200 ml	淡黄色	是
2016-04-27	第 7 天	50 ml	淡黄色	是
2016-04-28	第 8 天	拔除引流管		

（2）护理措施

1）肺部感染的护理

①严格执行无菌技术，遵守无菌技术是预防、控制医院感染的重要措施，因此，治疗护理全过程应严格遵守无菌技术。注意手卫生（行七步洗手法洗手），注意"两前三后"进行洗手，"两前"指：接触患者前、无菌操作前。"三后"指：接触血液或体液后、接触患者后、接触患者环境后。

②保持呼吸道通畅，及时清除分泌物，进行呼吸道湿化。病室湿度应保持在50% ～ 60%，定时开窗通风，环境过于干燥，可以使用加湿器。遵医嘱给予患者吸氧，根据患者血氧饱和度调节氧流量。吸氧过程中定时给予患者清水清洁鼻腔，加装湿化瓶。必要时给予患者雾化吸入。定时翻身拍背，每小时 1 ～ 2 次，方法

为：将五指并拢，掌心微弯曲呈空心掌，从肺底向肺尖反复叩击背部以利于痰液排出。可将听诊呼吸音作为吸痰指征和判断吸痰有效性的观察指标，以便及时有效进行吸痰，以防止肺部感染的加重。

③观察痰液的性质。痰液的颜色、性质、量等可为肺部感染的诊断提供依据。该患者肺部感染后痰液增多，为黄白色或黄色黏稠痰，听诊肺部有啰音。因此在护理过程中，观察患者痰液的颜色、性质、量并及时向医生报告，及时留取痰培养，并关注结果。

④体温超过 38.5℃，需要及时降温，包括物理降温和药物降温，遵医嘱补充液体和电解质。

2）心包积液穿刺术的护理

心包积液的护理是本病的护理难点，包括穿刺术的前、中、后护理和引流管的护理。

①术前准备物品准备：备好 0.1% 肾上腺素、阿托品、尼可刹米、2% 利多卡因等急救药品，心包穿刺包、氧气、心电监护仪、除颤仪、心电图机、负压吸引器等抢救设备。患者术前做超声心动检查，目的是确认心包积液并定位，签署患者知情同意书，告知患者手术的危险性及注意事项。医师再次核实心包穿刺有指证且无禁忌证。

②术中护理：协助患者取半卧位，穿刺部位为剑突下和左肋缘相交处，患者在穿刺时避免咳嗽和深呼吸。术中随时协助医生，密切观察患者面色、呼吸、血压、血氧饱和度以及心电图波形变化，及早发现并避免心包穿孔的危险因素。

③术后护理：

a. 术后患者取低半卧位，床头抬高 30°～45°，有利于引流，增加胸廓的面积、膈肌向下，利于患者呼吸，避免大幅度活动，以防引流管脱出和出血的发生。

b. 病情观察：术后予患者床旁心电监护，注意患者神志、血压、心率、血氧、呼吸及 S-T 段的变化，如有异常及时通知医生。观察并记录引流液的量、性质、颜色，遵医嘱定期将留取的引流液标本送检，关注标本结果。

c. 留置引流管的护理：首先，要同时监测病情变化，遵医嘱给予患者低流量 1～3 L/min 吸氧，监测心率、血压、呼吸、血氧饱和度，观察有无心律失常，观察患者胸闷、心悸、呼吸有无改善，注意抽取心包积液的速度宜慢不宜过快，并观察其性质、颜色、量，及时做好记录；其次，妥善固定导管，采用无张力粘贴、高举平台法固定导管，防止导管扭曲、断裂；保持导管通畅，预防堵塞。持续引流易引起堵塞，引流期间定期反复生理盐水冲管是预防导管堵塞的关键；心包积液量过多时需持续心包引流，注意引流速度不宜过快，必要时可用输液泵调节引流速度。300～500 ml/h 为宜，引流量每日控制在 500～1000 ml；引流不畅时可协助患者改变体位或者鼓励患者轻咳，患者引流液较黏稠时，易造成管腔阻塞，我们在每次接引流袋前用少量生理盐水冲洗管腔，管腔通畅后接引流袋，每日更换无菌引流袋。

d.穿刺处皮肤的护理：穿刺处皮肤用无菌纱布覆盖，每日观察有无渗血、渗液，每日换药一次。如果有渗血、渗液要及时更换外层辅料，并观察渗液、渗血情况，记录并通知医生。

3）心理护理

患者在治疗期间容易出现情绪消极、焦虑，咳嗽、胸闷更加使得患者不愿意和家人及医务工作者沟通，在护理过程中，责任护士应主动询问患者的不适主诉，当患者咳嗽严重时，应主动给予患者翻身拍背。可以建立与患者沟通的笔记本，用书信的形式与患者沟通，增进医患之间的信任。患者由于病痛的折磨，夜间很难得到很好的休息，尽量给患者营造一个安静的休息环境，做到四轻（走路轻、操作轻、敲门轻、说话轻）。经常鼓励患者，在住院期间，患者的精神状态由开始的焦虑、消极到后期的主动和我们攀谈，沟通是心理护理的良方，通过语言或者肢体、书信的形式让患者的消极情绪得到控制，提高了生活质量。

（3）病例讨论

造血干细胞移植术后的患者由肺部感染诱发大量心包积液比较少见，一方面要控制住肺部感染情况，另一方面要通过心包积液引流管减少心包积液。只有肺部感染得到有效控制，新的积液才不会继续产生。肺部感染方面的护理是本病例的重点，通过对患者肺部感染进行评估，了解患者肺部感染的程度，给予相应的护理措施，患者血象低下时，给予患者抗生素预防感染，痰液黏稠时给予气道湿化、雾化促排痰，氧合指数小于95%时给予氧气吸入。1周后，患者CT显示肺部真菌感染较前缓解，咳嗽、喘憋症状较前缓解。心包积液穿刺术的护理是本病例的难点，心包腔内置引流管引流是近年来治疗心包积液比较有效的方法，但是心包穿刺术是一项比较危险的操作，常见并发症有：出现短阵室性心动过速、频发室性期前收缩、心动过缓、高度房室传导阻滞、急性左心衰竭、休克等。医师必须严格掌握适应证，除了准备好术中留置引流管的必要物品，还要备齐急救物品，术前给予患者心电监护，如果术中患者出现心律失常，及时通知医生，遵医嘱用药，必要时进行除颤。置管后要严格监测患者生命体征，通过间断引流心包积液，改善积液对心脏的压迫，改善患者憋气、喘憋的症状，术后患者取低半卧位，有利于引流；增加胸廓的面积，有利于患者呼吸。如果没有活动性出血的表现，穿刺术后的6～8小时可以在床边活动，注意预防引流管脱出和出血的发生。但是移植后的患者血象不稳定，免疫功能还没有重建，置管处的护理尤为重要，应执行严格的无菌操作并进行精心的护理，在每次接引流袋前用少量生理盐水冲洗管腔，保证管腔通畅后再接引流袋，每日更换无菌引流袋，观察并记录引流液的量、性质、颜色，遵医嘱定期将引流液留取标本送检。在住院期间，通过及时换药、定时用生理盐水对引流管冲洗，患者的置管处无红、肿、痛等感染症状，管路无滑脱，无堵塞。患者的心功能得到了缓解，患者的生活质量得到了提升。

（孙　雨）

参考文献

[1] 朱亚甲，沈洋，张誉华，等．恶性心包积液的中西医治疗进展．现代中医临床，2015，22（6）：58-60.

[2] 张兰香．彩超引导心包积液穿刺抽液的护理．中国实用医药，2012，7（36）：2.

[3] 高婧．重症监护室患者并发肺部感染的原因及护理对策分析．中国保健营养，2013，2：7-8.

[4] 许丽霞，王秀芬，孙惠萍，等．心理护理干预对抑郁症患者临床疗效的影响．护理实践，2011，8（1）：16-18.

2. 造血干细胞移植术合并心力衰竭的护理

本例患者为 66 岁女性，因骨髓增生异常综合征 5 年余转为急性白血病行子供母异基因造血干细胞移植，给予白消安/环磷酰胺（BU/CY）联合抗胸腺细胞球蛋白（ATG）化疗方案预处理。移植后 18 天、32 天患者出现心肌缺血和心力衰竭症状，遵医嘱给予硝酸甘油等药物增加心肌供血，预防心绞痛。在确定心力衰竭后给予硝酸异山梨酯、胺碘酮泵入等治疗缓解心力衰竭。护理上根据患者心功能分级实施不同级别的护理措施，限制活动，绝对卧床休息，严密观察心力衰竭的症状，饮食上以少盐、清淡易消化饮食为主，限制输液速度，准确记录出入量；使用压疮风险评估量表评估皮肤压力性损伤的情况，最终使患者转危为安。

👉 病例 79

患者女性，66 岁，因骨髓增生异常综合征 5 年余转为急性白血病 2 个月，为行子供母异基因造血干细胞移植收入我科。2018-05-18 患者开始以 BU/CY+ATG 化疗方案预处理，2018-05-23 回输骨髓血 850 ml，2018-5-24 回输外周血 258 ml，2018-06-02（+8 d）白细胞植活。患者于移植后 2018-06-12（+18 d）和 2018-06-26（+32 d）出现心力衰竭，具体临床表现及治疗措施见表 11-2-1。

表11-2-1　病例79的临床表现及治疗措施

日期	症状	血氧饱和度（%）	血压（mmHg）	影像学及实验室检查	治疗措施
2018-06-12（+18 d）	胸闷、心前区疼痛	93	158/92	床旁心电图提示前壁心肌缺血；BNP、心肌损伤标志物正常	硝酸甘油 0.5 mg 舌下含服；口服曲美他嗪（万爽力）20 mg 每日 3 次；硝苯地平缓释片 10 mg 口服；呋塞米 20 mg 利尿

（续表）

日期	症状	血氧饱和度（%）	血压（mmHg）	影像学及实验室检查	治疗措施
2018-06-15（+21 d）	胸闷、心前区疼痛	92	138/78	BNP、心肌损伤标志物正常	硝酸异山梨酯20 mg 3 ml/h泵入；呋塞米20 mg利尿
2018-06-26（+32d）	心前区疼痛、胸闷不适	93	130/80	心电图示快速心室率，BNP 338.5 pg/ml，肌红蛋白106.8 ug/L，肌钙蛋白0.016 ug/L，肌酸激酶1.7 U/L	胺碘酮（可达龙）600 mg；硝酸异山梨酯20 mg 3 ml/h泵入
2018-06-28（+34 d）	胸闷好转	96	130/70	心电图正常；BNP 370.5 pg/ml，肌红蛋白75.8 ug/L，肌钙蛋白0.04 ug/L，肌酸激酶23 U/L	持续硝酸异山梨酯20 mg 3 ml/h、胺碘酮600 mg 5 ml/h泵入
2018-07-01（+37 d）	胸闷症状缓解	98	125/75	心电图正常；BNP 378.5 pg/ml，肌红蛋白66.8 ug/L，肌钙蛋白0.02 ug/L，肌酸激酶40 U/L	停硝酸异山梨酯、胺碘酮

从上述表格中可以看出，患者在出现胸闷、心前区疼痛，血氧饱和度低的情况下，给予硝酸甘油舌下含服扩冠增加心肌供血，口服曲美他嗪预防心绞痛，症状未缓解；确定心力衰竭后给予硝酸异山梨酯、胺碘酮泵入，硝苯地平缓释片降压，呋塞米利尿缓解心力衰竭，症状缓解。

护理策略分析

（1）护理评估

1）每日评估患者心功能级别。心功能分级见表11-2-2。

表11-2-2　心功能分级

分级	临床表现
I	日常活动不受限制，一般活动不会引起疲乏、心悸、呼吸困难或心绞痛
II	体力活动受到轻度限制，休息时不会有自觉症状，但一般活动会出现上述症状
III	体力活动明显受限，小于平时一般活动状态会引起上述症状
IV	不能从事任何体力工作，休息时也可出现心力衰竭的症状，体力活动后加重

2）评估患者的神志、生命体征、血氧饱和度、口唇及甲床的色泽，根据缺氧程度调节氧流量和给氧方式。

3）评估患者水肿的情况，每日监测体重。

4）评估患者的排便情况，若出现便秘时，由于用力排便，增加腹内压力，增加氧的消耗，会使心率加快，从而诱发心绞痛、心律失常等，增加心脏负担。

5）评估患者的各项实验室检查指标，如全血细胞分析、血生化、凝血及各种病毒监测；在患者出现胸闷、血氧饱和度低时，监测 BNP、心肌损伤标志物。BNP、心肌损伤标志物是检查心力衰竭的定量标准。

6）评估患者的血气分析结果，注意患者的血氧饱和度、通气和酸碱状态，有利于了解病情。

7）评估患者的出入量是否平衡，在患者出现尿量少时，需要护士关注。心力衰竭引起少尿，钾不能及时的排出，引起高钾血症，会导致心脏损害的加重，甚至引发心搏骤停，同时可能引起电解质紊乱、酸碱平衡紊乱。

8）每日评估患者的皮肤情况，心力衰竭的患者要绝对卧床休息，按照压疮危险因素评估表进行评估（表 11-2-3）。

9）评估患者的疼痛情况，使用疼痛强度评分量表进行疼痛评估，心前区疼痛剧烈时，需要关注患者的疼痛强度。

（2）护理措施

1）心功能 I 级的护理：移植后 2～17 天，患者日常活动不受限制，一般活动不会引起疲乏、心悸、呼吸困难或心绞痛，可不限制活动；

①保持病区安静，室内空气新鲜；

②饮食：遵循"新鲜、干净、卫生"的饮食原则。蔬菜、水果、肉类、海产品要洗净做熟。应摄取低热量饮食，以少盐、易消化、清淡饮食为宜；选择富有维生素、钾、镁和含适量纤维素的食品，如：水果、鸡蛋、小米等；避免油腻、粗糙和带刺的食物，如油炸食品、粗粮、鱼等；不要进食产气性食物，如土豆、红薯、玉米等。

③不限制活动，增加患者的午休时间。

2）心功能 II 级的护理：患者于移植后 18 天，活动受到轻微限制，需他人协助，遵医嘱给予床旁心电监测和利尿剂。

①注意休息，适当活动，生活上给予适当的协助和照顾。

②注意观察病情变化，每 2 小时巡视病房一次，发现病情变化及时给予相应措施，并报告医生。

③监测患者血氧饱和度，遵医嘱给予鼻导管低流量吸氧 2～3 L/min。

④出现心前区疼痛时，遵医嘱给予硝酸甘油舌下含服，缓解心前区疼痛。服用硝酸甘油后，注意观察有无头痛、眩晕、虚弱、心悸和其他体位性低血压的表

表11-2-3　病例79压疮危险因素评估结果

评估内容	选项	分值	评估项(√)	得分
体质（体质指数）	一般（正常）	0		0
	肥胖/高于一般	1		
	低于一般	2	√	
皮肤类型	健康	0		1
	薄如纸	1		
	干燥	1	√	
	水肿	1		
	潮湿	1	√	
	颜色异常	2		
	破溃	3		
性别	男性	1	√	1
	女性	2		
年龄	14~49岁	1		1
	50~64岁	2		
	65~74岁	3		
	75~80岁	4		
	84岁以上	5		
营养状况评估工具 A.近期体重下降	是到B			
	否到C			
B.体重下降评分	0.5~5 kg	1		0
	5~10 kg	2		
	10~15 kg	3		
	>15 kg	4		
	不确定	2		
	未下降	0	√	
C.进食少或食欲	否	0	√	0
	是	1	√	
失禁	完全控制/导尿	0	√	0
	小便失禁	1		
	大便失禁	2		
	大小便失禁	3		
运动能力	完全的	0	√	0
	躁动不安的	1		
	冷漠的	2		
	受限的	3		
	卧床不起的	4		
	只能坐椅子上的	5		
组织营养状况	恶病质	8		
	多器官衰竭	8		
	单器官衰竭	5		
	外周血管病	5		
	贫血	2		
	吸烟	1		
神经系统缺陷	糖尿病/多发性硬化/心脑血管意外	4~6		
	运动/感觉/偏瘫	4~6		
大手术或创伤	骨/脊椎手术	5		
	手术时间大于2小时	5		
	手术时间大于6小时	8		
药物	细胞毒性药物	≤4		2
	大剂量服用类固醇	≤4		
	抗生素	≤4	√	

得分 27

指标	低于一般	一般	高于一般	肥胖
体质指数（BMI）=体重（kg）/[身高（m）]²	<20	20~25	25~30	≥30

备注：评分≥10分为危险；评分≥15分为高度危险；评分≥20分为极度危险

现。舌下含化硝酸甘油应采取坐位，由于硝酸甘油有扩张血管的作用，平卧时会因回心血量增加而加重心脏负担，影响疗效，站位时由于心脑供血不足容易出现晕厥。

⑤给予低钠饮食，轻、中度心力衰竭无需限制液体的摄入量，轻度心力衰竭者每日盐摄入量 < 5 g，少食多餐，忌饱餐。

⑥不限制日常活动，但应增加休息，保证充足睡眠。患者应进行自我心理调整，减轻焦虑，转移注意力，保持积极乐观、轻松愉快的情绪，增强战胜疾病的信心。

⑦疼痛护理：随着心前区疼痛的加重，遵医嘱给予硝酸甘油缓解，与患者多交流、沟通，转移患者的注意力。

3）心功能Ⅲ级的护理：患者在移植后的第 32 天，出现轻微体力活动后有明显心力衰竭症状，休息后稍减轻，活动受限。

①绝对卧床休息，给予患者生活护理，如：口腔护理、会阴护理、皮肤护理。每日三餐后给予患者口腔护理，口腔护理操作要求熟练、轻稳、认真、细致，避免刮破口腔黏膜引起出血、继发感染；每日用 0.05% 的碘伏溶液清洗会阴 2 次，保持清洁，减少不适感；按时给予患者翻身，保持皮肤清洁干燥。

②严密观察是否有心力衰竭加重的症状，发生胸闷、呼吸困难等心力衰竭的症状时，立即报告医生并准备好急救药品和物品进行抢救。患者取坐位或半卧位，遵医嘱给予患者面罩吸氧，氧流量为 5 ~ 7 min/L，使用强心、利尿药物，同时密切监测生命体征的变化。

③饮食以少盐、易消化、清淡饮食为主，限制钠的摄入量，中度心力衰竭者每日盐摄入量 < 2.5 g。

④当患者出现心力衰竭时，给予保护心脏药物，如硝酸异山梨酯泵入。硝酸异山梨酯滴速过快可发生血压下降，甚至危及生命。因此，输注过程中应加强观察患者血压，使用微量泵，遵医嘱调节泵入速度，调节速度后半小时应监测血压，观察用药后是否出现面部潮红、头胀痛、心悸等不良反应。

⑤限制输液速度，监测体重、水肿情况，记录 24 小时出入量情况。

⑥根据压疮危险因素评估表对患者的压疮危险程度进行评分，并根据分度对患者进行标识，协助不能自行活动的患者定时变换体位，2 小时翻身一次，并将变换的时间、体位、骨隆突及水肿部位皮肤情况记录在翻身卡上，保持床单位清洁干燥、平整、无碎屑，使用防压疮气垫床。

4）心功能Ⅳ级的护理：在移植后第 34 天，患者表现为在安静休息状态下也会出现明显心力衰竭症状，遵医嘱要求患者绝对卧床休息。

①严密监测患者的心律、心率、呼吸、血压及心电图的变化；每日晨起监测体重并记录；准确记录出入量，保持出入量的平衡；监测患者中心静脉压的数值

及 BNP；严格限制输液量；观察患者双下肢有无水肿，遵医嘱给予利尿剂。

②遵医嘱给予胺碘酮泵入。胺碘酮注射液溶于 5% 葡萄糖注射液中，当浓度超过 3 mg/ml 时，会增加外周静脉炎的发生风险，因此，给予中心静脉导管滴注。使用胺碘酮输注时，遵医嘱调整输液速度。监测血钾浓度，预防低血钾的发生，观察有无心动过缓、恶心、呕吐等不良反应。

③给予清淡食物，忌食刺激性食物，如辣椒、洋葱、蒜，限制盐的摄入量，每日盐摄入量＜ 1 g。

（3）病例讨论

心力衰竭是造血干细胞移植（hematopoietic stem cell transplantation，HSCT）中少见且严重的并发症，HSCT 期间发生急性心力衰竭（acute heart failure，AHF）的患者预后差，死亡率高，HSCT 后出现的心力衰竭也是影响患者生存期和生活质量的重要因素。

目前，已有较多 HSCT 后并发心力衰竭的研究，但关于 HSCT 期间并发心力衰竭的个案报道甚少，HSCT 的广泛开展也使其伴发的心力衰竭不容忽视。

移植后患者出现心力衰竭的主要原因是使用大剂量环磷酰胺（CTX）、环孢素及对心脏产生的毒性。环磷酰胺是造血干细胞移植预处理方案中常用的药物，有研究发现，高剂量的 CTX 预处理方案与移植后心力衰竭有关。CTX 总剂量超过 120 mg/kg，19% 发生心电图异常，40% 发生心肌酶改变，但无明显心力衰竭表现；CTX 总剂量超过 180 mg/kg 可导致致死性心脏毒性。接受含 CTX 的预处理方案时，急性心功能衰竭的发生率为 17% ~ 28%。

通过以上病例的总结，采取了各种针对性的护理措施，对于由于药物及各种原因引起心力衰竭的移植后患者，根据患者的各种症状及检验结果给予相应的处理，给予心电监测，严密观察心率及血压情况。患者出现胸闷、心前区疼痛、经皮血氧饱和度低时，床边心电图提示前壁心肌缺血；BNP、心肌损伤标志物正常，给予硝酸甘油治疗心绞痛，呋塞米利尿，硝苯地平缓释片降压；当患者出现心力衰竭时，给予保护心脏药物，硝酸异山梨酯和胺碘酮泵入。严格限制患者的饮水量和静脉输液速度，限制钠盐的摄入，记录 24 小时出入量情况，监测体重、水肿情况。

血红蛋白在 60 g/L 以下时，需要卧床休息，遵医嘱输注血制品等，对于血红蛋白低的患者，教会其三步起床法预防跌倒。心力衰竭患者要绝对卧床休息，因被迫卧位、营养不良、水肿、皮肤潮湿、摩擦力、剪切力等原因，在临床中极易发生压疮，根据压疮危险因素评估表对患者的压疮危险程度进行评分，对压疮高危的患者进行标识，协助不能自行活动的患者定时变换体位，2 小时翻身一次，并将变换的时间、体位、局部皮肤情况记录在翻身卡上，遵医嘱使用防压疮气垫床，保持床单位清洁干燥、平整、无碎屑。根据心力衰竭的阶段以及并发症情况，给予适当的饮食计划。血液病患者病程时间长，病情迁延反复，长期受病痛折磨，因患者多次出现胸闷、憋气症状，患者易产生恐惧情绪。在护理中，不仅要求护士知晓造血干细胞移植、心力衰竭的基础护理及专科护理知识，还要有高度的责任心，能够进行有预见性的观察，具备与老年患者进行有效沟通的水平，使急性心肌梗死患者转危为安。

（信玉霞）

参考文献

[1] 温金红．老年重症心力衰竭患者的内科护理干预分析．基层医学论坛，2014，30：4100-4101．

[2] 王爱峰，曹菊花，刘宪春．静滴爱倍的护理观察．工企医刊，2006，19（5）：65．

[3] 姚卫杰．老年心力衰竭患者的心理分析及护理对策．中西医结合心血管病杂志，2014，2（15）：131．

3. 急性早幼粒细胞白血病合并弥散性血管内凝血的护理

本案例为 1 例确诊为急性早幼粒细胞白血病合并弥散性血管内凝血（DIC）拟行半相合造血干细胞移植术的患者，在移植前虽然存在 DIC 的相关合并症，仍坚持进行了造血干细胞移植术，在移植过程中 DIC 症状再次加重，甚至危及生命。对已经存在的出血部位进行时时跟踪评估，实施有效的护理措施，预防再出血。鉴别、分析可能再出血的部位、原因以及相关的并发症，做好风险评估预警，针对性地实施预防措施，防止再出血的发生。

病例 80

患者女性，20 岁。于 2006 年 3 月确诊为急性早幼粒细胞白血病，为拟行半相合造血干细胞移植术于 2008 年 3 月入院。入院前查体低热 37.2℃，乏力，双臂肘内侧均见 10 cm×15 cm 瘀斑，舌上及两侧颊黏膜有散在陈旧性芝麻粒大小的小血疱。肛周 1 点处有一外痔，无触痛。凝血功能检查示：PT 20.2 s，APTT 25.75 s，Fg 119.665 mg/dl，FDP > 20 μg/ml。D-dimer 7107.9 ng/ml。全血细胞分析示：WBC $3.95×10^9$/L，Hb 81.88/L，PLT $17.5×10^9$/L。患者预处理方案为阿糖胞苷 + 白消安 + 氟达拉滨。于 +1 d 和 +2 d 分别输注骨髓干细胞和外周血干细胞。+1 d、+3 d、+5 d、+11 d 分别输注小剂量 MTX，预防移植物抗宿主病（GVHD）。–10 d（干细胞回输前 10 天）骶尾部出现一个 3 cm×3 cm 的血肿，+10 d 出现肺部感染，+11 d 弥散性血管内凝血表现再次加重，出现消化道出血，+14 d 白细胞植活，+20 d 出层流室。患者的出、凝血变化情况见表 11-3-1。

护理策略分析

（1）护理评估

1）评估患者生命体征、神志，有无呼吸困难、憋气、胸闷等呼吸系统不适症状。

表11-3-1 病例80的出、凝血变化情况

移植天数 (d)	DIC指标					WBC (×10⁹/L)	PLT (×10⁹/L)	骶尾部血肿		消化道 (ml)	
	PT (s)	APTT (s)	Fg (mg/dl)	FDP (μg/ml)	D-dimer (ng/ml)			面积 (cm)	压痛	黑便	血便
-10	22.5	28.3	97.91	>20	6579.2	2.20	57.4	3×3	(+)		
-9	20.7	27.3	102.459	>20	5380	0.63	53.5	2×2	(+)		
-8	22.1	28.3	77.763	>20	1042.78	0.18	44.0	2×1	(-)		
-7	21.1	52.9	155.115	>20	1122.76	0.26	30.5	1×1	(-)		
-6	16.7	28.1	239.935	>20	1147.36	0.18	42.2	0.5×0.3	(-)		
-5	17.4	26.5	250.393	>20	1140.61	0.36	39.3	0.2×0.3	(-)		
-4	20.3	26	183.796	>20	6870	0.09	57.7		(-)		
+11	18.7	25.9	322.725	>20	1028.15	2.92	25.9			350	200
+12	23.1	25.7	149.613	>20	1114.05	6.88	16.0			350	
+13	21.0	27.1	180.584	5~20	1017.21	8.50	42.2			250	
+14	18.9	25.7	182.71	>20	1080.52	5.01	63.3				
+15	17.9	25.3	194.274	>20	6300	3.67	37.3			80	150
+16	17.2	25.8	182.943	5~20	606.193	3.97	73.0			250	75
+17	17.5	27.1	283.031	>20	1144.78	3.6	35.2			150	65
+18	16.3	26.5	347.453	>20	1032.23	3.94	97.2			150	50
+19	17.9	25.5	332.9	<5	1027.64	3.55	63.0			0	50

2）评估患者各项临床实验室检查指标，如全血细胞分析、凝血分析、生化，可以掌握患者的细胞动态、失血程度、出、凝血及电解质状况。

3）评估患者穿刺部位皮肤颜色，有无瘀斑及面积；评估穿刺部位拔针后渗血时间，确定拔针处针眼按压的时间，做好第一次的按压评估，详细记录按压时间，做好交接班，避免按压时间不足造成持续渗血。

4）评估患者上消化道出血症状，呕血与黑便的颜色、性质，出血量和频次。上消化道出血量及相应表现见表11-3-2。

表11-3-2　上消化道出血量及临床表现

出血量	表现
5～10 ml	大便潜血试验阳性
50～70 ml	柏油便
250～300 ml	呕血

5）评估患者骨隆突处受压部位皮肤颜色、骶尾部血肿面积，有无压痛。

6）评估患者周围循环衰竭的临床表现，有无头晕、心悸、乏力、出汗、口渴、晕厥等一系列表现，严重的周围循环衰竭容易出现弥散性血管内凝血（DIC）。

7）评估患者压力性损伤风险分度，掌握患者发生压力性损伤的风险。

（2）护理措施

1）消化道出血前的护理

①患者穿刺部位的护理：穿刺时从远端小静脉开始，每日观察针眼处有无渗血，倾听患者对套管针穿刺处有无疼痛的主诉。由于患者静脉采血量大，采集血标本需集中同一时间进行，减少穿刺次数。

②患者移植前10天骶尾部出现3 cm×3 cm皮下血肿，护理措施如下：a.给予24小时内冰袋冷敷治疗，减轻局部充血和出血；b.使用冰袋时，用毛巾包裹冰袋外层，避免冰袋直接贴于皮肤，出现冻伤；c.骶尾部正常皮肤处覆盖透明敷料保护，防止受压皮肤破溃；d.垫双层棉褥，调整床垫软硬度，增加患者舒适感；e.协助患者翻身时，不直接用双手搬动患者，采用提单式手法在患者腰部垫一个大单，借助拉动大单的力量调整患者卧位，避免局部患处擦伤和受压。

③皮肤瘀斑的护理：由于患者卧床，保持床单位平整，皮肤清洁，防止压力性损伤的发生，每2小时为患者翻身一次，同时建立翻身登记表，记录每次更换体位的时间，以确保翻身的实效性。

④饮食宜清淡、易消化，遵从层流室饮食要求"新鲜、干净、卫生"原则。

2）消化道出血时的护理

①患者于白细胞植活后 11 天出现消化道出血。护理措施如下：

a. 监测患者生命体征，持续心电监护，每 15 ～ 30 分钟记录生命体征一次；

b. 每小时记录出入量 1 次，为保证饮水量精确，用注射器为患者计量；

c. 由专人看护观察患者便血的先兆，准确记录大便的性状，判断是否再出血；患者黑便颜色由暗黑转为暗红，血压、脉搏不稳定皆提示有再出血的可能；

d. 每班次交接时评估肛周皮肤，每次便后给予碘伏溶液冲洗，防止肛周感染；

e. 患者呕吐物及排泄物均放入白色透明塑料袋内，以便观察其性状，并用弹簧秤称重。卧床时取平卧位，头偏一侧，防止窒息；

f. 遵医嘱用药，严格遵守给药时间，观察用药后反应；

g. 遵医嘱给予输血治疗，掌握输血速度，有效扩充血容量，保证重要脏器的血流灌注。

②饮食管理。消化道出血时严格禁食，在此期间遵医嘱给予肠外营养治疗。另外，还需要在饮食方面预防消化道出血：a. 向家属做好健康宣教，指导家属合理为患者准备膳食。烹制食物时避免粗纤维食物，如芹菜、韭菜。饭菜在烹制前剁细，易于消化，保护胃黏膜；b. 每餐前护士检查饭菜是否符合要求；c. 患者呕吐后马上用温开水漱口，清除口腔异味。每日三餐后和晚睡前给予氯己定溶液和 5% 碳酸氢钠溶液交替含漱。

3）消化道出血后的护理

①严密观察病情：

a. 监测体温、脉搏、血压的变化，如有发热，给予物理降温，严格记录出入量；b. 注意观察呕吐物和粪便的性状、量及颜色，如患者出现口渴、烦躁、出冷汗、黑蒙、晕厥等症状时，需警惕新鲜出血；c. 遵医嘱输血支持治疗，预防出血；d. 继续遵医嘱用药，观察用药后反应；e. 及时留取便标本，掌握出血情况。

②饮食管理：出血停止后 2 ～ 3 天给予流质饮食，病情稳定后再逐步过渡到半流质饮食、软食，严格做好患者饮食护理是减少再次出血的关键。

（3）病例讨论

弥散性血管内凝血（DIC），不是一个独立的疾病，是在临床各科室均可发生的一种全身性血栓 - 出血综合征，是在原发病的基础上出现血管内皮受损、凝血系统激活、凝血亢进而导致微血管内广泛的微血栓形成、凝血因子的消耗、纤维溶解亢进、血小板功能障碍的全身广泛性出血。其特点是起病急、症状重、死亡率高。出血是急性 DIC 最显著的特点。此例患者经亚砷酸、维 A 酸治疗后二次复发，并合并有其他脏器的感染及 DIC，经造血干细胞移植获得免疫重建和造血机能的恢复是治愈的唯一途径。

在 DIC 的低凝期，因播散性微血栓形成，凝血因子、血小板等消耗，继发纤溶，常表现为皮下出血点、瘀斑或淤口持续而缓慢渗血。每日对患者皮肤进行评估且每班护士认真交接皮肤情况，是 DIC 皮肤护理的关键。当患者第一天出现血肿时，我们采用了皮肤的局部冷敷，为预防血肿的擦伤及破溃，防止皮肤外源性的感染，我们采用提单式手法协助患者翻身，选择最佳舒适体位，同时保持床单位平整。密切观察、时时掌握皮肤血肿的动态信息为此类患者的护理指导提供了可靠的依据。

从表 11-3-1 中我们可以看到，患者出、凝血的各项指标的异常持续存在，D-dimer 在 +15 d 为 6300 ng/ml，Fg 逐渐升高，提示 DIC 再次加重。护理人员应遵医嘱留取血标本并及时送检，及时了解出、凝血的各项指标情况。在消化道出血时，严格遵医嘱给予患者禁食，观察大便及呕出物的性质。掌握输血速度，有效扩充血容量，保证重要脏器的血流灌注，避免输注速度过快、过慢而延误对出、凝血的异常指标的纠正及加重心功能的损害。在遇到患者病情反复、原有病情加重时，医护人员应沉着冷静，操作熟练，在治疗方面，护士与医生应密切沟通，对患者提出的问题耐心解答，使患者的心理处在一个最佳状态。

患者首次皮下注射、静脉采血及套管针拔针后，应评估、确定按压针眼处的时间。由于一次性针头与静脉留置针置于血管内的时间不同，针头的孔径也不相同，因此，拔针后皮肤愈合的时间也会不同。对于该患者，一次性注射针头拔针后，皮肤针眼处需按压 20～30 分钟，套管针拔除后需按压 50～60 分钟。要做好第一次的按压评估，详细记录按压时间，做好交接班，避免按压时间不足造成的持续渗血。

有文献报道，根据患者感染的程度不同，可出现不同程度和范围的凝血系统激活，炎症与凝血也是相互作用的。在患者预处理期间直至白细胞植活，应始终给予全环境保护——百级无菌层流室。

值得注意的是，护士应全面掌握层流室设备的性能、操作流程及使用方法，每班交接班时进行自检，保证送风机组的挡位一致，以免气流紊乱影响洁净度。在管理中避免各种影响病室洁净度的因素产生和存在，包括：医务人员保证手卫生、无菌着装；有计划地安排治疗、查房和护理，限制人员并减少频繁出入层流室；有多科室及仪器会诊时，必须有本科室人员陪同，做好对会诊的督导与仪器表面消毒工作，防止外来病菌的入侵；定期进行空气的监测及培养，确保回流空气的洁净。

预防患者肺部感染还要严格进行饮食与饮水的消毒，我们均采用二次消毒方法：向家属做好宣教工作，在烹饪时保证食物新鲜、卫生，烹制过程干净，再拿入病室微波炉进行二次消毒；饮水也是二次烧开后再饮用。

由于本例患者的原发病合并 DIC，该例患者随时有生命危险，护理内容涉及多学科专业知识，包括消化道、呼吸道及造血干细胞移植的专科，因此，针对该患者的护理是一个系统工程。通过与医生共同为患者制定针对性的护理计划，打破以往的中心静脉插管应用的常规护理，确定外周静脉管路，在预处理阶段，患者的感染与出血得到了有效控制。移植后期，通过对 DIC、血常规的密切监测，准确地实施护理，患者于移植后第 19 天，出、凝血指标好转，成功走出层流室。此后，为患者及家属继续进行健康宣教工作。在饮食方面，指导患者在消化功能逐渐恢复时要少量进食，忌辛辣油腻食物。在运动方面，鼓励患者在体力逐渐恢复时可先从慢步走开始，每天 10 分钟，以不觉疲劳为宜。在治疗方面，在医生指导下用药，正确对待疾病，合理安排生活，从而达到康复的目的。

（徐晓东）

参考文献

[1] 马筱慧，郑春荣. 10 例急性早幼粒细胞白血病并发 DIC 的护理体会. 吉林医学，2004，25（5）：66.

[2] 颜霞. 造血干细胞移植患者的心理反应及护理干预. 护理研究，2005，11（19）：2261-2262.

[3] 王泠，郑修霞，张海燕. 造口治疗师在临床护士压疮护理培训中的作用. 中华护理杂志，2007，42（7）：614-616.

[4] 丛岭，刘佳伟，韩杰. 凝血酶治疗上消化道出血临床观察. 中国实用医药，2008，3（13）：147.

[5] 周玉梅，朱欠元. 加强口咽部护理对预防呼吸机相关性肺炎的临床观察. 医学争鸣，2007，28（2）：125.

[6] 王力达，薛祖光，宋振岚. 弥漫性血管内凝血 100 例临床诊治体会. 大连医科大学学报，2006；28（6）：4.

[7] 杨丽霞，陈晓红，黄海星，等. 42 例 DIC 患者的抢救及护理要点. 福建医药杂志，2004；26（3）：187-188.

[8] 邓美玉，张令辉，刘勇谋. D- 二聚体与老年社区获得性肺炎预后的关系. 临床荟萃，2008；23（1）：39.

4. 长春地辛治疗急性淋巴细胞白血病所致肠梗阻的护理

本节介绍了 1 例急性淋巴细胞白血病患者因化疗药物不良反应而发生麻痹性肠梗阻的案例。在护理上，科学地指导患者选择食物、鼓励患者尽量早下床活动，给予早、晚 2 次腹部按摩以促进肠蠕动，遵医嘱给予禁食、胃肠减压、解痉镇痛、灌肠、抗感染等措施。护士在灌肠时严格执行灌肠操作流程，评估肛门周围皮肤黏膜情况，润滑灌肠剂 / 肛管头端，每日排便后嘱患者用 1 ∶ 1000 的碘伏水坐浴 20 分钟，预防肛周感染。灌肠期间严密注意患者的生命体征及主诉，以保证其顺利完成治疗。通过功能锻炼、饮食指导、胃肠减压、灌肠通便及心理护理等治疗，患者症状缓解。这些有效的护理措施避免了患者在化疗后粒细胞缺乏期发生更为严重的感染、出血等并发症，保证了治疗的顺利完成，减轻了患者的痛苦，提高了患者的生活质量。

病例 81

患者女性，18 岁，因"发热、咳嗽 10 天"于 2014-01-14 入院，诊断为急性淋巴细胞白血病，2014-01-15 行 COIP 方案（环磷酰胺 + 长春地辛 + 伊达比星 + 地塞米松）化疗，化疗后骨髓抑制明显，遵医嘱给予对症支持治疗。化疗后第 29 天，患者出现腹胀腹痛，诊断为麻痹性肠梗阻，遵医嘱给予禁食水、胃肠减压以及灌肠通便等治疗后缓解。根据法国 Mapi Research Trust 机构开发的评价便秘患者症状及严重程度的量表（patient assessment of constipation symptom，PAC-SYM），将患者排便情况、严重程度及治疗措施汇总于表 11-4-1。

图11-4-1 病例81的排便情况、严重程度及治疗措施

日期	症状	排便情况	大便性状	严重程度	治疗措施
2014-02-12	腹痛腹胀	无自主排便、排气	肥皂水灌肠后，可排出黄色硬质便	3	Ⅰ级护理 床旁心电监护 禁食水、胃肠减压 予开塞露及肥皂水灌肠通便 予盐酸布桂嗪100 mg镇痛 予万古霉素、奥美拉唑、血浆静脉输注；予中/长链脂肪乳注射液（力能）、复方氨基酸注射液（乐凡命）静脉输注
2014-02-19		无自主排便，有自主排气	甘油灌肠剂灌肠后，可排稀水样便	2	Ⅰ级护理 床旁心电监护 禁食水 开塞露灌肠通便 盐酸布桂嗪50 mg镇痛 奥美拉唑、血浆静脉输注；予中/长链脂肪乳注射液、复方氨基酸注射液静脉输注
2014-02-24		有自主排便、排气	自行排出褐色软质成形便	1	Ⅱ级护理 予中/长链脂肪乳注射液、复方氨基酸注射液静脉输注

护理策略分析

（1）护理评估

1）肠梗阻患者的主要表现之一是腹痛，按照疼痛强度评分量表评估疼痛。

2）评估患者的全血细胞分析、凝血、血生化指标。肥皂水可以产生大量的氨进入体内，进一步加重肝损害，监测转氨酶指标，监测肝功能。

3）评估胃肠减压引流的量、颜色和患者有无不适主诉。

4）根据PAC-SYM（表11-4-2）评估患者排便情况及出入量。

表11-4-2 便秘患者症状及严重程度自评量表

症状		严重程度			
	无	轻微	中等	严重	非常严重
	0分	1分	2分	3分	4分
粪便性状 粪质坚硬					
粪量少					
直肠症状 排便次数减少					
排便费力					
排便疼痛					

（续表）

症状		严重程度				
		无	轻微	中等	严重	非常严重
		0分	1分	2分	3分	4分
直肠症状	排便不尽感					
	有便意但难以排出					
	直肠出血或撕裂					
	直肠烧灼感					
腹部不适	胃痛					
	腹部痉挛疼痛					
	腹部胀满					
评分						

（2）护理措施

1）2014-02-12 患者主诉腹痛、腹胀，无自主排便、排气，诊断麻痹性肠梗阻，根据 PAC-SYM，患者自评严重程度为 3 分。护理措施如下。

①胃肠减压：a. 胃肠减压前，选择合适的胃管（图 11-4-1）。因为患者年龄为18 岁，体重轻，胃管选择 14 号，胃管插管时动作宜轻柔；b. 胃肠减压中，避免扭曲、牵拉胃管，并每 2 小时巡视检查一次；每日进行晨、晚间 2 次床旁交接班，交接内容包括：留置胃管的深度、固定是否牢固、引流液的颜色、性状、量及患者有无不适主诉；确保管路通畅在位，以保持胃肠减压的有效性。使用西吡氯胺漱口水进行口腔护理 bid，上午 9 时及下午 5 时各 1 次。负压引流器见图 11-4-2。

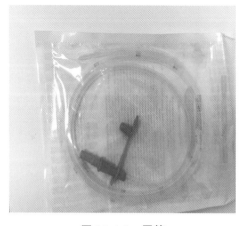

图 11-4-1　胃管

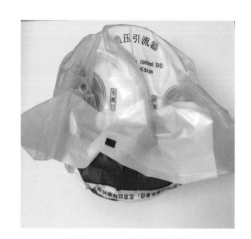

图 11-4-2　负压引流器

②腹痛的护理：a. 患者腹痛症状为阵发性绞痛，每天发作 6 ～ 7 次，采用疼痛强度评分量表（附图 1）评估疼痛为 10 分，极度疼痛；b. 腹痛时，责任护士指

导患者取半坐卧位、深呼吸，从而减轻肠梗阻对膈肌的压迫；c.遵医嘱用药，遵医嘱给予盐酸布桂嗪注射液 100 mg 肌肉注射，但此药物可引起肠道蠕动减慢，因此医师严格根据患者疼痛评分，最短 6 ~ 8 小时用药一次，防止药物产生的不良反应、成瘾性及耐药性；d.记录。责任护士每次给药 1 小时后评估使用镇痛药的效果及不良反应，并详细记录在疼痛评估记录单中。当患者在给药后不足 6 小时，再次出现腹痛，医生与责任护士应及时的来到患者床旁对患者进行评估并安慰患者，分散患者的注意力。

③促进肠蠕动的护理：a.甘油灌肠剂灌肠：予 110 ml 甘油灌肠剂灌肠 tid，第一次灌肠后排出 500 g 成形黄软便，后每次灌肠后均可排出少量粪便，形态不一。但患者持续腹痛、腹胀未见缓解。应用 110 ml 甘油灌肠剂 2 天后遵医嘱改为肥皂水灌肠筒灌肠；b.肥皂水灌肠筒灌肠：予 20% 肥皂水 500 ml 灌肠，插入肛门 7 ~ 10 cm。患者主诉，肥皂水灌肠后，腹痛可稍缓解。

④心理护理：肠梗阻常表现为急性发病，出现腹痛、腹胀等不适，患者会自感病情加重，心理负担极重，紧张、焦虑，甚至部分患者对治疗丧失信心。护士每日 2 次听肠鸣音并询问患者排气、排便情况，至少每 1 小时巡视患者一次，以耐心、真诚的态度多与患者沟通，详细讲解疾病的知识，及时告知各项临床指标好转的信息；协助完成生活护理，获取患者的信任，使患者能以积极的心态配合治疗。

⑤抗感染、营养及对症支持：灌肠、胃肠减压会造成体内水、电解质紊乱及营养不良，所以给予患者营养支持是十分重要的。患者因禁食，遵医嘱予脂肪乳、氨基酸、输注血浆等营养支持治疗。密切监测生命体征，给以床旁心电监测，严格记录出入量，控制输液速度（120 ml/h），同时严格规范抗生素的间隔时间并现用现配。

⑥饮食护理：胃肠减压期间禁食水。

2）2014-02-19 患者主诉腹痛、腹胀缓解，无自主排便、有自主排气，腹平片结果明显好转，考虑肠道功能逐渐恢复。遵医嘱停止胃肠减压，拔除胃管，每日灌肠减至 1 次。根据 PAC-SYM，患者自评严重程度为 2 分。护理措施如下。

①腹痛的护理：遵医嘱用药，遵医嘱给予盐酸布桂嗪注射液 50 mg 肌肉注射治疗。

②促进肠蠕动的护理：a.予甘油灌肠剂灌肠；b.教会患者进行腹部按摩，以促进肠蠕动。以肚脐为中点，在脐 5 cm 处顺时针点式按摩腹部，每次 20 分钟，每天 6 ~ 8 次。适当活动促进肠蠕动及排便排气；c.饮食指导：停止胃肠减压，胃管拔除后，每日只能少量饮温开水，每次 50 ml，每日 1500 ml；d.遵医嘱给予胃肠外营养支持。

3）2014-02-24 患者可自行排出褐色软质成形便，偶有腹痛、腹胀，根据

PAC-SYM，患者自评严重程度为 1 分。护理措施如下。

①饮食指导：进食高蛋白、高维生素、易消化食物。禁止暴饮暴食；禁止食用油腻、辛辣食物。胃肠减压拔除后第 7 天再次出现腹痛腹胀，遵医嘱禁食水 1 天，胃管拔除后患者的饮食指导如表 11-4-3 所示。

表11-4-3　胃管拔除后病例81的饮食指导

胃管拔除天数	饮水指导
第 2 天	米汤每次 150 ml，2 次 / 日
第 4 天	米粥每次 150 ml，2 次 / 日
第 7 天	禁食水
第 9 天	米粥每次 150 ml，2 次 / 日
第 11 天	瘦肉沫粥每次 150 ml，2 次 / 日
第 13 天	正常饮食

②遵医嘱给予胃肠外营养支持。

③心理护理：患者肠梗阻症状好转，肠道功能恢复，但夜间睡眠质量差，入睡困难，且晨起精神差。给予正面积极安慰、鼓励，转移其对疾病的关注。遵医嘱给予氟哌噻吨美利曲辛（黛力新）1 片口服。

（3）病例讨论

急性淋巴细胞白血病（ALL）是造血系统的恶性疾病，目前最常用的治疗方法是化学疗法，其目的是杀灭白血病细胞，解除白血病细胞浸润而引起的症状，缓解病情。

长春碱类药物是淋巴系统肿瘤最基本的化疗药物之一，产生神经毒性的机制是其导致周围神经的微管产生结构变化，并影响轴质的运输。长春地辛的作用机制为抑制微管聚集，进而导致有丝分裂周期的阻滞。主要不良反应为神经毒性，常见的表现包括便秘、腹痛、麻痹性肠梗阻。其发生机理为：药物渗入自主神经细胞引起肠道自主神经细胞功能障碍，影响肠道平滑肌收缩或局部神经传导；药物刺激可使肠内容物通过肠道时受阻，不能向下运行，肠蠕动减慢，严重时发生麻痹性肠梗阻。此患者的化疗药物的选择，是医生在权衡利弊的情况下进行的，对于可能出现的不良反应，需要医护合作，制定具有针对性的护理观察要点、有针对性的健康教育内容。

应根据患者具体用药情况，及时、科学地指导患者选择食物。在应用长春碱类药物时，需注意观察神经毒性反应及排气、排便情况，并鼓励患者尽量早下床活动，每日 2 次，每次 20 分钟。教会患者进行腹部按摩，以促进肠蠕动。若患者出现肛门排便、排气停止、腹痛、腹胀时，需及时通知医生，遵医嘱必要时给予禁食、胃肠减压、灌肠、解痉镇痛、抗感染等措施。甘油灌肠剂是一种矿物油剂，不被肠道吸收，对人体无毒性反应。它的作用机制是药物进入直肠后机械刺激直肠平滑肌，反射性地引起直肠、降结肠、乙状结肠的收缩、肛门括约肌舒张、腹肌和膈肌收缩，增加腹压促进排便，其作用较和缓。

肥皂水灌肠的作用机制是肥皂水进入直肠后，由于化学刺激与压力刺激出现排便反射，其刺激程度较大且强。它通过降低水的表面张力，使更多的水分进入粪便，从而达到软化的目的，同时还可以刺激肠蠕动，加快粪便排出。但对于肝功能异常的患者，肥皂水可以产生大量的氨进入体内，进一步加重肝损害。文献报道显示，甘油灌肠剂的优势大于肥皂水灌肠，但此次患者肠梗阻后精神压力大，腹平片提示肠梗阻缓解，但患者主诉疼痛未缓解，请精神科医生会诊，诊断为围绕疾病的焦虑发作可能性大，并给予黛力新 1 片口服。

在灌肠过程中，因反复多次的灌肠操作，对于肛周黏膜造成非常大的刺激，容易造成肛周黏膜损伤，患者现正处于骨髓抑制期，仅局部损伤就会造成大的感染，在护理操作过程中，必须严格保护肛周黏膜、严格执行灌肠操作流程，评估肛周皮肤黏膜、润滑灌肠剂或肛管头端，每日排便后使用 1∶1000 的碘伏水坐浴 20 分钟，预防肛周感染。灌肠期间严密观察患者生命体征及患者主诉。以保证顺利完成治疗，尽可能减轻患者痛苦，提高患者的生活质量。

（张　鹍）

参考文献

[1] 唐秋芳，崔秀华. 联合治疗急性淋巴细胞白血病的护理. 现代临床护理，2005，4（3）：40.

[2] 陈苏宁，吴德沛，孙爱宁，等. 伊曲康唑与长春地辛相互作用至神经毒性靓丽报道附文献学习. 中华血液学杂志，2007，28（7）：488-489.

[3] 姚鹏，郝瑞军，徐正慧. 急性白血病化疗后并发肠梗阻 6 例临床分析. 山东医药，2010，50（8）：113.

[4] 姜百春. 肠梗阻 236 例护理体会. 中国民康医学，2011，23（14）：1793.

[5] 李爱珍. 多发性骨髓瘤化疗后合并肠梗阻的护理. 现代实用医学，2013，25（2）：238.

[6] 徐飚，王建明. 胃癌流行病学研究. 中华肿瘤防治杂志，2007，13（1）：7.

[7] 郭建芸. 肥皂水与甘油灌肠剂对于老年性肠梗阻的效果评价. 结直肠肛门外科，2016，22（S1）：106.

[8] 王美玲，谢敏. 开塞露灌肠与肥皂水灌肠的比较. 工企医刊，2014，27（2）：

667-668.

[9] Bermudez M，Fuster JL，Linares E，et al. Itraconazole-related in creased vincristine neurotoxicitv：case report and review of literature. J Pediatr Hematol 0ncol，2005，27：389-392.

5. 非血缘脐带血造血干细胞移植合并淋巴结结核的护理

　　本案例是 1 名诊断为慢性肉芽肿病的 5 岁男性患儿，非血缘脐带血干细胞移植后 273 天，左腋窝淋巴结结核。淋巴结结核最大直径为 4.8 cm×4.2 cm 且患者出现发热、皮肤破溃、疼痛。结核病是一种具有传染性、消耗性、高代谢性疾病，易使伤口迁延不愈。在护理过程中，采用局部应用异烟肼抗结核治疗的方法进行皮肤的护理，凡士林油纱条能够使药效更加持久。在换药期间，适当给予患儿口服或肌肉注射镇痛药物，缓解其疼痛，并进行心理上的有效沟通，促进患儿康复。

病例 82

　　患儿男性，5 岁，诊断为慢性肉芽肿病，非血缘脐带血干细胞移植术后 273 天，体温达 38.5℃，血常规结果回报：WBC 1.20×10⁹/L，患儿左侧腋窝淋巴结肿大，直径为 1.6 cm×1.6 cm，给予万古霉素抗感染治疗，后体温恢复正常，移植术后 280 天，患儿淋巴结缩小至 1.2 cm×1.0 cm，移植术后 302 天，淋巴结又增大为 2.6 cm×1.4 cm，同时伴有间断性疼痛，疼痛指数为 5～7 分。患儿间断发热，最高体温达 38.7℃，给予万古霉素、美罗培南、阿奇霉素治疗。移植术后 314 天，患儿在超声引导下行左腋窝淋巴结穿刺活检术，确诊为淋巴结结核，给予异烟肼、利福平和吡嗪酰胺口服，患者此前无结核病史。移植术后 321 天，患儿淋巴结增大至 4.8 cm×4.2 cm，给予局部换药、引流，同时清除干酪样坏死组织，给予异烟肼局部封闭治疗。患儿淋巴结结核变化情况如表 11-5-1 所示。

表11-5-1　患者淋巴结结核变化

移植天数	体温（℃）	白细胞	左侧腋窝淋巴结尺寸	疼痛指数（分）	治疗
+273 d	38.5	1.20×10⁹/L	1.6 cm×1.6 cm	0	万古霉素
+280 d	36	2.10×10⁹/L	1.2 cm×1.0 cm	0	万古霉素
+302 d	37～38.7	1.8×10⁹/L	2.6 cm×1.4 cm	5～7	万古霉素＋美罗培南＋阿奇霉素

（续表）

移植天数	体温（℃）	白细胞	左侧腋窝淋巴结尺寸	疼痛指数（分）	治疗
+314 d	36.8	2.80×10^9/ L	2.9 cm×1.6 cm	5～7	确诊淋巴结核。异烟肼＋利福平＋吡嗪酰胺
+321 d	37.1	3.30×10^9/ L	4.8 cm×4.2 cm	4～8	药物同前，清创、换药、引流

护理策略分析

（1）护理评估

1）评估患儿生命体征：患儿体温高时需密切关注患儿的血压及心率和血氧饱和度情况。

2）评估患儿的各项化验指标，如全血细胞分析、凝血分析、血生化等。全血细胞的数值直接反映了患儿抗感染能力的强弱，凝血分析的结果直接关乎患儿凝血功能是否正常，血生化检查可以监测患儿肝功能有无异常。

3）评估患儿腋窝淋巴结穿刺活检结果，确诊为淋巴结结核后，为预防交叉感染，患儿所用的医疗用品需要专人专用，护士要关注患者病室的清洁消毒情况以及生活及医疗废物的处理。

4）评估患儿腋窝淋巴结大小，表皮有无破溃，有无痛感，同时随着淋巴结的肿大，患儿哭闹越加剧烈，需要重点关注患儿的疼痛强度。使用疼痛强度评分量表进行疼痛评估，采取相对应的护理措施。

（2）护理措施

1）淋巴结核诊断前护理：当患儿左侧腋窝肿大的淋巴结为（1.2～1.6）cm×（1.0～1.6）cm且表皮无破溃，无痛感时：

①指导患儿和家属不要搔抓皮肤；

②将患儿转到简易层流病房，在护理患儿时，严格按照各项无菌操作要求执行；

③给予0.5%无菌碘伏棉球消毒患儿腋窝处皮肤，3遍/次，1次/天；每次换药后，记录患儿腋窝淋巴结直径、有无破溃、疼痛指数、皮肤颜色、温度有无异常。随着患儿左侧腋窝淋巴结进一步增大到（1.6～2.6）cm×1.4 cm，患儿开始出现哭闹，并伴有间断疼痛，疼痛指数为7分，及时遵医嘱给予患儿药物止疼；护士严格按照无菌要求进行，使用0.5%无菌碘伏棉球消毒腋窝处皮肤，3遍/次，2次/天；后用0.5%碘伏油纱布湿敷，2次/天。操作中应动作轻柔，应特别注意保持患儿皮肤的完整性，以免损伤患儿皮肤，造成感染。

④床单位保持干燥、整洁，有污渍时随时更换；患儿衣物在每日换药后及时更换。保持患儿皮肤清洁干燥，每日用温水擦浴。

⑤由于患儿年龄较小，沟通及护理较成年人有一定难度，因此我们及时与患儿母亲沟通，了解患儿的饮食、睡眠习惯、性格、爱好等，及时掌握患儿心理状态，管床责任护士要经常询问患儿感受，采用多种沟通方法，取得患儿的信任，特别是在给予首次护理时，必须热情、体贴，例如了解患儿的昵称，与其打招呼，培养与患儿之间的感情，使其减少陌生感和恐惧感。

2）淋巴结结核的护理：移植术后 314 天，患儿在超声引导下，行左腋窝淋巴结穿刺活检术，确诊为淋巴结结核。

①患儿医疗用品专人专用（如血压计、听诊器、体温表、输液架）。其他不能专人使用的物品，用后用 2‰ 含氯消毒剂擦拭或浸泡。患儿保洁用具单独清洗消毒，并固定使用。每日使用 2‰ 含氯消毒剂对病室物体表面及地面进行清洁和消毒，每日 4 次；患儿使用过的抹布和拖布，更换下的床单、被罩、器械类物品等，统一用双层黄色垃圾袋打包、标记。病室内定时通风，每日 2 次，每晚进行紫外线照射，照射时长 1 小时。为患儿操作时佩戴手套，操作后的手套扔在双层黄色垃圾袋中，立即行快速手消毒，返回治疗室后使用七步洗手法流动水洗手。在责任护士所管辖的患者中，最后为患儿进行治疗和护理。

②移植后 321 天，患儿左侧腋窝淋巴结增大至 4.8 cm×4.2 cm，移植后 322 天，患儿淋巴结结核处皮肤破溃，即刻给予局部应用抗结核药物进行皮肤处护理，具体操作如下：a. 严格按照无菌技术要求，使用 0.5% 无菌碘伏棉球，以破溃处为中心，由外向内消毒皮肤，消毒 3 遍；b. 使用 2 ml 注射器，抽取异烟肼（0.1 g/2 ml），后更换为 1 ml 注射器针头，在患儿病灶周围及基底部作局部封闭治疗，隔日 1 次；c. 用无菌镊子去除患处坏死的干酪样组织，彻底清洁局部病灶；d. 再次使用 2 ml 空针，抽取异烟肼 0.1 g 至无菌换药盘内，浸湿无菌凡士林油纱条，用无菌凡士林油纱条湿敷脓腔，隔日 1 次，湿敷后给予无菌干纱布覆盖、固定；e. 在给予患儿清创处理后，患处会有少量渗血和渗液，护士需严密观察局部敷料的渗血和渗液情况，如有异常，及时向医生汇报。

③护士在整个护理操作过程中，要随时与患儿进行交流，多多鼓励和安慰患儿，拉近护士与患儿之间的关系，从儿童的角度，创造自身和患儿的共同点，一起讲述患儿喜欢的故事书或动画人物，增加患儿对医护的信任感。在护理过程中，需要寻找有经验的护士为患儿进行换药，以固定 1～2 名护士为宜，以减少患儿的恐惧感，减轻患儿的痛苦，取得患儿及家属的信任，使其能够更好地配合治疗。

④结核病是一种消耗性、高代谢性疾病，易使伤口迁延不愈，愈合不良。因此，护士应和患儿家属、营养师、医生共同制定营养计划的具体实施步骤和方法。结合患儿的病情和进食能力，对肠内营养的耐受性及消化、吸收情况，给予高蛋

白、高维生素、高热量的食物，鼓励患儿少量多餐，避免食用辛辣刺激性食物。经过上述护理，患者未发生皮肤感染。移植术后 360 天，患儿淋巴结创面好转，移植术后 380 天，患者出院。

（3）病例讨论

异基因造血干细胞移植是治疗恶性血液病最有效的方法之一。但随着近年来独生子女的增多，人类白细胞抗原（HLA）相合的供者寻找越来越困难。脐血中含有丰富的造血干细胞，并且其来源广泛，同时脐血又具有免疫性弱，能够降低发生移植物抗宿主病（GVHD）的危险性等优点。以上总结了 1 例行非血缘脐带血造血干细胞移植患儿合并淋巴结结核的护理过程，通过观察患儿的病情变化，采取相应的护理措施，给予患儿和家属必要的心理支持，经过精心的护理，患儿未发生皮肤感染。

淋巴结结核早期，患者表皮无破溃，无痛感，护士在每次换药时，应严格执行无菌护理操作，记录腋窝淋巴结直径、有无破溃、疼痛指数、皮肤颜色、皮温等，便于更直观地观察患者的病情变化，以便及时采取更加有效的护理措施。一旦形成瘘管或者脓肿破裂，会增加患者痛苦，延长住院时间，会给医疗和护理带来巨大的困难。伴随淋巴结结核进一步变大，出现表皮的破溃，为了预防伤口的感染以及交叉感染，我们即刻采用局部应用抗结核药治疗的方法进行皮肤的护理，具体的操作方法如上所述。异烟肼作为一线抗结核的药物，对病灶治疗具有特异性效果，且凡士林油纱条能够使药效更加持久，维持病灶处湿润。患儿在换药期间，疼痛比较明显，应适当考虑给予患儿口服或肌肉注射镇痛药物，缓解其痛苦，有助于患儿康复。

（韩金金）

参考文献

[1] 颜霞. 4 例异基因造血干细胞移植患者急性移植物抗宿主病重度皮肤损伤的护理. 中华护理杂志，2006，41（1）：38-39.

[2] 黄素群，简华刚，宗建春，等. 门诊治疗淋巴结结核的疗效观察及护理干预. 重庆医科大学学报，2010，35（1）：3.

[3] 姚火亘，纪宗正. 恶性肿瘤患儿的心理行为表现. 中国儿童保健杂志，2002，10（2）：123-125.

[4] 李娜，杨小燕. 造血干细胞移植患儿的心理特点与护理对策. 海军总医院学报，2002，12（4）：247-248.

6．同胞全相合造血干细胞移植前肝衰竭行血浆置换术的护理

　　本案例为 1 名 47 岁男性患者，确诊慢性淋巴细胞白血病 4 年余，合并戊型肝炎行同胞全相合造血干细胞移植，在预处理期间，化疗药的毒性和戊型肝炎病毒共同对肝细胞造成破坏，在双重因素的作用下肝功能严重受损，患者迅速出现黄疸、凝血功能障碍、腹腔积液等肝衰竭表现。针对肝衰竭给予对症处理、血浆置换、预防感染、加强饮食和心理护理，完善的环境保护与消毒隔离制度增加了移植的成功率，取得了良好成效。

病例 83

　　患者男性，47 岁，因颈部淋巴结肿大确诊慢性淋巴细胞白血病 4 年余，为行同胞全相合造血干细胞移植，于 2017-08-10 入层流洁净室。给予改良 BU+CY 方案化疗。移植前 3 天，实验室检查显示：总胆红素 186.7 μmol/L，凝血酶原活动度45%，血氨 68 μmol/L，患者出现药物性肝损伤，给予对症保肝治疗，查肝表面病毒示：戊型肝炎抗体阳性。移植前 2 天，总胆红素 227.4 μmol/L，凝血酶原活动度58%，患者出现全身皮肤黏膜黄染，神志改变，确诊为药物及病毒性的肝衰竭（肝衰竭分级见表 11-6-1），在移植前 2 天及移植前 1 天，给予床旁行血浆置换术，血浆置换量为 2000 ml。移植术后 1 ～ 2 天，共输注外周血干细胞 230 ml。移植术后 1 ～ 16 天，总胆红素（TBIL）126.1 ～ 229.2 μmol/L，凝血酶原活动度（PTA）为 32% ～ 74%，纤维蛋白原 255 mg/dl。移植术后第 18 天，白细胞为 1.16×10^9/L，患者细胞植活，自无菌层流洁净室转入普通病房继续治疗。

表11-6-1　肝衰竭分级

	早期	中期 *	晚期 ‡
消化道症状	极度乏力，并有明显厌食、呕吐和腹胀	极度乏力，并有明显厌食、呕吐和腹胀	极度乏力，并有明显厌食、呕吐和腹胀
总胆红素（TBIL）	TBIL ≥ 17.1 μmol/L，或每日上升 ≥ 17.1 μmol/L，黄疸进行性加重	持续上升	持续上升

（续表）

	早期	中期*	晚期‡
出血倾向	有出血倾向，凝血酶原活动度为30%～40%	可见出血点/瘀斑，凝血酶原活动度为20%～30%	注射部位瘀斑，有严重出血倾向，凝血酶原活动度≤20%
并发症	未见肝性脑病或明显腹水	出现2度以下肝性脑病或明显腹水	存在难治性并发症，如肝肾综合征等

* 中期为在肝衰竭早期表现的基础上，出现下述两点之一者。

‡ 在肝衰竭中期表现的基础上，病情进一步加重，出现下述三点之一者。

护理策略分析

（1）护理评估

1）皮肤观察：每日观察巩膜颜色、皮肤黄染程度、皮肤完整性及有无出血点。

2）腹围和体重：每日清晨遵医嘱记录患者在静息状态下的腹围及体重，测量腹围时取平卧位，用软尺平脐绕腹一周；测量体重时需要空腹，护士在床边协助，以防跌倒发生。

3）每日监测神志变化及生命体征变化，如出现异常，及时通知医生。

4）病情监测：每日监测全血细胞分析、血生化、凝血、C反应蛋白指标数值变化情况，避免各种感染和出血的诱因，并及时控制和处理。病例83的某些实验检查结果如表11-6-2所示。

表11-6-2　病例83的实验室检查结果

移植天数（天）	白细胞（×10⁹/L）	TBIL（μmol/L）	PTA（%）	血氨（μmol/L）
−4	1.66	186.7	45	68
−3	2.06	227.4	58	91
−1	0.37	162	51	87
+4	0.93	121.6	61	69
+7	0.37	127.2	54	55
+14	0.38	118.2	42	62
+18	1.16	212.8	28	60

（2）护理措施

1）肝功能正常时的护理：患者进入层流洁净室时，肝功能各项指标均正常，可给予常规护理，防止感染。

①中心静脉导管穿刺点及周围皮肤：每日观察中心静脉导管穿刺点及周围皮肤有无红、肿、热、痛及异常分泌物。每周进行中心静脉导管维护。

②眼护理：每日观察眼部有无充血、干涩、黄染、分泌物；每日使用左氧氟沙星滴眼液。

③口腔护理：每日观察口腔黏膜颜色、完整性、疼痛程度；进食后立即使用温开水含漱；每日使用复方氯己定含漱液及 5% 碳酸氢钠溶液交替进行口腔护理 3 次；每日使用 2% 碘甘油涂抹牙龈 3 次；遵医嘱给予亚叶酸钙漱口液含漱。

④鼻腔护理：每日观察鼻腔黏膜完整性；每日予氯霉素滴眼液滴鼻，2% 碘仿油涂抹 3 次。

⑤肛周护理：每日观察肛周皮肤黏膜有无红、肿、痛、分泌物及完整性、清洁程度；并协助患者每日予 0.005% 碘伏水坐浴 2 次，每次 15 ~ 20 分钟，坐浴后涂 2% 碘仿油；每次排便后进行肛周护理 1 次。

⑥会阴护理：每日观察外阴的清洁度、完整性、分泌物；当白细胞 ≤ 1.0×10^9/L 时，每日使用 0.005% 碘伏水进行会阴冲洗。

⑦皮肤护理：每日观察全身皮肤完整性，有无出血点、紫癜、瘀斑；每日使用 0.05% 氯己定（洗必泰）全身擦浴，予更换清洁柔软的病号服。

⑧环境保护：每日用灭菌后浓度为 500 mg/L 的含氯小毛巾擦拭无菌层流洁净室墙面、床头、床尾及地面各 1 遍，每日 2 次，擦拭墙面方向由上至下，擦拭地面方向由入风口到出风口，保持室内环境洁净；患者在整个血浆置换过程中，加用等离子空气消毒机清洁患者病室空气，等离子空气消毒机风速调为三档，作用 60 分钟，对 92 ~ 94 m³ 室内空气中的自然菌杀灭率为 97.12% ~ 98.85%（平均消灭率为 97.66%），快速持续消毒，降低患者的感染发生率。

2）肝功能异常的护理

当患者 TBIL 186.7 μmol/L，PTA 45%，血氨 68 μmol/L 时，出现精神、食欲差、腹胀、神情淡漠、诉视物较前模糊。全身皮肤、巩膜黄染，测腹围 87.6 cm，腹膨隆，剑突下轻压痛。

①皮肤护理：由于患者总胆红素升高，导致皮肤黄染、瘙痒，告知患者勿抓搔皮肤，协助患者剪短指甲，每日晨、晚间用 0.05% 醋酸氯己定溶液进行皮肤擦浴，温水泡脚，擦浴时使用高压灭菌后的毛巾，擦浴过程中动作轻柔；擦拭后更换高压灭菌后的柔软内衣裤及病号服。

②每日使用季铵盐湿纸巾湿式扫床单位 2 次，保持床单位清洁。

③告知患者食用高热量、高蛋白、高维生素食物，指导患者增加营养，可进食富含动物蛋白的鱼类、瘦肉、蛋、奶。饮食原则为新鲜、干净、卫生、清淡、易消化饮食；当患者食欲差，进食量少时，遵医嘱给予静脉补充适当的白蛋白、氨基酸、葡萄糖和维生素。

④保持舒适体位，床档抬起，防止患者发生跌倒、坠床。

⑤集中操作，操作前告知患者注意事项，防止患者紧张。

3）血浆置换护理

当患者 TBIL 224.3 μmol/L，PTA 55%，血氨 66 μmol/L 时，遵医嘱给予床边血浆置换术。

①血浆置换术前的护理

a.血浆置换术前要向患者解释疾病相关知识，讲解股静脉置管及血浆置换的必要性和注意事项，介绍血浆置换治疗中的配合及注意事项，使患者能较好地配合，减轻患者焦虑和恐惧感。介绍成功病例，增加患者战胜疾病的信心。取得患者的信任，以良好的心态积极配合治疗和护理。

b.患者股静脉置管期间，绝对卧床，Waterlow 压疮危险因素评分为 15 分，为高度危险，使用压力充气床垫防止局部皮肤受压；内、外踝、足跟及骶尾处给予软聚硅酮泡沫敷料保护，减轻皮肤压力。

c.提前 1 天和血库联系备好置换时所需的 2000 ml 血浆，现用现化，双人核对后 4 小时内使用完，保证血浆置换的有效和及时。

②血浆置换时的护理

a.在最大无菌范围保护下置入 12 F 股静脉导管，置换前保证管路连接紧密，取平卧位，给予隐私保护和保暖措施，置管侧下肢外展 30°，弯曲不超过 90°，防止管路因生理活动而打折、脱出，保证充足的血流量。

b.置换过程中给予持续低流量吸氧 1 ~ 2 L/min，严密监测患者生命体征变化，置换开始时的前 1 小时，每 10 分钟测量血压 1 次，防止发生低血压。

c.及时与患者沟通，听取患者主诉，观察有无胸闷、憋气、寒战等不适症状。

d.置换结束后用生理盐水 20 ml 脉冲式冲洗管路，用生理盐水 0.4 ml 加肝素钠 12 500 U 封管，每次置换前抽取 2 ml 回血，防止肝素钠入血，加重凝血障碍。

e.股静脉导管只适用于血浆置换，禁止输注药品和血制品。

f.每日观察伤口有无渗血、渗液及异常分泌物，隔日用 0.5% 碘伏溶液消毒伤口并更换无菌半透明敷料。

③血浆置换术后拔除股静脉导管的护理

a.导管拔出的患者按压 30 分钟，盐袋压迫穿刺部位 2 小时，穿刺侧肢体制动 4 小时，卧床休息 12 小时，观察穿刺部位有无出血及血肿，双下肢是否对称，肢体末梢循环情况，观察置管侧下肢有无血栓形成。

b.拔除导管的患者，应班班交接，拔管后的伤口严格执行无菌操作，每日更换敷料 1 次，连续 3 日，尽可能不用透气性差的一次性贴膜，指导患者大、小便时，避免污染伤口，如果有污染，及时更换敷料。

c.观察患者体温是否升高，插管处是否疼痛，局部皮肤有无发红等。严禁在留置导管处采血、输血、输液。

（3）病例讨论

肝衰竭是多种因素引起的严重肝损害，导致肝的合成、解毒、排泄和生物转化等功能发生严重障碍或失代偿，出现以凝血功能障碍、黄疸、肝性脑病、腹水等为主要表现的一组临床症候群。在异基因造血干细胞移植预处理期间，化疗药的毒性对肝细胞的破坏使肝功能严重受损，主要表现为胆红素升高，明显增加了移植风险。

肝衰竭的致死率极高，可高达70%～80%。并且具有发病快、恶化快、并发症较多的特点。在进行肝衰竭治疗时，通常需要进行血浆置换术、血液灌输等治疗。血浆置换术是将患者体内的全血通过血浆分离器分离出部分血浆，将部分血浆与新鲜血浆一起输送回患者体内，此方法即能帮助清除血液中的部分有毒分子，又能补充体内凝血因子等物质，可有效帮助机体恢复正常微环境和肝细胞再生功能。

本患者在造血干细胞移植化疗期间出现因药物毒性和病毒性肝损伤导致的肝衰竭。为保障患者预后，在移植前的第1、2天给予患者行床旁血浆置换术，血浆置换量为2000 ml。患者在保护性隔离的无菌层流洁净室内植入股静脉导管进行血浆置换，血浆置换过程中严格执行无菌操作，确保留置管通畅，股静脉管路直径为12 F。为保证管路正常使用，给予生理盐水0.4 ml+ 12 500 U肝素钠封管，置换结束后用0.9%氯化钠20 ml脉冲式冲管，在每次置换前，抽取2 ml回血，防止肝素钠入血，加重凝血障碍。血浆置换结束后，股静脉拔除需要后按压30分钟，给予盐袋压迫穿刺部位2小时，穿刺侧肢体制动4小时，卧床休息12小时。股静脉位置靠近会阴部位，在患者大、小便时注意伤口，防止污染。

在整个血浆置换术的过程中，严密观察患者生命体征、伤口情况，预防穿刺部位出血；患者皮肤黄染，给予0.05%醋酸氯已定溶液进行皮肤擦浴，剪指甲，防止抓破皮肤。

肝衰竭是由肝损伤导致大量肝细胞坏死而引发的肝功能严重受损。由于肝功能中的吸收和代谢在保证机体营养方面发挥着重要的作用，因此，肝衰竭时，肝利用氨基酸的能力下降，导致负氮平衡，这种分解难以被外源性的营养所纠正。肝衰竭导致的营养障碍与饥饿有所不同。肝衰竭饮食原则是以高碳水化合物、低脂、适量蛋白质饮食为主。指导患者应少食多餐，以新鲜、干净、卫生为总原则，食用清淡、易消化食物，多吃蔬菜、新鲜水果，少食辛辣、刺激、坚硬的食物。如大便为成型软便时，可给予清淡、易消化、低蛋白饮食；如每天腹泻＞3次，给予少油、少渣饮食；如食欲差时，可使用肠内营养粉剂——安素。安素，其成分为蛋白质、脂肪、碳水化合物、维生素、矿物质，可作为全身和部分营养的支持、补充。每次用温水200 ml调服，每日2～4次。开启后，有效期为3周，在饮用安素时，由护士进行冲泡，防止患者烫伤。

患者病情重，焦虑、紧张、思想波动大，有负性情绪表露。在血浆置换术前应详细讲解置换的过程和相关知识，减轻患者的紧张情绪；血浆置换期间，患者取舒适体位，嘱患者放松，闭目。护士的熟练操作和温柔的语调可以提高患者对治疗的信心；对症治疗期间，需及时了解患者的心理变化，进行有效沟通；对于患者提出的问题，护士应及时给予解答；积极与患者家属沟通，可以间接了解患者的心理变化，让家属给予患者家庭支持；以表扬和鼓励为主的沟通基调，缓解患者对疾病、预后的恐惧，建立其战胜疾病的信心。针对各阶段，给予对应的心理护理，消除其紧张心理；并做好基础护理，确保治疗顺利进行，也保证了造血干细胞移植的成功。

（刘博宁）

参考文献

[1] 林桐榆，朱军，高子芬．恶性淋巴瘤诊断治疗学．北京：人民卫生出版社，2013：255-260．

[2] 崔久嵬．慢性淋巴细胞白血病的治疗．临床荟萃，2014，29（10）：1119-1125．

[3] 聂青和．肝衰竭综合治疗进展．实肝病杂志，2013，16（1）：17-19．

[4] 张传莲．肝性脑病早期患者的临床观察及护理．齐鲁护理杂志，2003，9（4）：257-258．

7．造血干细胞移植患者合并出血性膀胱炎的护理

　　在 2017 年 1 月至 2017 年 12 月住院的造血干细胞移植术后患者中选取 4 例典型的出血性膀胱炎病例，在经过大量的碱化、水化治疗后，出血性膀胱炎分级在 Ⅰ ～ Ⅱ 级的患者可以得到缓解，且病程较短；症状较重的 Ⅲ ～ Ⅳ 级患者在进行留置三腔尿管持续膀胱冲洗、抗病毒治疗及外科手术干预后，病程仍较长，且迁延不愈，因此，我们根据早期患者的膀胱刺激症状、血尿的分级以及各项化验指标将患者分层并进行有针对性的护理措施，同时关注患者的饮食情况及心理状态，4 例患者最终痊愈出院。

☞ 病例组 84

　　2017 年 1 月至 2017 年 12 月就诊的造血干细胞移植术后患者中有 4 例为典型的出血性膀胱炎病例，该 4 例患者年龄为 6 ～ 30 岁，出血性膀胱炎发生时间分别在移植早期（2 例）和移植晚期（2 例）。

表11-7-1　出血性膀胱炎患者的表现

病例	性别	诊断	移植类型	移植天数（天）	血尿分级	临床表现	治疗措施	缓解时间
①	男	慢性粒细胞白血病	父供子 HLA 3/6	+1	Ⅰ度	红细胞（+）、无疼痛	加强补液及碱化尿液治疗。在护理上加强消毒隔离、使用脚垫、腿套，患者物品专人专用	7 天
②	女	急性 B 淋巴细胞白血病	妹供姐 HLA 3/6	+13	Ⅱ度	肉眼血尿、轻微疼痛	碱化尿液、静点膦甲酸钠注射液治疗，在护理上加强消毒隔离、使用脚垫、腿套，患者物品专人专用	11 天
③	男	骨髓增生异常综合征	妹供兄 HLA 5/6	+118	Ⅲ度	肉眼血尿伴血凝块及疼痛	插入三腔尿管，偶有堵塞，经冲洗后通畅，给予静点阿昔洛韦、膦甲酸钠抗病毒治疗，人免疫球蛋白输注	28 天

（续表）

病例	性别	诊断	移植类型	移植天数（天）	血尿分级	临床表现	治疗措施	缓解时间
④	男	急性髓系白血病（M2）	父供子HLA3/6	-2	Ⅳ度	肉眼血尿、有血凝块和尿道堵塞、疼痛剧烈	急诊全麻下行膀胱造瘘术及膀胱内血块清除术	67天

从上述表格中可以看出，出血性膀胱炎症状较轻的患者（如病例①和病例②）经过大量的碱化、水化治疗后，症状得到缓解，且病程较短；对于症状较重的患者（病例③和病例④），在进行留置三腔尿管及外科手术干预后，病程仍较长，且迁延不愈，容易反复。

护理策略分析

（1）护理评估

1）每天观察尿液的颜色、性质、量及伴随症状，排尿的间隔时间；根据血尿的情况（表 11-7-2）判断出血性膀胱炎的程度；轻者仅为镜下血尿，重者可为肉眼血尿，出现尿频、尿急、尿痛等膀胱刺激症状，血块堵塞尿道出现排尿困难、尿潴留，甚至出现肾盂积水和尿素氮升高等表现。

表11-7-2　血尿程度分级

血尿程度	临床表现
Ⅰ度	镜下血尿
Ⅱ度	肉眼血尿
Ⅲ度	肉眼血尿伴血凝块
Ⅳ度	肉眼血尿、有血凝块和尿道堵塞

2）评估患者膀胱刺激征及尿频、尿急、尿痛情况；疼痛患者使用疼痛强度评分量表进行疼痛评估；在患者血尿程度达到Ⅲ度时，患者疼痛剧烈，需要重点关注患者的疼痛强度。

3）评估患者的各项化验指标，如全血细胞分析、凝血分析、尿十项检测、尿培养及各种病毒监测；在患者血尿程度达到Ⅲ度时，尿道会有梗阻，影响患者的肾功能，监测血肌酐指标，应监测肾功能。

4）评估患者的饮水量及出入量，在患者血尿程度达到Ⅲ度时或出现尿道梗阻时，出入量失衡，需要护士关注出入量平衡。

5）患者血尿为Ⅰ度时，排尿次数增多，外阴皮肤黏膜受到摩擦、尿液的刺激，导致皮肤完整性受损，观察局部黏膜的完整性，有无红、肿、痛的表现。

6）留置三腔尿管（图 11-7-1）进行持续膀胱冲洗的患者，观察冲洗液与引流尿液量的平衡情况，注意定期判断尿管的通畅情况。

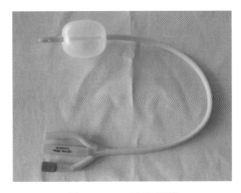

图 11-7-1　三腔尿管

7）对于外科手术干预的患者，应观察伤口的情况，有无渗液、渗血及分泌物。

（2）护理措施

1）血尿Ⅰ度的患者：多为早发性，发生在预处理及其后 72 小时内，病例①的患者临床症状较轻，表现为尿频、尿急，尿液呈淡黄色，镜检有红细胞，排尿时间间隔为 5 ～ 10 分钟，排尿终末期有烧灼感或尿不尽感，疼痛表现不明显，伴或不伴疼痛，疼痛评分为 1 ～ 2 分，患者可以耐受。病程较短，属于自限性。

①增加患者碱化、水化治疗的频次，每天进行 4 次碳酸氢钠静脉输注，输液量维持在 3000 ～ 4000 ml，为防止增加患者的心脏负担，护士要控制输液速度 150 ml/h，匀速输注。

②患者每天饮水量为 3000 ～ 4000 ml，患者的饮水速度也控制在 150 ～ 200 ml/h，入睡前的饮水量控制在 2500 ml，夜间每次起夜排尿后仍要饮水，减轻次日晨起排尿的不适感。多饮水，可以促进患者多排尿，起到膀胱自洁的作用，防止泌尿系统逆行感染。

③每日用 0.05% 碘伏溶液温水清洗会阴 2 次，保持会阴清洁，减轻尿道口的不适感。

④准确记录出入量，保持出入量平衡。

⑤避免交叉感染，采取消毒隔离措施：a.先护理无症状的患者，再护理有症状的患者，并严格执行手卫生；b.病室门口粘贴"出血性膀胱炎"的标识，防止病室间交叉感染；c.患者物品用后放入 2‰ 含氯消毒液中浸泡 30 分钟后方可拿出，使用专门浸泡物品的消毒桶，桶上粘贴标识；d.室内垃圾需要套两层黄色垃圾袋后方可拿出，防止溢洒，最后同医院的医疗垃圾一起处理；e.待患者转出层流室后，室内经 1% 过氧乙酸喷雾密闭消毒 1 小时，所有物品再用含氯消毒液浸泡、擦拭，予房间通风。消毒 2 次后再使用 1% 过氧乙酸喷雾密闭消毒 12 小时，进行终末消毒。

2）血尿Ⅱ度的患者：肉眼可见血尿，尿液呈淡粉色，甚至为鲜红色，病例②疼痛为 3 ～ 5 分。在Ⅰ度血尿的护理措施上，给予以下护理措施。

①疼痛评分在 4 分以上的患者，遵医嘱给予口服止痛药物，减轻患者的疼痛感。

②观察患者 24 小时的出入量以及双下肢有无水肿，遵医嘱给予利尿剂。

③频繁的排尿和尿液的刺激可以导致会阴部皮肤黏膜红、肿、痛，除了用碘伏溶液清洗外阴外，遵医嘱给予紫外线治疗仪照射局部。

④心理护理：此期患者因病情的加重而表现出焦虑和担忧，频繁的排尿导致患者无法入睡，可以使用一次性纸尿裤，避免患者起夜，保证睡眠质量，保存体力。护士给予积极的开导和解释，利用专科知识，向患者介绍其他病情好转的先例，帮患者逐渐度过焦虑期。

3）血尿Ⅲ度的患者：多发生于造血干细胞移植 2 周后，高峰期在中性粒细胞植入的 30 天左右，症状较重，病例③的尿液颜色为洗肉水样，伴或不伴血块。疼痛评分为 5 ～ 6 分。在Ⅱ度的护理措施上，给予以下的护理。

①由于出血的增多，伴有血块会间断堵塞尿道，每天的饮水量控制在 2000 ml 左右，不超过 3000 ml，避免因饮水增多、排尿减少，增加心、肾负担。

②遵医嘱留置三腔导尿管，行持续快速膀胱冲洗，速度为 500 ml/h，留置尿管期间给予以下护理措施：

a. 患者不断变换体位，使生理盐水与膀胱黏膜的每一个平面充分接触，发挥持续冲洗的最好疗效。在冲洗的过程中，注意观察并记录尿管引出液的颜色、性状，冲洗液与引流液是否平衡，尿管有无堵塞，患者下腹部有无胀痛、不适。一旦发生堵塞，应马上停止冲洗，用 50 ml 注射器按无菌原则反复抽吸尿管，无效时，立即拔出；

b. 在生理盐水中加入重组粒细胞 - 巨噬细胞集落刺激因子（G-CSF），集落细胞刺激因子具有增生、趋化作用，能增强单核 - 巨噬细胞功能，刺激膀胱黏膜上皮细胞生长，并促进黏膜表面溃疡愈合及修复。注入药物后，夹闭尿管 30 分钟，要求患者每间隔 5 ～ 10 分钟变换一次体位，使药物与膀胱的每一个侧面充分接触，以发挥药物的疗效；

c. 每周行三腔尿管气囊放气，防止膀胱黏膜局部缺血坏死，减少局部压迫时间；待病情好转后，每隔 2 ～ 3 小时将尿管夹闭，促进膀胱功能恢复，尽早拔除尿管。

③增加营养，补充机体对蛋白质及维生素的需要量。在移植早期，由于化疗药物带来的胃肠道毒副反应，患者食欲减退，要鼓励患者进食含丰富蛋白质、维生素的饮食，如牛奶、肉类、蛋类等。必要时给予静脉滴注肠外营养液，达到每日身体所需营养。移植晚期，出血量增多，给予高蛋白、高热量、高维生素饮食，如新鲜蔬菜、水果、肉制品、各种蛋类等。

④疼痛护理：随着疼痛的加重，疼痛评分多在 7 分以上，与患者多进行交流

沟通，谈及其感兴趣的话题，给患者听音乐、看电视等，转移其对疼痛的注意力。剧烈疼痛时，遵医嘱给予布桂嗪等注射类止痛药物缓解疼痛，并观察镇痛剂的疗效。使用镇痛剂可以让患者休息以补充体力。

4）血尿Ⅳ度的患者·出血严重，大量血块堵住尿道口，即使进行膀胱冲洗也无法引流尿液，病例④最终考虑行外科干预，需行膀胱动脉栓塞、膀胱造瘘术或膀胱上尿道改流术等手术治疗。行外科手术后每天需要观察患者伤口处有无尿液、血液的渗漏，保持局部伤口干燥，敷料发现有渗液、渗血，应及时更换，预防伤口感染。

（3）病例讨论

出血性膀胱炎（hemorrhagic cystitis，HC）是造血干细胞移植术后患者常见的并发症之一，早期发生在造血干细胞回输前预处理及其后72小时以内，发生率为5%～25%；晚期发生在移植30天后，在同胞全相合造血干细胞移植、相合非血缘造血干细胞移植和单倍体造血干细胞移植中的发生率分别为12.6%、34.3%和49.45%。

早期出血性膀胱炎（HC）主要因环磷酰胺的代谢产物——丙烯醛所致，而引起黏膜损伤、充血、水肿及溃烂，此时尿培养结果为阴性。采用输入大量碱化液及水化治疗，并给予利尿剂，促使环磷酰胺及其代谢产物加速稀释并排出体外。晚期发生的HC，与病毒感染和急、慢性移植物抗宿主病（GVHD）有关，因此，血、尿的病毒检测为阳性。刘代红等研究发现，移植物抗宿主病的发生可以显著增加晚期HC的发病率。一方面，GVHD的发生抑制免疫系统，增加病毒感染的机会；另一方面，来源于供者的免疫细胞可直接攻击受者的膀胱黏膜上皮细胞。给予口服或静脉滴注抗病毒药物，可以使血尿明显减轻。若是因免疫反应引起的出血性膀胱炎，可考虑使用糖皮质激素进行治疗。

通过对以上病例的总结，我们归纳了针对不同血尿分级的护理措施。对于移植早期的患者，白细胞尚处于"0"期，患者对各种细菌、病毒、真菌等没有任何抵抗力，应将患者移至层流室内，在环境上给予全方位的保护性隔离。除了每天的口腔、皮肤、会阴、肛周以及管路的常规护理外，防止患者之间的交叉感染是防护的重点。对于移植晚期发生出血性膀胱炎的患者，多种原因都可以造成HC的发生，导致临床表现重且病程长。在选择尿管时，使用直径粗的导尿管，避免发生堵塞；在置管的过程中，患者因疼痛而不能耐受时，可以进行深呼吸，护士在操作时动作要轻柔，必要时可以使用局部麻醉药品缓解疼痛，确保顺利插入尿管。持续快速地膀胱冲洗，不断变换体位，可以避免血液在膀胱内凝集，造成尿管的堵塞。造血干细胞移植晚期，对于Ⅲ～Ⅳ度的出血性膀胱炎，每次排鲜红色的血尿会导致患者恐惧、焦虑，因此，对患者进行及时的心理护理是十分必要的，耐心安慰患者，从细小事件中关心体贴患者，对于血红蛋白低的患者，要教会其三步起床法以预防跌倒，每日三餐进食高蛋白的食物，如鸡肉、牛肉、鱼等，以补充患者的体力和营养，增强抵抗力，在烹饪食材时避免油腻，防止患者发生腹泻。在移植的整个过程中，对患者的健康宣教应体现在护理的方方面面，既要预防膀胱炎的发生，又要让患者感到温暖、能够积极地配合治疗。

（钱慧军）

参考文献

[1] 陈灏珠. 实用内科学. 北京：人民出版社，2005：2482.

[2] 郭超，章卫平，王健民，等. 外周血干细胞移植中出血性膀胱炎的病因与防治. 第二军医大学学报，2002，23（9）：949-951.

[3] 刘代红，许兰平，黄晓军，等. 异基因造血干细胞移植后迟发性出血性膀胱炎的临床分析. 中华医学杂志，2007，87（2）：124-127.

[4] 卢育洪. 造血干细胞移植后并发病毒性出血性膀胱炎的诊治. 国外医学输血及血液学分册，2003，26（1）：17-19.

[5] 邓本敏，何茜. 造血干细胞移植中出血性膀胱炎的防治及护理. 中华护理杂志，2003，38（5）：376-378.

[6] 颜霞. 实用血液科护理及技术. 北京：科学出版社，2008：121-196.

[7] 张静，周兰月. 造血干细胞移植术后迟发出血性膀胱炎的护理. 实用医药杂志，2006，25（6）：703-704.

[8] 黄冬荷. 1例自体骨髓移植后发生迟发性重度出血性膀胱炎的护理. 中华护理杂志，2002，37（10）：783-784.

[9] 周健，宋永平，张（龙天）莉，等. 异基因造血干细胞移植中出血性膀胱炎的病因及防治. 白血病·淋巴瘤，2005，14（1）：17-19.

[10] Gorczynska E，Turkiewicz D，Rybka K，et al. Incidence，clinical outcome，and management of virus-induced hemorrhagic cystitis in children and adolescents after all ogeneic hematopoietic cell transplantation. Boi Blood Marrow Transplantation，2005，11：797-804.

8. 急性白血病合并代谢性脑病的护理

此案例为中年女性急性白血病患者，在化疗过程中出现高热、腹泻、呕吐等症状，因纳差、营养缺失而导致代谢性脑病发生。代谢性脑病是血液科罕见的合并症，主要因缺乏 B 族维生素而引发神经症状，患者出现意识不清，甚至谵妄状态。在明确诊断后积极给予对症治疗，补充 B 族维生素，为预防其他并发症，积极给予干预措施，其中包括生命体征观察、管路护理、皮肤护理及心理护理等全方位护理，最终患者治愈出院，结局良好。

☞ **病例 85**

患者女性，51 岁，诊断"急性髓系白血病"，于 2018-05-06 收入院，骨髓穿刺复查骨髓形态后，于 2018-05-09 给予 IA 方案诱导化疗，化疗后第 9 天，患者出现粒细胞缺乏，中性粒细胞绝对值为 0.3×10^9/L，体温最高 39.6℃，患者出现呕吐、腹泻、右嘴角出现疱疹及全身皮疹等症状，检查血真菌 -D 葡聚糖阳性，大便革兰氏阳性球菌（+），移至百级层流室予保护隔离，给予依替米星、阿昔洛韦、盐酸头孢吡肟、伏立康唑抗感染及对症支持治疗。2018-05-27 患者出现了意识模糊，遵医嘱给予床旁心电监测，予特级护理，测血压 146/75 mmHg，心率 118 次 / 分，血氧饱和度 98%。22：00 患者浅昏迷，血氧饱和度 87%，持续鼻导管吸氧 3 L/min，心率 112 次 / 分，呼吸 30 次 / 分，遵医嘱给予甲泼尼龙 40 mg 茂菲氏管滴注，20% 甘露醇 250 ml q12h、两性霉素 B 25 mg 静脉输液，输注新鲜冰冻血浆 400 ml，随后患者意识处于双眼凝视，大声尖叫，躁动，谵妄状态，遵医嘱给予保护性约束，并给予留置胃管、尿管，行头颅 CT、MRI 检查排除脑出血的可能，给予右美托咪定泵入，伊曲康唑（斯皮仁诺）200 mg qd、利奈唑胺注射液 600 mg q12h、头孢哌酮钠舒巴坦钠 3 g q8h、更昔洛韦 500 mg q8h 静脉输液治疗，患者四肢肌力高，脑膜刺激征阳性，2018-06-04 回报脑脊液及血培养示革兰式阳性球菌（+），考虑菌血症及脑膜炎，遵医嘱拔除 PICC 置管，并留导管尖端、中段培养，结果回报为阴性。停伊曲康唑注射液，加用利复星 0.4 g 静脉治疗，并给予人免疫球蛋白 20 g 增加免疫力。患者脑膜刺激征较前好转，但意识障碍较前未见明显好转，经神经内科医师会诊，考虑代谢性脑病的可能性大，继续予抗感染治疗，每日增加维生素 B$_1$、B$_{12}$ 肌内注射，用药后患者神志明显改善，在维生素 B$_1$、B$_{12}$ 肌肉注射第 4 天后，患者解除约束，遵医嘱拔出胃管、尿管。患者具体病情变化情况如表 11-8-1 所示。

表11-8-1 病例85的病情变化情况

日期	神志	瞳孔	颈强直	体温 (℃)	皮疹	腹泻 / 便培养	四肢活动度
2018-05-06	清楚	正常	颈强直 (−)	36.8	无	无	活动自如
2018-05-10	清楚	正常	颈强直 (−)	38.5	皮疹呈鲜红色	腹泻 3 ~ 4 次 / 日，稀水便	活动自如
2018-05-17	清楚	正常	颈强直 (−)	39.6	皮疹转为暗红色	腹泻 10 余次，便培养：白色念珠菌（+++）	活动自如
2018-05-27	意识不清，转为浅昏迷	瞳孔 3.3 mm 反射存在，压眶反射消失	颈强直 (+)	37	皮疹好转	腹泻好转	双上肢及上下肢可活动，为被动体位
2018-05-28	谵妄	瞳孔 3.3 mm，压眶反射存在	颈强直（+），头颅 CT（−）	36.7	无	无腹泻	双上肢不自主活动，双下肢无活动
2018-05-29	谵妄	瞳孔 3.5 mm，压眶反射存在	颈强直 (+)	36.4	无	无腹泻	双上肢不自主活动，双下肢无活动
2018-05-30	谵妄	瞳孔 3.5 mm，压眶反射存在	颈强直 (+)	36.8	无	无腹泻	双上肢不自主活动，双下肢无活动，行为具有攻击性
2018-06-02	谵妄	瞳孔 3.5 mm，压眶反射存在	颈强直 (+)	36.2	无	无腹泻	双上肢不自主活动，双下肢无活动，行为具有攻击性
2018-06-03	自主睁眼，偶有自言自语，问话无应答	瞳孔 3.5 mm，压眶反射存在	颈强直 (+)	36.5	无	无腹泻	四肢不自主活动，肌张力高

（续表）

日期	神志	瞳孔	颈强直	体温（℃）	皮疹	腹泻／便培养	四肢活动度
2018-06-04	自主睁眼，偶有自言自语，问话无应答	瞳孔 3.5 mm，压眶反射存在	颈强直（－）	36.6	无	无腹泻	四肢不自主活动，肌张力高
2018-06-09	清楚，回答问题基本正确	瞳孔 3.5 mm，压眶反射存在	颈强直（－）	36.4	无	无腹泻	四肢不自主运动，肌张力下降
2018-06-11	清楚，正确对答	瞳孔 3.5 mm，压眶反射存在	颈强直（－）	36.5	无	无腹泻	四肢可随意活动
2018-06-18	清楚	瞳孔 3.5 mm，压眶反射存在	颈强直（－）	36.5	无	无腹泻	肢体活动自如

护理策略分析

（1）护理评估

1）护理人员评估患者生命体征、血氧饱和度、肌张力并关注患者神志及瞳孔的大小，每班次进行准确记录。

2）粒细胞缺乏期，评估各项化验指标，如全血细胞分析、生化指标、C 反应蛋白、血培养、尿便培养及病毒检测结果。

3）患者出现代谢性脑病时，精神障碍，由冷漠继而出现狂躁不安，需要完善神志评估，保证患者管路安全，防范患者自伤。

4）评估患者口腔完整性、留置胃管长度、位置、通畅性及有无胃管导致的皮肤压力性损伤、留置尿管的通畅性、尿液的量、颜色及会阴部的清洁情况。

5）评估患者皮肤黏膜颜色、完整性、皮肤类型；皮疹的颜色、性状、面积、部位；患者腹泻次数、颜色、性质、量。

6）患者食欲缺乏，皮肤脂肪层变薄，压疮评分为 20 分（评分量表见附表1），应保护皮肤，预防压疮。依据 NRS2002 营养风险筛查评分表（表 11-8-2），患者营养风险评分为 6 分。

表11-8-2   NRS2002营养风险筛查评分表

疾病严重程度评分	1分：髋骨骨折或者慢性疾病急性发作合并有：长期血液透析、肝硬化、一般恶性肿瘤、糖尿病、慢性阻塞性肺疾病
	2分：腹部重大术、脑卒中、重度肺炎、血液恶性肿瘤
	3分：颅脑损伤、骨髓移植、APACHE > 10分的重症监护患者
	若不符合上述明确诊断者，按以下标准进行疾病严重程度评分：
	0分：正常营养需要量
	1分：慢性病患者因出现并发症而住院治疗。患者虚弱但不需卧床。蛋白质需要量略有增加，但可以通过口服和补充来弥补
	2分：卧床患者，如大手术后。蛋白质需要量相应增加，但大多数仍可以通过营养得到恢复
	3分：患者在重症监护室靠机械通气支持。蛋白质需要量增加且不能被人工营养支持所弥补，但是通过适当的人工营养可以使蛋白质分解和氧丢失明显减少
营养状态受损评分	0分：正常营养状态，BMI ≥ 18.5 kg/m², 近1～3个月体重无变化，近1周摄食量无变化
	1分：3个月内体重丢失 > 5%或食物摄入比正常需要量低25%～50%
	2分：一般情况差；2个月内体重丢失 > 5%；食物摄入比正常需要量低50%～75%
	3分：BMI < 18.5 kg/m² 且一般情况差，1个月内体重丢失 > 5%；3个月内体重丢失 > 15%；前1周食物摄入比正常需要量低75%～100%
年龄评分	年龄 > 70岁（1分）
	年龄 < 70岁（0分）

注：营养风险筛查总评分 = 疾病严重程度评分 + 营养状态受损评分 + 年龄评分。

7）评估患者的心理状态，由于患者第一次住院，又出现高热、腹泻、精神障碍等一系列不适症状，容易出现紧张、焦虑等不良情绪。

（2）护理措施

1）2018-05-09 至 2018-05-22 患者意识清楚，在给予 IA 方案化疗后进入骨髓抑制期，全身出现大面积皮疹并伴随食欲缺乏、腹泻，给予的护理措施如下。

①严密观察患者皮疹的颜色、位置、面积，避免抓挠，保持皮肤清洁干燥，穿着柔软、透气性好、无刺激性的衣物，遵医嘱给予药膏涂抹，做好交接并记录。

②严密观察患者体温及各项化验指标变化的情况，及时报告医生，遵医嘱给予相应护理措施，如冰袋物理降温、输注抗生素等，预防感染的发生。

③观察患者腹泻次数、量、颜色及性状，给予 0.05% 碘伏溶液坐浴，液体敷料的应用可以减轻失禁性皮炎。

④严格记录出入量，在每日的 17 时及 22 时各总结 1 次后告知医生，及时给予处理。

2）患者于 2018-05-27 当天出现意识不清转为浅昏迷，给予留置胃管、尿管，口腔出现溃疡并处于骨髓抑制期，护理措施如下。

①口腔护理：a. 每日给予 2 次口腔护理，口腔护理采用 2% 碳酸氢钠和西吡氯铵交替使用；b. 患者出现口腔溃疡，给予碘甘油涂抹溃疡处；c. 紫外线照射口腔溃疡处，第一日为 16 秒，后每日增加 4 秒，照射 5 天后患者口腔溃疡好转。

②胃管护理：a. 每日用棉棒沾水清洁鼻腔；b. 更换胶带时，观察有无压力性损伤，须将面部皮肤拭净再贴，并注意勿贴于同一皮肤部位（正确的固定方法如图 11-8-1 所示）；c. 鼻胃管外露部位须妥当安置，意识不清或躁动不合作时，需预防鼻胃管牵扯滑脱，必要时可将患者双手做适当的约束保护。每次交接班时观察胃管刻度，若有脱出，通知医生及时处理；d. 每日给予鼻饲时，需先抽取胃液以确认胃管位置，后方可给予鼻饲液。

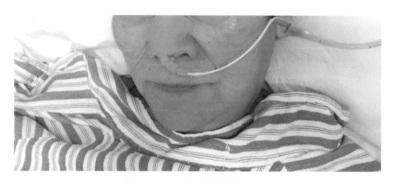

图 11-8-1　鼻胃管固定方法

③尿管护理：向患者及家属解释留置尿管的方法，使其认识预防泌尿道感染的重要性，并主动参与护理。

a. 保持导尿管引流通畅，避免导尿管受压、扭曲、阻塞。集尿袋妥善固定在床边低于膀胱 15～20 cm 处，以利于引流，防止尿液逆流，每隔 2～3 小时放尿一次，若使用脱水剂（20% 甘露醇、呋塞米）治疗时，必须随时放尿并做好记录，使用计量单位准确的抗返流尿袋密切观察尿液的颜色并准确记录尿量。患者昏迷偶有躁动，有手抓尿管等表现时，应及时给予保护性约束。

b. 防止泌尿系统逆行感染：保持尿道口清洁，用醋酸氯己定消毒棉球擦拭外阴及尿道门，每日 2 次，每次大便后均应清洁会阴，防止细菌在局部繁殖并侵入尿道。每周更换 1 次抗反流尿袋（图 11-8-2），每个月更换导尿管 1 次。

④肛周护理：

a. 肛周皮肤给予 0.05% 的碘伏溶液进行便后冲洗，当日如果没有排便，睡前给予患者肛周冲洗一次；

b. 肛周冲洗后给予碘仿软膏涂抹，预防肛周感染。

⑤鼻腔护理：

a. 由于患者长时间借助鼻导管吸氧，鼻腔黏膜干燥，给予复方薄荷脑滴鼻液滴鼻，每日 3 次，减少鼻黏膜出血的发生；

b.每周给予吸氧管更换，也可以根据实际使用情况给予及时更换；

⑥皮肤护理：

a.患者由于长期吸氧及留置胃管，可给予鼻前端、耳后水胶体贴膜保护，以减少吸氧管对皮肤的压力性损伤；适当更换约束部位，以避免约束处皮肤破损；

b.保证患者皮肤清洁、干燥，给予泡沫敷料保护骨隆突处皮肤，建立翻身制度，设立翻身卡，每小时协助患者更换体位，并观察患者皮肤的颜色和温度并记录；

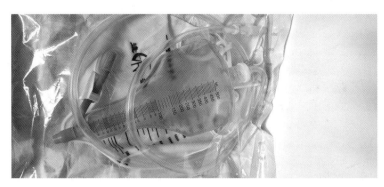

图 11-8-2

⑦营养支持：患者的 NRS2002 营养风险筛查评分为 6 分，存在营养受损的风险，遵医嘱制定营养计划，给予鼻饲高热量流质食物，同时静脉给予能量补充，肌肉注射 B 族维生素。

3）患者于 2018-05-28 至 2018-06-02 的意识状态为谵妄状态，给予约束带保护，生命体征平稳，全血细胞在恢复状态，给予护理措施如下。

①防非计划性拔管的护理：

a.床边张贴警示标识，加强护理人员对患者导管各方面细节状况的观察，向患者家属说明张贴标识的原因并告知非计划性拔管的危险因素，并在家属同意下给患者上肢应用保护性约束。

b.护士每半小时要观察患者被约束肢体的皮肤颜色和温度，每 1 小时观察患者导管留置情况并做好班班交接。

c.护理人员应加强巡视工作，对患者病情进行严密观察并做好记录，对导管数量、固定部位及是否有效固定做好记录，制定非计划性拔管发生的补救措施及流程。

②防坠床护理：

a.此项护理应针对易发坠床群体，对相应患者应张贴警示标识。

b.护理人员每次巡视病房同时向患者家属反复讲解预防坠床的方法及预防坠床的重要性，护理人员应正确使用床档及约束带，使用前做相关培训。要求患者所住床的四个床档均要拉起，每小时巡视检查其牢固性。护理人员在协助患者翻身时，事先设好床栏，协助患者出病房检查时正确使用平车床档，协助患者换床、搬动患者等过程中加大防护力度，防止患者意外坠床；患者双上肢不自主活动，为避免拔管，遵医嘱给予约束带约束双上肢活动，用棉垫包裹患者皮肤，在外加约束带加以固定，不要将约束带捆绑患者关节部位，每次巡视病房时注意观察患者约束处的皮肤及皮温情况。

4）患者于 2018-06-03 渐渐意识转好，自主睁眼，偶自言自语，全血细胞恢复正常，给予护理措施如下。

①在患者意识逐渐转好时，每日给予轻柔音乐播放，减轻恐惧压力，护士在每日操作中多与患者交流，耐心告知患者导致症状的原因，给予患者言语鼓励，增强患者战胜疾病的信心。

②护士理解同情患者，通过语言交流和细心观察患者的心理反应，在观察到患者出现恐惧、焦虑后，及时与患者进行沟通，遵医嘱给予药物干预。

5）2018-06-09 至 2018-06-18 患者神志清楚、回答问题基本正确，生命体征平稳。为缓解患者的紧张情绪，允许患者家属陪护，帮助患者家属了解病因、病程、治疗过程、预后效果等，促进家属更好地开导、照顾患者。保持病室安静，调至单间病房，各种护理操作均要轻柔，减少疼痛刺激，尽量做到护理操作集中进行。

（3）病例讨论

急性白血病合并化疗后粒细胞缺乏期因营养缺乏引发代谢性脑病在临床上少见，护理人员除要严密观察患者生命体征外，更要加强对患者神志、意识状态及瞳孔大小的动态观察。患者神志从清醒到昏迷再到谵妄，逐渐好转，通过观察患者睁眼、语言的应答、疼痛刺激及运动等反应，了解患者的自知力和定向力，准确评估其意识状态及程度。保证患者在粒细胞缺乏时能避免感染及出血的风险，在患者出现腹泻时避免出现失禁性皮炎，给予 0.05% 碘伏溶液清洗肛周皮肤，碘仿软膏给予涂抹，患者长期卧床，在卧床期间，护士每 2 小时协助患者翻身，并给予保护性泡沫敷料，在此期间，患者未出现失禁性皮炎及皮肤压力性损伤。患者出现谵妄时，应保证患者的住院安全，防止管路滑脱，给予保护性约束，用棉垫包裹患者皮肤，在外加约束带加以固定，不要将约束带捆绑患者关节部位，每次巡视病房时注意观察患者约束处的皮肤及皮温情况，护士交接班时交接管路长度并记录在护理记录单中，防止管路脱出。

在此病例护理过程中，患者主要因食欲缺乏、腹泻导致 B 族维生素缺乏，因而出现了代谢性脑病，在护理中使用 NRS2002 营养风险筛查评分量表，及时发现了患者的营养缺乏，护士与医生共同制定营养计划，遵医嘱及时给予补充，患者少食多餐，进食富含维生素、蛋白质食物，严密观察患者的神志、定向力，及时向医生反馈。同时给予患者心理支持，尤其在代谢性脑病恢复期有焦虑状态出现时，在每日护理过程中应进行心理疏导，耐心听取患者主诉，给予积极心理暗示，最终为患者树立信心，使其康复出院。

（陈　楠）

参考文献

1. 石青. 代谢性脑病. 中国临床神经科学，2013，21（4）：433-434.
2. 季苏琼，熊永洁，张萍，等. 25例代谢性脑病临床分析. 神经损伤与功能重建，2013，8（5）：364-365.
3. 张艳辉，赵连俊，孙敬霞. 心理护理在重症ICU病房的临床应用价值分析. 当代医学，2013，19（15）：126-127.
4. 张艳玲. 心理护理对慢性心力衰竭患者抑郁症状的研究. 护理论著，2012，14（311）：356-357.
5. 龙建敏. 浅谈心理护理的临床意义. 求医问药，2011，9（10）：430-431.
6. 张海燕，赵娟，柳臣霞. 腹膜透析急腹症并发代谢性脑病的护理体会. 中国实用神经疾病杂志，2012，15（22）：89-90.

9．异基因造血干细胞移植治疗黏多糖贮积症的护理

本案例总结了自 2015 年 10 月至 2016 年 10 月收入的 6 例黏多糖贮积症患儿行异基因造血干细胞移植的病例。此类疾病的护理难点在于发病者年龄小，依从性差，易出现感染、出血等并发症和安全、心理等问题。通过对疾病的特点进行分析，对各方面的护理评估要点、患儿的用药和活动安全，以及导管维护和心理护理都实施了个性化的护理措施，并贯穿患儿整体护理的全过程，希望可以为此类疾病患儿的临床护理提供参考。

☞ 病例组 86

2015 年 10 月至 2016 年 10 月就诊的黏多糖贮积症患儿中有 6 例需要进行异基因造血干细胞移植治疗，该 6 例患者年龄为 19 个月～8 岁，患儿有不同程度的骨骼发育异常，其中 3 例有方颅、鸡胸、胸椎发育异常，3 例有不同程度的漏斗胸、腰椎发育异常、指关节僵直等，6 例均有身高及智力发育迟缓。6 例患儿的基本情况及临床表现见表 11-9-1。

表 11-9-1　6 例黏多糖贮积症患儿的基本情况及临床表现

病例	性别	年龄	植活天数（天）	日常生活活动（ADL）评分	临床表现
1	男	2	+11	20	指关节僵硬、反应迟钝
2	男	5	+13	30	方颅、漏斗胸、指关节僵硬、智力发育迟缓
3	男	5	+13	35	方颅、鸡胸、漏斗胸、身材矮小、指关节僵硬
4	男	4	+12	25	腰椎后凸、身材矮小、反应迟钝
5	男	3	+15	20	指关节僵硬、反应迟钝
6	男	7	+14	45	方颅、漏斗胸、指关节僵硬、身材矮小、智力发育迟缓

从以上 6 例黏多糖贮积症患儿的临床表现可以看出，此疾病可累及多器官并影响智力发育，从而导致患儿自理能力极低。因此，对该病的护理是一个难点。而造血干细胞移植是治疗此疾病的途径之一。在造血干细胞移植期间，患儿会处于粒细胞缺乏期，因此更增加了护理的难度。

护理策略分析

（1）护理评估

1）自理能力评估

在患儿进入层流洁净室的第一天，要对患儿的自理能力进行正确有效的评估。在临床上经常使用 ADL 评分表对患者的自理能力进行评估。ADL 评分表是用来评测患者生活自理能力的工具量表，可将患者生活自理能力分为 4 个级别，满分 100 分。3 级：总分 ≤ 40 分为重度功能障碍，日常生活全部需要他人照护；2 级：总分 41 ～ 60 分为中度功能障碍，日常生活大部分需要他人照护；1 级：总分 61 ～ 99 分为轻度功能障碍，日常生活少部分需要他人照护；0 级：总分 100 分为生活自理，日常生活无需他人照护。根据患儿评定级别，给予患儿不同的护理重点。附表 2 为 ADL 评分表。

2）留置导管的评估

患儿进入层流洁净室前，先要根据患儿的病情、症状、认知情况及自理能力对其留置导管的选择进行评估。大部分患儿会选择颈静脉置管，但对于一些年龄偏大，疾病症状较轻的患儿可选择留置 PICC 更为安全。

3）易感部位的评估

患儿进入层流洁净间后，要首先观察患儿易感部位的皮肤及黏膜的情况及完整性。易感部位包括：口腔、眼结膜、鼻腔、肛周皮肤及全身的皮肤情况。因患儿在粒细胞缺乏期较易发生口腔黏膜炎及肛周黏膜的感染，应根据口腔黏膜炎发生的不同程度进行分级及疼痛的评估。参照世界卫生组织（WHO）标准，将口腔黏膜炎分为 0 ～ Ⅳ级（表 11-9-2）。

表11-9-2　口腔黏膜炎分级

程度	临床表现
0 级	口腔黏膜无异常
Ⅰ级	口腔黏膜有 1 ～ 2 个小于 1.0 cm 的溃疡，轻度疼痛
Ⅱ级	口腔黏膜有大于 10 cm 的溃疡和数个小溃疡，疼痛加重
Ⅲ级	口腔黏膜有 2 个大于 1.0 cm 的溃疡和数个小溃疡，疼痛明显
Ⅳ级	有 2 个以上大于 1.0 cm 的溃疡和（或）融合溃疡，疼痛剧烈

4）用药的评估

儿科用药原则有自身的特殊性。因此，在剂量单位上要求计算更加精准，在患儿用药的配制上要严格执行三查七对及双人核对。另外，年龄较小的患儿在依从性方面很差，要评估患儿的病情及症状，选择正确的给药途径及正确的给药方法。

5）心理评估

患儿年龄较小，多数患儿对父母的依赖较大，因此，进入层流洁净室之前，护士应与患儿家属谈话，对患儿的生活习惯、情绪状态及心理情况进行了解，并正确评估患儿心理状态。让患儿可以更快适应在层流洁净室内的生活，保持愉悦的心情，并能对护理人员产生信任与依赖感，使其最大限度地配合医护人员的治疗与护理。

（2）护理措施

ADL 评分表是用来评测患者日常生活自理能力的工具量表。根据患儿评定的级别，给予患儿不同的护理重点。

1）日常生活能力（ADL）评分 1 级的患儿，评分结果为 61～99 分，轻度功能障碍。此类患儿一般发病时年龄较大，自理能力及认知水平发育较完善，且疾病症状不明显，未累及骨、软骨、角膜、皮肤等纤维结缔组织。

①患儿在进入层流洁净室当天需要留置中心静脉导管，一般生活自理能力较强的患儿在年龄上一般偏大，可以选择留置 PICC 导管。置管当天给予藻酸盐覆盖伤口，防止穿刺点渗血，次日进行 PICC 导管的换药，并测量臂围，观察穿刺点的情况及导管外露的刻度。此后每周需要对导管进行维护一次，每次维护都应测量臂围，观察穿刺点的情况及导管外露的刻度。

②每日按时进行易感部位的护理，预防感染。

a. 每餐后为患儿进行口腔护理，动作轻柔，口腔护理后清点棉球数量，以免遗留在患儿口中造成吞咽或窒息。口腔护理后协助患儿使用合适的漱口水漱口；

b. 每日使用 0.05‰醋酸氯己定溶液擦洗患儿全身皮肤，并观察皮肤情况，有无破损、出血及感染；

c. 每日使用左氧氟沙星（可乐必妥）滴眼一次，防止结膜感染；

d. 每日使用氯霉素滴眼液滴鼻腔，并嘱患儿将药物吸入，达到预防肺部感染的目的。2% 碘仿软膏涂抹鼻腔预防鼻腔感染；

e. 每日使用 0.05% 碘伏溶液清洗坐浴 2 次，每次 15～20 分钟。坐浴后给予 2% 碘仿软膏涂抹肛周，预防感染；

f. 严格执行微波炉消毒饮食，食物每次需高火加热 5 分钟；

③充分做好健康宣教，防止患儿于层流室内发生跌倒。

a. 每日评估患儿全血细胞分析结果；

b. 保持层流室内地面环境清洁，无水迹及污物；

c.严格使用床档。协助患儿每次清醒后先在床上平躺 1～3 分钟，待完全清醒后缓慢坐起，双腿下垂于床旁，静坐 1～3 分钟后，缓慢站起。避免因起床过快造成体位性低血压；

d.每日使用 Morse 跌倒风险评估表（附表 3）评估跌倒风险。每班做到床旁交接班。

④多与患儿沟通，了解其兴趣爱好，时刻关注患儿的情绪变化，做好心理辅导。

2）ADL 评分为 2 级的患儿，评分结果为 41～60 分，中度功能障碍。

①根据患儿的病情及年龄，评估患儿的自理能力，协助患儿完成日常生活活动。

②评估患儿的病情及配合程度，给予患儿留置颈静脉置管。每周给予穿刺点处伤口换药。如有敷料卷边、脱落应及时更换。

③患儿好动，依从性较差，因此，需做好预防出血的护理工作。

a.评估并监测每日血小板的变化；

b.血小板 ≤ 50.0×10^9/L 时，避免过度活动，注射完毕后应局部按压 3～5 分钟，直至不出血为止；

c.血小板 ≤ 20.0×10^9/L 时，患儿绝对卧床，减少活动。注射完毕后应局部长时间按压 10～15 分钟，直至不出血为止。并遵医嘱输注辐照血小板；

d.密切观察患儿有无出血症状，如皮肤出现出血点、血尿、头痛、视力模糊、意识障碍等出血症状时，要立即通知医生。

④每日与患儿进行交流，可为患儿读故事书，做小游戏、手工等，既可分散患儿对病痛的注意力，又可与患儿培养感情，得到患儿的信任与依赖。

3）ADL 评分为 3 级的患儿，评分结果 ≤ 40 分，重度功能障碍。此类患儿一般年龄小，病情重，自理能力及认知水平严重低下。

①进入层流洁净室之前，护士应与患儿家属谈话，了解患儿生活、饮食习惯，尽量满足其要求。

②患儿进入层流洁净室后，应选择盆浴、药浴清洁全身皮肤，需要护士在旁为患儿药浴，药浴水温应控制在 38～40℃。

③护理人员需行 24 小时床旁监护，协助患儿完成日常生活活动，睡觉时使用床挡，防止其坠床。

④遵医嘱严格限制患儿的输液速度。

⑤口服给药时，将口服药研磨成粉状，融入白开水中，用空针抽吸，再打入患儿口腔。

⑥白天患儿活动时用无菌床单包裹床挡、餐桌等拐角处，1 周更换 2 次。注射器针头、开水瓶等放置于患儿接触不到的地方。

⑦患儿可自带一些易清洗、消毒的玩具进入层流洁净室。

⑧每日的治疗及护理应尽量集中操作，减少患儿对治疗的恐惧心理，减少患儿哭闹而加重病情。

（3）病例讨论

黏多糖贮积症是一组少见的遗传代谢病，由溶酶体中某种酶的缺乏而引起酸性黏多糖降解障碍，未完全降解的黏多糖会沉积在细胞、组织或器官中，从而引起广泛的功能异常。其主要累及皮肤、角膜、骨及软骨等纤维结缔组织，重症者可因心功能不全或肺部感染而于 10 岁前死亡。目前，造血干细胞移植是治疗黏多糖贮积症的方法之一。此病的护理难点在于发病者年龄小，依从性差，易出现感染、出血等并发症和安全、心理等问题，因此，对于此病的基础护理至关重要。

1）导管的护理

由于黏多糖贮积症患儿的年龄均偏小，多伴有智力发育障碍。因此在患儿进入层流洁净室前，要对患儿的病情症状及精神状态进行正确评估，以便选择相对适合患儿的留置导管类型。颈静脉导管的特点为：管径较粗，置管长度短，液体可直接快速进入上腔静脉，适合于大多数患儿。因此，患儿在进入层流洁净室当天，应在手术室行颈静脉置管术，留置颈静脉导管。颈静脉留置导管的穿刺点位于颈部，而黏多糖贮积症的患儿多数具有颈部短小，皱褶多的特点，而且患儿的活动强度大、出汗多、自控能力差。根据患儿的生理特点，在颈静脉置管换药时，需要充分抚平皮肤皱褶。

2）用药安全的护理

年龄较小的患儿依从性较差，例如在护士行口服给药、基础护理及各种侵入性操作时，不能很好地配合。可将口服药研磨成粉状，融入白开水中，使用空针或滴管抽吸，再滴入患儿口腔中，尽量减少药物在口腔中的停留时间，使患儿更容易吞咽。在进行基础护理时，可与患儿聊天，以分散患儿的注意力，或者用奖励与惩罚的方法使患儿配合护理治疗。在护士进行侵入性操作时，如皮下注射等，推注药物的速度要快，避免针头在皮下停留时间过长，造成不必要的创伤。

3）活动安全的护理

黏多糖贮积症是异常的黏多糖沉积于体内各组织器官，如软骨、肌腱、肌肉、筋膜、血管、心脏瓣膜、网状内皮系统及皮下组织等。黏多糖在骨组织沉积可导致患儿骨发育障碍和变形，在关节沉积可能引起关节硬化。此疾病的特点导致了患儿的运动功能会发生部分障碍，加之黏多糖贮积症患儿的年龄偏小，多伴有智力发育障碍，语言表达能力弱、在自理能力上有明显缺陷，基本只会用哭闹来表达需求，容易出现坠床、烫伤、利器划伤、撞碰伤等安全隐患。因此，针对年龄在 8 岁以下、身体残疾程度严重影响自理能力的患儿，需采取床旁专人陪护。严禁患儿自行下床、接触热水等操作。严格使用床档。对于瘦小的患儿，可在床档上铺垫无菌床单，防止坠床及磕碰。严禁患儿自行接触任何利器，以免出现刺伤意外。

4）心理护理

由于患儿年龄偏小，对父母还有较大的依赖，对病痛及生理需求无法进行明确的表达，增加了护理工作的难度，护理不当则有可能对患儿的生理功能造成干扰。因此，正确评估患儿的心理变化是提高护理和医疗质量的关键。患儿自进入层流洁净室后会处在陌生的环境中，会产生焦虑和恐惧，加上层流洁净室内不允许家属于床旁探视，使其更容易产生孤独感和无助感，进而哭闹，不配合护理及治疗，严重影响治疗效果。因此，在患儿进入层流洁净室之前，护士应与家属谈话，了解患儿生活及饮食的习惯，尽量满足患儿及家属的要求，给予患儿更多关爱。在护理人员配置方面，固定护理小组人员，安排科室护理经验足、护龄长的护士担任责任护士，尽量减少患儿与陌生面孔的接触，减少患儿的焦虑与陌生感。各种治疗及护理操作尽量集中进行，减少对患儿的刺激。可以用讲故事、读图画书等方式引导患儿，让患儿能够做一些自己喜欢的事情，分散患儿的注意力。另外，患儿带入层流洁净室的玩具尽量选择塑料材质，也可带入便携式电脑，使用季铵盐消毒湿巾擦拭消毒。护士针对患儿的每一个进步应给予奖励，比如一个拥抱，让其保持心情愉悦，对护理人员产生信任与依赖感，最大限度地配合医护人员的护理操作。

我们回顾并总结了 6 例异基因造血干细胞移植治疗黏多糖贮积症的患儿病例，为临床护理工作提供了一定的借鉴。积极有效的护理有助于减少感染等并发症的发生，从而促使造血干细胞移植的顺利进行及预后的改善。

（张　京）

参考文献

[1] 雷红林，叶军，张惠文，等. 35 例黏多糖贮积症Ⅳ型患儿临床特点及酶学诊断. 临床儿科杂志，2012，30（5）：442-445.

[2] 刘丽华，杨后华. 1 例罕见粘多糖病患儿的护理体会. 护理实践与研究，2008，5（1）：88-89.

[3] 史巍，金慧玉. 粘多糖病患儿行脐血干细胞移植术后颈部皮肤的护理. 护士进修杂志，2013，28（19）：1816-1817.

[4] 王慕逖. 儿科学（第 5 版）. 北京：人民卫生出版社，2001：1599 -1603.

[5] 宋亚峰，何荷花，徐霖. 粘多糖贮积症的 X 线诊断及其临床表现. 罕少疾病杂志，2006，13（5）：29-31.

［6］邹欣茹，杨绮云. 对儿科患儿及其家属心理护理的应用研究. 中外医疗，2013，5（21）：148-149.

［7］Stucky ER. Prevention of medication errors in the pediatricinpatient setting. Pediatrics，2003，112（2）：431-436.

［8］Chow SK，Lai CK，Wong TK. et al. Evaluation of the morse fall scale：applicability in Chinese hospital populations. Int J Nurs Stud，2007，44（4）：556-565.

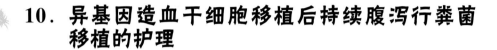

10. 异基因造血干细胞移植后持续腹泻行粪菌移植的护理

本案例为1例患急性髓系白血病的中年女性患者。2018年3月12日行弟供姐6/6全相合异基因造血干细胞移植术，术后8月余合并持续腹泻。经多种抗生素联合治疗4个月后，腹泻无好转，遂给予三次粪菌移植。针对长期反复腹泻患者，皮肤黏膜、疼痛、营养状态、心理状况是患者的护理重点，而粪菌移植是血液病患者少见的治疗措施，经鼻空肠管行粪菌移植的措施以及移植后的观察是护理的难点。本案例将结合我中心护理经验为大家介绍相关内容。

☞ **病例 87**

患者女性，46岁，诊断为急性髓系白血病，2018-03-12行弟供姐 HLA 6/6 全相合异基因造血干细胞移植术。移植术后9个月间持续腹泻，激素、抗病毒药物、免疫抑制剂等药物治疗效果不佳，腹泻变化情况见表11-10-1，后行3次粪菌移植好转出院。

表11-10-1　腹泻变化情况

日期	大便次数（次）	大便性状	大便量（ml）	粪菌移植
2018-04-15	10	黄色水样	500	
2018-04-16 至 2018-04-22	32～46	黄色水样	2920～4450	
2018-05-06 至 2018-05-25	22～42	黄色水样	1200～2830	
2018-05-26 至 2018-09-09	4～22	黄色水样	200～1320	
2018-09-10 至 2018-09-30	7～16	黄色水样	530～1020	2018-09-30第一次粪菌移植
2018-09-30 至 2018-10-03	6～14	糊状便	350～760	2018-10-03第二次粪菌移植

（续表）

日期	大便次数（次）	大便性状	大便量（ml）	粪菌移植
2018-10-03 至 2018-10-10	6 ~ 13	糊状便	300 ~ 620	2018-10-10 第三次粪菌移植
2018-10-10 至 2018-12-10	6 ~ 13	糊状便	250 ~ 560	
2018-12-12 至 2018-12-18 （2018-12-19 出院）	3 ~ 7	软便 （气味正常）	250 ~ 530	

护理策略分析

（1）护理评估

1）每日观察大便的颜色、性质、量及伴随症状。

2）每日评估肛周皮肤、腹部疼痛评分、营养状况等。

3）评估各项化验指标，如全血细胞分析、便常规、血生化、凝血功能等的变化。

4）评估每日出入量、体温及血压变化。

5）经鼻空肠管置管前，评估意识状态、血小板及凝血功能、鼻腔及口腔功能状态、配合程度、心理情况；置管中，评估意识状态、吞咽配合度、有无恶心和呛咳、心理情况；置管后，评估意识状态、管路位置、置管长度、固定部位、鼻腔和口腔黏膜有无破损、有无恶心和呕吐、心理情况。

6）粪菌移植前，评估意识状态、管路位置、生命体征、配合程度和心理情况；粪菌移植过程中，评估意识状态、不适反应、生命体征、心理状态；粪菌移植后，评估意识状态、不适反应、生命体征、饮食状况、排便情况、心理情况。

（2）护理措施

1）粪菌移植前的护理

遵医嘱于术前至少 12 小时停止使用抗生素，需使用抗菌、抗病毒药物维持治疗。

①肛周护理

a. 因患者精神较差，排便后给予患者 0.5% 碘伏溶液清洁肛周，给予无菌棉球蘸干；

b. 蘸干后将液体敷料均匀喷涂在肛周皮肤上，待干后再次喷涂液体敷料，重复 3 次；

c. 如再次排便后，肛周液体敷料保护膜发生破损，需再次重复上述操作。

②疼痛护理

腹泻期间，患者间断腹痛，疼痛评分（静息/活动）为 1 ~ 6 分 /4 ~ 6 分。

a. 根据疼痛强度评分量表，每日进行评估；

b. 遵医嘱给予患者芬太尼贴于腹部，且每 72 小时更换 1 次；

c. 当患者疼痛评分 ≥ 4 分时，遵医嘱给予盐酸消旋山莨菪碱注射液 10 mg 肌肉注射，给药后再次进行疼痛评估，疼痛评分（静息/活动）为 1/1 分。

2）粪菌移植中的护理

肛周护理和疼痛护理同粪菌移植前。

①口腔护理

使用西吡氯铵漱口液与 5% 碳酸氢钠注射进行交替漱口，用含漱和鼓漱的方法。具体方法为：将漱口液含在口内 2 ~ 3 分钟，鼓动两颊使漱口液充分接触口腔黏膜，最后吐出，且每 2 小时漱口 1 次。

②经鼻空肠管护理

a. 给予患者宣教：告知患者置管目的、流程，缓解患者的紧张情绪，请重症监护专业人员进行置管（置管位置见图 11-10-1）；

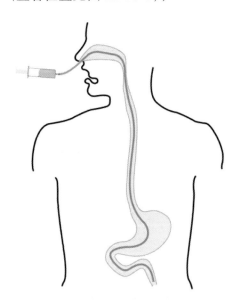

图 11-10-1 经鼻空肠管置管位置

b. 置管过程中，护士长与 1 名高年资护士全程参与，协助患者向右翻身，借助胃蠕动将管头端推过幽门进入十二指肠；

c. 置管过程中关注患者意识状态，有无呕吐、呛咳；

d. 置管后采用螺旋固定法用胶条固定导管，并作管路标识；

e. 置管深度为 90 cm，需每班次进行交接；

f. 告知患者勿牵拉导管，如有不适需及时通知医护人员；

g. 经鼻空肠管留置期间，每日应用 20 ml 温水冲管 1 次。

③粪菌移植的护理

a. 遵医嘱提前 1 小时给予患者静脉注射质子泵抑制剂（PPI）；

b. 取出粪菌样品，将样品和生理盐水放入 37 ~ 41℃无菌恒温水浴箱内进行复温；

c. 取出复温的样品，开盖，戴无菌手套，用 50 ml 注射器吸入混悬的菌液；

d. 抽取 10 ml 复温的生理盐水清洗管内残留的粪菌；

e. 为避免异味引起不适和保护患者自尊心，协助患者取坐位，在背面进行操作。在患者肩部铺无菌治疗巾，将经鼻空肠管拉至耳后，置于无菌治疗巾上；

f. 更换无菌手套进行输注，时间为 3 ~ 5 分钟，输注完毕后用 5 ml 生理盐水冲管；

g. 粪菌移植后，患者取头高足低位 6 小时，且尽量避免在输注后 2 小时内排便；

h. 监测患者生命体征，其中重点关注体温，如移植后 6 小时内出现腹泻、一过性发热等，一般可自行好转，无需药物处理。

3）粪菌移植后的护理

口腔护理、肛周护理和疼痛护理同粪菌移植前。

①饮食护理

a. 术后禁止立即摄入油腻、高蛋白和肠内营养液 / 粉等食物；

b. 术后 1 ~ 3 天推荐食用米汤、稀饭，后根据病种和病情缓慢放开饮食。

c. 持续 3 天半流质饮食后，过度至正常清淡饮食；

d. 为避免排斥反应，忌食提高免疫功能的食物，如香菇、蜂王浆、人参等。

②心理护理

a. 异基因造血干细胞移植术病程较长，需积极对症治疗，减轻患者不适；

b. 选高年资护士作为固定责任护士，集中时间操作；

c. 进病房时，做到"说话轻，操作轻，开、关门轻"；

d. 指导家属根据患者精神状态给予放轻音乐、看电视等缓解焦虑的方法；

e. 为患者分享成功案例，鼓励家属多陪伴；

f. 因粪菌移植还未广泛推广，需术前进行全面讲解，签署知情同意书并注意保护患者隐私。

（3）病例讨论

粪菌移植已被纳入欧洲临床微生物学和传染病学会的难辨梭菌感染治疗指导性文件中，尤其用于难辨梭菌感染多次复发及反复抗菌药物治疗失败后。粪菌的来源可来自配偶、朋友、直系亲属或非亲缘供者，根据欧洲粪菌移植指南，建议选用无慢性病供者。患者经 3 次粪菌移植治疗后，大便次数未明显减少，但大便形状、大便量、大便颜色与气味逐渐恢复正常，患者未发生移植后不良反应。但对长期腹泻的患者，除肛周皮肤护理预防感染外，粪菌移植后精准化护理是必不可少的。

粪菌移植有多种途径：胃十二指肠及空肠置管、保留灌肠、胃镜、肠镜等，需根据患者一般情况、接受程度、便利条件及经济情况等综合考虑。在选择途径时，考虑患者的经济状况，同时为减小胃肠道反应，给予经鼻空肠管。移植前评估患者的精神状态、血常规及凝血功能、配合程度、生命体征、鼻腔、口腔和咽部的黏膜；移植中观察患者的意识、是否有呛咳、呕吐；移植后重视患者主诉，出现疼痛时应及时通知医生，观察血压、血氧饱和度的变化。准确记录移植后每日排便次数、大便量及性质。拔除经鼻空肠管时，用生理盐水间断进行冲管，减少肠内容物反流。此外，世界胃肠病学组织（WGO）指南中提到，有些食物易触发肠易激综合征，包括富含多元糖的食物。同时，美国骨髓移植肠道饮食指导中，患者的排泄和消化道症状是指导患者饮食的重要依据，因此，患者饮食需要根据移植后排便改变情况给予专业指导。值得注意的是，粪菌移植在临床中尚未广泛开展，对患者的心理支持及隐私的保护不可忽略。争取获得患者更好的配合，也是粪菌移植成功的重要因素。

（王　婷）

参考文献

[1] 张发明. 粪菌移植的概念、历史、现状和未来. 中国内镜杂志, 2012, 18（9）：930-934.

[2] 徐建仙, 徐红贞. 1 例小儿伪膜性肠炎行风骏移植的护理. 中华护理杂志, 2015, 50（5）：638-640.

[3] 许龙根, 施晓敏. 肝肾移植康复与生育指导. 北京：人民军医出版社, 2015：53-55.

[4] 司立洲, 崔佳宾. 肠易激综合征的临床特征与治疗效果探析. 中国医药指南, 2016, 14（19）：151.

[5] Borody TJ, Khoruts A. Fecal microbiota transplantation andemerging applications. Nat R ev Gastroenterol Hepatol, 2011, 9（2）：88-96.

[6] Surawicz CM, Brandt LJ, Binion DG, et al. Guidelines fordiagnosis, treatment, and prevention of Clostridium difficileinfections. Am J Gastroenterol, 2013, 108（4）：478-498.

[7] van Nood E，Vrieze A，Nieuwdorp M，et al．Duodenalinfusion of donor feces for recurrent Clostridium difficile．N Engl J Med，2013，368（5）：407-415．

[8] Huang Y，Wang X，Li X．Succseeful cecal bacterria transplantation and nurse management for patient with intractable functional constipation：a case study Holist Nurse Pract，2016，30（2）：116-121．

[9] Zhang FM，Wang HG，Wang M，et al．Fecal microbiotatransplantation for severe enterocolonic fistulizing Crohn'sdisease．World J Gastroenterol，2013，19（41）：7213-7216．

[10] Cui B，Feng Q，Wang H，et al．Fecal microbiotatransplantation through mid-gut for refractory Crohn'sdisease：safety，feasibility，and efficacy trial results．J Gastroenterol Hepatol，2015，30（1）：51-58．

[11] Cui B，Li P，Xu L，et al．Step-up fecal microbiota transplantation strategy：a pilot study for steroid-dependentulcerative colitis．J Transl Med，2015，13：298．

[12] Debast SB，Bauer MP，Kuijper EJ，et al．European Society of Clinical Microbiology and Infectious Diseases：update of the treatment guidance document for Clostridium difficile infectio．Clin Microbiol Infect，2014，20Suppl 2：1-26．

11. 造血干细胞移植后肺部感染所致弥漫性肺泡出血的护理

本病例介绍了1例患急性髓系白血病的中年女性，拟行女供母B$^+$供A$^+$、HLA 3/6单倍体异基因造血干细胞移植术后。患者移植术后47天出现发热，给予抗感染治疗，体温恢复正常，期间间断喘憋、咳嗽、咳血痰较前加重，考虑弥漫性肺泡出血，遵医嘱给予吸氧11 L/min、甲泼尼龙500 mg治疗后未见好转，最终遵医嘱给予床旁BiPAP呼吸机辅助治疗，在此期间护士严密观察患者的神志、呼吸频率、潮气量、气道压力、呼吸型态、是否出现人机对抗、血氧饱和度等，及时通知医生调整呼吸机参数，提高了患者的治愈率，缩短了患者的住院时间。

☞ 病例 88

患者女性，45岁，2018-01-04于我院确诊为急性髓系白血病，拟行女供母（B$^+$供A$^+$）、HLA 3/6单倍体异基因造血干细胞移植术。2018-07-28入院后给予改良的BU-CY+ATG化疗方案预处理。于2018-08-06、2018-08-07回输骨髓及外周造血干细胞，2018-08-15（+8 d）出现发热，积极治疗后好转。监测患者血常规结果，间断输血治疗。患者于2018-09-23（+47 d）出现发热，给予抗感染治疗。2018-10-15（+67 d）体温正常，间断喘憋、咳嗽、咳血痰较前加重，考虑弥漫性肺泡出血（DAH）可能，患者病情变化详见表11-11-1。遵医嘱给予吸氧11 L/min、甲泼尼龙500 mg治疗后未见好转，遵医嘱给予床旁BiPAP呼吸机辅助呼吸。

表11-11-1 病例88病情变化

移植天数（d）	体温（℃）	血氧饱和度	临床表现	治疗措施
+64	37.7	95%	咳嗽、喘憋明显，少量咳痰，略带粉红色血丝	异丙托溴胺 + 布地奈德雾化吸入 持续低流量吸氧3 L/min
+67	37.1	92%~95%	间断喘憋、咳嗽、咳血痰较前加重	异丙托溴胺 + 布地奈德雾化吸入 持续低流量吸氧3 L/min

（续表）

移植天数（d）	体温（℃）	血氧饱和度	临床表现	治疗措施
+68	36.7	94%～100%	喘憋、咳嗽加重	吸氧 11 L/min、甲泼尼龙 500 mg 冲击治疗
+69	36	88%～96%	无法自主呼吸、咳血痰	给予床旁 BiPAP 呼吸机辅助通气：IPAP 16 cmH$_2$O，EPAP 8 cmH$_2$O，FiO$_2$ 60%，潮气量 400～500 ml；甲泼尼龙 400 mg 治疗
+70	36.3	99%～100%	喘憋、咳嗽、咳血痰较前减轻	调整 IPAP 18 cmH$_2$O；甲泼尼龙 300 mg 治疗
+71	36.1	99%～100%	喘憋、咳嗽、咳血痰较前减轻	调整 FiO$_2$ 55%；甲泼尼龙 200 mg 治疗
+73	36.2	99%～100%	咳嗽、喘憋减轻，偶有血痰	调整 FiO$_2$ 40%；甲泼尼龙 120 mg 治疗
+74	36	99%～100%	无明显咳嗽、喘憋、咳血痰	予脱离呼吸机，改鼻导管吸氧 5 L/min；甲泼尼龙 60 mg 治疗
+84	36.5	99%～100%		

护理策略分析

（1）护理评估

1）每日评估患者的生命体征、呼吸困难程度，监测血氧饱和度。

2）评估患者咳血、咳痰的颜色、性状及量，监测中心静脉压的变化，防止大咯血导致血容量不足、心律失常等。

3）评估患者各项化验指标，如全血细胞分析、动脉血气分析结果等，以及各项生命体征如体温等。

4）使用 BiPAP 呼吸机辅助通气时，应观察患者的神志、呼吸频率、潮气量、气道压力、呼吸形态等，出现人机对抗、血氧饱和度下降等，及时通知医生调整呼吸机参数。

5）每日评估患者的皮肤情况，采用压疮危险因素评估表对患者进行每班次评估。

6）评估患者的疼痛情况，使用疼痛强度评分量表进行疼痛评估。

（2）护理措施

1）未使用 BiPAP 呼吸机前的护理

①保持病区安静，室内空气新鲜，每日开窗通风。

②观察患者咳嗽、咳痰的情况，遵医嘱给予广谱抗生素输注以及异丙托溴铵＋布地奈德进行雾化吸入，稀释痰液，促进排痰止咳。

③根据患者喘憋、血氧饱和度的情况，遵医嘱给予患者间断吸氧。

④饮食遵循"新鲜、干净、卫生"的饮食原则。

⑤注意患者病情变化，每2小时巡视病房一次，发现病情变化及时给予相应措施并报告医生。

2）使用 BiPAP 呼吸机后的护理

①气道的管理：向患者解释 BiPAP 呼吸机应用的必要性；按照患者脸型大小选择密闭程度好的面罩型号，为患者调整好头带，保证达到密闭舒适的目的；告诉患者减少吞咽动作和讲话，指导患者摘下面罩后可以有效咳嗽，取坐位或半坐位，抬高床头并背后垫物给予支撑，减轻患者久坐后的疲劳感。当出血减少、呼吸困难改善后协助患者取舒适卧位。必要时遵医嘱予雾化吸入，稀释痰液，鼓励患者咳嗽咳痰，促进痰液排出，保持患者呼吸道通畅；密切观察患者氧饱和度和患者的呼吸形态，出现异常或血氧饱和度下降时，立即通知医生，准备气管插管相关物品。

②生命体征及病情的监护：

a.密切观察患者的生命体征变化：监测患者的心率、血压、中心静脉压的变化，防止失血导致血容量不足、心律失常等；观察患者的神志、呼吸频率、潮气量、气道压力、呼吸形态等，出现人机对抗、血氧饱和度下降等时，及时通知医生调整呼吸机参数；当患者体温升高时及时通知医生，给予冰袋物理降温，留取血培养，予相应的抗感染治疗。

b.每日详细记录出入量4次，监测患者电解质的情况，以保证出入量平衡。

c.详细记录患者痰液的颜色、性质、量，如气道内咳出大量血性痰液时及时通知医生，遵医嘱给予患者雾化吸入及吸痰护理，同时监测血红蛋白的变化，必要时遵医嘱予输血治疗。

d.实时监控患者凝血分析的各项指标的回报（凝血酶原时间，凝血酶原活动度、D-dimer、纤维蛋白原等），必要时遵医嘱输凝血酶原复合物、纤维蛋白原、凝血因子Ⅶ等凝血底物。

e.心理护理：由于咯血、呼吸困难、气管插管等，患者产生恐惧情绪。做好患者的思想工作，对其进行全面的人文关怀和心理疏导，加强与患者沟通，注重细节，关心、帮助患者，使其消除不良心理，告知患者应用呼吸机治疗的目的（为了让其早日康复、解决其呼吸困难的症状），告知患者要尽力配合。

f.饮食护理：输液过程中给予肠胃营养支持，如输注脂肪乳、氨基酸营养液等，以清淡流质或半流质饮食为主，选择高蛋白、高热量、高维生素、低胆固醇、易消化的食物，如面条，鸡蛋羹，增加水分摄入量，保持二便通畅。

3）脱机后的护理

①注意休息，适当运动，患者血小板大于 20×10^9 g/L 时首先以在床旁站立开始逐渐恢复到在病房内行走，待患者体力趋于正常时，可以适当增加运动量，以不出现喘憋，呼吸困难为宜，生活上给予适当的协助和照顾。

②注意观察患者的病情变化。

③观察患者的喘憋、咳嗽咳痰、血氧饱和度的情况。

④心理护理：对患者要给予鼓励，使其减轻对疾病的恐惧感。并在家属探视时，加强与家属沟通，稳定其情绪，使其了解自身情绪对患者的影响。造血干细胞移植术后的患者免疫力差，必要时需要限制人员探视，防止感染，这时要同家属做好解释工作。

⑤饮食护理：给予高热量、高蛋白、高维生素、易消化、营养丰富的食物，如鸡肉、鱼肉、虾、燕麦，水果等。

（3）病例讨论

造血干细胞移植（hematopoietic stem celltransplantations，HSCT）是治疗血液系统恶性肿瘤、实体肿瘤、遗传和代谢性疾病的重要手段。全世界每年有超过 50 000 例患者接受造血干细胞移植。然而，40% ～ 60% 的造血干细胞移植受者可能出现感染或非感染性肺部并发症，其中 50% 因此死亡，是影响移植预后的重要因素。

弥漫性肺泡出血（diffuse alveolar hemorrhage，DAH）发生率低但却是较为严重的并发症。多发生在移植早期，是一种危及生命的严重并发症，主要临床表现为进行性呼吸困难、发热、低氧血症、咳嗽、咯血，肺出血多呈急性、暴发性、迅速进展，甚至很快发生低氧血症、呼吸衰竭多发生在一系列严重疾病的过程中，在各种因素（诱因）作用下，使患者体内细胞因子爆发性释放，导致弥漫性肺泡微循环损伤、肺微血管内的血液进入肺泡，妨碍肺气体交换，导致呼吸衰竭。

BiPAP 呼吸机是临床上治疗呼吸衰竭患者的有效措施，在对患者进行救治的过程中，人工通气手段易产生并发症，因此，临床护理对患者有着重要的意义。临床使用过程中要告知患者配合呼吸机有节律地由鼻吸气、张口呼气，BiPAP 无创通气机在吸气时，吸气压作为压力，促进患者通气，缓解气道阻力，减少呼吸肌疲劳；在患者呼气时，给予呼气压，减少呼吸肌消耗量，解除小气道陷闭，使肺泡内气体均匀分布，增加肺泡功能残气量，保持通气与血流的协调性。同时，BiPAP 可以有效增大气道压力与胸腔内压力，预防肺泡萎缩，提升血氧含量，降低耗氧量，改善组织缺氧。BiPAP 呼吸机在给予患者吸气的同时，不仅能够减少呼吸肌消耗，改善呼吸肌的疲劳，减少耗氧，还能促进二氧化碳的排除，提高肺部氧合能力，提高氧分压，降低二氧化碳分压，改善患者的通气环境。

端坐位时，肺的顺应性最高，膈肌下移，能够充分用力吸气和呼气，有利于提高肺活量，改善呼吸困难。

患者呼吸机面罩应选择与患者脸型大小适宜的面罩，避免压迫处皮肤破溃，预防压疮的发生，为患者垫上泡沫敷料或减压贴予以保护。造血干细胞移植术后的患者皮肤较一般患者脆弱，在病情允许的情况下，至少要每班交接时打开面罩以观察患者的皮肤情况。观察患者喘憋、咳嗽、咳痰的情况，必要时遵医嘱给予无创呼吸机与氧气驱动雾化吸入联合治疗，有效提高临床治疗效果，稀释痰液，保持呼吸道通畅；也可调节湿化器，增加气体湿度，有效减轻患者咽部不适，同时稀释呼吸道分泌物，以利于痰液排出，减少肺部感染的发生。

巡视患者的过程中还要注意加温湿化罐内的水位线，保证管路内的温度和湿度，若湿化罐水位超过水位线，会沿着管路流入患者的呼吸道，造成误吸，引起窒息死亡，为了避免管路长期使用造成感染，应每周更换呼吸机管路。

糖皮质激素的应用是弥漫性肺泡出血最常用的治疗方法。因为它既可以作为免疫抑制剂治疗 GVHD，又有抗炎的作用能够对非感染肺部并发症的治疗起到举足轻重的作用。应用大剂量的糖皮质激素治疗后，患者有可能出现电解质紊乱、心律不齐、颜面部、双下肢水肿，血糖以及血压增高。定时监测血生化或血气分析结果、监控电解质变化，遵医嘱及时予患者补钾、补钠治疗；实时监控心率变化，出现异常及时通知医生，采取有效的措施。

每 2 小时予患者翻身，将水肿的肢体抬高，保持床单位的清洁干燥，平整舒适，必要时使用减压贴保护骨隆突部位，防止压疮的发生。监测患者血糖及血压的变化，必要时遵医嘱使用药物控制。

患者在进行无创正压通气后，蛋白质分解代谢增加，脂肪分解加速，导致患者营养不良、体重下降，会明显降低呼吸肌储备，疲劳感极易产生。另外，营养不良可对通气驱动力造成影响，使呼吸中枢对氧相关反应降低，预后不理想，提高了死亡风险。因此，患者在使用无创呼吸机时要进食丰富半流质、流质食物，进食时改为鼻导管高流量吸氧，为顺利撤机及抢救呼吸衰竭做好准备。

综上所述，对于进行造血干细胞移植合并弥漫性肺泡出血的患者及时使用无创呼吸机治疗，经过系统的护理干预后，临床治疗效果显著提高，并发症发生率降低，依从性提高，呼吸症状改善，值得临床应用与推广。

（孟祥会）

参考文献

[1] 罗洪，张红宾. 造血干细胞移植后非感染性肺部并发症：研究与进展. 中国

组织工程研究，2015，19（10）：1630-1634.

[2] 孙竹，陈岩，王玥. 19例造血干细胞移植术后弥漫性肺泡出血患者的护理. 当代护士（下旬刊），2017，5：104-106.

12. 造血干细胞移植前发生食管胃底静脉曲张破裂出血的护理

本案例介绍的是诊断为骨髓纤维化行单倍体造血干细胞移植的青年男性患者。移植前3天出现食管胃底静脉曲张破裂出血是门静脉高压患者最常见的并发症和主要死亡原因之一,控制首次出血及预防早期再出血是降低其病死率的关键。在护理过程中,患者应绝对卧床休息,抬高下肢,以保证脑部供血。予高流量吸氧,心电监护,严密监测生命体征,并迅速建立2条以上静脉通路,并积极给予输血、补液、升压、抗感染、抢救。同时放置三腔两囊管压迫胃底静脉曲张破裂出血处,留置管路期间,不仅要做好防创伤、防窒息及防误吸的工作,更要注重观察出血是否停止。做好患者的评估,以降低病死率,改善预后。经医护积极抢救、精心护理,患者顺利出层流室,继续完成异基因造血干细胞移植的后续治疗。

病例 89

患者男性,28岁,因"无明显诱因反复出现头晕、乏力、贫血并反复加重,诊断为骨髓纤维化半年",拟行单倍体造血干细胞移植术入院,入院后给予改良BU/CY+ATG预处理方案。患者既往门静脉高压1年余,胃底静脉曲张、脾大。移植前3天患者8:00进食后自觉明显恶心,8:00～9:00呕吐鲜红色胃内容物共3次,量约865 ml,于9:45排咖啡色水样便一次,量约50 ml,此时患者血压迅速降至80/50 mmHg,心率高达157次/分,血氧饱和度90%,并伴有烦躁不安,患者出现休克早期症状。遵医嘱立即给予患者禁食、水、抑酸、补液、升压治疗,并给予红细胞2 U、血小板1 U、血浆400 ml输注,请消化内科急会诊,考虑为食管胃底静脉曲张。患者在呕血后又间断排暗红色稀便10次,共795 ml,于11:50成功置入三腔两囊管压迫止血,置入深度60 cm,胃囊注气260 ml,胃囊充气压力95 mmHg,食管囊未充气,备用,尾端以500 g重力30°牵引。胃肠减压器连于胃管。移植前2天和移植前1天间断放松胃囊30分钟,观察无出血情况。置管期间给予禁食、水、抑酸、输血、补液治疗,患者在置管后未再呕吐,回输造血干细胞当天,患者无恶心、呕吐、腹痛、便血,拔除三腔两囊管。拔除三腔两囊管后患者也未再出现上消化道出血症状。移植后 10 天，患者白细胞植活转至普通病房。具体病例变化及治疗措施见表 11-12-1。

表11-12-1　病例89食管胃底静脉曲张破裂出血的病情变化及治疗措施

移植时间	临床表现	治疗措施
–3 天（8：00）	进食后恶心，呕吐 3 次鲜红色胃内容物共 865 ml	禁食、水、抑酸、补液治疗
–3 天（9：45）	排咖啡色水样便一次量 50 ml，血压降至 80/50 mmHg，心率 157 次 / 分，血氧饱和度 90%，并伴有烦躁不安	给予补液、升压治疗，输注悬浮红细胞、血小板及血浆
–3 天（11：50）	间断排暗红色稀便 10 次，共 795 ml	置入三腔两囊管，胃囊充气压力 95 mmHg，食管囊备用，管外端以 500 g 重力牵引
–2 天	排墨绿色稀便 80 ml，上腹部顶胀感	三腔两囊管胃囊压迫，间断松胃囊 30 分钟，胃肠减压器连于胃管，抽出 5 ml 墨绿色胃内容物
01 天	无恶心、呕吐、腹痛、便血	拔除三腔两囊管

护理策略分析

（1）护理评估

1）评估患者呕血及黑便发生的时间、次数、量及性状。出血量评估：①大便隐血试验阳性提示每天出血量为 5 ~ 10 ml；②黑便提示出血量在 50 ~ 70 ml；③呕血提示出血量达 250 ~ 300 ml；④出血量在 400 ~ 500 ml，可出现头晕、心悸、乏力等症状；⑤出血量＞1000 ml，即出现急性周围循环衰竭的表现，严重时引起失血性休克。

2）评估三腔两囊管（图 11-12-1）放置的位置、长度、压力及压迫效果。记录引流液的性状、颜色及量，以观察出血是否停止。

3）评估患者意识状况，有无精神倦怠、烦躁不安、神情淡漠、意识不清甚至昏迷等情况。

4）观察周围循环状况：患者周围循环衰竭的临床表现对估计出血量有重要价值，如患者烦躁不安，面色苍白，皮肤湿冷、静脉充盈情况差提示微循环血液灌注不足；而皮肤逐渐转暖、出汗停止提示血液灌注好转。

5）监测患者生命体征，有无心率加快、血压下降、呼吸困难、体温升高等，动态监测患者的心率与血压。血压下降 15 ~ 20 mmHg、头晕、出汗甚至晕厥，

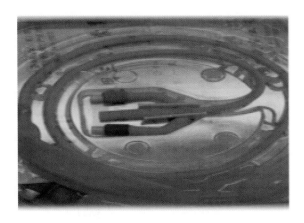

图 11-12-1 三腔两囊管

则表示出血量大。

6）评估患者的饮水量及出入量，每 4 小时评估尿量。

7）评估患者的各项化验指标，如血红蛋白浓度、红细胞计数、血小板数值、呕吐物潜血、便潜血；并监测血清电解质、凝血及血生化指标的变化。

8）评估患者口腔、鼻腔的清洁度。

（2）护理措施

1）急性上消化道大量出血的护理

①体位：患者在移植前 3 天大量呕血 865 ml，立即给予绝对卧床休息，取平卧位并将下肢略抬高，以保证脑部的血流供应。呕吐时头偏向一侧，防止窒息或误吸，及时清理口腔及呼吸道分泌物，保持呼吸道通畅。为防止患者再次呕吐，给予禁食。

②急救护理：予吸氧、持续心电监护。立即建立静脉通路，配合医生迅速、准确实施补液、输血、止血等抢救措施，观察治疗效果及不良反应。当患者出血量大且迅速，出现乏力、气促，血压下降及重度贫血貌时，立即配血，等待配血时先输入平衡液或葡萄糖盐水、右旋糖酐或其他血浆代用品，后给予输注悬浮少白红细胞、血小板及血浆，以尽快恢复和维持血容量，避免发生急性失血性周围循环衰竭。输液开始宜快，必要时进行中心静脉压测定，及时调整输液量及输液速度。并给予奥美拉唑及生长抑素的人工合成制剂奥曲肽，24 小时持续泵入。

③三腔两囊管的应用与护理

a. 插管前仔细检查，确保胃管、食管囊管、胃囊管引流通畅并分别做好标记，检查两气囊无漏气后抽尽气囊内气体，备用；

b. 协助患者吞咽液状石蜡油，取左侧卧位，头向前曲，插管动作轻柔，并告知患者做吞咽动作，插管至 65 cm 时抽取胃液，检查管端确在胃内，抽出胃内积血，并用生理盐水冲洗干净。再向胃囊注气约 200 ml，至囊内压约 50 mmHg，并封闭管口，缓缓向外牵引导管，使胃囊压迫胃底部曲张静脉。如单用胃囊已压迫止血，则食管囊不必充气。仍有出血，继续向食管囊注气约 100 ml 至囊内压约 40 mmHg 并封闭管口，使气囊压迫食管下端的曲张静脉（图 11-12-2）。管外端以绷带连接 500 g 重物（袋装生理盐水 500 ml），经牵引架作持续牵引；

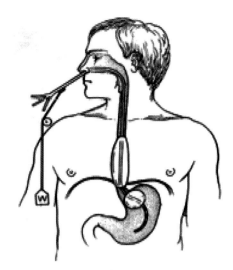

图 11-12-2　三腔两囊管充气

c. 三腔两囊管固定后，严密监测生命体征。将食管引流管、胃管连接负压吸引器或定时抽吸，观察出血是否停止，记录引流液颜色及量；压迫 24 小时后，将气囊气体抽出，放气 30 分钟，如出血未止，再注气加压，以避免压迫时间过长造成局部黏膜坏死。

④心理护理：上消化道出血发生急、病情进展快，尤其当置入三腔两囊管后，患者会出现恐惧、焦虑等负性情绪，首先给予安慰，并鼓励患者表达出所担心的问题，及时解除其思想顾虑，消除紧张恐惧心理，讲明病情虽有危险一面，但只要积极配合，出血很快就会停止。

2）出血停止后平稳期的护理

经过积极的止血治疗后，患者出血停止，拔除三腔两囊管。

①再出血的判断：出现下列情况，提示有活动性出血：a. 反复呕血，甚至呕吐物由咖啡色转为鲜红色；b. 黑便次数增多或性状变稀，颜色转为暗红色；c. 周围循环衰竭的表现：血压、中心静脉压不稳定，经补液或输血治疗后未改善、肢端皮肤湿冷、脉搏细速等；d. 红细胞计数、血细胞比容、血红蛋白测定不断下降。

②出血停止后，三腔两囊管放松牵引，放出囊内气体，保留管道继续观察 24 小时，未再出血可拔管，拔管前口服液状石蜡 20～30 ml 润滑胃肠道黏膜及胃管、胃囊管、食管囊管的外壁，抽尽囊内气体，以缓慢、轻柔的动作拔管。

③饮食护理：少量出血无呕吐者，可进食温凉、清淡流质饮食，如米汤、牛奶等。出血停止后改为营养丰富、易消化、无刺激半流食，如米粥、面条等。并少量多餐，逐步过渡到正常饮食。

④留置三腔两囊管期间，做好患者鼻腔、口腔清洁。a. 鼻腔清洁方法：使 0.25% 氯霉素滴眼液每个鼻孔滴 1 滴，再使用棉签蘸取 2% 碘仿软膏涂抹鼻腔，每日 3 次；b. 口腔清洁方法：交替使用复方氯己定溶液和 5% 碳酸氢钠溶液进行口腔护理，每日 4 次。

⑤生活护理：留置三腔两囊管期间指导患者床上活动时动作缓慢，并协助患者床上排便及生活护理。三腔两囊管拔出后 1 周是破裂血管修复、愈合的关键时期，同时亦是多种因素诱发再出血的高危时期。因此，避免患者早期活动，要高度警惕再出血的发生，加强巡视和观察，详细向患者介绍拔管后康复护理的重要性和具体要求，如下床活动、用力排便、咳嗽过猛等都会使腹压增大，间接使门脉压力升高而引起再出血。

⑥安全护理

a.防窒息：当胃囊充气不足或破裂时，食管囊和胃囊可向上移动，会阻塞喉部气道而引起窒息，一旦发生，应立即抽出囊内气体，拔出管道。

b.防创伤：留置三腔两囊期间，定时测量气囊内压力。气囊充气加压 24 小时应放松牵引，放气 15 ～ 30 分钟，以免食管胃底黏膜受压时间过长导致糜烂或坏死。

c.防误吸：食管内易积聚液体，应及时清除患者口腔分泌物，保持患者的口腔清洁。

d.防压力性损伤：保持床单位平整、干燥，每日使用 0.05% 醋酸氯己定溶液清洁皮肤，避免隆突部位长时间受压损伤，在足跟部、骶尾部、肩胛部加以薄型泡沫敷料保护；可适当托起受压部位以利于局部血液循环。

⑦心理护理：留置三腔两囊管期间，护士每日要了解患者的心理状态，并将疾病的转归及时反馈，随病情好转，患者情绪逐渐趋于稳定。出血停止后，患者会放松警惕，此时更要加强健康宣教，将上消化道出血的病因、预后、护理方法等耐心地向患者进行讲解，并鼓励其多学习疾病相关知识以分散其注意力并提高其健康意识。

（3）病例讨论

骨髓纤维化是一种慢性骨髓增生性疾病，骨髓造血组织由纤维组织取代，脾、肝、淋巴结等会出现增生的髓样干细胞。主要表现为进行性贫血和脾大，由于血小板异常和血小板减少，容易发生血栓及出血。本病约有 10% ～ 20% 合并门静脉高压症。食管胃底静脉曲张破裂大出血是肝硬化门静脉高压症患者最凶险的并发症。它起病急、出血量大、病势凶险、预后极差，首次出血病死率高达 50% 左右，6 周内再出血发生率为 17%，2 年内再出血的发生率约为 80%。治疗期间并发症的预防及全方位护理对治疗成功起到了很重要的作用。

造血干细胞移植患者机体免疫力低下、粒细胞缺乏，严重的骨髓抑制极易导致患者继发出血、贫血及感染，严重者危及生命。患者在预处理期间因疾病本身及门脉高压症、脾大、胃底静脉曲张的病史原因，会出现上消化道大出血，此时应迅速进行抢救。

首先，患者要绝对卧床休息，抬高下肢，保证脑部供血。予以高流量吸氧，心电监护，严密监测生命体征，并迅速建立 2 条以上静脉通路，并积极给予输血、补液、升压、抗感染等对症治疗和护理。配合医生做好药物止血，同时放置三腔两囊管压迫胃底静脉曲张出血处。留置导管期间，不仅要做好防创伤、防窒息及防误吸工作，更要注重观察出血是否停止。此时预防出血和再出血的发生极其重要。如出现呕血，甚至颜色由咖啡色转为鲜红色；黑便次数增多或性状变稀，颜色转为暗红色；血压、中心静脉压不稳定；红细胞计数、血细胞比容、血红蛋白测定不断下降，提示有活动性出血或再次出血可能。因此，临床护理人员不仅要有扎实的理论基础、过硬的临床医护配合技巧，还要能够组成一个包含有各学科护理梯队的能进行及时、有效和全面的护理的队伍，不断完善患者的评估，以降低病死率，改善预后。经医护积极抢救、精心护理，病例 89 顺利出层流室，继续完成异基因造血干细胞移植后续治疗。

（胡　伟）

参考文献

[1] 刘四喜，李长钢，麦惠容，等. HLA 全相合同胞骨髓移植术后早期并发自身免疫性溶血性贫血 1 例报告并文献复习 EJ]. 中国 4HL 血液与肿瘤杂志，2014，19（1）：3l-34.

[2] 尤黎明，吴瑛. 内科护理学（第 4 版）. 北京：人民卫生出版社，2006：8.

[3] 郭爱萍. 奥曲肽持续静脉泵注治疗肿瘤患者上消化道出血的临床观察及护理. 国际护理学杂志，2011，30（7）：1113-1115.

[4] 黄晓军，吴德沛，刘代红. 实用造血干细胞移植. 北京：人民卫生出版社，2019：2.

[5] 陆柳营，闫秋佚. 感染性休克的研究现状及护理进展. 全科护理，2012，10（1）：77-78.

13. 同胞全相合造血干细胞移植合并环状混合痔感染的护理

　　本案例为 1 例患急性髓系白血病 3 月余，拟行同胞全相合造血干细胞移植术的中年患者。患者既往有重度环状混合痔，痔核大小为 2 cm×1 cm 以上。入院后即出现便血、肛门脱垂、坠胀、肿痛等症状。当患者免疫功能极度低下时，环状混合痔若出现微小破损，便可引起肛周感染或肛周脓肿，以至全身感染而危及生命。在给予抗感染治疗的同时，给予药物坐浴，使用冷光短波紫外线治疗，痔疮局部用碘伏进行湿敷，患者通过自行肛门收缩运动和提肛运动，促进局部血液循环。经过以上的护理干预，患者感染得以控制，环状混合痔可自行还纳。

📖 病例 90

　　患者男性，43 岁，因"确诊急性髓系白血病 3 月余，拟行同胞全相合造血干细胞移植术"收入院。门诊医生查体示：患者患有重度环状混合痔，病变范围波及肛门一周，痔核大小在 2 cm×1 cm 以上，无疼痛。患者入院时排便无出血，无痔脱出。预处理开始前 10 天，患者便后环状痔脱出，呈梅花瓣状，肛门皮肤黏膜完整，无疼痛，清洗后可自行回纳。造血干细胞回输后第 3 天，患者便中带血，便后环状痔脱出，直径为 10 cm×4 cm，黏膜完整，有少量黄色黏性分泌物，痔疮需用手还纳。除常规用 0.005% 碘伏水坐浴外，增加中药艾草水坐浴 2 次 / 日及紫外线照射肛周 1 次 / 日。移植后第 9 天，患者白细胞 0.04×10^9/L，体温升高达 39℃，不伴寒战，遵医嘱抽取血培养，改用美罗培南 1 g q8h 静脉滴注，予冰袋物理降温，血培养结果回报为普通细菌培养（–）。环状痔完全脱出，直径达 10 cm×6 cm，有便血，黄色黏性分泌物增加，痔疮持续脱出，不易还纳。此时增加 0.5% 碘伏纱布湿敷肛周 2 次 / 日。移植后第 15 天，白细胞（1.72×10^9/L）达到植活标准。环状混合痔缩小为 6 cm× 3 cm，且易还纳，患者转归过程及治疗措施见表 11-13-1。

表11-13-1 患者病情变化、环状痔表现及治疗措施

移植时间	白细胞(×10⁹/L)	体温(℃)	环状痔大小	临床表现	痔还纳情况	疼痛评分(分)	治疗措施
−10天	6.5	36.5	2 cm×1 cm	肛门皮肤完整，排便无出血	便后痔脱出，可自行还纳	0	0.005%碘伏水坐浴，2%碘仿油膏涂抹
+3天	0.24	36.7	10 cm×4 cm	排便带血，肛门带有少量黄色分泌物	便后痔疮需用手还纳	2	提肛及肛门收缩运动，艾草水坐浴，局部增加紫外线照射
+9天	0.04	39.0	10 cm×6 cm	有便血，黄色分泌物增加	痔完全脱出，不易还纳	5	生理盐水清洁肛周分泌物，0.5%碘伏纱布湿敷肛周，改用美罗培南抗感染治疗并使用冰袋物理降温
+12天	0.1	36.8	8 cm×5 cm	少量黄色分泌物	痔不易还纳	4	抗感染为主，继续艾草水坐浴，0.5%碘伏纱布湿敷肛周，紫外线照射
+15天	1.72	36.5	6 cm×3 cm	无	易还纳	1	继续以上治疗

护理策略分析

（1）护理评估

1）评估痔疮的分度（表11-13-2），每日观察患者环状痔的大小、有无便血、痔脱出及还纳情况。

表11-13-2 痔疮分度

分度	临床表现
Ⅰ度	便时带血、滴血，便后出血可自行停止；无痔脱出
Ⅱ度	常有便血，排便时有痔脱出，便后可自行还纳
Ⅲ度	可有血便，排便、久站、咳嗽、劳累、负重时有痔脱出，需用手还纳
Ⅳ度	可有便血，痔持续脱出或还纳后易脱出

2）评估患者肛门皮肤的完整性，肛周分泌物的颜色、性质及量。

3）评估患者既往排便情况，有无便秘史，观察大便的次数、量及性状。

4）严密观察患者的病情变化，尤其注意评估体温、脉搏、血压的情况。因为

患者化疗后粒细胞缺乏时间较长，若体温升高时，极易发生败血症。此时要严密监测患者发热的热型、伴随症状及血压情况。

　　5）询问患者感受，让其说出疼痛的性质，如钝痛、刺痛、烧灼痛、胀痛等。评估患者的疼痛程度、伴随症状及是否有放射痛。使用疼痛强度评估量表（附图1）对疼痛进行评估，请患者指出最能代表他目前感受的疼痛程度的数字。"0"表示无痛，"10"表示最痛。疼痛可分为轻度疼痛（1～3分）、中度疼痛（4～6分）、重度疼痛（7～10分）。

　　6）评估患者的各项实验室检查指标，如全血细胞分析、C反应蛋白、红细胞沉降率等。

　　（2）护理措施

　　1）Ⅰ度痔疮：患者入院当日排便时无血、滴血，排便后无痔脱出，采用预防性护理措施。

　　①给予患者全身皮肤消毒，使用5～6根无菌棉签蘸取消毒液清洗肛周，再用1根无菌棉签蘸取消毒药液后插入肛门（约1.5 cm）做环形清洁，如此重复3次。

　　②实施保护性隔离，患者所用物品必须经过严格消毒处理。患者使用的坐浴盆每日更换1次，更换后用清水刷洗干净并擦干，双层包布包裹后经过高压蒸汽灭菌法消毒后使用。

　　③每日晨起、睡前协助患者用0.005%碘伏水坐浴，水温39～41℃，时间20分钟。每次便后先用柔软消毒卫生纸擦拭肛周，再使用0.005%碘伏水冲洗肛周，擦干后用2%碘仿油膏涂抹肛周。

　　④每日观察痔情况，有无排便带血、滴血，痔有无脱出。

　　⑤准确记录大便的次数、性状及量。

　　⑥饮食护理：饮食对于肛周环状痔的患者，起着极为重要的作用。要禁食辛辣、生冷、油腻、刺激性食物，食用营养丰富，清淡、易消化食物，多食用新鲜蔬菜，如白菜、芹菜、菠菜等，可以有效地预防便秘，保持大便通畅，避免便秘加重环状痔所致的感染。

　　2）Ⅱ度痔疮：预处理前10天，患者排便时有痔脱出，便后痔可自行还纳，为Ⅱ度痔疮。此时，在Ⅰ度痔疮的护理基础上，给予以下护理。

　　①指导患者便后进行提肛运动及肛门收缩运动。提肛运动即紧收缩肛门，站着、坐着、躺着都可以进行，用力向上收缩肛门，收缩5秒钟后再慢慢放松，放松10秒钟后再重复一次，每日2次，一次完成20～30次。

　　②观察并记录排便后痔脱出及还纳情况；肛周有无分泌物，若有分泌物，要记录其颜色、性质及量。

　　③痔脱出时使用艾草水坐浴：

　　a.护理方法：艾草水坐浴，1日2次。使用前将配制好的艾草水经微波加热消毒，调节温度至 39 ~ 41℃。将艾草水倒入坐浴盆中，协助患者坐浴，将肛门环状痔完全浸泡在药液中，坐浴时间为 20 分钟。拉好隔帘，保护患者隐私。

b. 配制方法：将 50 克艾叶放入洗净的药锅内，用清水浸泡后将水倒出。再加入清水浸泡艾叶 15 分钟后上火煮，开锅后调至小火，煮 20 分钟。煮好后将药液倒入准备好的干净容器内。保留艾叶再次加入清水煮第二遍，开锅后调至小火煮 20 分钟，煮好后将药液倒入另外一个容器内。将第一遍和第二遍的药液混匀后装入干净容器内即可。

④疼痛护理：评估确认患者的疼痛程度，根据疼痛程度采取相应措施。轻度疼痛时，指导患者运用深呼吸放松肌肉，运用听音乐、看电视、陪伴患者谈论其感兴趣的事件等分散患者注意力以减轻疼痛。

3）Ⅲ度痔疮：移植后 3 天，患者便中带血，痔疮脱出，且有少量黄色分泌物，痔不能自行还纳，需用手还纳。此时为Ⅲ度痔疮，在Ⅱ度痔疮的护理基础上，给予以下护理。

①还纳手法：痔疮在排便时脱出，如果便后无法自行还纳，患者需要用手将痔核托回肛内，以免痔疮脱在外面造成血液循环障碍，出现水肿、嵌顿甚至坏死的可能。还纳前患者先行温水坐浴，缓解括约肌的痉挛，然后用手轻揉痔核，慢慢地将痔核托回肛内。托回时避免粗暴用力，以免损伤痔核表面皮肤或者黏膜造成出血，加重痔核水肿。

②紫外线照射：使用冷热阴极短波紫外线治疗仪照射痔疮，达到杀菌、消炎、止痛的作用。将石英导子与紫外线治疗仪照射器连接，旋紧固定光导螺母，打开主机开关，设定照射时间，预热 10 秒，石英导子插入肛门 0.5 cm，初次照射时间为 9 秒，每日照射 1 次。连续照射 5 天，每日增加 1 秒。

③疼痛护理：中、重度疼痛时遵医嘱给予阿片类止痛药物缓解疼痛，并观察止痛药的疗效及不良反应。

④心理护理：护理的过程中，应耐心、热情，理解患者的疼痛和不适，进行面对面的沟通和交流，并反复交谈。由于疾病，患者精神紧张，对因肛周环状痔引起感染而可能导致造血干细胞移植失败感到恐惧，给予针对性鼓励和安慰，详细讲解和解答有关肛周痔疮及造血干细胞移植的相关知识，从而解除患者的顾虑。

4）Ⅳ度痔疮：移植后 9 天，患者出现便血，痔持续脱出不能还纳，且在还纳后易脱出，肛周分泌物增加。患者在长期粒细胞缺乏阶段还出现了体温升高的情况，此时针对患者的病情遵医嘱抽取外周侧及管端的血培养，同时改用高级别抗生素输注及物理降温等措施对症处理。Ⅳ度痔疮在Ⅰ ~ Ⅲ度痔疮的护理方法上增加使用碘伏纱布湿敷，每日 2 次。具体方法为：先协助患者使用 0.005% 碘伏水坐浴 20 分钟，生理盐水清洁肛周分泌物后，将 3 块无菌纱布放在无菌弯盘内，倒入 0.5% 碘伏浸泡，碘伏纱布湿敷痔疮 15 分钟，协助患者臀部夹紧，可以增强碘伏的作用效果，防止局部感染。

（3）病例讨论

环状混合痔是肛肠科的常见病及多发病，也是肛肠科最难医治的疾病之一，给广大的患者带来了巨大的痛苦。环状混合痔的主要症状有便血、脱垂、坠胀、肿痛等。当患者免疫功能极度低下时，环状痔若出现微小破损，便可引起肛周感染或肛周脓肿，以至造成全身感染，危及生命。

造血干细胞移植患者由于免疫功能低下，粒细胞缺乏时间较长，使得机体无法产生炎性反应。又由于化疗使自身免疫系统全部摧毁，导致机体没有抗感染能力。本案例中我们发现，随着白细胞的减少，患者环状混合痔增大，带有黄色分泌物，不能自行还纳，且出现高热等症状。提示我们白细胞降低期间要增加对肛周环状痔的护理，并加强抗感染治疗。

现代医学理论认为，坐浴疗法是药物借助于热力作用，刺激肛门及局部皮肤，促使皮下血管扩张，使血液和淋巴循环加快，改善新陈代谢和局部组织营养的方法，药物通过皮肤的吸收进入体内，起到治疗作用。当患者出现Ⅱ度痔疮时，首先通过自行肛门收缩运动和提肛运动改善血液循环，并增加肛门括约肌的收缩与舒张功能，再使用艾草水坐浴减轻痔疮疼痛、减少渗出，促进血液循环和炎症吸收，有利于痔的还纳。同时，药液的温热刺激皮肤的神经末梢感受器，通过神经系统形成新的反射，从而破坏了原有的病理反射，达到治疗目的。

当痔疮脱出不易还纳，需要手法还纳时，要教会患者首先轻揉痔核、然后将痔核托回肛内的环纳手法，避免脱出造成血液循环障碍、嵌顿等可能。此时，患者处于白细胞"零"期，极易发生各部位的感染。当患者出现痔疮增大，局部疼痛增加时，加用冷光短波紫外线治疗，因它具有良好的杀菌、消炎、消肿、止痛以及加速组织愈合的功能。紫外线能激活人体T淋巴细胞的免疫功能，从而提高机体免疫力，增强机体防御功能。冷光源具有镇痛作用，其作用机制可能与激肽类炎性产物的吸收加快有关。当痔疮持续脱出达到Ⅳ度时，使用碘伏纱布进行局部湿敷。碘伏作为一种水溶消毒剂，以释放元素碘达到消毒作用。可杀灭细菌、芽孢等病原体，性质温和，对黏膜刺激小，可增加患者舒适感。

以上中药艾草水坐浴、冷光短波紫外线治疗仪照射、碘伏纱布湿敷肛周的护理措施，在造血干细胞移植粒细胞缺乏期起到了很好的抗感染作用，防止败血症的发生。患者自行进行提肛运动及肛门收缩运动，利于痔还纳。以上的护理方法使患者感染得以控制，环状混合痔可自行还纳，患者痊愈出层流洁净室。

（胡　伟）

参考文献

[1] 颜霞，孙慧，徐晓东，等. 120 例 HLA 单倍体造血干细胞移植后急性移植物抗宿主病患者的护理. 中华护理杂志，2007，42（8）：701-703.

[2] 王传英，郑珊. 1 例白血病患者肛周坏死的护理. 护理研究，2009，10（23）：2625.

[3] 王莉. 中药煎剂熏洗坐浴治疗肛门疾患 300 例. 中医外治杂志，2000，9（2）：23.

[4] 柯希兰，胡明翠，李湘莲. 紫外线局部照射对化疗后口腔溃疡的疗效观察. 中国社区医师，2007，14（9）：48.

[5] Fuji S，Einsele H，Bipin N，et al. Systematic nutritional support in allogeneic hematopoietic stem cell transplant recipients. Biology of blood & marrow transplantation：journal of the America Society for Blood & Marrow Transplantation，2015，21（10）：1707-1713.

推荐阅读

1. 中华医学会血液学分会，中国医师协会血液科医师分会．中国急性早幼粒细胞白血病诊疗指南（2018 年版）．中华血液学杂志，2018，39（3）：179-183．

2. 中华医学会血液学分会干细胞应用学组．中国异基因造血干细胞移植治疗血液系统疾病专家共识（Ⅰ）——适应证、预处理方案及供者选择（2014 年版）．中华血液学杂志，2014，35（8）：775-780．

3. 邹德慧，范磊．造血干细胞移植治疗淋巴瘤中国专家共识（2018 版）．中华肿瘤杂志，2018，40（12）：8．

4. 中国侵袭性真菌感染工作组．血液病／恶性肿瘤患者侵袭性真菌病的诊断标准与治疗原则（第五次修订版）．中华内科杂志，2017，56（6）：453-459．

5. 中华医学会血液学分会，中国医师协会血液科医师分会．中国中性粒细胞缺乏伴发热患者抗菌药物临床应用指南（2016 年版）．中华血液学杂志，2016，37（5）：353-359．

6. 黄晓军，吴德沛．中国异基因造血干细胞移植治疗血液系统疾病专家共识（Ⅲ）——急性移植物抗宿主病（2020 年版）．中华血液学杂志，2020，41（7）：529-536．

7. 中华医学会血液学分会干细胞应用学组．中国异基因造血干细胞移植治疗血液系统疾病专家共识（Ⅱ）——移植后白血病复发（2016 年版）．中华血液学杂志，2016，37（10）：846-851．

8. 常英军．我如何选择异基因造血干细胞移植供者．中华血液学杂志，2016，37（8）：643-649．

附表1　压疮危险因素评估表（压疮危险因素评估工具）

体质指数

评估内容	一般	肥胖	低于一般
分值	0	1	2	3

皮肤类型

评估内容	健康	薄如纸	干燥	水肿	潮湿	颜色异常	破溃
分值	0	1	1	1	1	2	3

性别

评估内容	男性	女性
分值	1	2

年龄

评估内容	14～49岁	50～64岁	65～74岁	75～84岁	80岁以上
分值	1	2	3	4	5

营养状况评估工具

A. 近期体重下降

是（到B）	否（到C）	不确定（到C）

B. 体重下降评分

0.5～5 kg	5～10 kg	10～15 kg	大于15 kg	不确定
1	2	3	4	2

C. 进食少或食欲下降

是	否
0	1

失禁

评估内容	完全控制／导尿	小便失禁	大便失禁	大、小便失禁
分值	0	1	2	3

运动能力

评估内容	完全的	躁动不安的	冷漠的	受限的	卧床不起的	只能坐在椅子上的
分值	0	1	2	3	4	5

组织营养状况

评估内容	恶病质	多器官衰竭	单器官衰竭（心肺肾的）	外周血管病	贫血	吸烟
分值	8	8	5	5	2	1

神经系统缺陷

评估内容	糖尿病／多发性硬化／心脑血管意外	运动／感觉异常	偏瘫
分值	4～6	4～6	4～6

大手术或创伤

评估内容	骨／脊椎手术	手术时间＞2小时	手术时间＞6小时
分值	5	5	8

药物

评估内容	细胞毒性药物	大剂量类固醇	抗生素
分值	≤4	≤4	≤4

体质指数（BMI）＝体重（kg）/[身高（m）]²

指标	肥胖	高于一般	一般	低于一般
BMI	≥30	25～30	20～25	<20

备注：评分≥10分为危险；评分≥15分为高度危险；评分≥20分为极度危险。

附表2 日常生活活动（ADL）评分表

项目	评估内容	分值	满分
进食	可独立完成	10	10
	需部分帮助	5	
	需极大帮助或完全依赖他人	0	
洗澡	可独立完成	5	5
	需部分帮助	0	
修饰	可独立完成	10	
	需部分帮助	5	
穿衣	可独立完成	10	10
	需部分帮助	5	
	需极大帮助或完全依赖他人	0	
控制大便	可控制大便	10	10
	偶尔失控	5	
	完全失控	0	
控制小便	可控制小便	10	10
	需部分完成	5	
	完全失控	0	
如厕	可独立完成	10	10
	需部分帮助	5	
	需极大帮助或完全依赖他人	0	
床椅转移	可独立完成	15	15
	需部分帮助	10	
	需极大帮助	5	
	完全依赖他人	0	
平地行走	可独立在平地行走	15	15
	需部分帮助	10	
	需极大帮助	5	
	完全依赖他人	0	
上下楼梯	可独立完成	10	10
	需部分帮助	5	
	需极大帮助或完全依赖他人	0	
合计		100	100

附表3　Morse跌倒风险评估表

项目	评定标准	计分
1 跌倒中	近 3 个月内无跌倒史	0
	近 3 个月内有跌倒史	25
2. 超过 1 个医学诊断	没有	0
	有	15
3. 行走辅助	不需要 / 完全卧床 / 有专人扶持	0
	拐杖 / 手杖 / 助行器	15
	依扶家具行走	30
4. 静脉输液 / 置管 / 使用特殊药物	没有	0
	有	20
5. 步态	正常 / 卧床休息 / 轮椅代步	0
	虚弱乏力	10
	平衡失调 / 不平衡	10
6. 认知状态	了解自己能力，量力而行	0
	高估自己能力 / 忘记自己受限制 / 意识障碍 / 躁动不安 / 沟通障碍 / 睡眠障碍	15
总分		
评定者		

注：总分为 125 分，得分越高表示跌倒风险越大。0-24 分，跌倒低危人群；25-44 分，跌倒中危人群；≥ 45 分，跌倒高危人群。

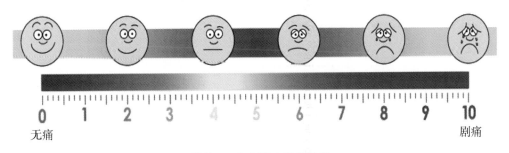

附图 1　疼痛强度评分量表

注：0 分，无痛；1 ~ 3 分，轻度疼痛（睡眠不受影响）；4 ~ 6 分，中度疼痛（睡眠受影响）；7 ~ 10 分，重度疼痛（严重影响睡眠）

彩 图

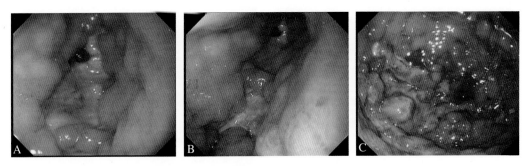

图 1-12-2　病例 14，2018-08-07 胃镜
注：多发巨大溃疡，上覆脓性分泌物。A.胃窦；B.胃体；C.胃底

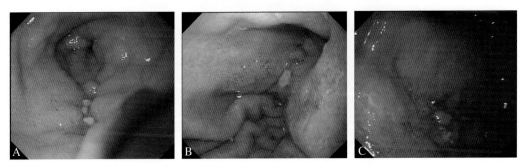

图 1-12-3　病例 14，化疗 2 个月后复查胃镜
注：溃疡较前明显缩小。A.胃窦；B.胃体；C.胃底

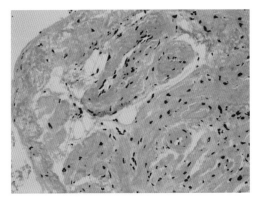

图 3-4-1　病例 27，心肌活检。光镜：肌纤维排列紊乱伴萎缩，小动脉壁增厚

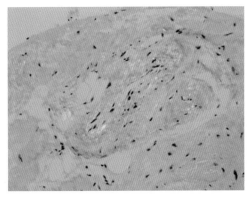

图 3-4-2　病例 27，心肌活检。刚果红阳性，分布于心肌纤维间隙及小动脉壁，偏振光下可见苹果绿双折光

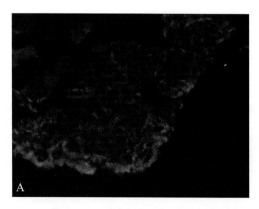

图 3-4-3 病例 27，心肌活检（免疫荧光）。A.Kappa（++）；B.Lambda（−）

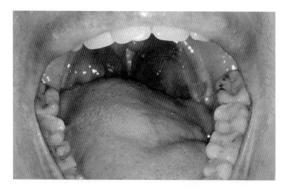

图 4-1-2 病例 28，入院体格检查示扁桃体肿大

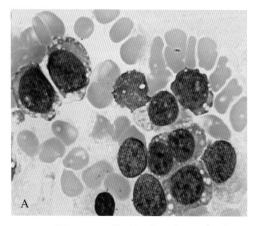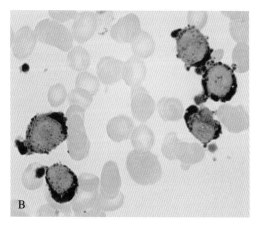

图 4-3-1 骨髓细胞形态。A. 骨髓涂片，瑞氏染色；B. 骨髓细胞的 PAS 染色

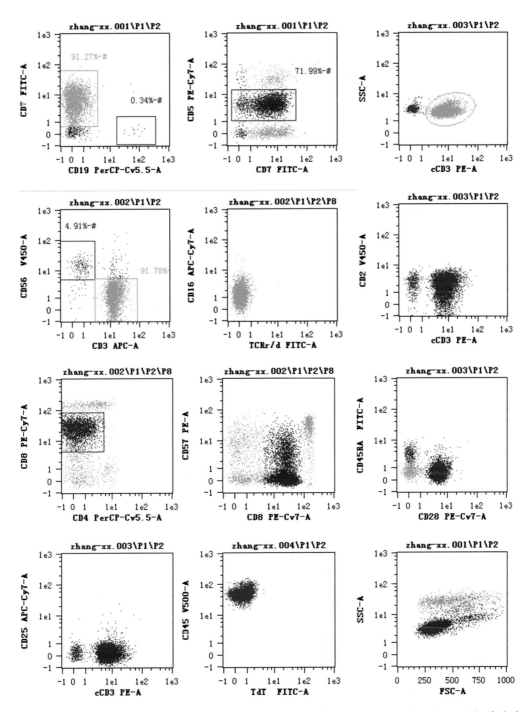

图 4-4-2　病例 31 的免疫表型特点。外周血淋巴细胞占 83.84%；以 cCD3⁺ CD7⁺ CD3⁺ 细胞为主，
CD19+B 细胞和 CD56⁺ CD3⁻ NK 细胞比例较低；其中 **71.99%** 细胞表型为 **CD5dim⁺ CD8⁺ CD57part+
CD28⁺ CD4⁻ CD2⁻ CD56⁻ CD16⁻ CD45RA⁻ CD25⁻ TdT⁻**，为异常成熟 T 细胞；FSC 和 SSC 与正常淋巴
细胞相似

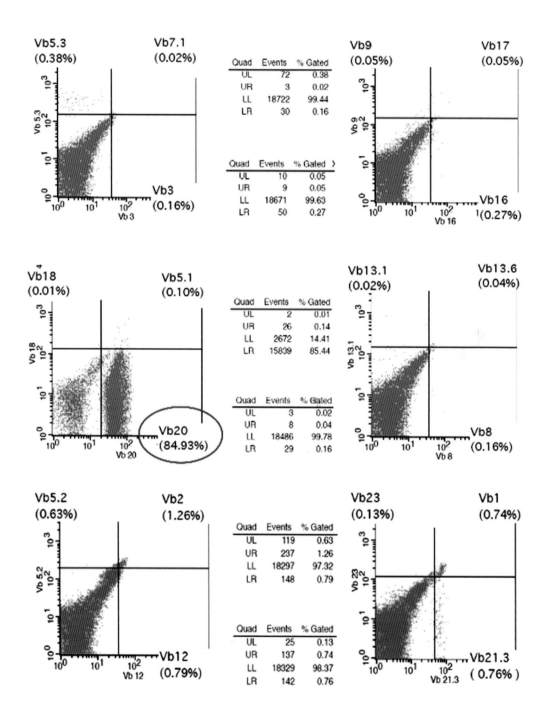

图 4-4-3 病例 31 的 TCR Vβ 检测结果

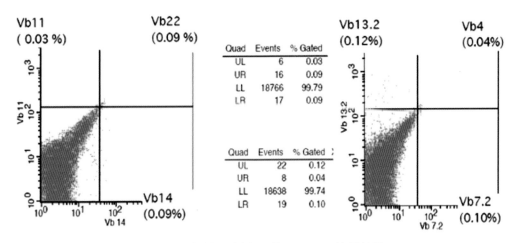

图 4-4-3（续） 病例 31 的 TCR Vβ 检测结果

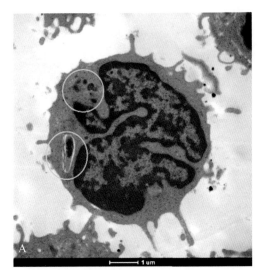

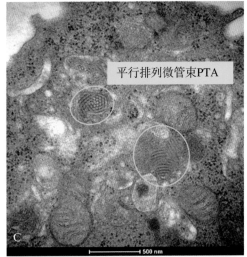

平行排列微管束PTA

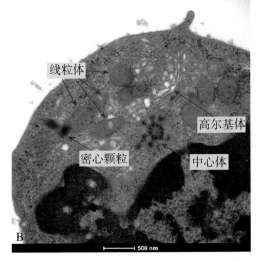

线粒体

密心颗粒

高尔基体

中心体

图 4-4-4 病例 31 的电子显微镜细胞特点。A、B. 细胞大小：淋巴细胞较大，直径 15 ~ 18 um，细胞质丰富或中等量；细胞器：核卵圆形或有切迹，偏心、染色质中度聚集，核仁突出，细胞质中可见少量粗面内质网、丰富的线粒体、中心体、Golgi 区突出，可见核分裂象；C. 特殊结构：细胞质中有数个至数十个电子致密颗粒及平行排列的微管束（parallel tubular arrays，PTA），直径 100 ~ 600 nm

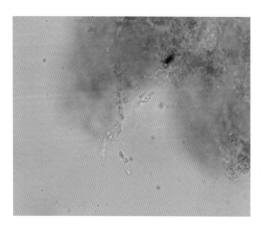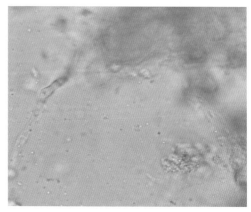

图 7-1-8　病例 42，支气管肺泡灌洗液

注：显微镜下观察可见真菌

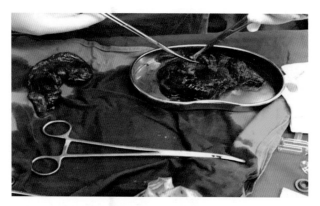

图 7-1-21　病例 44，肺叶切除手术中切除的右肺下叶

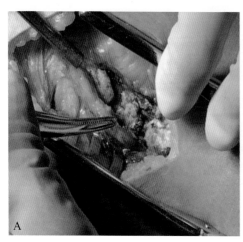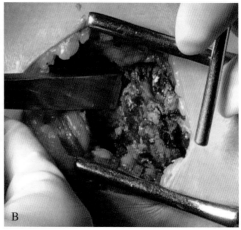

图 7-1-24　病例 44，骨髓清创引流

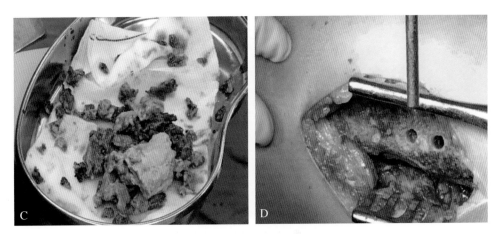

图 7-1-24（续） 病例 44，骨髓清创引流

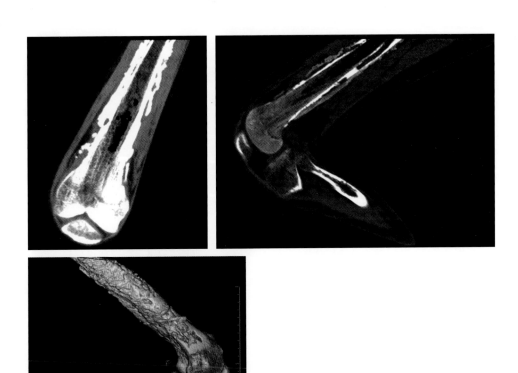

图 7-1-25 病例 44，+253 d 膝关节 CT

注：左膝关节引流术后，左股骨下段改变，考虑感染性病变可能大；左胫骨上段髓腔内异常密度影；较前均无著变。左膝废用性骨质疏松，同前。左膝关节积液，较前稍减少

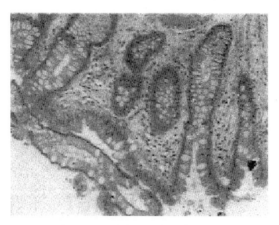

图 7-2-2　病例 46 病理检查结果

注：（直肠）活检提示黏膜慢性炎症，间质水肿，未见典型 GVHD 表现

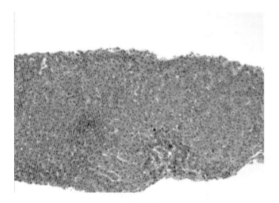

图 7-2-3　肝穿刺病理活检结果

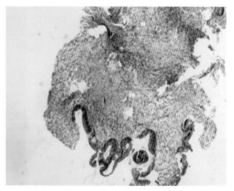

图 7-2-4　肠镜病理结果

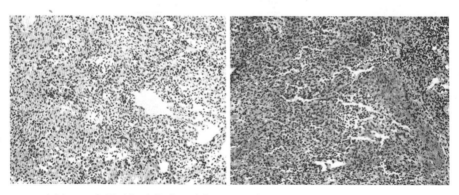

图 7-2-26　病例 55，右额叶切除物病理诊断显示，移植后淋巴增殖性疾病（PTLD，多形性）

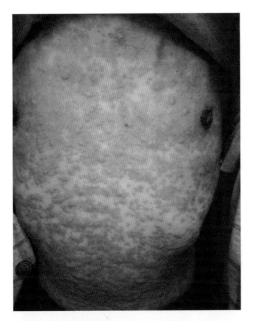

图 7-3-1　病例 57，2017-12-06 皮肤皮疹

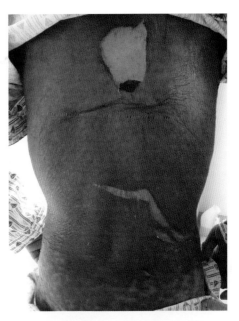

图 7-3-2　病例 57，2017-12-11 皮肤皮疹

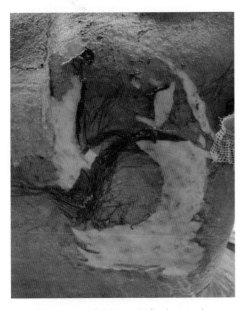

图 7-3-3　病例 57 皮疹（+47 d）

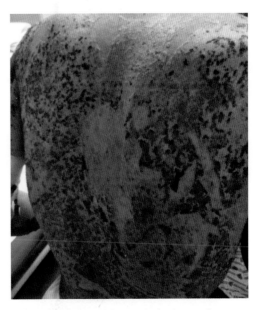

图 7-3-4　病例 57 皮疹（+68 d）

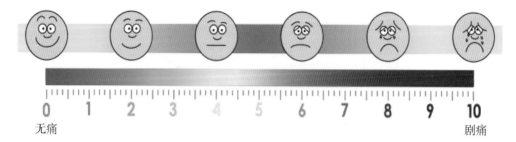

图 8-1-1　疼痛强度评分量表

注：0分，无痛；1～3分，轻度疼痛（睡眠不受影响）；4～6分，中度疼痛（睡眠受影响）；7～10分，
重度疼痛（严重影响睡眠）

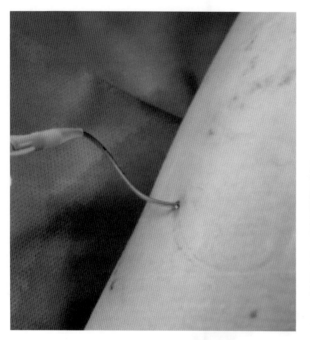

图 8-2-1　病例 64 PICC 穿刺点渗液

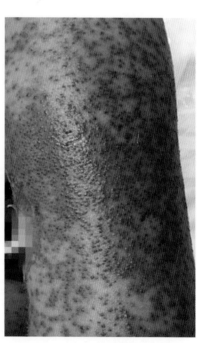

**图 10-3-1　病例 77 移植后第 6 天，
左上臂皮疹**

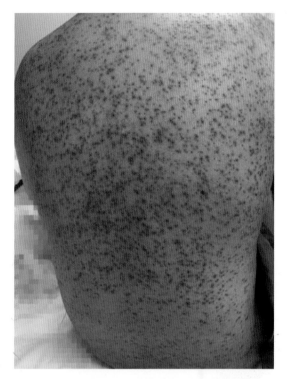

图 10-3-2　病例 77 移植后第 6 天，背部皮疹

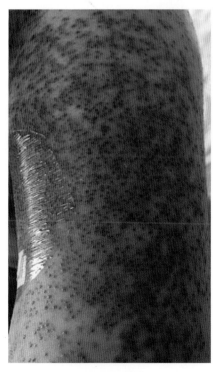

图 10-3-3　病例 77 移植后第 11 天，
左上臂皮疹

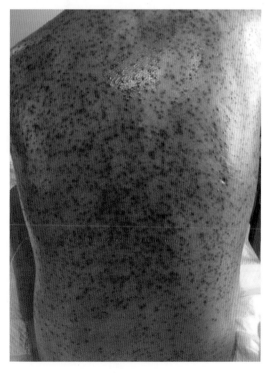

图 10-3-4　病例 77 移植后第 11 天，
背部皮疹